그림으로 쉽게 풀어 쓴

경락경혈해부학

그림으로 쉽게 풀어 쓴

경락경혈해부학

Akira Yoshida | 최 현 명 옮김

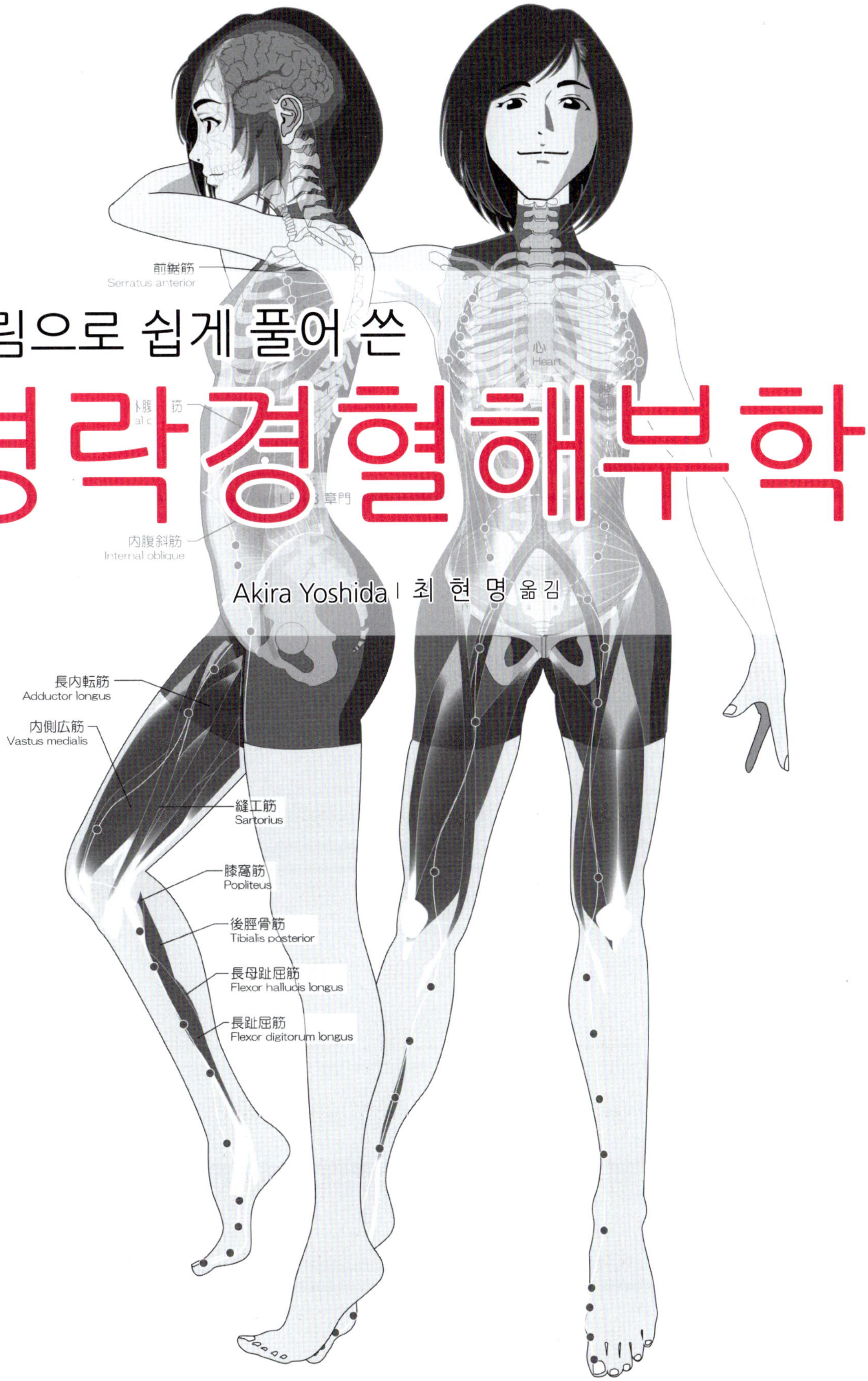

신흥메드싸이언스

그림으로 쉽게 풀어 쓴

경락경혈해부학

발　　행 2025년 4월 25일
지 은 이 Akira Yoshida
옮 긴 이 최 현 명
발 행 인 홍 성 혁
발 행 처 **신흥메드싸이언스**
기　　획 이 영 열
디 자 인 박 은 경
주　　소 경기도 고양시 덕양구 청초로 66(덕은동)
덕은리버워크 A동 808호
전　　화 02-6956-8670
팩　　스 02-6956-8671
홈페이지 www.shmed.co.kr
I S B N 978-89-6498-089-7 93510
정　　가 45,000원

옮긴이 서문

한의학은 수천 년의 유구한 역사를 통해 현대에 이르렀습니다. 황제내경과 상한론으로 시작된 한의학은 오랜 세월을 거쳐 수많은 뛰어난 의가들이 출현하였고, 각각의 의가들은 한의학을 발전시키고 새로운 이론을 정립하여 내용을 풍부하게 해주었습니다.

한의학의 발전은 현대에 이르러서는 폭발적으로 증가하게 되었습니다. 식물학의 발전으로 인해 본초의 기원이 명확히 확립되어가고 있고, 약리학의 발전으로 처방의 효과가 어디에서 비롯되는지, 작용하는 약리성분이 어떤 것인지 밝혀지고 있습니다. 뿐만 아니라 추나와 운동치료를 통한 적극적인 외과적 접근, 약침술과 도침술을 비롯한 침구술 또한 빠르게 발전하고 있습니다.

해부학적 지식의 증가는 침구 분야에 있어서 한의학에 큰 발전을 가져다주었는데, 특히 한의사의 초음파 사용 합헌 판결 이후에는 발전 가속도가 상당합니다. 고대의 경험에서 비롯된 경혈이 초음파를 통해서 더욱 정확한 포인트에 근접하게 되었고, 선조들이 그 경혈을 선택한 이유에 대해서도 명확히 알게 되는 순간들이 생기고 있습니다. 이런 순간에는 한의사로서의 희열을 느끼기도 합니다. 불과 5~60년 전의 한의사라도 타임머신을 타고 2025년 현재에 온다면 깜짝 놀랄 것입니다.

이런 시점에서 Akira Yoshida 선생의 이 '그림으로 쉽게 풀어 쓴 경락경혈해부학(원제 : 図解 經絡と解剖学)'은 매우 흥미롭고 필요한 책이라고 할 수 있습니다. 이 책은 소문과 영추에 기반을 둔 전통적인 경락학을 현대의 해부학적 언어로 해석하고 있습니다. 학문적인 깊이가 상당하며 곳곳에 저자의 톡톡 튀는 아이디어가 수록되어 있어 한의학을 연구하고 고민해온 사람들에게는 여러 힌트를 주고 있습니다. 한의학적 이론, 경락, 경근, 각각의 경혈에 대한 설명도 풍부하고 특히 각 장의 마지막에 각 경락에 해당하는 경근의 움직임을 도상으로 나타내는 것은 저자 고유의 시각을 온전히 드러내고 있습니다.

여러 책을 집필하기도 하고 번역해봤는데, 이 책을 번역하면서 너무나 재밌었고, 감탄이 절로 나오는 부분이 매우 많았기에 시간가는 줄 몰랐습니다. 부디 이 번역서를 통해 한의학에 관심이 있거나 공부하는 분들과 한의업에 종사하시는 분들에게 도움이 되었으면 합니다.

마지막으로 미진한 저에게 평소에도 많은 가르침을 주고 계시고, 귀중한 시간을 내주셔서 교정에 도움주신 경혁수 원장님과 윤용식 원장님께 무한한 감사를 드립니다.

2025년 4월

진료실에서

한의사 최현명 올림

시작하면서...

여러분은 한의학에 대해 어떤 인상을 가지고 있는가? 이상한 민간의료?, 침을 꽂고, 뜸을 뜨거나 왠지 무서워 보이는 이미지? 확실히 맞는 말이다. 본인도 한의학의 세계에 들어가기 전에는 그렇게 생각했다.

그러나 현재 한의학에 대한 세간의 관심은 해마다 높아지고 있다. 의학은 엄청난 속도로 발전하고, 대부분의 사람들은 옛날보다 훨씬 장수한다. 이전에는 불치병이라고 여겨졌던 여러 가지 병에 대해서도, 신약이나 새로운 치료법이 탄생하고 있으며, 줄기세포를 이용한 재생치료까지도 현실화되고 있다. 그러나 여전히 우리는 날마다 컨디션이 안 좋고, 스트레스나 불면, 정체불명의 통증이나 불쾌감에 시달린다. 그런데도 병원의 검사에서는 이상은 없고, 막연히 복용하는 약의 양만 늘어가는 사람들이 증가하고 있다. 이러한 모순된 시대에, 전통적인 의학이 주목받거나 생활 습관의 재점검 같은 셀프 치료에 관심이 모이는 것은 어떤 의미에서 필연일 것이다. 실제로 일본에서는 한약을 적극적으로 사용하는 의사도 상당히 증가하고 있으며, 간호사나 물리치료사와 같이 서양의학에 종사하는 분들이나 요가 강사, 스포츠 트레이너 등 사람의 신체건강과 관련된 직업에 종사하는 사람들 사이에서도 동양의학을 접목하고 싶은 욕구는 증가하고 있다.

흔히「동양의학」이라 함은 동아시아에 널리 보급되어 있는 전통 중의학, 남아시아의 아유르베다(Ayurvedic medicine), 히말라야 산악지대의 티베트의학, 그리고 이슬람의 유나니의학(Unani medicine) 등이 그 범주에 든다. 이들은「4대 전통의학」으로 불리며 각 지역에서 지금도 현역인 '살아있는 의학'이다. 이 중 일본에서 국가자격으로 인정받는 것은 중의학의 한 분야인 침구(鍼灸)다. 침구사는 그 자격증 취득 과정에서 현대의학을 두루 배우고, 아울러 전통의학에 기반한 이론과 기법도 배운다. 즉 일본에서는 동양의학에 가장 정통한 자들이「침사, 구사」라는 것이다.

그러나 치료자가 모두 '서양과 동양, 양쪽 의학을 충분히 활용해 환자와 마주하고 있다'라고 하기는 꽤 어렵다. 전통의학은 모두 고대 철학과 사상을 바탕으로 이루어진 의학 체계이기 때문에 그쪽을 중시하면 현대의학에서 벗어나 자칫 시술자의 독선에 빠지기 쉽다. 그렇다고 서양의학에 치우치면 전통의학 본연의 장점인「현대의료와는 다른 각도에서 병과 사람을 본다는 의미」가 상실되기 때문이다.

나도 이 딜레마에 시달리면서 오랫동안 임상에서 활동해왔다. 그 중에서 나 자신이 필요하다고 느끼는 텍스트와 그때그때의 아이디어, 그 근거가 되는 의학지식들을 나만의 리포트로서 쌓아 왔다. 그것이 본서의 원점이 된다. 이 책에서는 특히 한의학을 현대의학과의 공통 언어로 어떻게 설명할 것인가에 초점을 두고 있지만 아무래도 설명하기 어려운 난제에 대해서는 개인적인 추론이 끼이는 것은 부디 양해해 주시기 바란다.

나는 이 책을 내 자신이 갖고 싶다고 생각할 수 있는 텍스트로 만들고 싶어서 써내려갔다.

저와 같은 딜레마를 가진 동업자 여러분들과 새롭게 한의학을 배우고 싶어 하는 많은 분들에게 이 책이 도움이 되길 바란다.

2023년 2월

Akira Yoshida

목차

Chapter 13

기경팔맥(奇經八脈)

Introduction

한의학의 기초

01 : ≪음양론≫ - 하나로는 있을 수 없는 것
02 : ≪기≫ - 항상성을 지탱하는 힘
03 : ≪혈≫ - 생명의 물
04 : ≪진액≫ - 흐르는 물은 썩지 않는다
05 : ≪장부≫ - 체내의 음양
06 : ≪경락≫ - 기혈이 순환하는 길
07 : ≪경근≫ - 근육에 새겨진 움직임
08 : ≪사견≫ - 침구는 어떤 것에 접근하는가?

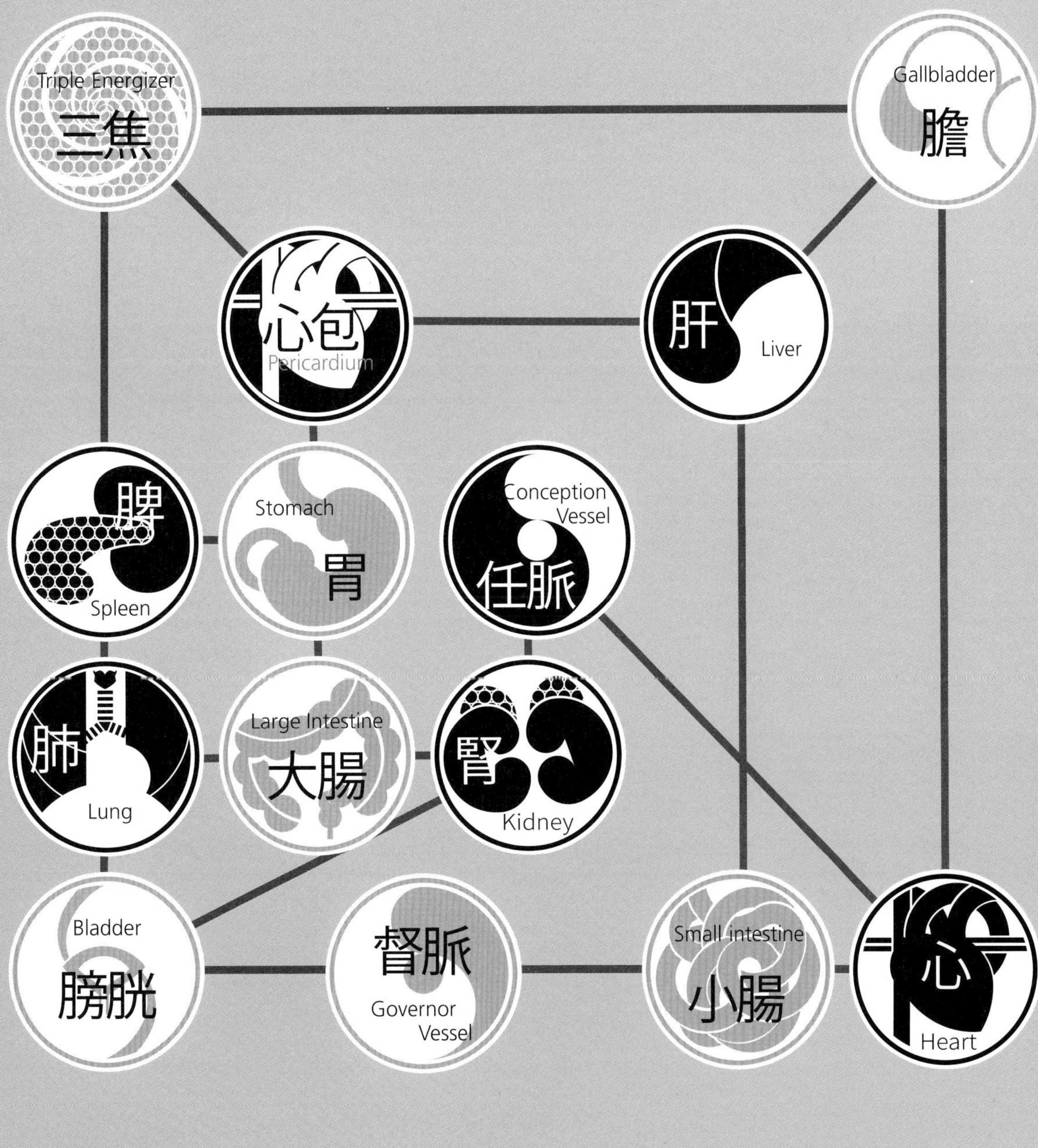

01: 음양론(陰陽論) - 하나로는 있을 수 없는 것

한의학을 이해하기 위해서는 최소한 그 바탕이 되고 있는 철학적 사상 몇 가지를 이해할 필요가 있다. 그중 가장 중요한 것이 『**음양론**』이다. 음양론이란「**자연계의 모든 사건은 대립하는 두 존재인 〈음(陰)〉과 〈양(陽)〉의 균형 변화에 의한 것**」이라는 이론이다. 이 사상은 단순히 관념적 세계관에 머물지 않고, 인체나 의학이론에도 널리 적용되어 인체의 구조, 생리, 병리의 설명으로부터 진단 및 치료에의 운용까지 한의학 속에 깊이 뿌리박혀 있다.

〈**양**〉은 밝고, 뜨겁고, 가볍고, 빠른 것을 가리키며, 〈**음**〉은 어둡고, 춥고, 무겁고, 느린 것을 가리킨다. 음과 양의 구별은 상대적이고 유동적인 것으로, 예를 들면 봄과 여름은 덥고 일조시간도 길기 때문에 〈양〉에 해당하고, 가을과 겨울은 춥고 일조시간도 짧기 때문에 〈음〉에 해당되지만, 여름에 비하면 봄은 〈음〉에 해당하고, 겨울에 비하면 가을은 〈양〉에 해당된다. 이와 같이 음양은, 그 밸런스를 항상 변화시킴으로써 **"움직임" 혹은 "흐름"**을 발생시켜, 여러 가지 현상을 낳는 원동력이 된다.

또한, 낮이 없으면 밤도 없듯이 음양은 각각 단독으로 존재할 수 없다. 그래서 **음과 양에 우열은 없고**(우열이나 선악 등 사람의 가치 기준에 기초한 이원론은 음양론이 아니다. 이것은 매우 중요한 포인트다), 양자의 균형이 극단적으로 무너지면 세계는 그 존재를 유지할 수 없다. 사람의 몸 역시 각성과 수면, 활동과 휴식, 사고와 운동 등 심신의 음

음양대립표

≪양≫		≪음≫	
하늘		땅	
여름	봄	가을	겨울
낮	아침	저녁	밤
상		하	
기체	액체		고체
표表		리裏	
열	온	량	한
장臟		부腑	
기	진	액	혈
기능		형질	
동		정	
빠름		느림	
⋮		⋮	

선	악
아름다움	추함
복	화
우	열

※ 사람의 가치 기준에 의한 것은 음양이 아니다.

태극도(음양태극도)

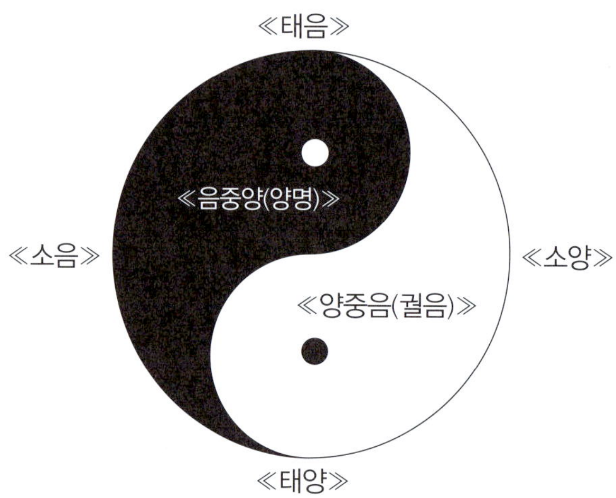

디자인으로도 빼어난 이 그림은 음양의 흐름을 표현하고 있다.
음과 양은 항상 그 균형을 변화시키면서도 오랜 시간축으로 보면 항상 평형을 유지하고 있다. 또 달빛이 맑게 빛나듯, 음이 극에 달해야 빛이 나고, 뙤약볕 그늘에 거무스름하게 그림자가 생기듯이, 양이 극에 달하면 반드시 음지가 생긴다.

양 균형이 극단적으로 깨지면 결코 건강할 수 없다. **한의학 치료의 골자는『사람의 음양을 조절하는 것』**이다.

그렇다면 구체적으로 어떻게 음양을 조절할 것인가?

자연계에서는 따뜻한 공기(양)는 상승하고 차가운 공기(음)는 하강한다. 이로 인해 대류가 생기고 여러 가지 기상 현상이 생긴다. 그러나 생물은 **에너지**를 사용해 무거운 혈액이나 수분(음)을 위로 끌어올리고, 열기(양)를 아래로 밀어 내려, 자연계와 다른 체내의**『음양 밸런스』**를 만드는 것으로 "살아있게" 된다. 이 **내외의 변화에 대해, 자기의 안정을 목표로 항상 변화하는 작용, 즉「항상성(恒常性, Homeostasis)의 유지」**를 위해서 필요한 에너지를 한의학에서는 **〈기(氣)〉**라고 부르고, 거기로부터 파생된 액체 성분을 **〈혈(血)〉**이나 **〈진액(津液)〉**이라고 부른다. 한의학의 치료에서는 다양한 방법으로 **〈기〉, 〈혈〉, 〈진액〉**의 보충과 순환을 촉진시켜, 항상성(**음양의 밸런스**)을 맞추어 간다. **외과적 시술에 해당하는 침구**는 그 자극으로 순환을 촉진하고, **내과적 처치인 한약**은 약효로써 부족을 보충하고 흐름을 가속시키는 것을 목적으로 하고 있다. 또 약선(藥膳, 식이요법)이나 기공(氣功, 호흡법이나 체조법)도 일상생활 속에서 에너지를 효율적으로 섭취하고 원활하게 순환시킴으로써 심신을 건강하게 오래 유지하기 위해 행해지는 것이다.

의학에 있어서의 기(氣)의 사고 방식

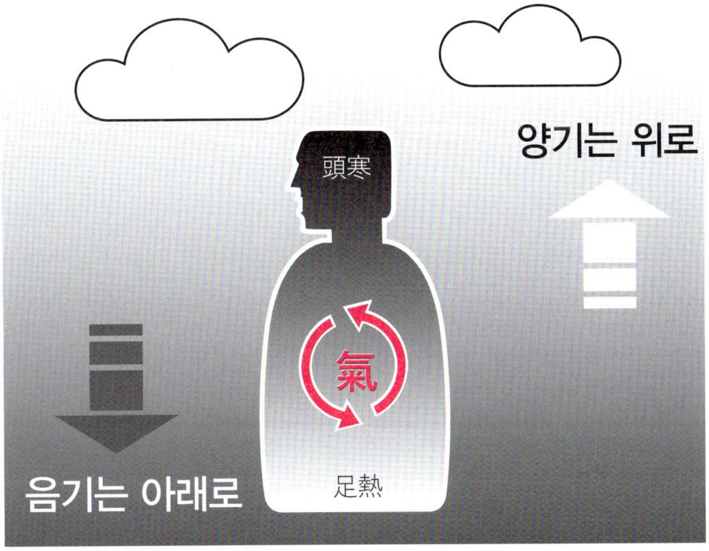

모든 생명은 물질을 흡수해 에너지인 ≪기≫를 만들고, 그 ≪기≫를 이용해 외부 환경과 내부 환경을 구별함으로써「생활」을 영위하고 있다.

항상성과 음양, 에너지와 기, 대사와 순환 등은 언어는 달라도 그 뜻은 같다. 그 균형이 무너지면 병이 생기고, 그 순환이 정지되면 생명 활동도 정지한다. 현대는 의학의 발달로 생사의 경계가 애매모호해지고 있다. 이는 마치 음과 양의 밸런스 관계인 것 같다. 한의학의 생사관(生死觀)을 요약한다면「**순환이야말로 생명**」인 것이다.

02: 기(氣) - 항상성을 지탱하는 힘

한자를 잘 아는 사람이라면『기(氣)』라는 글자의 뉘앙스의 넓이를 느낄 수 있을 것이다.「공기(空氣)」와 같은 기체,「날씨(天氣)」 등의 기상(氣象),「기색(氣色)」이나「분위기(雰圍氣)」와 같은 미묘한 느낌,「기분(氣持ち)」「기분에 대한 배려(氣配り)」「기분의 미혹(氣の迷い)」「기상(氣性)」 등의 "마음"의 본연의 자세나 성격까지... 기(氣)란 이러한 **「눈에 보이지 않는 무언가가 공간을 채우는 것」**을 나타낸다. 그리고 바람이 나무들을 흔들어 구름을 흘려보내듯이, 그 "무언가"가 물질에 미치는 작용, 즉「에너지」로서의 개념도 더해져, **「생물이 성장해 활동하기 위한 힘」**도 또한, 〈기(氣)〉라고 불리게 되었다. 한의학적인 〈기〉의 탄생이다.

이러한 "생명 에너지"로서의 〈기〉에는 2개의 명확한 정의가 있다.

하나는 **「인체를 구성하고 생명활동을 유지하기 위해 필요한 미세한 물질」**이라는 것인데, 현대적으로는 여러 가지 원자, 원소, 영양소가 이에 해당한다. 즉 사람은 '기'로 되어 있고, '기'로 움직이고 있는 것이다. 또 하나는 **「기능」인데, 대사, 순환, 호흡, 운동, 소화, 흡수, 해독, 배설, 생식, 면역, 사고와 같은 생리 기능 그 자체**도 또한 〈기〉라는 말로 표현한다. 그 때문에 기에는 마음과는 크게 나뉘는 6가지 작용이 있으며, 기가 일하는 장소, 만들어지는 장소의 차이 때문에 4종으로 분류된다.

≪기≫의 작용

• 추동(推動) 작용

대사, 순환, 운동, 성장 등의 동력으로서의 작용이다. 특히 심폐 기능에 강하게 관여한다.

• 온조(溫照) 작용

열을 생산하고 체온을 일정하게 유지하는 작용이다. 온조 작용은 추동 작용이나 방위 작용에도 영향을 주며, 냉증이나 저체온증에서는 활동력, 면역력 모두 저하된다.

• 방위(防衛) 작용

외부 환경이나 병원체로부터 신체를 보호하는 작용이다. 면역력과 관계가 있다. 온조 작용과 상관관계에 있으며, 방위력의 상승은 발열을 동반한다.

• 고섭(固攝) 작용

기나 혈이 장부가 정해진 장소에서 일탈, 누출되는 것을 방지하는 작용이다.

지혈이나 내장을 안정시키는 힘도 여기에 포함된다. 고섭 작용은 추동 작용과 길항(拮抗)하는데, 이 길항이 **「제어된 분화나 순환」**,「**안정된**

≪기≫의 6대 작용

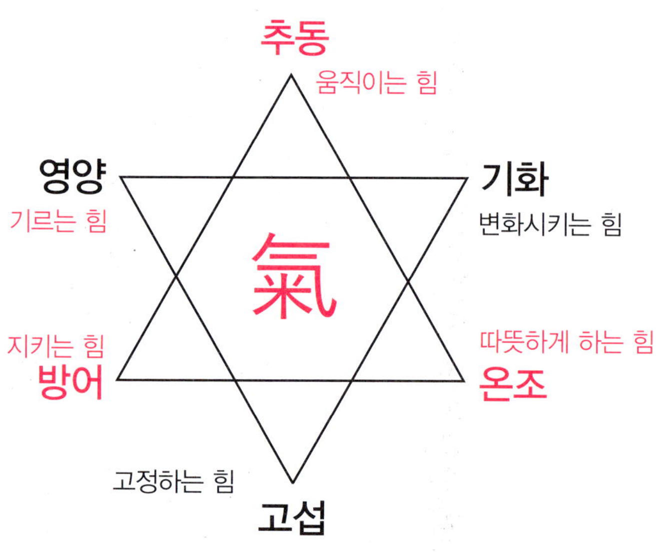

한의학의 〈기〉는 6가지 작용을 하며, 이 6대 작용들이 균형있게 작용함으로써 인체는 항상성을 유지할 수 있다.

움직임」을 낳는다. 기혈의 흐름의 법칙성을『**기기(氣機)**』라고 하는데, 이것은 추동과 고섭의 상호작용에 의해 만들어진다.

- **기화(氣化) 작용**

물질을 변화시키는 작용이다. 음식물을 분해하여 정(精, 영양소)으로 바꾸거나, 정을 기(氣)로, 기를 혈(血)로 바꾸는 힘을 가리킨다. 주로〈장부(臟腑)〉속에서 작용하는 힘이며 현대적으로 말하면「대사」가 이에 해당한다.

- **영양(營養) 작용**

전신을 자양하는 작용이다. 모든 세포를 기르고 성장시키는 영양소를 말한다. 위의 5대 작용이 기능적인 의미로서의〈기〉인데 반해, 이 영양 작용은「인체를 구성하고 생명활동을 유지하기 위해 필요한 미세한 물질」에 해당하는 첫 번째 정의이다.

≪기≫의 종류

- **원기(元氣)/보존되는 장소 : 신(腎), 생식기**

〈원기(元氣)〉는 원기(原氣)나 진기(眞氣)라고도 불리는 인간의 근본적인 힘이다. 그 본질은 **〈선천지정(先天之精)〉**이라는「**부모로부터 물려받은 유전적 형질, 기질, 체질**」로, 현대의학적으로는 DNA 유전자와 거의 같은 의미를 지닌다. 머리카락이나 눈동자나 피부의 색깔, 타고난 재능이나 취미 기호나 체질 등은 유전으로서 계승되어 모든 세포 속에〈원기〉라고 하는 형태로 존재하고, 성장해 가기 위한 설계도가 된다.

원기(선천지정)가 저장되는 장부는 **〈신장〉** 하나인데, 신장은 봉장(封藏, 고섭)하는 장부이다. 사람이 성인이 되면

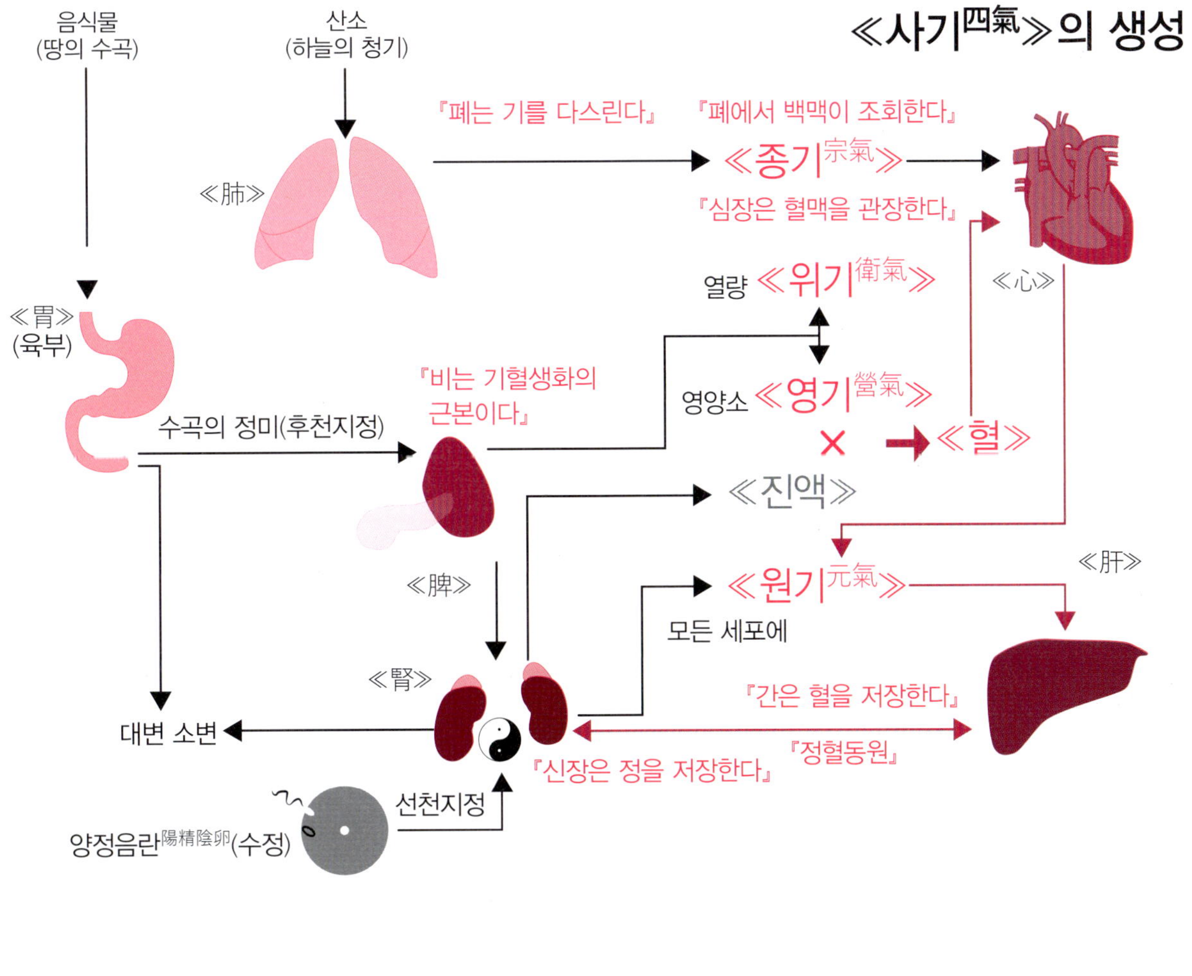

원기는 생식기에 깃들어, 남성은 정자, 여성은 난자라고 하는 형태를 취해, 다음 세대에 계승할 준비가 이루어진다.

원기는 어디까지나 "설계도"이기 때문에, 재료(영양)가 없으면 계획대로의 성장이 되지 않는다. 건강에는 영양과 그것을 운반하는 〈혈(血)〉의 존재가 필수불가결하고, 이 관계성을 **『정혈동원(精血同源)』**이라고 부른다.

이 『정혈동원』이란 말은 한의학의 여러 생리작용을 설명하는 데 매우 중요한 위치를 차지한다. 앞으로 자주 나오니 유념해야 한다.

• 종기(宗氣) / 일하는 장소 : 심(心), 폐(肺)

호흡에서 얻은 산소와 음식물의 영양소가 기화되면서 발생하는 『움직이기 위한 기』를 가리킨다. 주로 흉곽 안에 있는 장부, **〈폐〉**와 **〈심장〉**에서 일한다. 강한 추동 작용을 하며 호흡, 심장 박동, 혈압, 혈류, 발성 및 전신 운동 등 심폐 기능과 신체 활동에 크게 관여한다.

• 영기(營氣) / 생성되는 장소 : 비(脾), 위(胃)

음식 속에 포함되는 영양소를 한의학에서는 **『수곡(水穀)의 정미(精微)』**라고 하고, 이것이 혈중에 녹아들면 〈영기〉가 된다. **「영기란 영양(수곡의 정미)을 풍부하게 함유한 혈액」**이다.

음식의 서구화로 동양인의 체형도 예전과는 달라졌듯이, 같은 원기(유전적 소인)를 가진 사람이라도 식사에 의해 그 형질, 기질, 체질은 변화한다. 이 때문에 수곡의 정미는 부모가 준 선천지정에 대해서 **〈후천지정(後天之精)〉**이라고도 불린다.

영기의 생성에는 소화 흡수가 필수적이기 때문에 영기 부족을 치료할 때는 소화를 담당하는 장부인 **〈비〉**와 **〈위〉**를 중심으로 실시한다.

• 위기(衛氣) / 일하는 장소 : 신(腎), 삼초(三焦), 체표(體表)나 피하(皮下)

음식은 소화기계의 작용에 의해서 영양소인 영기가 되지만, 동시에 열(칼로리)인 〈위기〉도 낳는다. 수곡의 정미한 **물질적 측면을 '영기(陰)', 열량적 측면을 '위기(陽)**로 생각하면 이해하기 쉽지 않을까. 위기는 열에너지이므로 영기처럼 혈액에 얽매이지 않고 전신의 여러 조직의 틈을 메우듯 존재하며 **체표를 보호(방위 작용)하고 내장을 따뜻하게(온조 작용)**함으로써 외부의 위협으로부터 몸을 보호하고 있다.

위기는 에너지이지만 그것을 기화하고 생성하는 것은 인체다. 그 때문에 위기의 강약에는 개개인의 〈원기〉도 크게 관여한다. 기후변화나 질병에 대한 저항력이 사람마다, 또한 같은 사람이라도 피로 정도나 나이에 따라 다른 것은, 이 원기의 성쇠에 의한 것이 크다.

03: 혈(血) - 생명의 물

현대에도 전혀 인기가 시들지 않는 몬스터라면, 그 첫 번째는 역시 뱀파이어(흡혈귀)일 것이다. 픽션 속의 그들은 **피로써 영원한 생명과 젊음을 유지하는 존재**로 그려지지만, 이 이미지는 그대로 고대의 「피」의 이미지이기도 하다. 혈액은 어느 문화권에서나 공통적으로 **눈에 보이는 생명의 근원**이며, 거기에는 인간의 생명력과 활력이 깃든다고 믿어 왔다(뱀파이어의 불로불사의 비밀은 여기에 있다). 그리고 한의학에 있어서의 〈피〉 또한 이것과 다르지 않는다. 혈은 **『영기(수곡의 정미=영양소)를 함유한 맥관을 흐르는 붉은 체액』**으로 정의되며 경락을 통해 몸속의 모든 세포를 기르고 그 기운을 보충한다.

≪혈≫과 ≪장부≫의 관계

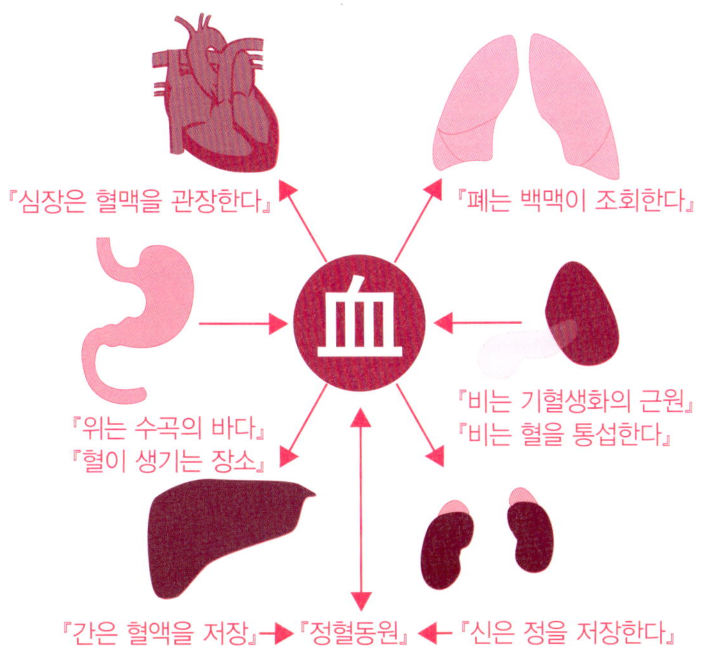

혈액 대사에 가장 큰 역할을 하는 것은 소화 흡수를 담당하는 〈위(胃)〉와 〈비(脾)〉이다. 그러나 〈폐(肺)〉는 『백맥이 조회』하고, 〈심(心)〉은 『혈맥을 주관』하며, 〈간(肝)〉은 『혈액을 저장』하고, 그리고 〈신(腎)〉은 『정혈동원(精血同源)』하기 때문에 모든 장부가 어떤 형태로든 피와 관련된다. 그래서 **혈액의 건강은 그대로 심신의 건강이요, 젊음이요, 생명력**인 것이다. 반대로 말하면 신체에 불편함이 있으면 피는 영향을 받게 되는데, 일단 피에 이상이 생기면 **체력 저하, 윤택함의 결여, 근육 위축, 바이오리듬(수면, 생리주기 등) 난조, 불임이나 유산, 노화, 정신병** 등 심신에 모두 영향을 미친다. 특히 여성의 생리, 임신, 출산, 수유는 피에 크게 의존하기 때문에 한의학에는 **『여성은 피로써 근본을 삼는다』**는 말도 있다.

'피'는 사람을 탄생시키는, 바로 '생명의 물'인 것이다.

04:

진액(津液) - 흐르는 물은 썩지 않는다

인체의 약 60%는 물로 이루어져 있다. 그렇다고 해서 마신 생수가 그대로 사람의 체액이 되는 것은 아니다. 〈진액〉은 **섭취한 수분이 장부의 기화작용을 받아 체액으로 생성된 것**을 말한다. **〈진(津)〉**은 묽고 농도가 옅은 체액을 말하며 구강 안이나 인후, 안구의 촉촉함, 피부 보습 등에 작용한다. 그에 비하여 **〈액(液)〉**이란 끈적끈적한 색이 짙은 체액을 가리키며, 관절 내부나 근육 사이, 뇌수 내에 차있으면서 그 보호와 활주성에 작용한다. 이 정의로 말하면, 히알루론산 등은 〈액〉으로 분류될 것이다. 그러나 이 둘의 구별은 모호하고, 때때로 눈물이나 타액이 외부의 건조 상태나 정신 상태에서 그 점도를 바꾸듯이 내외 상황에 따라 항상 변화한다.

진액의 생성과 대사에는 장부 중에서도 특히 〈비(脾)〉, 〈폐(肺)〉, 〈신(腎)〉의 3장이 큰 역할을 한다. 또 하나, **한의학 특유의 장부인 〈삼초(三焦)〉**도 『수도(水道)』에 관련된다고 되어 있는데, 이 장부의 설명은 나중에 천천히 하겠다.

수분이 위장에서 흡수되며, 비의 기화작용에 따라 맑은 〈진〉과 진한 〈액〉으로 나뉜다. 진은 폐로 올라가 기도(氣道), 구비(口鼻), 피부로 퍼져 그 부위의 자양분을 준다. 한편 액은 신(腎)으로 내려가 신의 작용에 의해 재흡수와 여과를 받아 유용한 것은 다시 비(脾)로 보내고, 노폐물이나 소용없는 것은 소변으로 바꾸어 방광으로 보내진다.

한의학이 생각한 이 진액대사 시스템은 현대의학적으로 봐도 모순이 적다. 2000년 전에 이것을 "상상"했다면, 놀라운 일이다. 진액은 이 시스템 내를 계속 순환하는 인체의 60%를 담당하는 중요한 물질이다. 그러나 이 시스템이 이변에 의해서 흐름이 정체했을 때, 진액은 **〈담음(痰飮)〉이나 〈수습(水濕)〉, 〈수독(水毒)〉**등이라고 불리는 병의 근원으로 변화한다. 가래나 축농증, 물살(부종), 피하나 손발의 부종 같은 알기 쉬운 "수분 정체"를 시작으로, 다양한 종류의 화농성 염증, 특히 「매핵기(梅核氣, 목에 매실의 씨가 막힌 것 같은 감각

≪진액≫의 대사

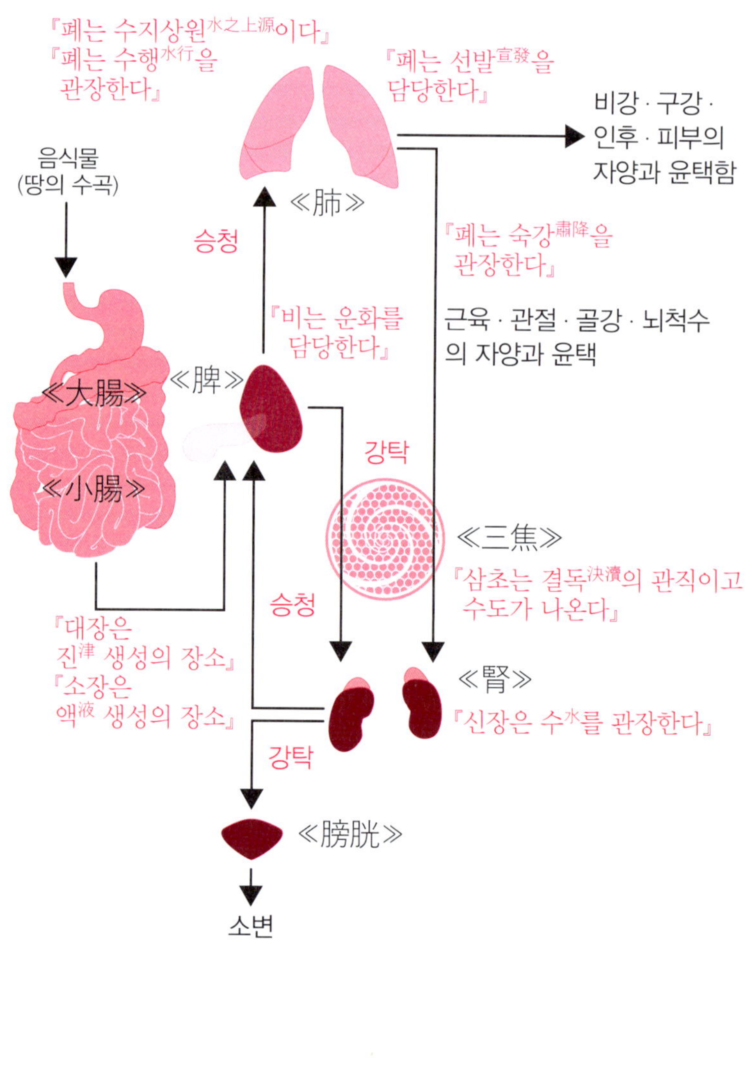

때문에 이렇게 불린다)」나 흉부의 이물감, 눈이 잘 보이지 않는 감각적인 폐색감 등은 담음(痰飮)에 의한 것이 많다. 또한, 이것들은 원인 불명의 난치성이기 때문에, 한의학에는 『**괴병다담(怪病多痰)**』이라고 하는 말까지 있다.

이러한 증상의 치료는 시스템의 수복을 근본 치료로 삼으며, 대증 요법으로는 고인 체액의 배출, 즉 발한이나 배뇨 배변을 촉진하는 것을 목적으로 한다.

그러나 가장 효과적인 것은 셀프케어 운동이다.

05: 장부(臟腑) - 체내의 음양

지금까지는 생명 활동을 지탱하는 물질적 기초, 〈기〉, 〈혈〉, 〈진액〉을 설명해 왔다.

이들을 만들어내고 순환시키는 근원이 되는 장기를 한의학에서는 **〈장부(臟腑)〉**라고 하고, 그 숫자를 더해서 **〈오장육부(五臟六腑)〉**라고도 부른다.

〈오장(五臟)〉이란 **「바깥 세계와는 직접적으로 연결되지 않고(陰), 기, 혈, 진액의 생성, 분비, 저장을 담당하는 실질(속이 꽉 찬) 장기」**를 말하며, **〈심(心)〉**, **〈간(肝)〉**, **〈비(脾)〉**, **〈폐(肺)〉**, **〈신(腎)〉**의 5가지를 가리키며 여기에 심장을 싸고 있는 **〈심포(心包)〉**를 더해 육장(六臟)이라고도 한다.

그에 비해 〈육부(六腑)〉란 **「바깥 세계에 열려(陽), 음식을 소화 흡수하고, 그 정미를 '장'에 보내고, 그 잔재를 소변이나 변으로서 배출하는 속이 빈 장기」**로, 소화관의 **〈위(胃)〉**, **〈소장(小腸)〉**, **〈대장(大腸)〉**, 비뇨기의 **〈방광(膀胱)〉**에 **〈담(膽)〉**과 **〈삼초(三焦)〉** 6가지를 가리킨다.

이 장과 부는 각각 하나씩 〈표리관계(表裏關係)〉라는 짝을 이룬다. 심과 소장, 간과 담, 비와 위, 폐와 대장, 신과 방광, 심포와 삼초… 이 6가지 표리관계는 장부의 관계성 중에서는 가장 강하고, 기능적으로도 표리일체인데, 각 장부의 에너지 통로인 **〈경락〉**의 말단에서 이어진다. 표리의 장부는 정말 떼고 싶어도 뗄 수 없는 관계인 것이다.

자, 여기까지에서, 현대의학의 입장에 있는 분들에게는 "마음에 걸리는" 부분이 있었을 것이다. 쉽게 말하자면 「삼초란

≪오장≫과 ≪육부≫

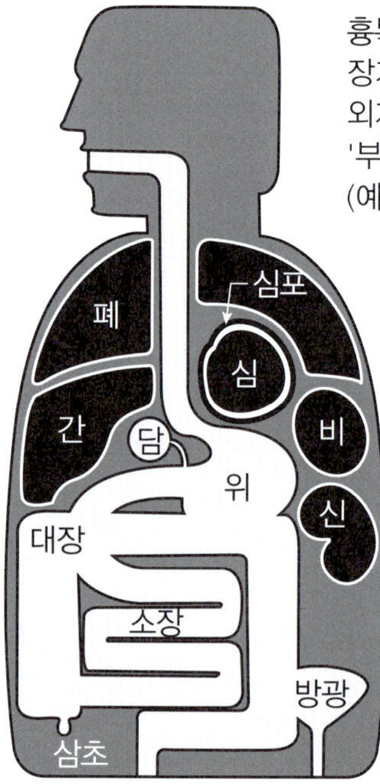

흉복강 내 닫힌 공간에 있는 장기를 '장臟'이라고 하며, 외계에 열린 속이 빈 장기를 '부腑'라고 부른다. (예외 있음)

장부의 『표리관계』

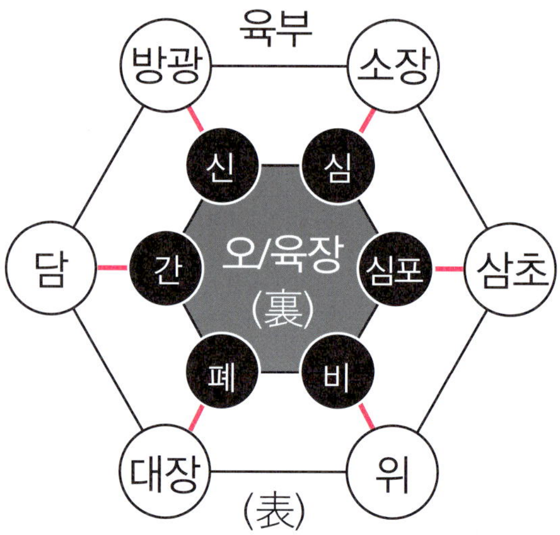

표리관계를 맺는 장과 부는 생리적으로는 항상 협조하여 기능하며 병리적으로는 한쪽 병변이 직접 다른 쪽으로 파급된다.

예를 들면 심장(마음)의 부진은 과민성대장증후군을 일으키고, 대장의 이상은 폐가 지배하는 피부의 이상(아토피 등)으로 파급한다.

무엇인가?」「표리가 짝지어지는 근거는?」 정도일 것이다. 그렇다. 한의학의 〈장부〉를 이해하는 데 있어서 어려운 것은 **장부가 현대의학적인 내장과는 반드시 일치하지 않는다는 점**이다. 비장과 위, 간과 담낭, 신장과 방광의 관계는 해부학적 위치 관계를 통해 이해할 수도 있다. 하지만 폐와 대장, 심장과 소장은 왜 짝일까? 하물며 삼초란? 이 지점에서 한의학에 좌절한 학생들이 틀림없이 많을 것이다.

이 난제를 풀기 위해, 필자도 예전에 꽤 고생했는데…, 개개의 장부에 관해서는 각각의 chapter에서 자세히 설명하겠다.

일단은「한의학에서는 이렇게 생각되고 있다」라고 알고 있으면 충분하다.

06:

경락(經絡) - 기혈이 순환하는 길

〈경락〉이란 온몸에 둘러쳐진 「**기혈의 통로**」를 말하며, 〈경맥(經脈)〉과 〈락맥(絡脈)〉의 총칭이다. **경맥이란 주가 되는 굵은 흐름**으로, 그 에너지원인 **장부와 직접 연결**되어 사지 말단으로 뻗어 나간다.

반면에 **락맥은 경맥의 중간에서 분기하는 지류**를 가리킨다. 락맥은 **경맥과 경맥을 연결하는 바이패스 역할**을 하며, 이에 따라 일부 흐름이 막혀도 전체적으로는 기혈의 공급이 유지되는 시스템으로 되어 있다. 끊임없이 변화하는 내외 환경에 대응하기 위한 네트워크가 온몸에 깔려 있는 셈이다.

12개의 장부와 직접적으로 연결되는 경맥은 **〈정경십이경(正經十二經)〉**이라 부르며, 육장(陰臟)에 연결되는 것을 **〈음경(陰經)〉**이라 하고, 육부(陽腑)에 연결되는 것을 **〈양경(陽經)〉**이라 한다.

자, 여기서부터 조금 어려워진다.

각각 6개의 음경, 양경에는 **흐르는 자리를 가리키는 〈손〉, 〈발〉, 그리고 "음양의 농도"를 나타내는 말이 붙는다.** 음경에는 **〈태음(太陰)〉**, **〈소음(少陰)〉**, **〈궐음(厥陰)〉**의 3종, 각각에 **〈손〉**과 **〈발〉**의 두 경로가 있기 때문에 3×2에서 6개의 경맥으로 구별된다. 양경도 마찬가지로 **〈태양(太陽)〉**, **〈소양(少陽)〉**, **〈양명(陽明)〉** 3종×**〈손〉**,**〈발〉** 2개 경로로 총 6개가 되어, 음경과 양경을 합치면 총 12개의 경맥이 명명되는 셈이다. 이로 인해 경맥의 명칭은 〈손의+태음+폐경(手太陰肺經)〉과 같이 **흐르는 곳+음양+장부**로 나타난다.

뭐, 솔직한 느낌을 말하자면… 까다롭다.

삼음삼양의 의미

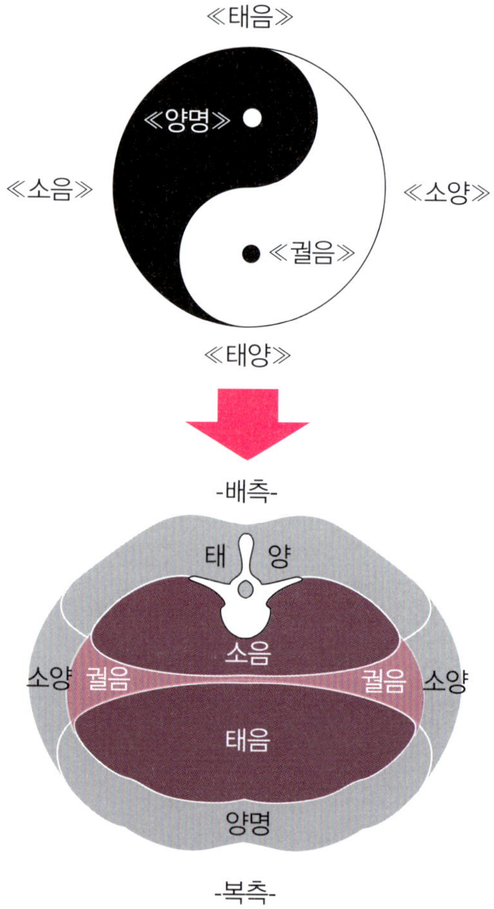

삼음삼양은 본래 음양의 흐름 속에서 음과 양의 비율인 "농도"를 나타낸다.
그러나 한의학에서는 인체의 내외를 구분하는 "층"을 나타내는 경우가 많다(한의학에 서는 병의 진행도를 나타내는 말로 사용되기도 한다).
경락의 삼음삼양은 그 경락이 흐르는 층을 나타낸다고 생각하면 임상에서 이해하기 쉽다.

경락의 법칙성 : 출입

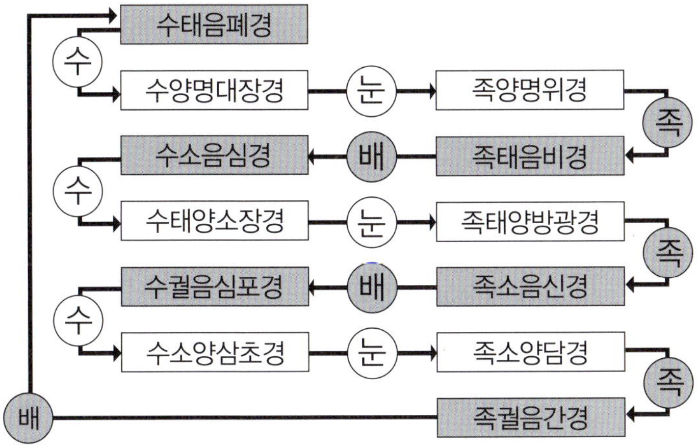

열두 개의 경락은 각각 손, 발, 눈(뇌), 복강 내(장부)로 연결되어 전신을 둘러싼 하나의 「고리」로서 〈기혈〉을 순환시킨다.

〈음경〉은 복강 내(장부)에서 다음 경락으로 이어지고, 〈양경〉은 눈(뇌)에서 다음 경락으로 이어진다.

손과 발에서는 표리관계에 있는 〈장(腑)〉과 〈부(腑)〉의 경락이 연결되어 음(陰)과 양(陽)을 연락한다.

이 순환에 따라 상하, 전후, 좌우, 내외, 음양이 전신으로 조화롭게 통합된다.

필자도 학생 때는 솔직히 『음양』은 필요없는 것이 아닐까? 라고 생각했었다(실제로, 영어 표기에서는 Lung Meridian(LU)이라고 하는 것처럼 장기명으로만 나타낸다). 그러나 오랜 세월 경락과 마주하면서 그 생각도 달라졌다. 왜냐하면 경락에 해당하는 음양은 **체내에서의 그 경락의 위치, 즉 「층」을 나타내는 말**이기 때문이다. 경락의 체내 주행 위치를 아는 것은 그 경락이 **「해부학적으로 무엇을 가리키고 있는가」**를 찾는 단서가 된다. 앞으로의 chapter에서 음양은 그 경락의 실체를 보여줄 것이니 꼭 기억하기 바란다.

자, 그 경락의 흐름으로 이야기를 되돌리자.

정경십이경은 하나하나가 독립적으로 끝나는 것이 아니다. 〈수태음폐경〉⇒〈수양명대장경〉⇒〈족양명위경〉⇒〈족태음비경〉…과 같이 각각의 경맥의 종점과 시작점이 연결되어 전체적으로는 **전신을 둘러싼 큰 순환고리**를 형성한다. 〈음경〉은 아래로 가라앉기 쉬운 〈음기〉를 위로 끌어올리고, 〈양경〉은

경락의 법칙성 : 승강昇降

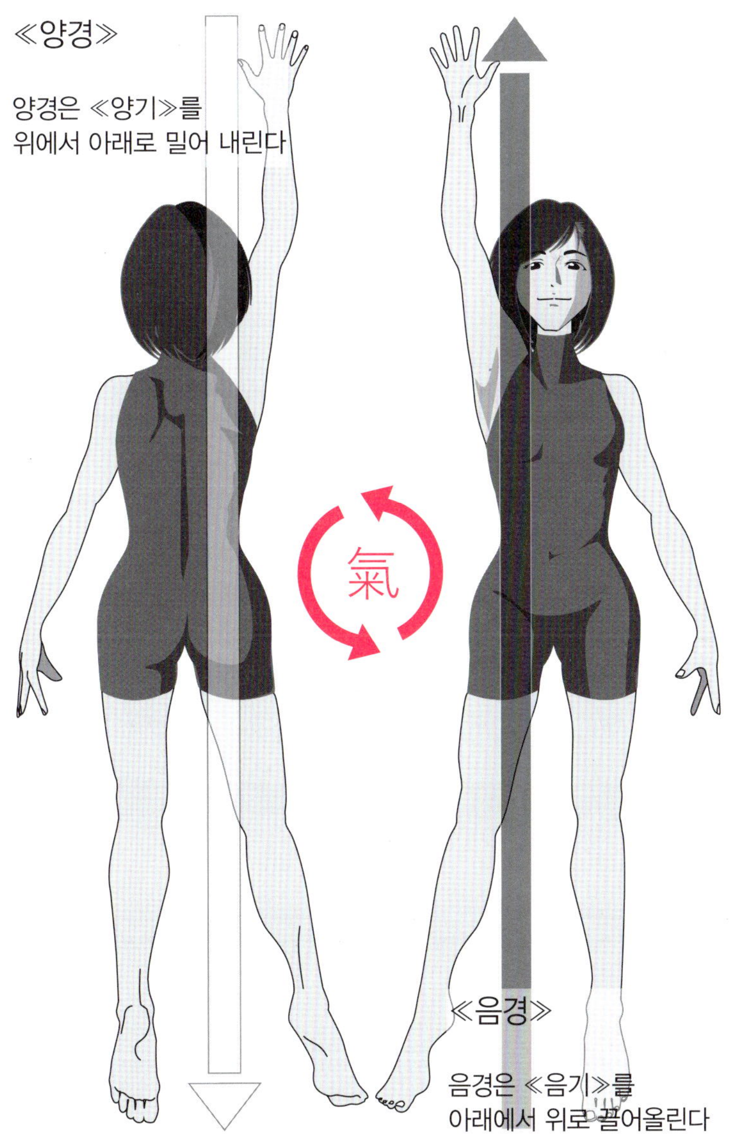

위로 올라가기 쉬운 〈양기〉를 아래로 내리며, **음양의 경맥은 손과 발로 연결되고, 음경끼리는 복강 내(장부)로, 양경끼리는 눈(뇌)으로 연결된다**. 이러한「연결」장소는 복수의 경맥의『**교회점(交會穴)**』으로서 임상에서는 중요한 시술 포인트가 된다.

또한, 바이패스인 락맥이 경맥의 흐름에서 분기하여 병렬 주행하거나 표리관계의 경맥에 연락(連絡)함으로써 이 "순환고리"의 연결을 보다 견고하게 하고 있다.

이처럼 〈장부〉에서 생긴 기혈은 〈경락〉을 통해 상하, 전후, 좌우, 내외와 전신을 두루 순환하며 모든 생명활동을 지탱하고 있는 것이다.

이 순환고리의 일부가 **어떠한 원인에 의해서 교통의 불량이 생기는 것이「병」**이며, 막힌 부위에 생기는 반응이 이른바 전신에 361개가 있다고 여겨지는 **〈경혈〉**이다. 기체든 액체든, 그 흐름이 정체되기 쉬운 장소라고 경혈을 설명하는 것은 상투적이다. 물살이 갑자기 좁아지거나 방향을 바꾸거나, 분기하거나 합류하거나, 경도(硬度)나 고저(高低)의 차이가 있거나… 경혈이란 대체로 인체의 그런 자리에 있고, 그 막힘 정도로 병을 판단하여 그 막힘을 해소함으로써 병을 치료한다. **침구치료에서 경혈은 병의 위치나 성질을 살피는 진단점이자 병에 접근하는 치료점인 것이다.**

07:

경근(經筋) - 근육에 새겨진 움직임

〈경락〉은 장부의 기운을 몸 구석구석까지 보내며 주변의 근조직에도 에너지를 실어 나르며 그 활동을 뒷받침하고 있다. 하나의 경락에 자양되는 근군(筋群)을 그 경락의 〈**경근(經筋)**〉이라 부르며, 정경 12경은 각각 12개의 경근으로 구분되어 있다.

경근은 경락에 의해 자양되기는 하지만 장부와는 직접적인 관계가 없다. 그래서 그 명칭은 〈손의+태음경근〉이라고 하는 것처럼 **분포하는 장소+자양하는 경락의 음양**으로 표현된다. 여기서도 음양명이 남는 것은 경근 또한 **다층 구조체**이기 때문이다.

또한, 경근은 경락과는 법칙이 다르며, 모든 경근은 사지의 말단에서 시작하여 각각의 근이 관절부에서 매듭지어지면서, **〈양경근〉은 턱관절, 〈발의 삼음경근〉은 음부와 척주(체간), 〈손의 삼음경근〉은 흉곽 내부(횡격막)에 결집해 인체 각 부위의 운동 연계나 조정, 자세를 유지하게 한다.**

경근의 법칙성

〈경근〉은 수족의 말단에서 시작되며, 체간과 두개에 집결된다.

〈손의 삼음경근〉은 손바닥에서 손목, 팔꿈치를 묶고 흉리(胸裏, 횡경막)로

〈손의 삼양경근〉은 손등에서 손목, 팔꿈치, 어깨, 목을 묶고 얼굴과 뺨(하악골)으로

〈발의 삼음경근〉은 발의 내측에서 발목, 무릎을 묶고 음부로 들어가 척추(체간)로

〈발의 삼양경근〉은 발의 앞, 뒤, 외측에서 발목, 무릎, 고관절을 연결하고, 체표를 둘러싸고 턱관절로

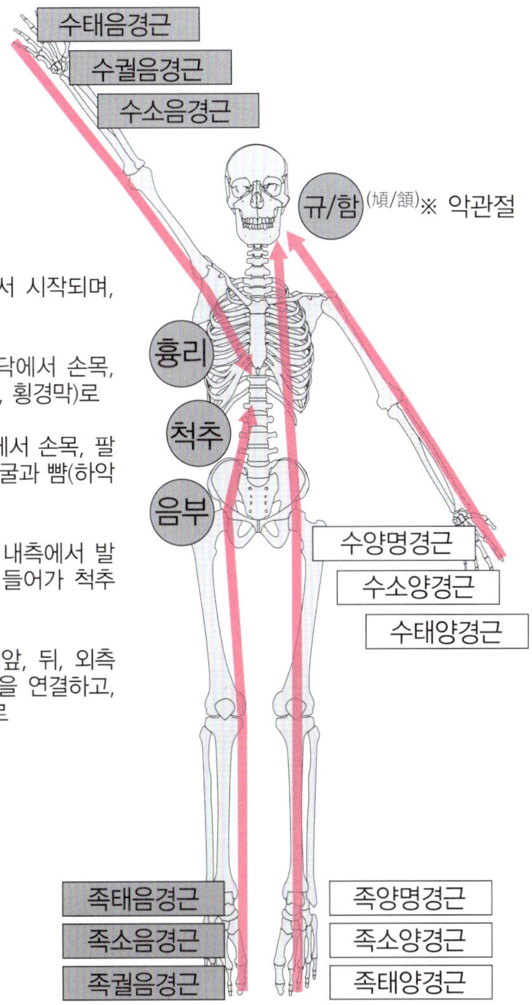

현대의 지견에서는 근육은 단순히 운동기라고 할 뿐만 아니라 체액순환의 동력, 대사와 체열의 생성, 나아가 면역 기능에도 관여하고 있다고 생각되고 있다. 이를 한의학적으로 파악하면 **경근은『기기(氣機)』를 바르게 하기 때문에 온조 작용과 방위 작용의 성쇠에도 영향을 준다**는 것이다. 또한 최근에, 특히 도수요법의 세계에서는 근육을 감싸는 막인 **Fascia**에 주목이 집중되고 있다. Fascia란 근막뿐만 아니라 힘줄, 관절낭, 인대, 심지어는 골막(骨膜), 경막(硬膜), 신경막(神經膜), 심막(心膜)이나 흉막(胸膜) 등의「**인체의 모든 것을 싸고, 나누고, 연속하는 결합 조직계의 연부조직 성분의 총칭**」이지만, 이 막은 단순한 보따리가 아니라 힘줄 이상으로 근력을 관절에 전달해 전신의 연동을 만들어내며, 눈의 망막보다 감각이 풍부한 센서인 것이 밝혀져 왔다. **침구는 물론, 이 세상의 온갖 수기요법은 Fascia에 접근하고 있는 것이다.**

전통적으로 경근은 경락에 비해 응용범위가 좁은 근골격계 증상에만 이용되는 개념이었다. 그러나 근육이라는

"장기"의 중요성, 그리고 Fascia라는 "전신적 장력 네트워크"가 주목되는 지금, 한의학이 상정한 '연속하는 근육의 띠=경근'의 재인식은 매우 중요하다고 필자는 생각한다. 그래서 이 책에서는 고전의 기록으로부터 근육을 추측하고 연결해, 해부학에 근거한 형태의 십이경근도를 작성해 보았다. 내 그린 완성된 경근도를 다시 보았을 때…12개의 경근에는 일종의 "형(型)"과 같은, 각각 12개의 원시적인 동작을 나타내는 것 같기도 하다. 이것에 대해서는 각각의 chapter에서 설명해 나가겠다.

08:

사견(私見) - 침구는 어떤 것에 접근하는가?

여기까지 빠르긴 했지만, 한의학의 기초가 되는 〈음양〉, 〈기〉, 〈혈〉, 〈진액〉, 〈장부〉, 〈경락〉, 그리고 〈경근〉의 개요를 설명했다. 여기서 관점을 바꾸어 현대의학적으로 이것들을 다시 생각해 보자.

음양이란 항상성, 기란 대사를 위한 에너지, 혈과 진액은 액체 성분, 장부는 내장. 다소 다른 점은 있을 수 있지만, 개요로서는 이 이해는 옳다. 그렇다면 〈경락〉이란 무엇인가? 침구학에서는 경락상의 막힌 곳인 경혈(穴)을 치료점으로 사용하는데, 이것은 구체적으로 무엇일까?

이 물음은 모든 한의사의 근본적인 의문이자 아직 답이 나오지 않는 난제이기도 하다. 하지만 경혈이 체표에 있다면 그것이 무엇이든 간에 피하구조 속에 있을 것이다.

여기서부터는 사견이 되지만, 필자의 경우, 피하 구조의「층(層)」을 목적에 따라 구분해 사용하고 있다.

피하 구조

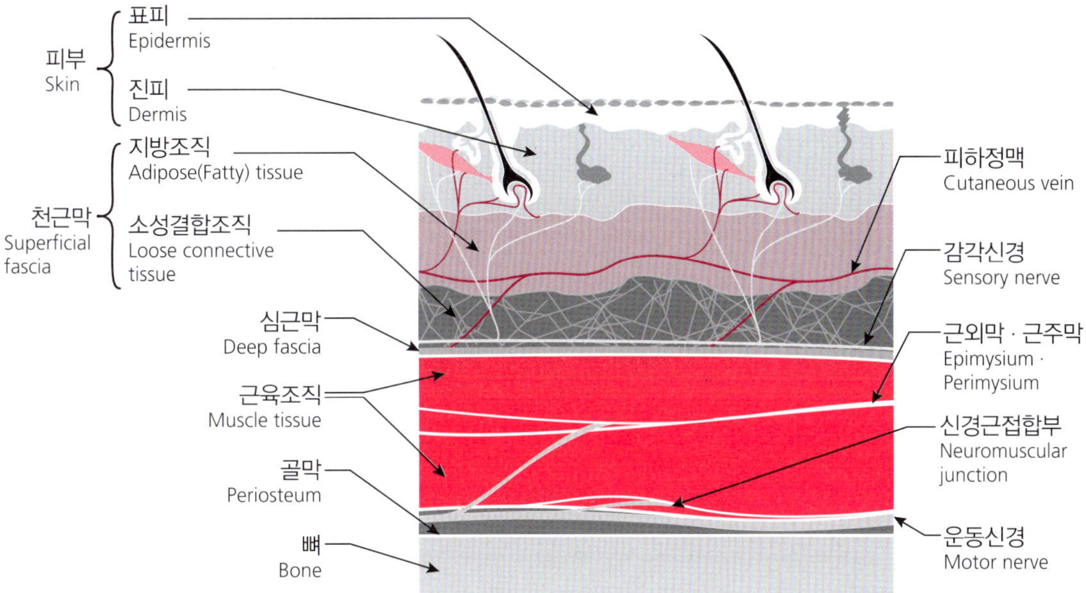

- 극히 얕은 피부층(지압이나 마사지 포함)은 뇌(섬피질)에 대한 투영을 목표
- 지방조직층에 있는 피하정맥에서는 혈관벽을 둘러싼 교감신경계를 목표
- 소성결합조직이나 근간에서는 근막간 활주성 향상을 목표
- 신경근 접합부에는 신경과 근육의 관계를 올바르게 재구성하는 것을 목표
- 골막, 인대층에서는 관절 구조의 가동성을 높이는 것을 목표

침구가 자극요법인 이상, 신경을 통해 효과가 생기는 것은 틀림없다. 그리고 상부의 층에는 온냉각, 통각, 촉각, 압박, 신장굴신 등 여러 종류의 감각수용기가 풍부하게 존재한다(천층 근막과 심층 근막의 경계에는 매우 고밀도의 고유수용성 신경종말이 존재한다고도 한다).

침의 깊이와 목적

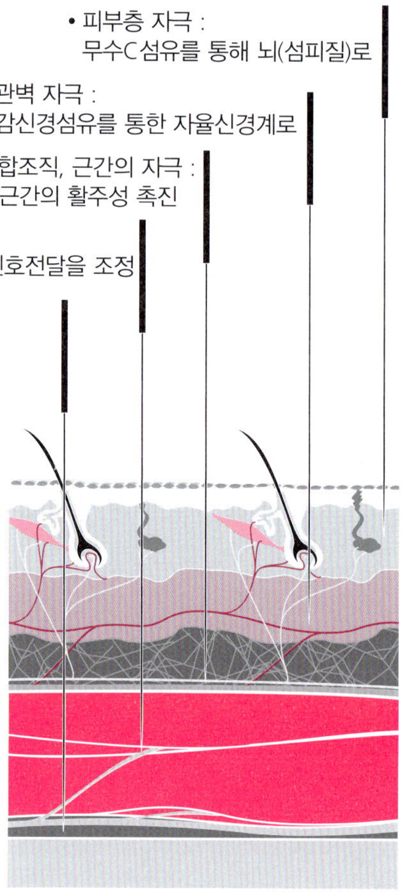

침술에 있어서는 예로부터, 〈득기(得氣)〉라고 불리는, **자침 시에 환자가 느끼는 "묵직함", "나른함", "저림", "당김"과 같은 '단순한 통증이 아닌 감각'**의 유무가 그 치료의 좋고 나쁨을 결정한다고 여겨져 왔다. 즉 피하의 각 층에 「선택적」으로 자극을 보내는 것이야말로 침 치료의 요체인 셈이다.

경락이나 경혈이라는 개념은 한의학의 철학적 측면이 강하게 반영된 것이다. 그래서 그 메커니즘이나 효능은 현대의 해부학이나 생리학으로는 설명할 수 없는 부분도 많다. 이 책에서는 앞으로 경락의 순서에 따라 〈장부〉와 그에 속하는 〈경맥〉, 그 경맥에 자양되는 〈경근〉을 12장으로 나누어 설명해 나가는데, 각 파트에서는 가능한 한 현대 의학적인 시각에서 경락과 경혈에 접근하고자 한다. 이 도전이 의욕적인 한의사, 혹은 여러 방면에서 인체에 관계된 일을 하시는 분들에게 아주 조금이나마 도움이 됐으면 좋겠다.

그럼 우선 경락 고리의 시작 **〈수태음폐경〉**부터 살펴보자.

Chapter 01

肺

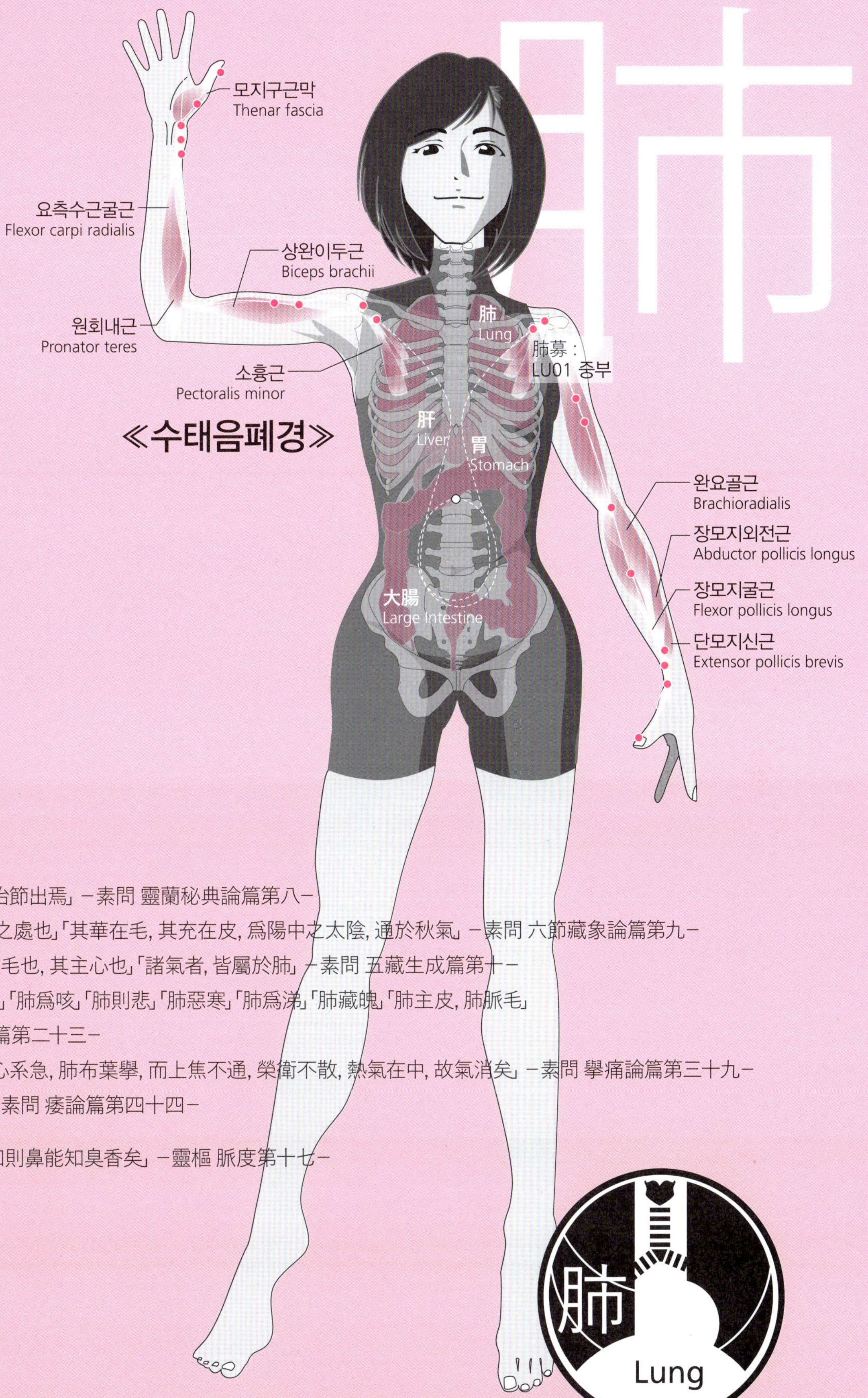

≪수태음폐경≫

「肺者, 相傅之官, 治節出焉」 −素問 靈蘭秘典論篇第八−

「肺者, 氣之本, 魄之處也」「其華在毛, 其充在皮, 爲陽中之太陰, 通於秋氣」 −素問 六節藏象論篇第九−

「肺之合皮也, 其榮毛也, 其主心也」「諸氣者, 皆屬於肺」 −素問 五藏生成篇第十−

「辛入肺 (辛走氣)」「肺爲咳」「肺則悲」「肺惡寒」「肺爲涕」「肺藏魄」「肺主皮, 肺脈毛」
−素問 宣明五氣篇第二十三−

「悲則氣消」「悲則心系急, 肺布葉擧, 而上焦不通, 榮衛不散, 熱氣在中, 故氣消矣」 −素問 擧痛論篇第三十九−

「肺主身之皮毛」 −素問 痿論篇第四十四−

「肺氣通於鼻, 肺和則鼻能知臭香矣」 −靈樞 脈度第十七−

01: 폐(肺) - 자율신경의 조절자

『황제내경(黃帝內經)』은 지금으로부터 2000여 년 전, 한나라(BC206~ AC220)에 저술된 것으로 알려진 현존하는 중국 최고의 의학서적이다. 현재까지 『소문(素問)』과 『영추(靈樞)』라는 2부가 전해지고 있으며, 놀랍게도 이 책은 지금도 침구와 한방의 실천적인 텍스트로 널리 읽히고 있다. 이 책에서도 경락이나 경근의 일러스트에 붙은 한문은 『영추』에서 발췌한 것이다. 전설의 황제이며 의학의 신 「황제(黃帝)」의 이름이 붙었지만 사실 이 책의 특정 저자는 없다고 봐야한다. 당시의 이름 없는 많은 의사들의 경험을 모아 편찬한 것으로 추정되는데, 그 내용은 때로는 의학적이고 때로는 철학적이며, 시적이다. 풍토를 기록한 장도 있고, 역학(易學)과 같은 장도 있으며, 내용이 방대하고 혼돈스러우며 난해하다. 그런데 이 『황제내경소문』 중에 재미있는 부분이 있다.

제8장 『영란비전론(靈蘭秘典論)』에는 장부의 생리에 대한 기술이 있는데, 여기서는 인체를 "하나의 나라"로 보고 장부에 여러 가지 관직을 배치하여 설명하고 있다. 그것에 의하면 **〈폐〉는 인체라고 하는 나라의 『상부(相傅)의 관직』**이라고 한다. 지금의 일본으로 치면 총리이며, 국가의 내정을 도맡아 하는 문관의 수장이다. 즉 폐가 올바르게 기능하고 있으면 인체는 질서 바르고, 평화롭고 안정된 상태로 건강한 상태를 유지할 수 있다는 것이다. 이 2000년 전의 인식은 현대의학적으로도 옳다.

폐의 기능인 **호흡**은 생명 유지의 기본 중의 기본이지만, 호흡에는 단순한 가스교환만이 아닌 중요한 역할이 있다. 호흡의 요체인 **횡격막** 운동은 혈액을 위로 끌어올리기 위한 큰 동력이며, 복막에서 림프를 모으는 기능도 한다. 또한, 호흡에 의한 체내의 압력 변화는 뇌척수액의 생성과 배출에도 영향을 주며, 뇌 자체도 미미하지만 호흡에 의해서 움직이는 것이 확인되고 있다. 즉 호흡은 혈액을 비롯한 「**모든 체액 순환의 동력**」이 되고 있는 것이다.

게다가 호흡은 두 자율신경계에도 절대적인 영향을 미친다. 위험에 반응하여 신체를 **투쟁(鬪爭)과 도주(逃走)의 항진 상태**로 만드는 교감신경계와, 안전한 장소에서 **섭식(攝食)과 소화(消化)**에 적합한 이완 상태로 만드는 부교감신경계가 그것이다. 외부의 변화에 즉각 대응하기 위해 자동 조정되는 이 시스템은, 자신의 의사로 컨트롤 하는 것은 꽤 어렵다(사실 쉽게 컨트롤 할 수 있어도 곤란하다). 하지만 호흡은 별개다. 호흡은 본래 자율신경계의 지배하에 있어 무의식적이든 자고 있어도 멈추지 않는다. 하지만 호흡의 깊이나 속도는 스스로의 의사로 쉽게 컨트롤 할 수 있다. 그리고 호흡을 가지런하게 하면 두근거

호흡의 역할

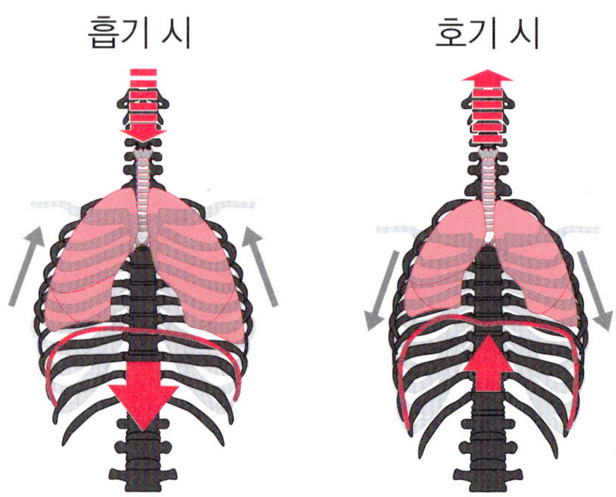

- 횡경막이 수축하고 돔이 가라앉는다.
- 늑골이 올라가 흉강 면적이 늘어난다.
- 흉강내압이 내려가 공기가 흡입된다.

- 횡경막이 이완되고 돔이 올라간다.
- 늑골이 내려가고 흉강 면적이 줄어든다.
- 흉강내압이 올라가 공기를 내뿜는다.

- 호흡에 의한 흉강 및 복강 내압의 변화는 하대정맥의 상행혈류를 촉진하여 복막 림프의 동력이 된다. 척추 내의 지주막하강에 있는 정맥 총압에도 영향을 주어, 뇌척수액의 생성, 흡수도 촉진한다.

림이 가라앉고 마음이 안정된다는 것은 누구나 경험이 있을 것이다.

즉, 호흡이란 **의식적으로 자율신경계에 개입할 수 있는 유일한 수단으로, 제어하기 어려운 자율신경계의 고삐를 쥐고 있는 것**이다.

한의학에서는 이런 폐의 생리를 이런 말로 나타내고 있다.

『폐는 기의 근본이다』 -폐는 호흡의 중추이다 -

『폐는 백맥(百脈)을 모이게 한다』 -폐로 모든 혈맥이 통한다 -

『폐는 수도(水道)를 통조(通調)한다』 -폐는 체액의 대사를 조절한다-

『폐는 백(魄)을 저장한다』 -폐는 자율 기능과 관련되어 있다 -

≪폐≫의 생리

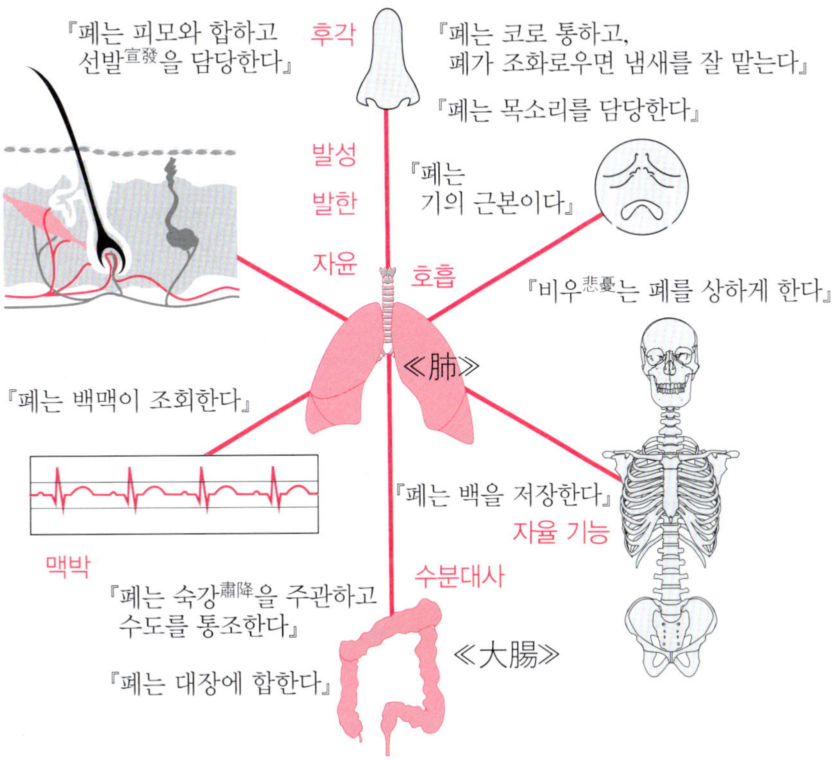

※'백(魄)'이란 백골, 즉 몸에 깃든 혼백(魂魄)을 가리킨다. 의식과는 무관한 신체의 기능을 말한다.

요가나 기공, 전 세계의 무술, 선(禪), 명상, 마음수련, 운동선수들의 멘탈 트레이닝에 이르기까지 예로부터 사람들은 무언가 고차원적인 경지에 도달하고자 할 때는 반드시 「호흡」이라는 기술을 사용했다. 이것을 인체의 재상인 폐에서는 **『치절(治節)이 나온다』**라고 한다. 폐에 의식을 집중하고, 호흡을 자유자재로 컨트롤할 수 있다면 그 심신은 구석구석 의식하에 통치된, 바로 『치절』의 상태에 도달했을지도 모른다.

02:

수태음폐경(手太陰肺經, Lung meridian)

체내의 유주

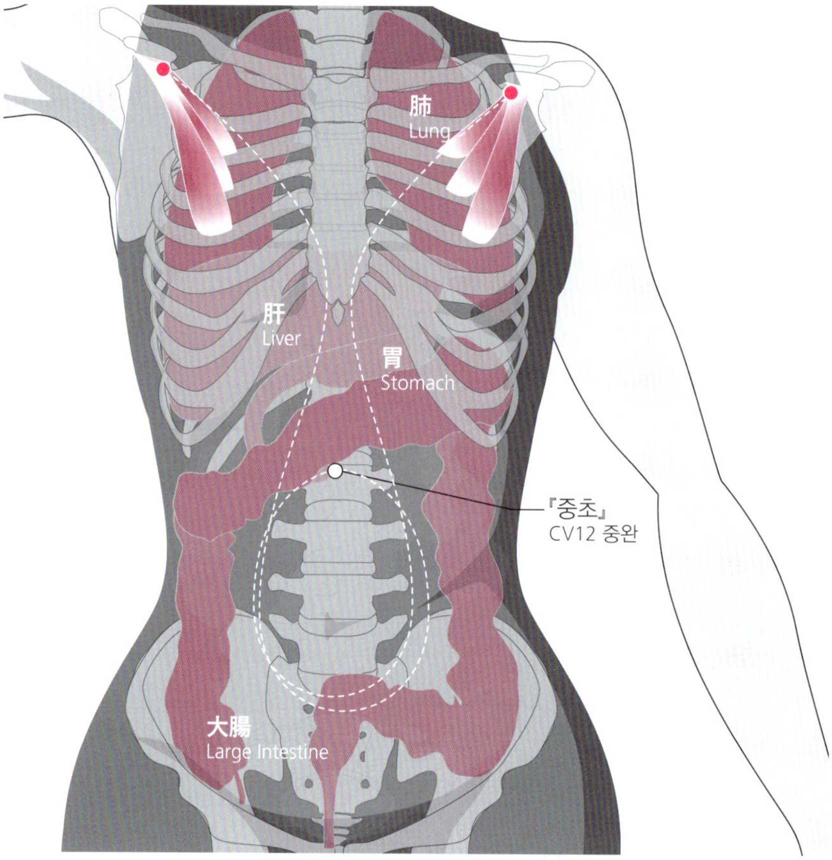

靈樞 經脈第十

「肺手太陰之脈, 起於中焦, 下絡大腸,還循胃口, 上膈屬肺, 從肺系橫出腋下」

–의역–

「수태음폐경은 중초(中焦)에서 시작하는데, 내려와 대장과 연락하고, 위구(유문과 분문?)를 돌아 횡격막을 타고 올라가 폐에 속하고『폐계(흉곽)』에서 전흉부 외측으로 나간다」

전신을 둘러싼 경맥의 고리는『**중초**』에서 시작한다. 중초(中焦)는 본래「위장의 가운데」를 가리키기도 하지만, 복부 중앙이라는 뜻이기도 하다. 경혈로서는 CV12 〈중완(中脘)〉을 가리키기도 하고, 또한 이 위치에 있는 장부인 〈간〉, 〈담〉, 〈비〉, 〈위〉를 가리키는 표현으로 사용되는 경우도 많다.

첫 번째 경맥인 〈수태음폐경〉은 복부 중앙에서 마지막 경맥인 〈족궐음간경〉에 기혈이 이어지고 〈대장〉과 〈위〉를 둘러싼 후 횡격막을 뚫고 흉곽에 다다른다고 한다.

『**체내유주(體內流注)**』라고 불리는 이같은 체내 흐름은 **장부와 경맥의 연결고리를 설명하기 위해 정해진 이미지**이기 때문에 명확한 경로를 제시하지는 않는다. 그러나 고대 중국인들의 인체에 대한 관심은 예사롭지 않았다. 해부를 하여 실측된 것으로 추정되는 각 장부의 크기와 무게까지 기록된 문헌도 있을 정도다. 그렇다면, 경맥의 체내유주 구조가 실제의 인체에 있는 것은 아닐까. 폐경락을 예를 들자면 위(胃)와 대장(大腸), 간(肝), 그리고 폐(肺)를 연결하는 실재적 흐름은 무엇인가? 필자는 이것을 「**문맥계(門脈系)**」라고 생각한다.

문맥계는 위와 장 및 담낭, 췌장, 비장까지 포함한 소화기계에서 산소는 적지만 영양이 풍부한 혈액을 간으로 운반하는 경로다. 혈액은 간에서 적절한 처리가 된 뒤 하대정맥(下大靜脈)으로 합류해 심장을 거쳐 폐로 보내져 산소를 받는다. 폐에서 돌아오는 혈액에는 영양과 산소가 충분히 포함되어 안전한 것이 되는 구조이다.

문맥계

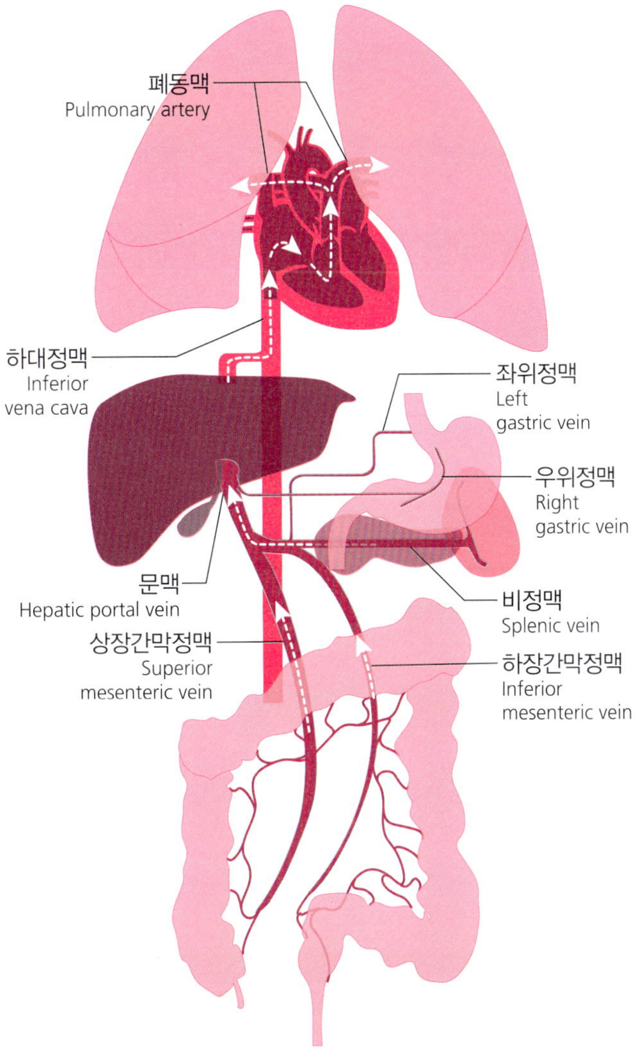

반면 한의학에서 경맥이 중초(위)에서 시작되는 이유는 〈**혈**〉이 음식물에서 얻은 영양에서 만들어지기 때문이다.

-음식물은 중초(비위)의 기화(氣化) 작용에 의해 〈혈(血)〉이 되고, 생긴 혈은 폐에서 종기(宗氣, 산소)를 얻어 〈기혈(氣血)〉이 되어 신체 곳곳으로 수송되어 전신을 자양한다. 일부는 간에 보관되어 혈류량의 균형을 유지하기 위한 저장품이 된다-

어떤가? 한의학이 주창하는 피나 진액의 순환 시스템은 단순한 공상치고는 너무 현실적인 이야기이다. 생리학은 차치하더라도 인체의 안쪽 맥관을 정성스럽게 따라가는 해부학적 식견이 있어야만 이 시스템의 발상이 생길 수 있다. 한의학을 포함한 인도, 티베트, 이슬람의 전통의학이 다른 민간요법과 차별화되어 아직도 현역 의료로 존재하는 것은 그 안에 「**인체구조의 올바른 이해에 기초한 이론**」이 있기 때문일 것이다. 폐경은 여기서 기혈을 듬뿍 안고 앞으로 길고 긴 여정을 향해 간다.

상지의 흐름

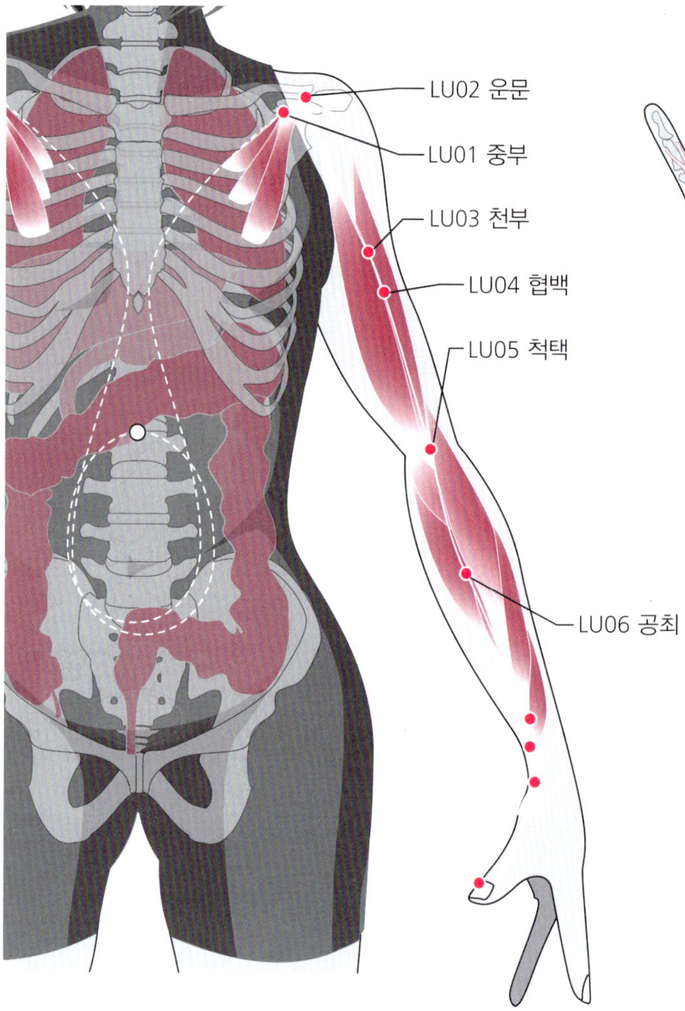

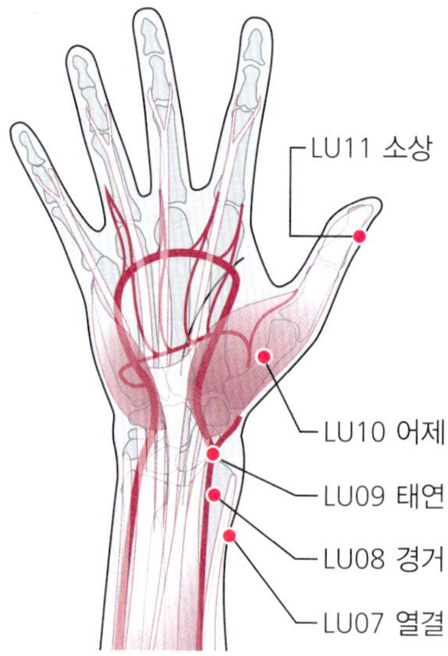

Chapter 01 폐(肺)

靈樞 經脈第十

「肺手太陰之脈~ 從肺系橫出腋下, 下循臑內, 行少陰心主之前, 下肘中, 循臂內上骨下廉, 入寸口, 上魚, 循魚際, 出大指之端. 其支者, 從腕後直出次指內廉, 出其端」

–의역–

「~오구돌기에서 상완의 중앙(상완이두근단두의 외측연)을 내려가 주와(肘窩)에 이르고, 요골 전면의 가장자리(완요골근의 내측연)를 내려가『촌구(요골동맥 박동부)』로 들어가며 모지를 둘러싸고 모지 끝으로 나간다」

「그 일부는 손목에서 갈라져서 2지로 흘러 〈수양명대장경〉으로 이어진다」

체표 경맥의 흐름은 체내유주와 대비되어,『**체외유주(體外流注)**』라고 불린다. 침구치료에 이용되는 경혈(經穴)이 있는 곳은 오로지 이 체외유주뿐이다. 경맥의 흐름은 흔히 "물의 흐름"에 비유되지만, 실제 물이 계곡을 흐르듯 인체의 기혈 또한 근육과 근육 사이에 생기는 홈이나 뼈의 움푹 팬 곳을 따라 흐른다. 그리고 물이 높낮이 차이가 큰 곳에서 강하게 흐르듯이 기(氣)나 혈(血)도 단단하고 홈이 도드라진 근육질의 몸에서 더 좋게 흐른다고 보면 된다. 그렇다고 보디빌더와 같은 몸을 목표로 할 필요는 없지만(근육의 지나친 부착도 기혈이 통하는 길을 좁혀 버린다), 경맥의 흐름을 바르게 하는 의미에서 과체중은 삼가야 할 것이다.

대표적 경혈

▶LU01 〈중부(中府)〉

취혈 전흉부, 제1늑간과 같은 높이, 쇄골하와(infraclavicular fossa)의 외측, 오구돌기 내측연의 소흉근 정지부. ST14 〈고방(庫房)〉, KI26 〈욱중(彧中)〉, CV20 〈화개(華蓋)〉는 제1늑간의 같은 높이로 늘어서 있다.

주치 『**폐실증(肺實證)**』

- 상지나 견배부의 통증, 저림, 신경통, 어깨결림, 어깨 통증, 견관절주위염, 흉부 전측 통증
- 감염성 호흡기질환, 천식, 기도의 협착, 호흡곤란, 가슴 답답함과 같은 호흡의 문제. 공황장애(과호흡, 맥박항진, 발한 이상, 안면 창백 등)에도 사용한다.

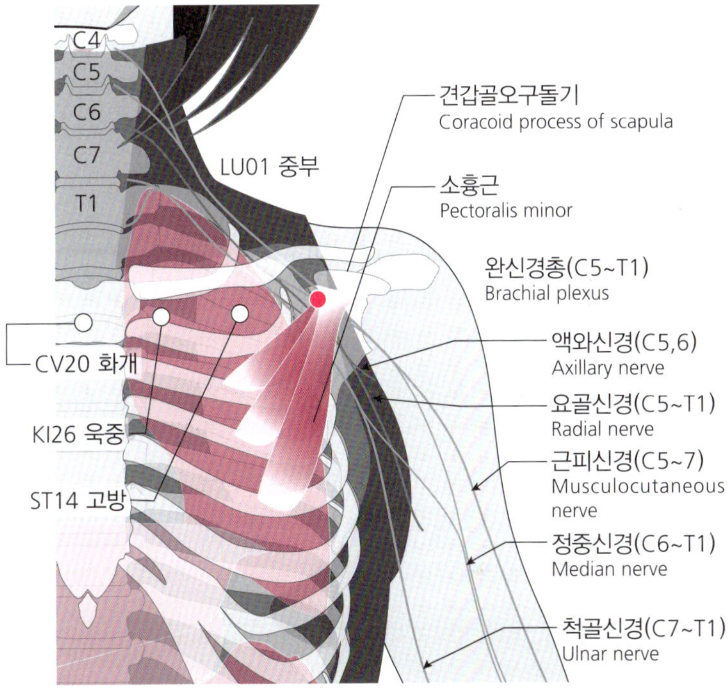

해설 인체에는 361개의 경혈이 있다고 알려져 있다. 이 경혈들에는 각각 그 위치, 속하는 경락이나 장부 등에 따라 효과와 효능이 있다. 그 중에서도 특히 두드러진 효능을 가지는 경혈을『**요혈(要穴)**』이라고 부르는데, 임상에서는 요혈들을 축으로 삼아서 경혈을 조합해 가는 것이 기본이다. 이 책에서 최초로 소개하는 경혈이 되는 이 〈중부〉는 요혈의 하나이면서, 장부의 상태가 체표에 반영되는 경혈 즉『**폐의 모혈(募穴)**』이다.

모혈은 12개의 장부 각각에 하나씩 있으며(좌우에 위치하여 2개인 경우도 있음), **그것들의 위치는 내장의 해부학적 위치를 거의 투영하고 있다**. 그 때문에 모혈의 통증이나 경결(뭉침), 혈관의 변화나 움직임 등은 그 장부의 상태를 알 수 있는 단서가 되어 진단하는데 굉장히 중시되어 왔다. 폐의 모혈인 중부혈의 경우, 그것들에 더해 호흡음에 섞이는 잡음 등도 확인할 수 있어 진단의 큰 단서가 된다.

또한, 모혈은 대체로 **장부의 대사를 높이는** 효능이 있다고 하며, 그 장부에 어

『허증』 - 장부의 기능 저하 -	『실증』 - 악성 요인이 추가된 상태 -
[원인]	[원인]
영양실조(음식부족)	기도감염(풍사침습)
소화 기능 저하(비허)	식중독(음식불결)
운동부족(안일과도)	폭음폭식(음식과다)
과로 · 스트레스 (노권 · 칠정 · 방사과도) →	스트레스로 인한 대사부전 (기체 · 어혈 · 담음 · 내생오사内生五邪)
외상(실혈상기)	
노화(신허)	

떠한 악성 요인(세균이나 바이러스, 내용물의 정체, 종양 등)이 더해진 상태인 『**실증(實證)**』의 치료에 많이 사용된다. 이러한 병태는 외부에 열려 있는 육부(六腑, 소화관)에 생기는 일이 많다. 하지만 폐 또한 기도에 의해 외부로 열려 있기 때문에 **오장 중에서는 예외적으로 실증이 많다**. 그 때문에 이 중부혈은 임상에서 중요하다.

한편 해부학적 시각에서 이 혈자리를 보면 「**소흉근**」에 주목해야 한다. 소흉근은 흉곽에 대한 견갑골의 위치와 기울기에 강하게 관여하며, 견갑골의 위치와 각도는 견관절의 운동에 관련된 각 근육의 역학적 작용에 영향을 준다. 그 때문에 견관절주위염 등에 의한 어깨 통증이나 가동제한, 견갑골 이상운동 증후군(scapular dyskinesis) 등의 치료에서는 이 소흉근에 대한 접근이 중요하다. 또한, 중부혈 심부는 액와(腋窩)로 통하며, 「**완신경총**」으로부터 뻗는 각 신경이 그것을 구성하는 근육과 연결되는 부분이기도 하다. 이 부위를 좋게 유지하는 것은 흉곽(폐) 기능의 촉진이라는 면뿐만 아니라 관절 구조나 상지의 운동, 전신의 혈액순환이라는 점에서도 매우 중요할 것이다.

접근방법 경혈을 현대의학적으로 생각할 때, 그 부분의 근육이나 혈관, 심부의 신경 등의 지식이 중요하다. 또 하나, 체표의 지각을 담당하는 피신경의 분포도 중요하다. 흥미롭게도 경혈이라는 것은 피부분절의 경계 위에 있는 경우가 많다. 중부혈(과 같은 레벨로 늘어선 다른 경락의 경혈)은 목으로부터 어깨의 지각을 담당하는 쇄골상신경(C3, 4)과 늑간신경에서 유래하는 늑간상완신경(T2)의 경계에 있다. 피부분절의 경계는 양자의 지배가 중첩되어 더 많은 신경가지로부터 정보가 입력되는 곳이기 때문에, 거기에 위치한 경혈의 침구 자극은 광범위하게 전달된다. 이 점을 고려하면서 경혈을 살펴보면, 그 사용법도 달라질 것이다.

피부분절(Dermatome)

(피부에서의 분절성 신경지배)

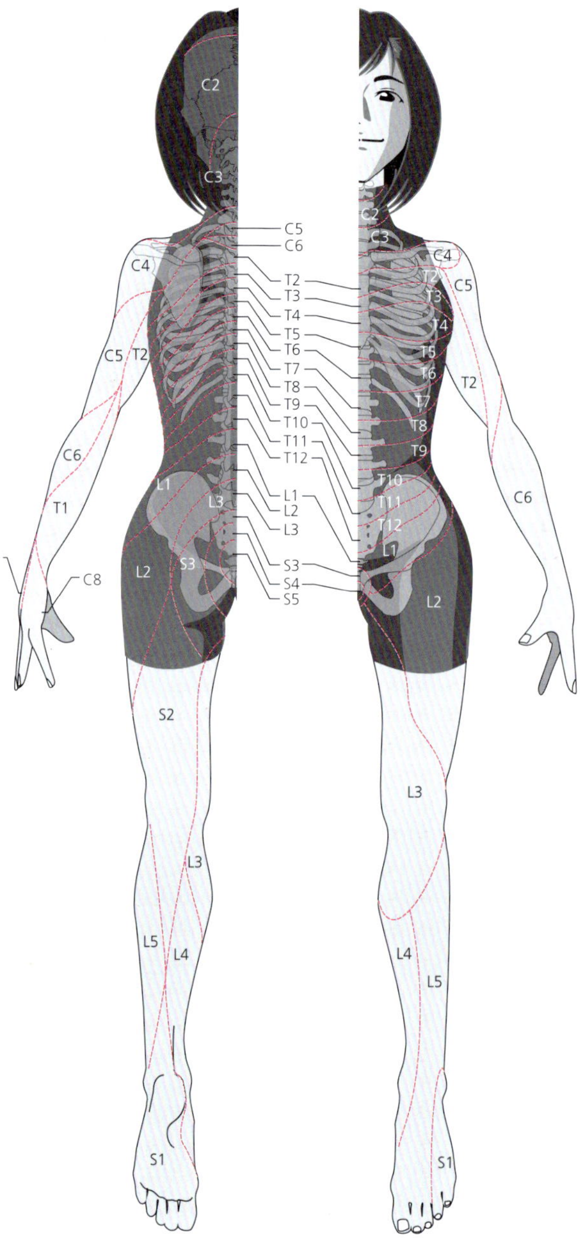

▶LU07 〈열결(列缺)〉

취혈 전완의 요측, 장모지 외전근건과 단모지 신근건 사이, 수관절 장측 횡문 상방 1.5촌(약 4cm). 좌우의 엄지와 두 번째 손가락을 L자로 하여 양수 교차했을 때, 두 번째 손가락 끝이 닿는 포인트

주치

- 건초염, 탄발지

- 자율신경 실조, 호르몬 밸런스가 무너지면서 발생하는 증상들. 특히 편두통, 알레르기성 천식, 갱년기장애

해설 〈열결〉은 매우 직함이 많고, 그리고 수수께끼가 많은 경혈이다. 보통 정경(正經)이라고 부르는 12경맥에는 각각의(특히 표리관계에 있는) 경맥 사이를 연결하는 **〈락맥(絡脈)〉**이 있다. 그 분기점 혹은 락맥상에 있는 경혈을 『**락혈(絡穴)**』이라고 하며, 이 경혈은 『**폐경의 락혈(絡穴)**』에 해당한다. 또한, 열결은 『**사총혈(四總穴)**』이라는 특히 치료 효과가 높은 경혈로 알려져 있다. 사총혈 중 하나인 열결은 『**두항(頭項)의 질환은 열결에게 물어보라**』고 할 정도로 편두통의 특효혈이다. 그렇다면 왜 손목 경혈이 두통에 효과가 있을까? 경락학적으로는 '이 경혈이 폐경과 표리(表裏)관계에 있는 〈수양명대장경(手陽明大腸經)〉을 잇는 락혈이며, 대장경은 그 흐름이 머리에까지 이르기 때문에'라는 대답이 되지만, 의학적인 근거는 부족하다고 하지 않을 수 없다. 그러나 이 혈과 두통에는 해부학적으로 조금 재미있는 이야기가 있다.

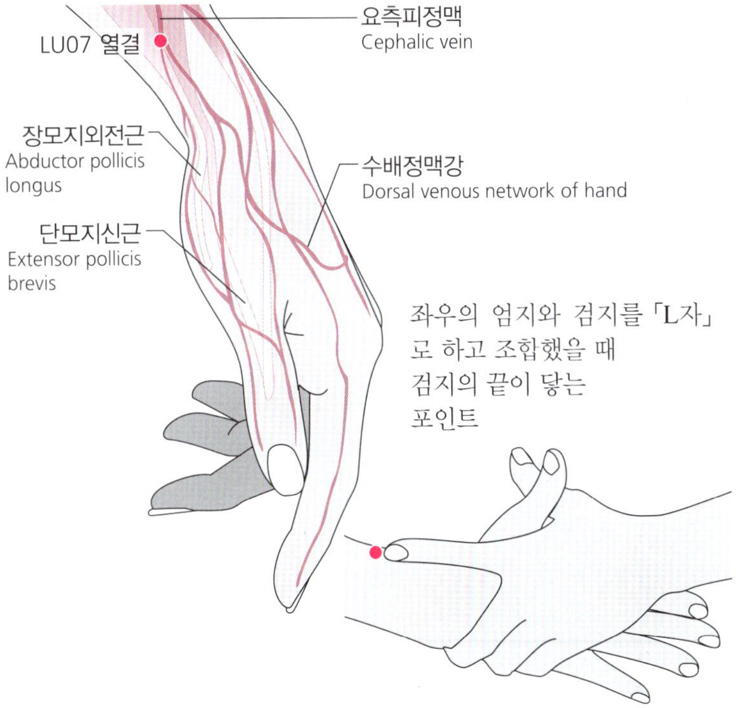

상지의 피정맥

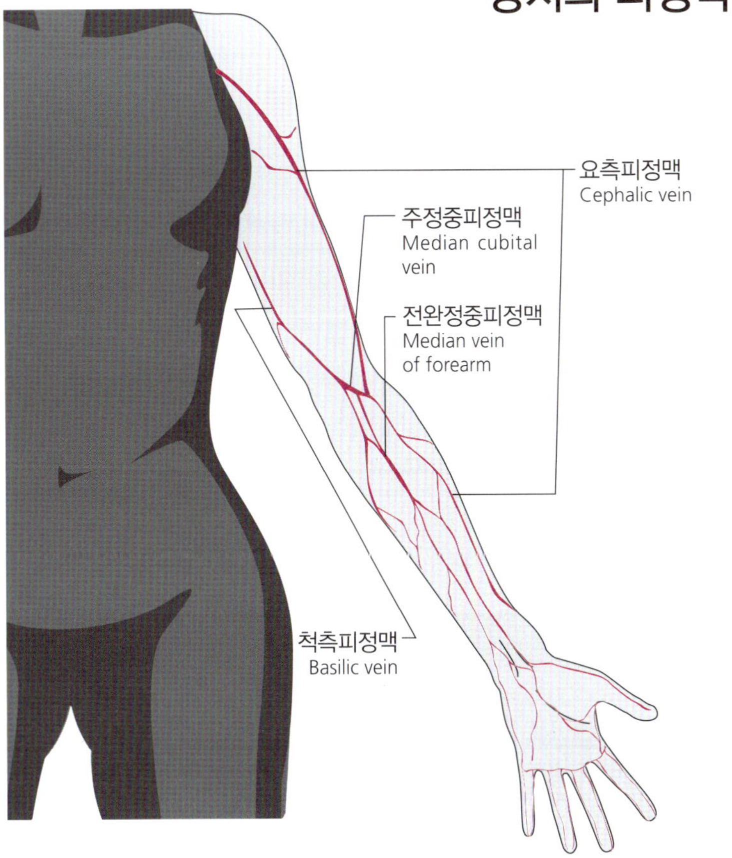

열결의 위치는 전완의 피정맥 분기부와 일치하는 경우가 많다. 이 **요측피정맥**을 영어로는 「Cephalic vein」이라고 부른다. Cephalic vein은 라틴어의 「cephalicus(머리 부분의)」가 어원으로, 일설에는 예로부터 이 정맥 시혈이 두통의 치료에 이용되고 있었기 때문에 이 이름이 붙었다고도 한다. 즉, 『두항의 질환은 열결에게 물어보라』다. 서로 다른 두 문화권에서의 이 유사성은 매우 흥미롭다. 현대의학적으로는 효과를 의문시하는 사혈요법이지만 이런 역사적 배경을 보면 부정할 수는 없다는 생각이 머리에 든다. 가설이지만, 혈관벽에 둘러쳐진 교감신경섬유의 자극이 어떠한 효과를 낳을지도 모른다. 상기 열결의 적응증

은 기본적으로 자율신경의 혼란으로부터 생기는 종류의 두통에 한정된다고 생각된다. 근긴장성 두통에는 별 효과가 없기 때문에 제대로 된 감별진단이 필요하다.

자, 열결에는 또 하나, 『**임맥(任脈)의 종혈(宗穴)**』이라는 이름이 있다. 경맥에는 12개의 정경이외에 8개의 〈**기경팔맥(奇經八脈)**〉이라고 불리는 특수한 경맥이 있는데, 이 팔맥 각각에 강한 효과를 미치는 여덟 개의 혈자리를 『**팔종혈(八宗穴)**』이라고 부른다. 기경팔맥에 대해서는 이 책의 마지막 장에서 자세히 다루는데, 본 경혈은 팔맥의 하나로 자궁이나 임신에 관련된 〈임맥〉에 효과를 끼친다.

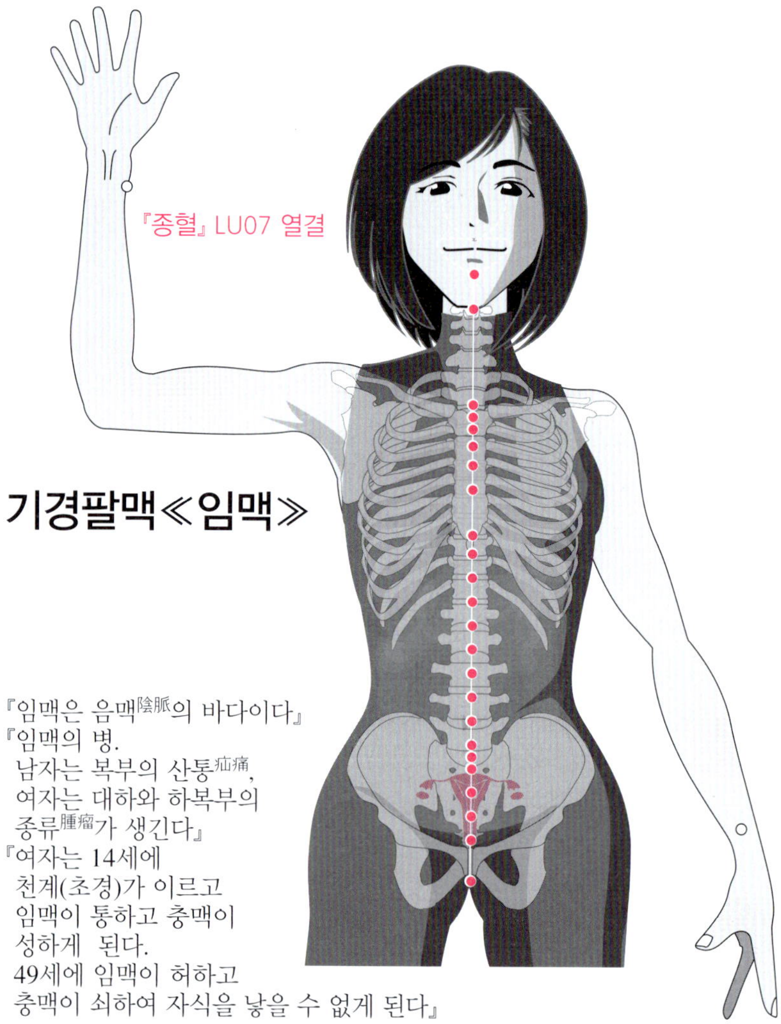

손목 경혈과 정중선. 이 둘의 연관성도 솔직히 말하면 수수께끼다. 그러나 열결의 본질이 혈관벽 자극으로 인한 자율신경계로의 접근이라고 한다면, 성호르몬의 이상으로 생기는 갱년기장애 등에 대해서, 호르몬 밸런스의 조정을 주치에 더하는 것은 이상하지 않다고 생각한다.

접근방법 사혈(瀉血)에 대해서는, 특히 전통의학계에서는 현재도 그 유효성을 내세우는 논문도 많다. 그러나 현대의학의 지견에 의하면, 특수한 병태를 제외하고는 사혈에 의한 치료 효과는 거의 없다고 되어 있다. 곪은 부위 절개 등으로 출발한 사혈요법은 그 본래 목적은 심신에서 독과 비정상적인 열을 빼내는 것이었다. 배독(排毒)은 차치하고, 청열(淸熱)에 관해서는 쉽게 얼음 등을 구할 수 없었던 고대에서는 유용했다고 해도, 아이싱이 어렵지 않은 현대에서는 사혈요법은 큰 의미는 없을 것이다. 해설에서 말한 것처럼 자율신경계 조절을 목적으로 혈관벽에 접근한다면 사혈까지 할 필요는 없다.

다만 눈물, 땀, 소변, 대변, 사정, 월경, 큰 소리, 경우에 따라서는 푸념이나 구토 등 신체에서 무언가를 방출하는 행위는 쾌감을 가져오고 스트레스를 해소하는 효과가 있는 것은 사실이다. 피를 뺀다는 행위에는 「마음의 사열(邪熱)을 뺀다」라고 하는 일정한 효능은 있을지도 모른다. 그러나 신체에 있어서 부담인 것은 틀림없기 때문에, 필자는 이 요법을 적극적으로 이용하지는 않는다.

▶LU09 〈태연(太淵)〉

취혈 수관절 전외측, 요골의 경상돌기와 주상골 사이, 완관절 장측 횡문의 요골 측, 요골동맥 위

주치 『**맥회(脈會)**』

- 맥진의 진단점
- 건초염. 손목이나 엄지손가락의 통증

해설 경혈 중에서도 특히 두드러진 효능을 가진 경혈이다. 『모혈』은 장부의 상태가 흉복부에 투영되는 경혈인데, 장부의 상태는 모혈에 연결된 경맥 위에도 투영된다. 경맥에서 가장 장부의 기운이 잘 나타나는 혈을 **『원혈(原穴)』**이라 하여 예로부터 모혈(募穴)과 함께 그 장부의 진단점으로 사용되어 왔다. 〈태연〉은 **『폐경의 원혈』**이며, 여기에 나타나는 것이 폐의 상태이고, 폐는 **『백맥이 조회』**하기 때문에, 폐뿐만 아니라 전신의 상태를 보는 한의학의 특징적 진단법인 「맥진(脈診)」을 위한 경혈이 된다. 여기서 태연혈은 「모든 맥이 모이는 곳」이라는 뜻으로 **『맥회(脈會)』**라고도 불린다.

손목의 **「요골동맥」**은 얕은 체표에 위치해 있고, 바로 밑에는 평평한 요골 경상돌기가 있어 그 맥상을 포착하기 쉽다. 위치적으로도 환자와 대면하고 만지기에 편한 손목에 위치하고 있고, 한방 의료가 권력자들만의 것이었던 시절에는 옷 벗기는 것조차 실례로 여겨졌기 때문에 고귀한 분을 진단하기에는 매우 편리한 부위였다. 게다가 손은 사람에게 있어서 **"만능의 기기"**이면서, 눈보다도 뛰어난 **"감각기"**이기도 하다. 소중한 손에 항상 산소와 영양을 계속 공급하기 위해 손가락의 동맥은 다수의 분지나 문합을 가지며, 외부 온도나 정신 상태에 따라서도 혈류량은 급격하게 변화한다. 즉, 이곳은 **「심신의 상태가 나타나기 쉬운 장소」**인 것이다.

한의학은 오랜 세월에 걸쳐 이 맥의 복잡함을 읽어 왔다. 그 결과, 맥진의 기술은 매우 발달, 세분화되어 맥의 지속이나 리듬을 볼 뿐만 아니라 그 부침(浮沈), 굵기와 가늘기, 맥의 기세, "구슬이 구르는 것 같은 느낌", "현을 누르는 느낌"과 같은 혈류의 뉘앙스, 나아가 맥상으로부터 오장육부(즉 전신)의 상태까지 진단하기에 이른다. 맥진은

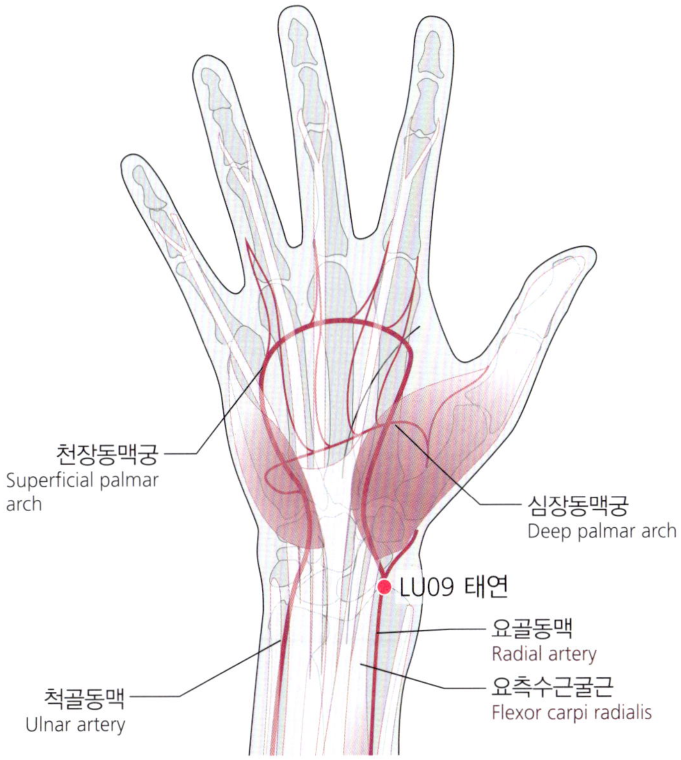

십이원혈

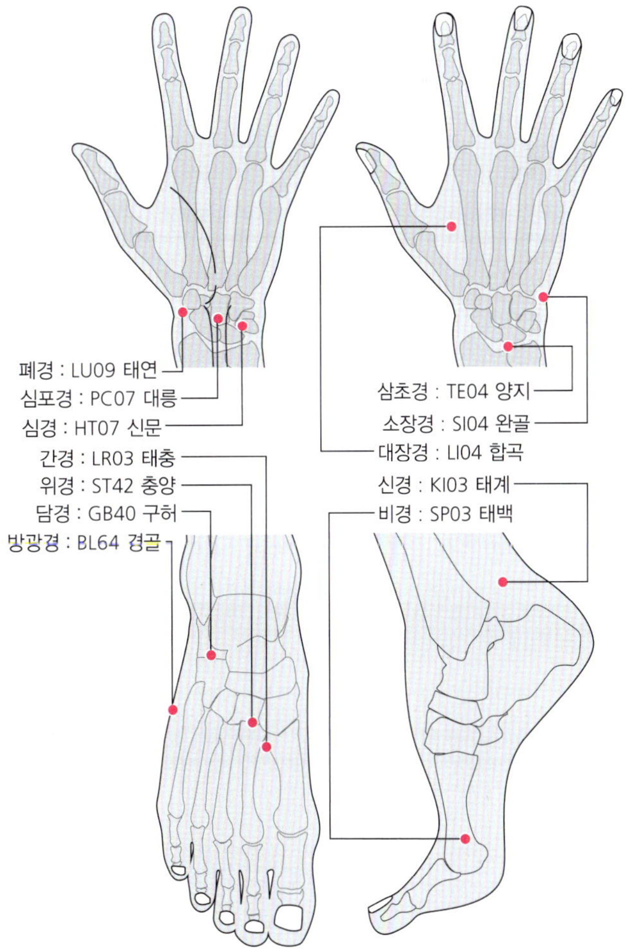

기본 맥상

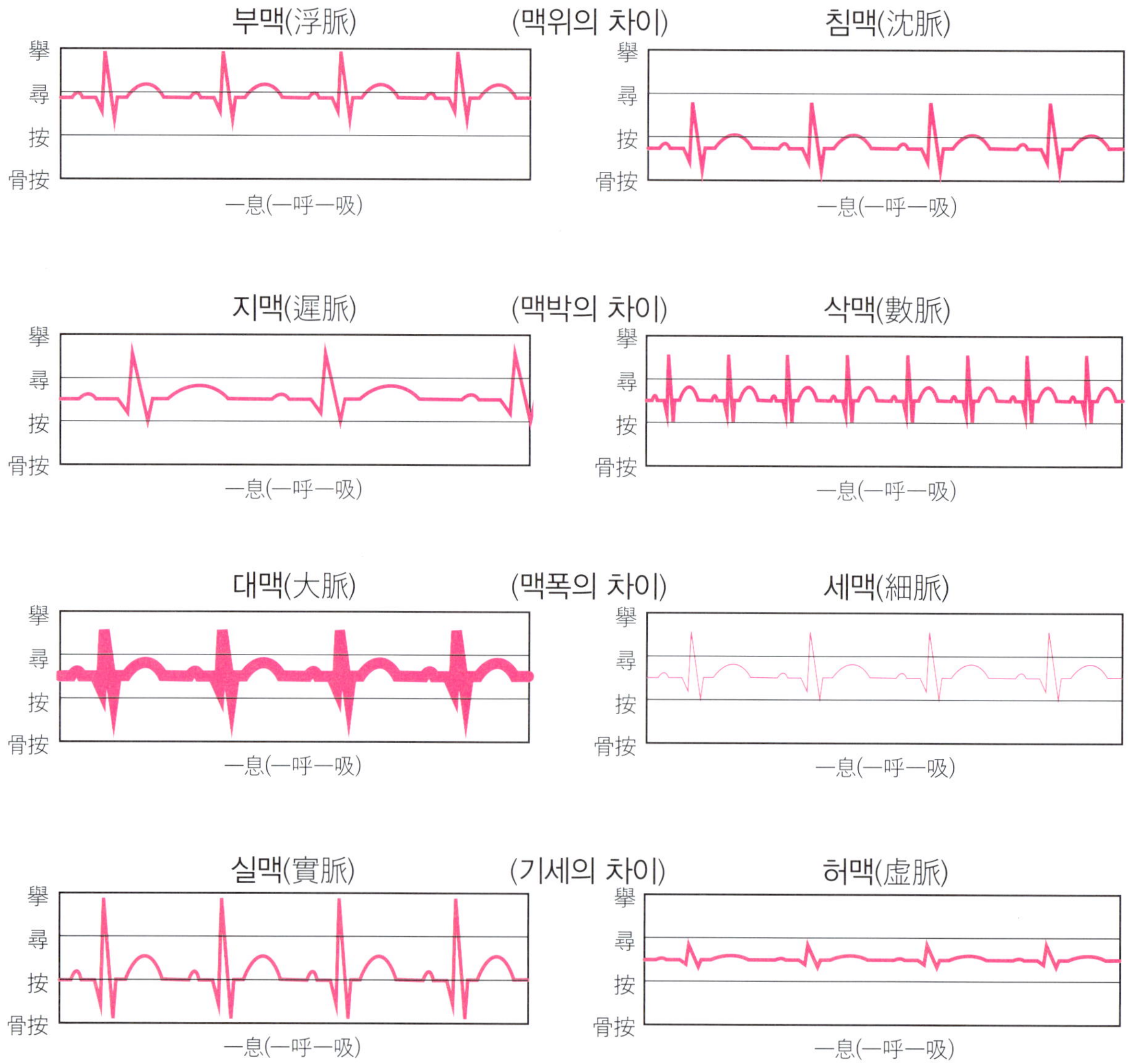

그 전문서적이 많이 있을 정도여서 여기서 깊이 다루지는 않지만 현대의학적으로 진찰해도 맥박 속에는 심장, 혈관, 자율신경 상태 등 방대한 정보가 담겨 있다. 최근에는 스마트폰으로 간편하게 자율신경 균형을 측정할 수 있는 앱이 있는데, 이 역시 맥박에 반영되는 호흡과 혈압 파동의 변화에서 교감신경/부교감신경의 균형 정도를 표시하는 구조다. 「맥진의 최신판」이랄까. 만족할 만한 검사기기가 없던 아주 오래 전에, 맥에 착안해 진단법을 확립해 온 당시 의사들의 통찰력은 놀랍다.

접근방법 진단점으로 사용하는 경우가 많기 때문에, 치료로서는 그다지 사용하지 않는다. 본 경혈의 대용으로서 표리관계에 있는 「수양명대장경」의 원혈인 LI04 〈합곡(合谷)〉을 사용하는 경우가 많다. 자세한 것은 나중에 해설하겠다.

03:

수태음경근(手太陰經筋)

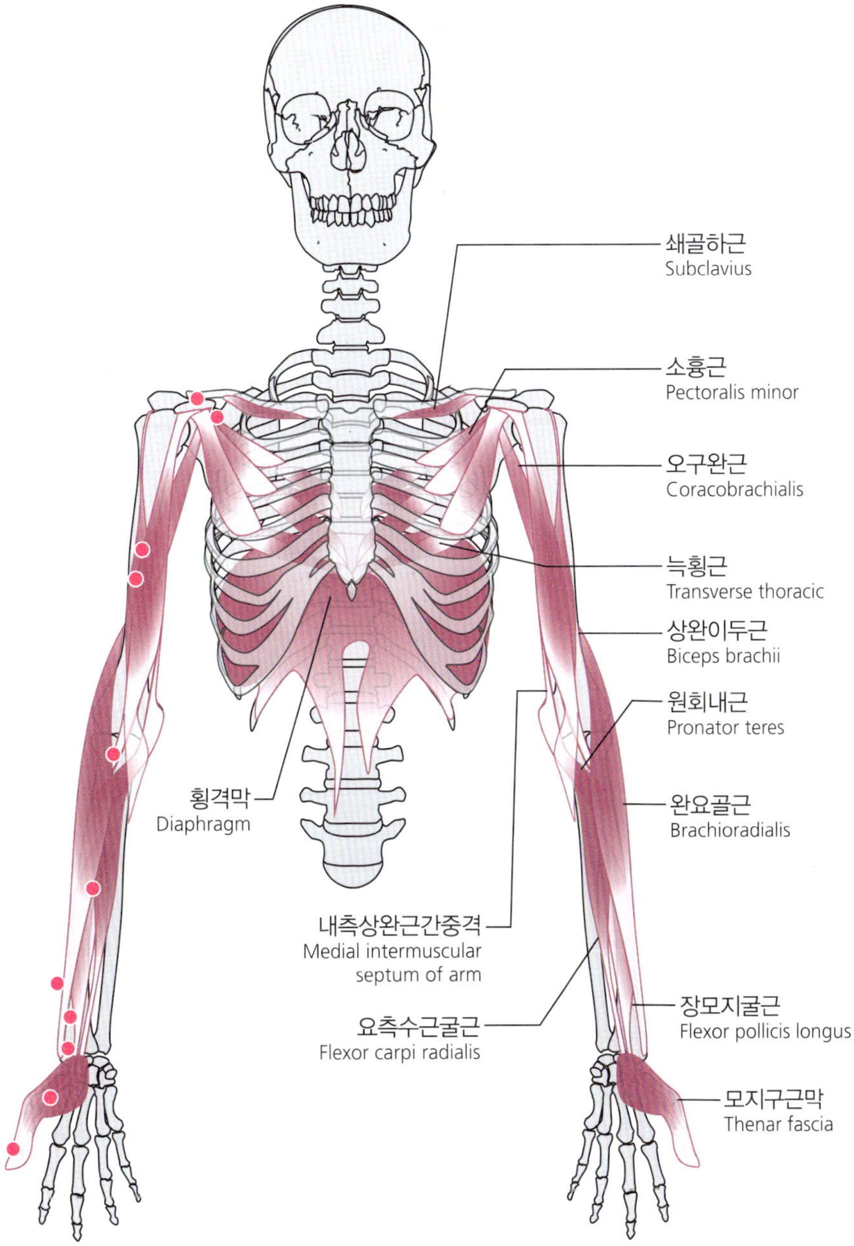

靈樞 經筋第十三

「手太陰之筋, 起於大指之上, 循指上行, 結於魚後, 行寸口外側, 上循臂, 結肘中, 上臑內廉, 入腋下, 出缺盆, 結肩前髃, 上結缺盆, 下結胸裏, 散貫賁, 合賁下, 抵季脅」

–의역–

「수태음경근은 모지에서 시작하여 모지구를 둘러싸고, 손목에 묶는다(모지구근막, 모지구근군)」
「요골동맥의 외측(완요골근, 장모지굴근)을 오르고, 주와에 묶는다(원회내근, 요측수근굴근)」
「상완의 내측(내측상완근간중격)에서 위로 올라 액하로 들어가 결분(쇄골상와)으로 나오며(상완이두근장두), 쇄골하와 내부, 오구돌기에 묶는다(상완이두근단두, 오구완근)」
「위쪽은 결분에 매고(소흉근), 아래쪽은 흉곽 뒷면에 매고(늑횡근), 분문을 뚫고 분문 밑에 합쳐져 갈비뼈를 받친다(식도열공 및 횡격막)」

경근이란 「**각 경락에 자양되는 근육 무리**」라고 정의되기 때문에, 대부분은 그 경락과 같은 영역에 분포한다. 이 〈수태음경근〉의 영양 공급원은 폐경이므로, 엄지로부터 상지의 전면, 그리고 흉부의 전외측으로부터 흉곽의 내측에 위치하는 것이 전체의 흐름이다.

이것을 다시 해부학적인 근육으로 배치해 보았을 때, 신체와 관련된 직업에 종사하는 사람으로써 「**이들이 연동하면 어떠한 움직임이 되는 것인가?**」라는 궁금증이 든다. 엄지의 굴근, 전완의 굴근, 팔꿈치와 견관절에 작용하는 상완의 굴근과 소흉근. 게다가 흉곽의 하부, 횡격막(흡기)까지 고려해 이 경근이 전체적으로 나타내는 동작을 생각했을 때, 필자에게는 아기가 어머니의 유방에 달라붙어 모유를 빠는 모습이 떠올랐다.

다소 지나친 비약일지 몰라도 영아의 첫 번째 행동 중 하나는 『**물건을 주워서 입에 넣는 것**』이라고 한다. 적어도 이 경근이 연동해 일할 때, 그 동작은 「손가락으로 무엇인가를 집어 입 쪽으로 가져가는 것」이라는 것에 동의할 수 있을 것이다. 수태음경근은, 사람에게 있어서 가장 초보적이고 중요한 동작인 『(손을 사용해) 먹기』를 위한 경근이라고 생각해도 무리는 아니지 아닐까? 진화를 거치면서 동물의 신체에는 그 동물의 생활환경과 행동양식에 적합한 골격과 근육이 생겨났다. 사람의 몸에도 「**인간 본연의 행동양식에 기초한 근육**」이 몸에 배어 있는 것은 틀림없다. 2000년 전 중국의 의학서에 기록된 근육의 흐름에는, 많은 사람이 만원 지하철에 밀려 하루 종일 PC 앞

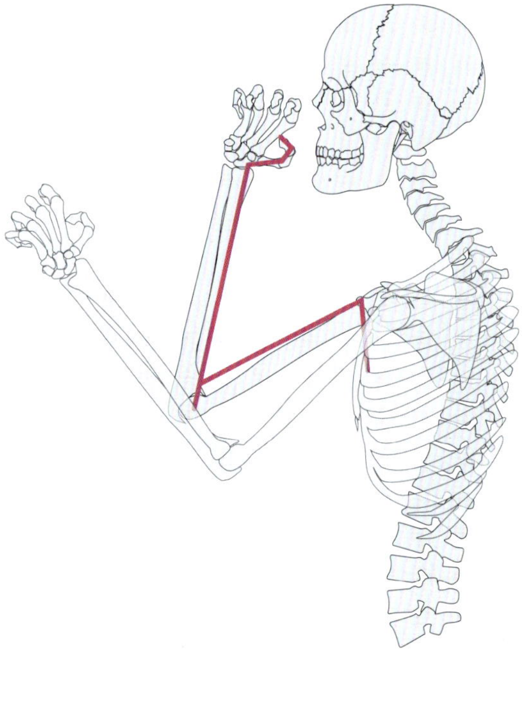

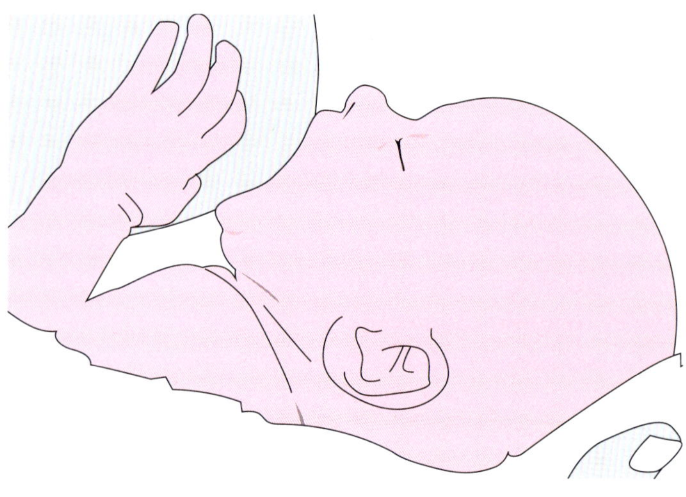

에서 눈과 머리만을 움직이는 생활이 되기 전의.... 인간 본연의 동작이 담겨 있는 것 같은 느낌이 든다.

참고로 유아가 물건을 주워서 입에 넣고, 그 다음에 하는 행동은「주운 것을 다른 사람에게 주는 것」이라고 한다. 뭐든지 자기 쪽으로 끌어 모으려는 풍조가 많은 현대이다.「사람에게 손을 뻗는」 행동은, 이 경근의 스트레칭에도 유효할 것 같다. 호흡도 편해지지 않을까?

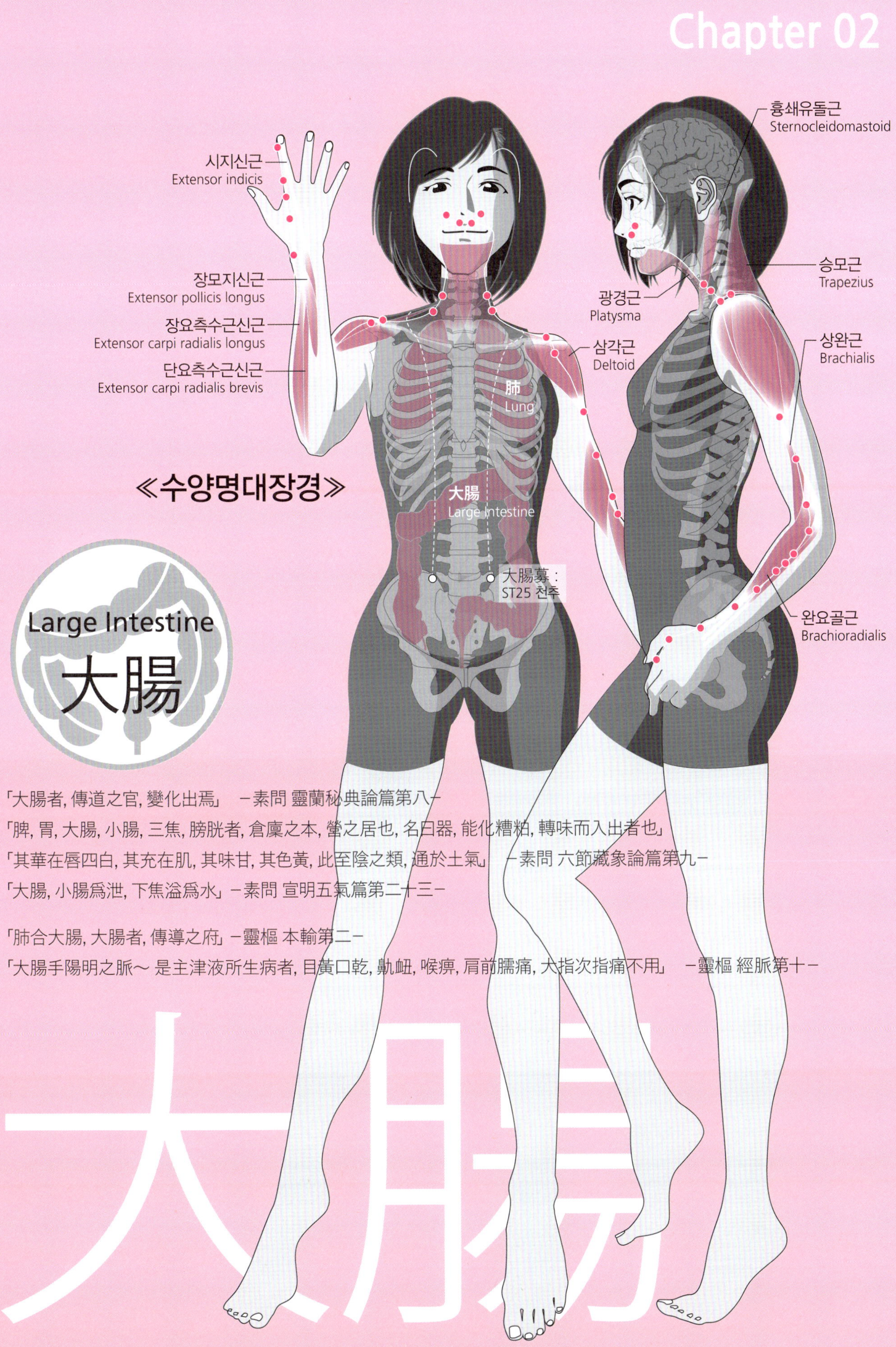

「大腸者, 傳道之官, 變化出焉」 −素問 靈蘭秘典論篇第八−

「脾, 胃, 大腸, 小腸, 三焦, 膀胱者, 倉廩之本, 營之居也, 名曰器, 能化糟粕, 轉味而入出者也」

「其華在唇四白, 其充在肌, 其味甘, 其色黃, 此至陰之類, 通於土氣」 −素問 六節藏象論篇第九−

「大腸, 小腸爲泄, 下焦溢爲水」 −素問 宣明五氣篇第二十三−

「肺合大腸, 大腸者, 傳導之府」 −靈樞 本輸第二−

「大腸手陽明之脈～ 是主津液所生病者, 目黃口乾, 鼽衄, 喉痹, 肩前臑痛, 大指次指痛不用」 −靈樞 經脈第十−

01:
대장(大腸) - 머리와 복부의 대화, 그 첫 번째

한의학에서 대장은 『**전도지관(傳道之官)**』으로 불린다. 『전도』란 내용물을 내보내는 작용, 즉 장의 연동운동을 말한다. 위에서 소화된 음식물은 소장에서 영양과 그렇지 않은 것으로 분별되고 나머지가 대장에서 수분이 흡수되면서 대변으로 변한다. 음식이었던 것이 대변으로 『**변화**』하는 장소이며, 『**진(津, 체액)**』이 태어나는 곳이다. 여기까지가 고전에 기록되는 〈대장〉의 역할이다. 심플하다.

서양의학에서도 예전만 해도 장에 대한 인식은 한의학과 크게 다르지 않았다. 그러나 현재 장에 대한 생각은 크게 달라졌다. 장은 척수에 필적하는 신경세포 네트워크인 「장관신경계(Enteric nervous system. ENS)」를 가지고, 독립적으로 기능하는 "**제2의 뇌**"라고도 할 수 있는 장기인 것이다. 장 내부에서는 사람 자신의 세포수(약 37조 개)보다 훨씬 많은 100조에서 1000조 개라고도 하는 장내세균이 독자적인 생태계를 형성하고 있고, 그것들과 사람의 면역세포와의 교류는 "**면역의 사령탑**"이 되고 있다. 이 뇌와 장, 그리고 장내세균들의 끊임없이 계속되는 정보교환이 우리의 심신의 건강에 크게 영향을 주고 있다. 「**뇌-장축(Brain-gut axis)**」 혹은 「**뇌-장-장내세균축(Brain-gut-microbiota axis)**」이라고 불리는 이 강한 결합을 보면, 뇌와 장은 아무래도 "동등한 입장"에서 인간의 심신을 지배하고 있는 것 같다.

장부의 표리와 감정의 관계

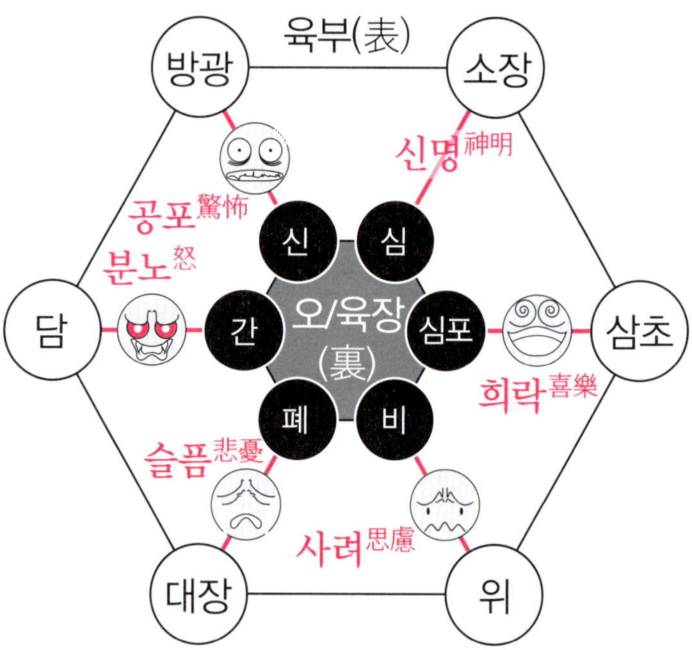

지나치게 강한 감정의 동요는 특정한 장부에 손상을 준다. 동시에 장부의 피로나 허약은 정서에 영향을 미쳐 특정 감정을 과민하게 만든다. 예를 들면 폐/대장에 문제가 있는 경우, 사물을 항상 비관적으로 생각하기 쉽다.

예로부터 한의학에서는 대장 자체에 특별히 정신이나 감정에 관한 역할을 부여하지는 않았다. 정신이나 감정에 관련된다고 여겨지는 것은 오로지 오장(五臟)이며, 오장으로부터 생긴 감정의 움직임은 표리관계에 있는 육부에 직접적으로 영향을 준다고 생각한다. 그러나 한편으로 「마음을 먹다(腹を決める)」, 「화가 난다(腹が立つ)」, 「본심을 털어놓다(腹を割る)」, 「배포가 크다(太っ腹)」 등의 옛날부터 「배에서 감정이 생긴다」는 듯한 일본말이 매우 많다(사실은 영어에도 있는 것 같다). 이론을 따져 생각하는 학자보다 보통 사람들의 솔직한 직감이 진리에 가까운 것은 자주 있는 일이다. 오장을 해친다고 하는 큰 감정의 동요도, 실제로는 배, 즉 육부로부터 생기는 것일지도 모른다.

02: 수양명대장경(手陽明大腸經, Large intestine meridian)

상지의 흐름

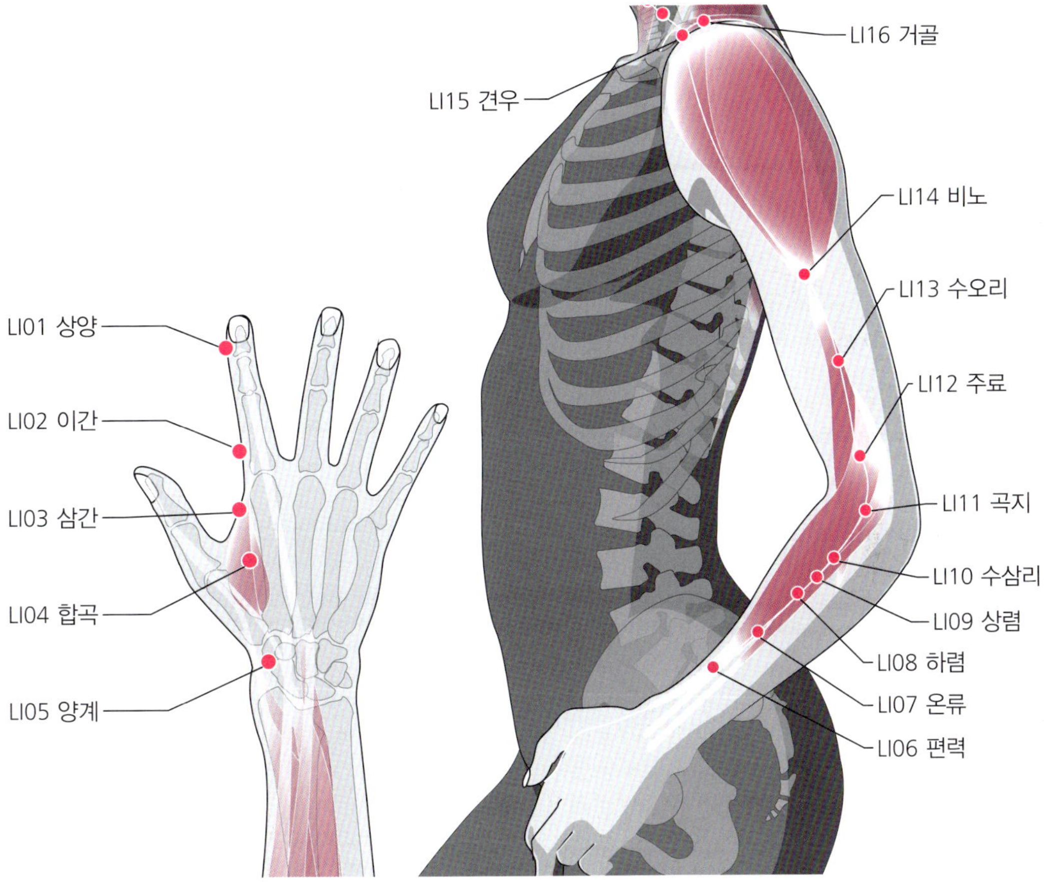

靈樞 經脈第十

「大腸手陽明之脈, 起於大指次指之端, 循指上廉, 出合穀兩骨之間, 上入兩筋之中, 循臂上廉, 入肘外廉, 上臑外前廉, 上肩, 出髃骨之前廉, 上出於柱骨之會上, 下入缺盆絡肺, 下腸屬大腸」

–의역–

「〈수양명대장경〉은 수태음폐경에서 갈라져 나온 둘째 손가락 쪽 지류에서 비롯된다. 둘째 손가락을 올라가 장모지신근건과 단모지신근건 사이의 오목한 곳에 이르렀다가 완요골근의 배측을 따라 팔꿈치 외측에 이른다」

「상완골과 상완근 사이를 올라가 대흉근과 삼각근의 경계 고랑(삼각흉근구)을 따라 올라가고 견관절 전면에서 견쇄관절에 이른다」

「결분(쇄골상와)에서 체내로 들어가 폐에 연락하고 횡격막을 내려가 대장에 속한다」

1973년 중국 후난성의 마왕퇴(馬王堆) 한묘(漢墓)에서 기원전 200년경의 것으로 추정되는 다수의 의서가 출토되었다. 그 의서들 중의 하나인 **『음양십일맥구경(陰陽十一脈灸經)』**에는 『황제내경(黃帝內經)』 이전 시대의 「맥」의 흐름이 기록되어 있다. 그것에 의하면 이 〈수양명대장경〉에 상당하는 경맥은 옛날에는 **〈치맥(齒脈)〉**이라고 불렸던 것 같다. 그 흐름은 **「엄지와 검지의 사이에서 일어나, 전완을 타고 올라 팔꿈치에 들어가 상완으로 올라간 후 뺨을 관통하고 치아에 이르러, 코로 간다」**라고 되어있는데, 이는 아마도 요측의 피정맥(皮靜脈)이나 외경정맥(外頸精脈)을 가리킨다고 생각된다. 폐(p26 참조)의 LU07 〈열결(列缺)〉에서도 말했지만, 요측피정맥은 동서양을 불문하고 머리를 치료하는 부위였던 것 같다. 자율신경섬유로 둘러싸인 혈관벽의 자극은 때로 위장에 효과를 미치기도 했을 것이다(실제로 이 라인은 교감신경계에 대한 영향이 나타나기 쉽다. 교감신경이 흥분하면 어느 부위보다 코끝의 온도가 내려가고 반대로 교감신경 억제 시에는 둘째 손가락의 체온이 현저하게 올라간다는 보고도 있다).

여러 지역에서 자연 발생한 의술은 시대를 거칠 때마다 경험이 집약되었고, 당시의 신체관이나 철학에 입각하여 체계화되어 간다. 실제 경험하고 있던 「머리(마음)와 장부(신체)의 연결」은 수많은 치험에 따라

≪치맥齒脈≫ 가설

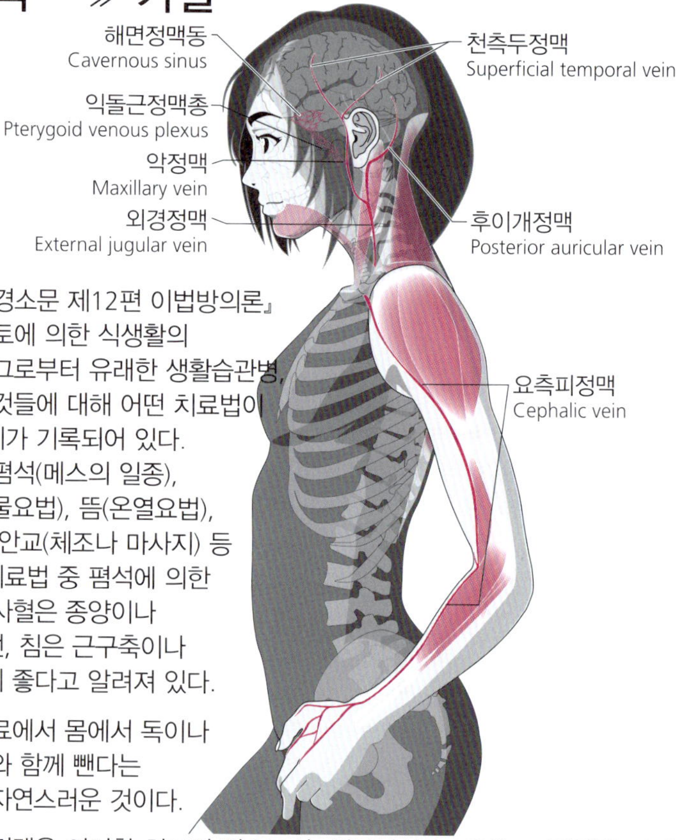

『황제내경소문 제12편 이법방의론』에는 풍토에 의한 식생활의 편중과 그로부터 유래한 생활습관병, 또한 그것들에 대해 어떤 치료법이 적합한지가 기록되어 있다. 기록된 폄석(메스의 일종), 독약(약물요법), 뜸(온열요법), 침, 도인안교(체조나 마사지) 등 5가지 치료법 중 폄석에 의한 절개나 사혈은 종양이나 혈류부전, 침은 근구축이나 신경통에 좋다고 알려져 있다.

고대 의료에서 몸에서 독이나 열을 피와 함께 뺀다는 발상은 자연스러운 것이다.

초기의 경맥은 이러한 치료의 장소로서, 체표에서도 보이는 피정맥을 바탕으로 발전해 왔다고 생각된다.

한의학에 있어서 ≪폐≫-≪대장≫-≪뇌≫의 연결

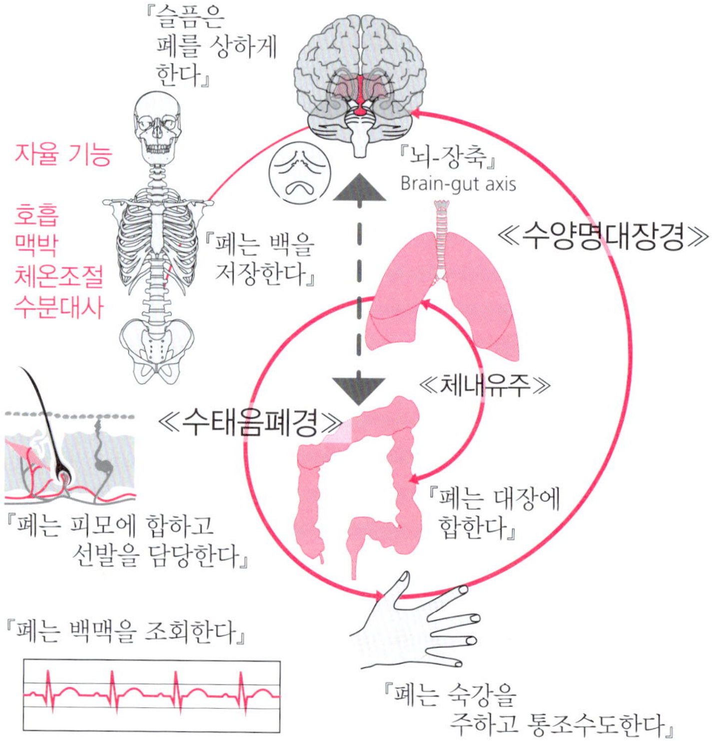

치맥으로 연결되고, 『황제내경』의 시대가 되어 손과 머리와 대장을 잇는 〈수양명대장경〉으로서 완성되었다고 봐야 할 것이다. 이렇게 생각하면 왜 대장의 맥이 손에 흐르거나, 「대장경」이라고 하면서 위장 문제에 잘 이용되지 않는가? 라는 의문에도 답이 나온다.

〈수양명대장경〉이 연결되는 끝부분은 머리, 즉 뇌이며, 뇌에의 효과가 자율신경을 통해 「뇌-장축」에 작용한다. 위장에의 효과는 어디까지나 파급 효과이며, 대장경을 이용해 치료를 실시할 때, **목표로 해야 할 것은 「뇌」다.**

대표적 경혈

▶LI04 〈합곡(合谷)〉

취혈 수배, 제2중수골의 중점(요측)

주치

- 수배(手背)와 엄지손가락, 둘째 손가락의 통증, 저림, 굳어짐, 이상감각
- 스트레스에 의한 각종 이상 통증, 자율신경실조에 의한 편두통, 삼차신경통, 날씨나 계절에 의한 통증, 현기증이나 어지러움(뇌빈혈), 발한이나 타액의 분비 이상, 과민성대장증후군 등
- 안면경련, 얼굴의 부종이나 피부 거칠어짐, 맥립종, 공막염, 안구건조증, 안구 통증, 백내장, 녹내장, 이명, 난청, 코피나 비염, 치통, 치은염, 턱관절증, 구내염 등 안면 증상에는 널리 사용한다.

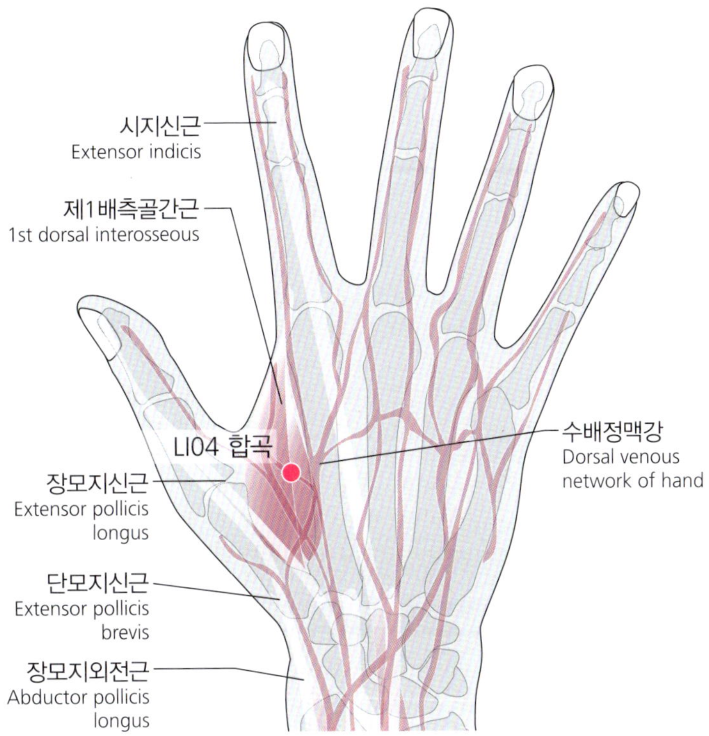

해설 다리의 〈족삼리〉와 손의 〈합곡〉은 아마도 가장 유명한 혈자리가 아닐까? 유명한 혈자리는 범용성이 높기 때문에 합곡은 임상에서 매우 자주 사용된다. 경혈학적으로는 LU09 태연(太淵)과 같은 **12원혈(原穴)**의 하나이고, **『대장의 원혈』**이기 때문에 위장의 병에 잘 듣는다고 한다. 또한, LU07 열결(列缺)과 함께 **『사총혈(四總穴)』**의 하나로 꼽히는데, **『얼굴과 입의 질환은 합곡이 제일 우수하다』**라고 칭해지는 안면부 전반의 특효혈이다. 입 주변의 뾰루지나 코피, 구내염, 치은염, 치통, 심지어 두통이나 현기증, 치아 악물기 등 다방면으로 널리 효과가 있다고 하는 합곡의 효능을 과학적으로 증명하기는 어렵지만, 필자는 열결과 마찬가지로 피하정맥에의 자극이 영향을 미치고 있는 것은 아닐까 생각한다. 손등의 피정맥망도 요측피정맥, 즉 「Cephalic vein」으로 이어져 있기 때문이다. 사실 본 경혈이 치료하는 증상들은 자율신경 교란으로 인한 것들이 매우 많다. 혈액을 위로 끌어올리기 위해 정맥은 항상 교감신경에 의한 일정한 긴장을 강요받고 있다(이 작용이 떨어지면 어지러움이 생긴다). 피정맥으로의 자극은 혈액순환을 비롯한 전신의 자율신경에 어떤 작용을 미치는 것은 아닐까?

한편, 합곡은 악수할 때, 상대의 엄지손가락이 닿는 포인트이기도 하다. 악수할 때 손등에서 유일하게 다른 사람

의 온기를 느낄 수 있는 자리이기도 하고, 피부 자극이라는 면에서도 이 혈은 사람의 긴장을 풀어주는 작용이 있을지도 모른다.

접근방법 침, 뜸, 안마, 지압 마사지 어느 방법으로도 효과가 높다. 필자는 치과에 갈 때, 진통제 대신에 합곡을 지압하는 것이 습관이 되었다(이것이 정말로 효과가 있는지는 의문이지만). 시판되는 뜸을 사용한 온구요법도 효과적이므로, 매일의 셀프케어, 특히 멘탈케어에 꼭 추천하고 싶다.

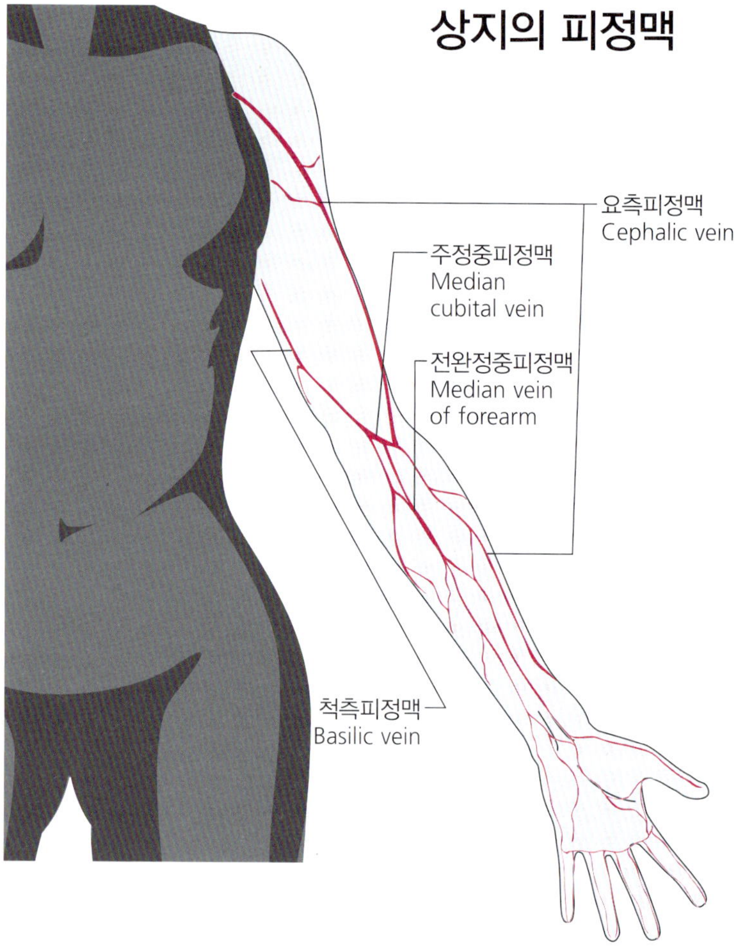

▶LI11 〈곡지(曲池)〉

취혈 팔꿈치 외측, 팔꿈치를 최대 굴곡하고, 주와횡문(橫紋) 외측 끝단에서 잡는다.

주치

- 팔꿈치통증, 테니스엘보, 회외근(回外筋)증후군, 요골신경마비(손가락 늘어짐), 뇌혈관장애 후유증으로 인한 상지 마비
- 발열, 열사병, 그에 따른 의식장애 및 위장 증상 등에도 사용 가능하다.

해설 팔꿈치, 무릎보다 아래 말단 부위에 『**오수혈(五輸穴)**』이라고 불리는 특별한 혈자리가 있다. 이는 정경 12경 모두에 존재하며, 수혈(兪穴) 각각에 다음과 같은 특수한 효능이 있는 것으로 알려져 있다.

- 손가락 끝의 『**정혈(井穴)**』은 심와부의 불쾌감을 개선한다.

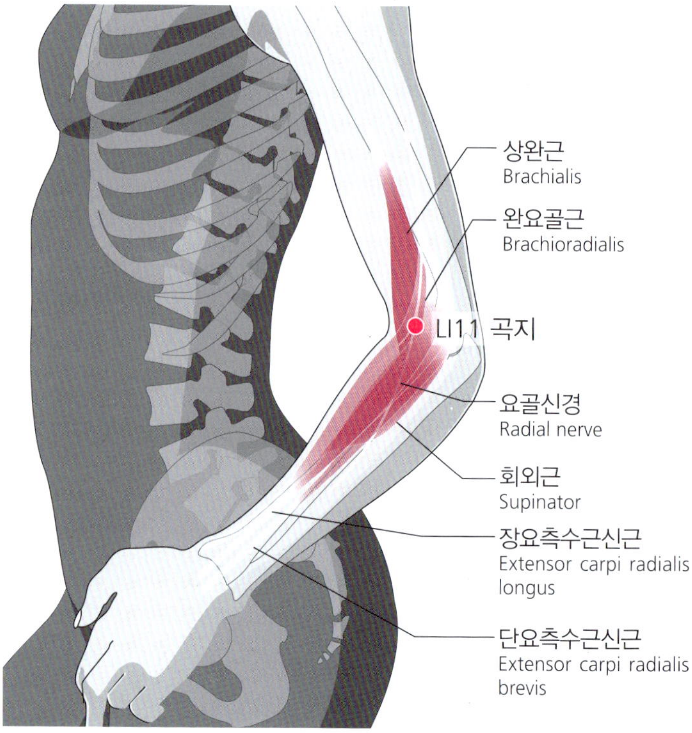

- 중수, 중족지절관절의 원위에 있는 『**형혈(滎穴)**』은 신체의 열감을 완화한다.
- 중수, 중족지절관절 근위의 『**수혈(兪穴)**』은 몸이 무겁고 나른하며, 마디마디가 아픈 증상을 개선한다.
- 손목, 발목에 있는 『**경혈(經穴)**』은 천식이나 가슴 답답함을 완화한다.
- 팔꿈치, 무릎 주위에 있는 『**합혈(合穴)**』은 토하고 설사하는, 즉 위장의 급격한 수축으로 인한 증상을 완화시킨다. 그리고 이 〈곡지〉는 『**대장경의 합혈**』이다.

오수혈에 나열된 증상들은 현대의학에서 보면 모두 자율신경의 교란 때문에 발생한다. 이러한 상황은 기압차, 온도차, 습도차 등 외부 환경의 급격한 변화에 의해 야기된다. 한의학에서는 이런 급격한 날씨 변화를 『**육음(六淫)**』이라고 부르며, 주요 병인(病因)의 하나로 삼고 있다. 합혈이 다스리는 「토하(吐下)」는 「곽란(霍亂)」인데, 지금으로 따지면 열사병으로 생기는 위장 증상을 가리킨다. 열사병의 구급 처치 중에 굵은 동맥이 체표 근처를 지나가는 팔꿈치 뒤나 무릎 뒤를 냉각시키는 방법이 있는데, 이 경혈 시술에는 같은 의미가 포함되어 있을 것이다. 「**귀신의 곽란(鬼の霍乱**, 귀신이 더위를 타는 것은 상상할 수 없다. 이처럼 병에 걸릴 것 같지 않은 아주 건강한 사람이 아프게 된 어이없는 경우를 뜻함)」이라는 일본 속담이 있듯이 비록 평소에는 귀신처럼 건강한 사람이라도 열사병은 일어날 수 있다. 특히 최근의 심각한 기후 변화로 인해 자율신경계에 대한 부담은 해마다 어쩔 수 없이 증가하고 있다. 이런 시대에 오수혈의 응용은 더욱더 중요해질 것이다.

접근방법 곡지에서 열을 빼는 경우, 전통적으로는 사혈법이 이용되어 왔다. 현대에는 열사병 치료 시의 냉각 포인트로서 기억해 두어야 할 것이다.

또한, 해부학적으로 본 경혈의 위치는 「**요골신경**」이 팔꿈치를 통과하는 포인트와 가깝다. 요골신경은 심지(운동성)와 천지(감각성)로 분지하는데, 심지는 **회외근(回外筋)**을 관통해 후골간신경이라고 이름을 바꾼다. 이 관통부에서 신경의 포착(눌림)이 생기고, 팔꿈치 팔의 통증이나 손가락의 마비(회외근증후군이라 부른다)가 발생한다. 흥미롭게도 회

『오수혈五兪穴』의 효능

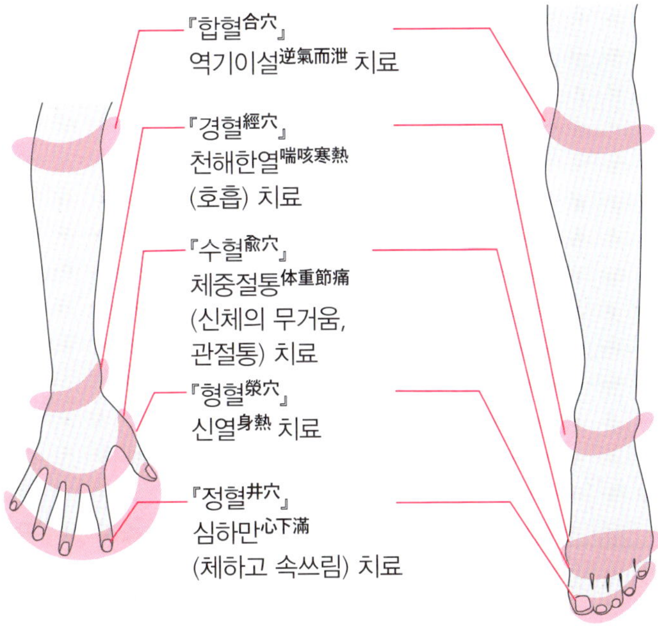

≪육음≫

급격한 외계 변화

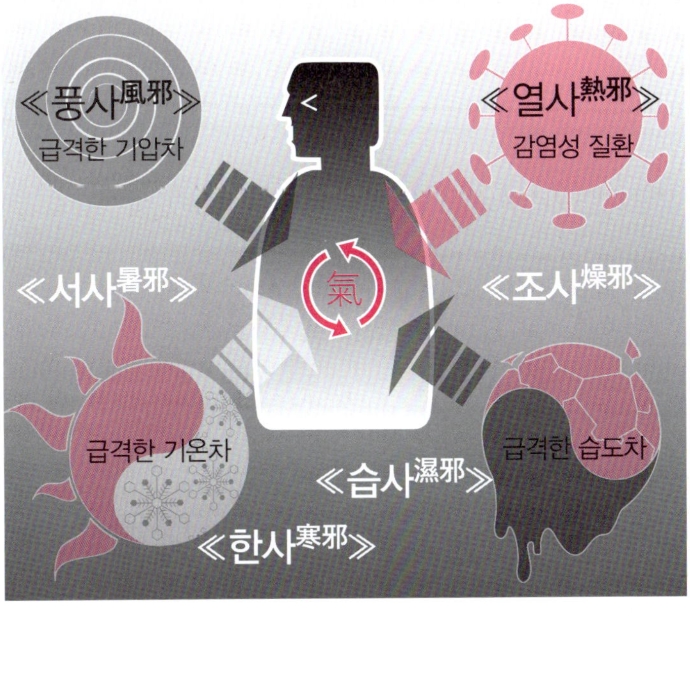

외근 위에는 대장경의 경혈이 3개나 규칙적으로 나열되어 있다. 때문에 곡지를 포함한 이 4개의 경혈은 요골신경이나 회외근의 긴장을 완화하는 의미에서 적극적인 사용을 추천한다.

- LI08 〈하렴(下廉)〉 : 전완의 후외측, 손목의 스너프박스(양계혈)에서 곡지를 연결한 선을 12등분하고, 곡지에서 아래 4/12(1/3) 부분
- LI09 〈상렴(上廉)〉 : 스너프박스에서 곡지를 연결한 선을 12등분하고, 곡지에서 아래 3/12(1/4) 부분
- LI10 〈수삼리(手三里)〉 : 스너프박스에서 곡지를 연결한 선을 12등분하고, 곡지에서 아래 2/12(1/6) 부분

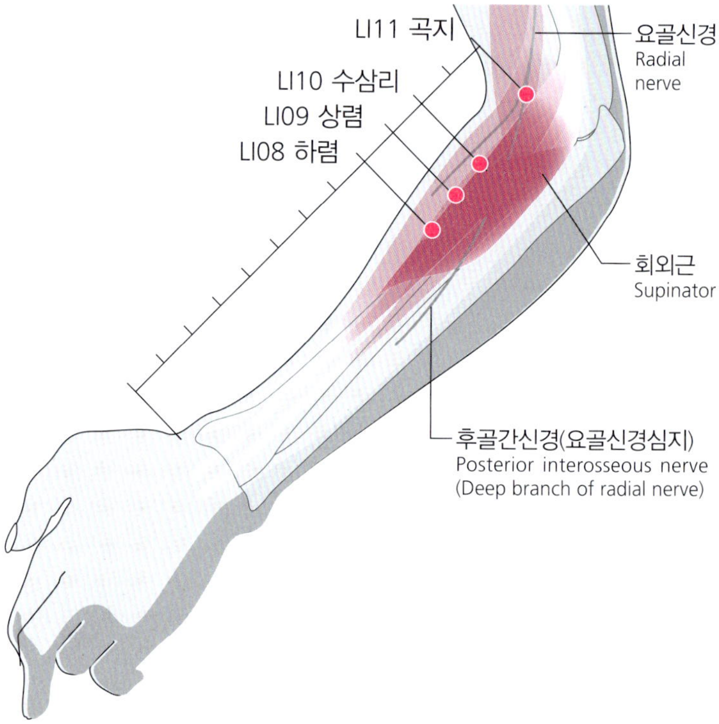

안면의 흐름

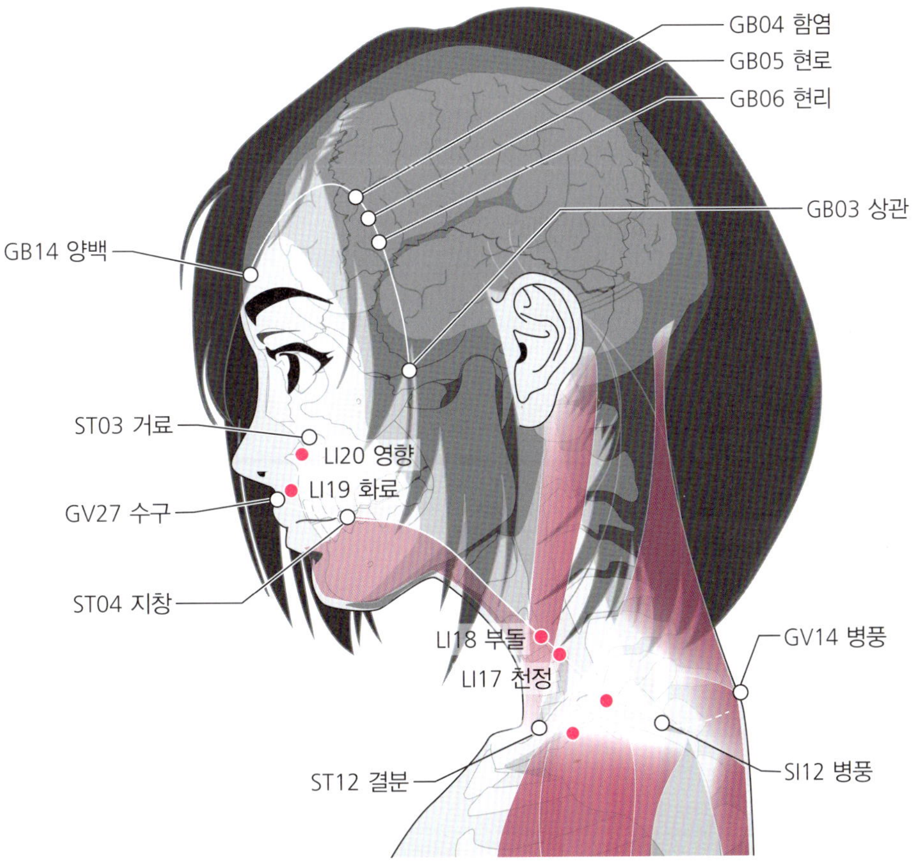

靈樞 經脈第十

「大腸手陽明之脈~ 從缺盆上頸, 貫頰, 入下齒中, 還出挾口, 交人中, 左之右, 右之左, 上挾鼻孔」

「其別者, 入耳合于宗脈」

–의역–

「~결분(쇄골상와)에서 광경근의 외연(혹은 외경정맥)을 따라 목에 오르고 뺨을 관통하여 아래턱으로 들어가 입을 둘러싼 후 윗 순구에서 좌우의 경맥이 교차한다. 왼손에서 오는 맥은 우측 콧구멍으로, 오른손에서 오는 맥은 좌측 콧구멍으로 흘러 〈족양명위경(足陽明胃經)〉으로 이어진다」

「일부는 분지하여 귀로 들어가 〈종맥〉에 합류한다」

체표에서의 경락의 흐름인 『체외유주(體外流注)』는 대부분 근육 사이나 혈관 등의 해부학적인 '구(溝, 고랑)'를 흐른다. 그 때문에 체간이나 사지의 흐름은 기본적으로 심플한 루트를 그리는데, 목을 올라 머리 부분으로 들어가는 순간부터 그 상황은 갑자기 변화한다. 머리(특히 안면부)에서는 각각의 경혈이 경맥을 넘어서는 복잡한 네트워크를 만들고 있는 것이다. 이 모션 캡처를 방불케 하는 경혈끼리의 교회는 얼굴의 해부학적인 복잡함과 그 속에 들어가는 뇌신경 네트워크의 치밀함을 그대로 나타내고 있는 것처럼 보인다.

뇌는 고대의 의학에서도 「**원신지부(元神之腑)**」라고 칭해지곤 했는데, 정신이나 의지가 깃든 장소라고 인식되었다. 뿐만 아니라 아마 전쟁 등에서의 경험의 축적일 것인데, 「왼쪽의 머리(뇌)를 손상하면, 오른쪽 반신에 영향이 온다」라는 것도 알고 있었던 것 같다. 『영추』에서의 대장경 기술에서는 특히 안면부의 「**좌우의 교차**」가 강조되고 있다. 다른 경락에서도 정중선상에서의 교차가 없는 것은 아니지만, 영추에서 교차를 명확히 말하고 있는 것은 이 대장경뿐이다. 대장경이 이 「**머리와 몸이 좌우 교차한다**」는 점을 강조하고 있는 것으로 보아 이 경맥은 뇌와의 관계가 강한 것으로 보인다.

또한, 대장경은 엄지와 둘째 손가락 신근 사이를 지난다. 이들은 손가락을 펴기 위한 근육이지만 굴근과의 상호작용에 의해 **다양한 경도나 다양한 모양의 물건을 적절하게 잡거나 집기** 위한 필수적인 근육이다. 이들 경근을 자양하는 경맥이기 때문에 대장경은 **손을 관장하는 경맥**이라 생각해도 좋다. 그리고 손가락과 뇌의 상관관계는 이제 와서 말할 필요도 없을 것이다. 캐나다의 신경외과 의사 와일더 펜필드(Wilder Penfield)가 1950년 자신의 글에서 보여준 **"펜필드의 호문클루스"**에서는 뇌에서 차지하는 인체 각부의 지배 영역의 크기를 난쟁이 형태로 표현했는데, 손의 감각 및 운동이 차지하는 뇌 영역은 다른 어떤 부위보다 크다.

대장경은 〈대장〉의 이름을 붙이지만, 실제로는 **뇌와 손을 연결해, 상호의 발달을 촉진하는 루트**라고 생각하는 것이 가장 임상에 도움이 되는 인식방법이 아닐까 생각한다. 고전에서는 이 경맥의 끝에 「귀에서 **〈종맥(宗脈)〉**에 합류한다」고 기록되어져 있다. 「종(宗)」에는 종합, 집중의 뜻이 있기 때문에 **필자는 이 종맥이야말로 「뇌」라고 생각한다.**

안면부의 경락 네트워크

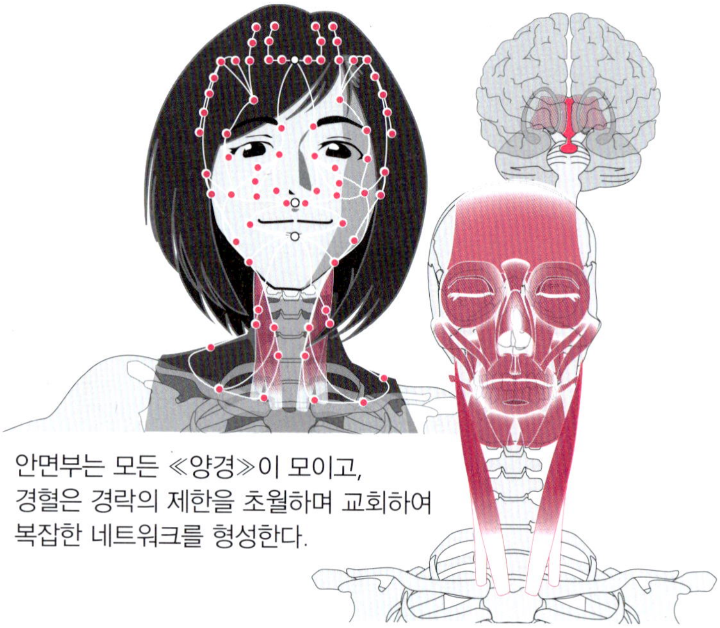

안면부는 모든 ≪양경≫이 모이고,
경혈은 경락의 제한을 초월하며 교회하여
복잡한 네트워크를 형성한다.

펜필드의 "호문클루스"

일차체성감각야의 "호문클루스"

일차운동야의 "호문클루스"

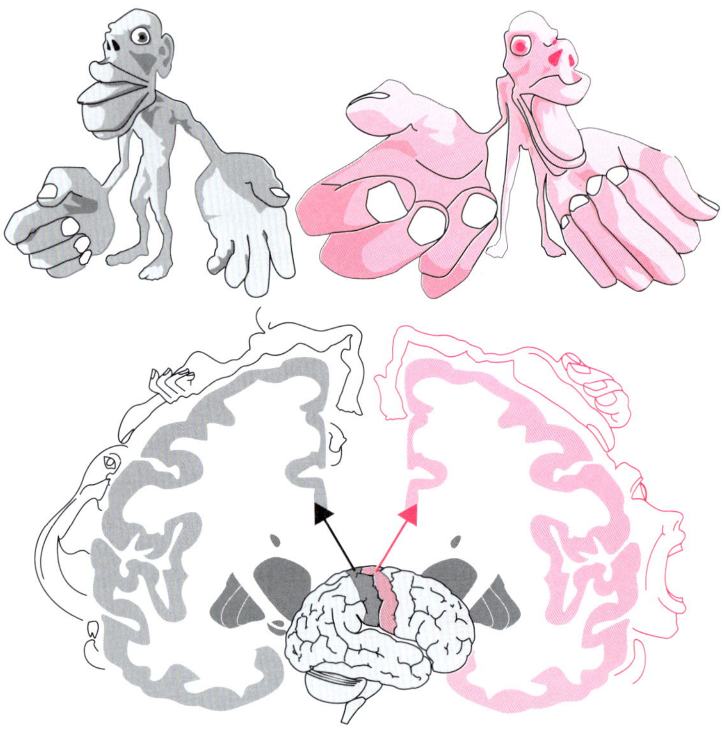

뇌의 감각야, 운동야에서 차지하는 손과 얼굴의 비율은 다른 부위를 압도하고 있다.
이는 손과 얼굴의 지각과 운동의 치밀함을 나타낸다.

대표적 경혈

▶LI20 〈영향(迎香)〉

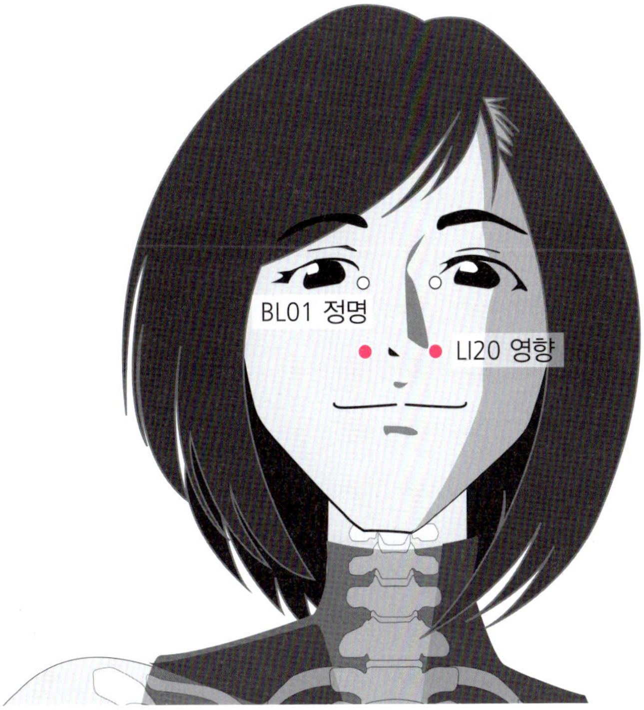

취혈 안면부, 비익(鼻翼) 외연 직외방 5푼, 비순구(鼻唇溝)에서 취한다.

주치

- 코막힘, 후각장애, 축농증, 이관개방증 등의 이비인후질환
- 안면신경마비, 삼차신경통, 미용 등

해설 〈영향〉은 대장경의 마지막 경혈이다. 경맥적으로는 여기에서 코의 측면선을 따라 눈의 내안각까지 올라가 다음의 〈족양명위경〉으로 연결되는데, 필자는 눈의 내측 끝단에 위치한 BL01 〈정명(睛明)〉까지가 〈수양명대장경〉이라고 생각한다. 코막힘, 후각장애, 축농증 등 코질환이 주적응증이지만 대장경은 지맥이 귀에도 연결되기 때문에 이관개방증 등으로 인한 귀가 막힌 느낌, 자기 목소리가 크게 울리는 등의 증상에도 자주 쓰인다.

접근방법 코막힘이나 코질환에서는 영향에서 코를 따라 정명을 향해 자입하는 경우가 많다. 이 경혈은 「금구혈(뜸을 하지 말아야 할 경혈)」로 알려져 있지만 화상을 남길 만한 직접 뜸이 아니라면 온열자극도 효과적이다. 삼차신경통 등에는 핫팩으로 따뜻하게 하면 매우 효과적이다.

03:

수양명경근(手陽明經筋)

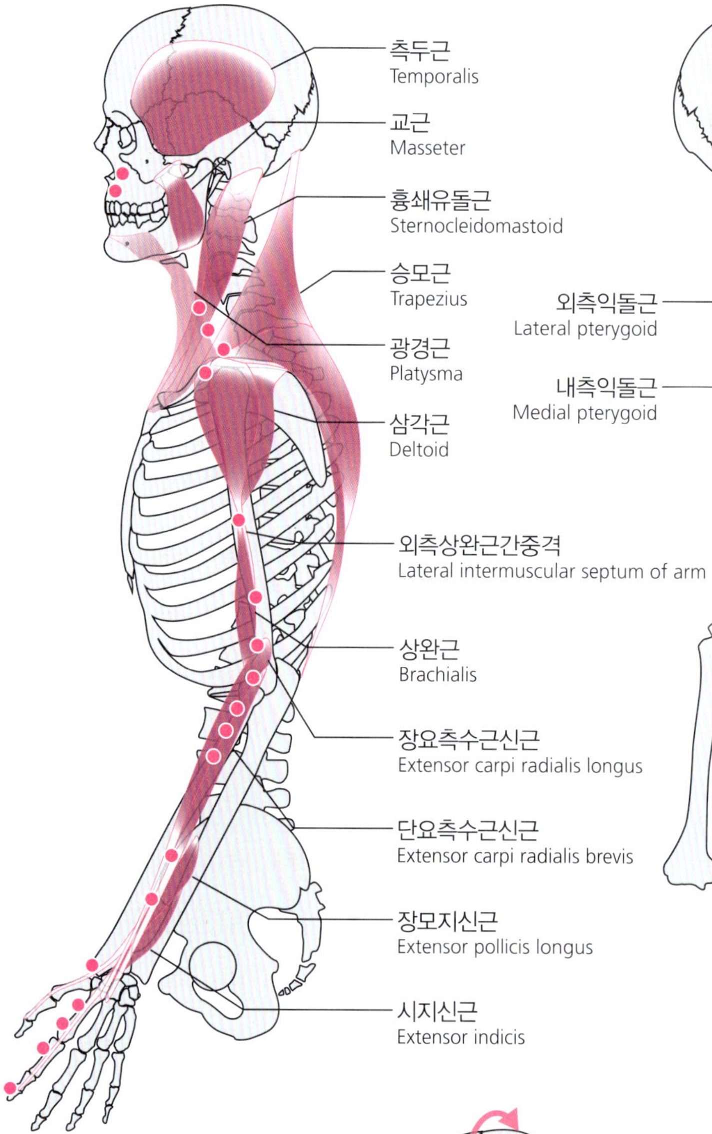

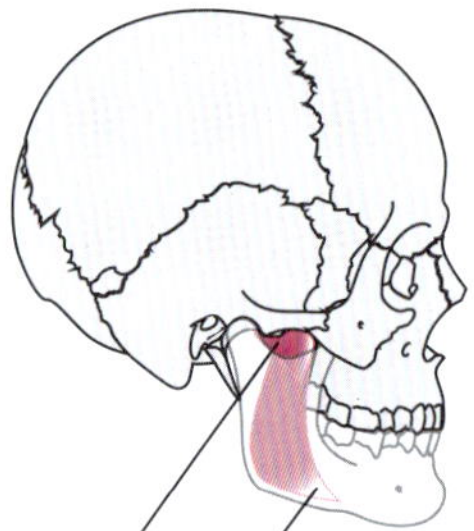

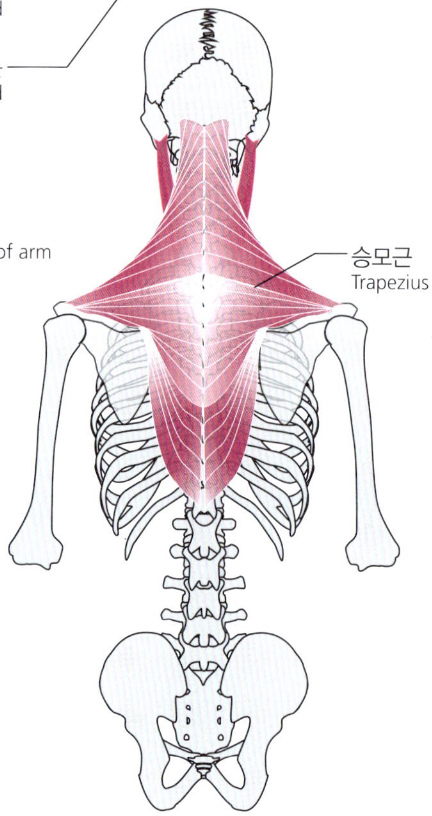

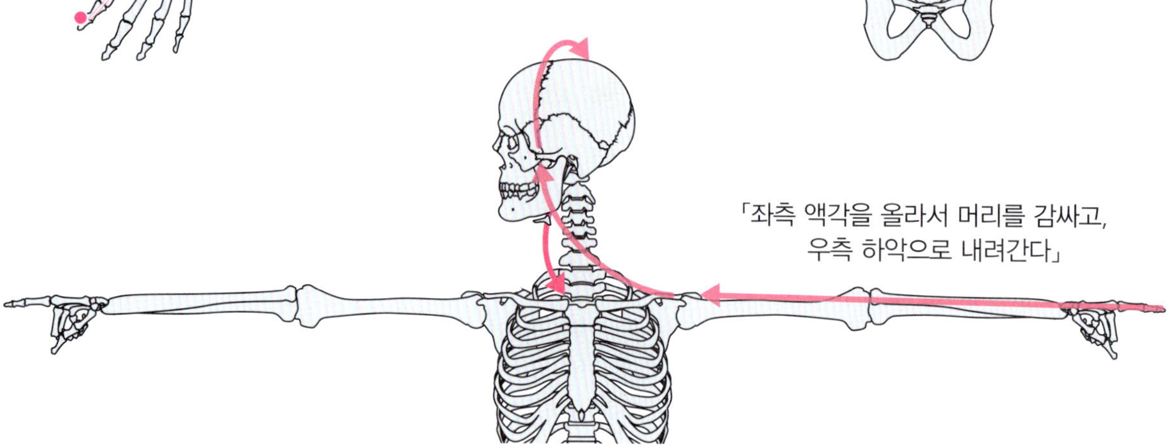

靈樞 經筋第十三

「手陽明之筋, 起於大指次指之端, 結於腕, 上循臂, 上結於肘外, 上臑, 結於髃. 其支者, 肩胛, 挾脊. 直者, 從肩髃上頸. 其直者, 上頰, 結於頄. 直者, 上出手太陽之前, 上左角, 絡頭, 下右頷」

–의역–

「수양명경근은 둘째 손가락에서 시작해, 손목에 연결되고(시지신근) 전완으로 올라가, 팔꿈치 바깥쪽에 연결된다(장, 단요측수근신근)」

「상완을 올라(외측상완근간중격) 견봉에 연결된다(상완근, 삼각근)」

「견봉에서 갈라져 나와 한쪽은 견갑골을 덮고 척추에 끼우며(승모근), 다른 한쪽은 목에서 뺨을 타고 올라가 〈규(頄, 광대뼈)〉에 연결된다(광경근, 교근, 익돌근)」

「왼쪽 경근은 액각으로 올라가고(측두근), 머리를 통해 우하악에 연결된다(흉쇄유돌근)」

앞서 대장경이 「교차가 많은」 경락이라고 했는데, 그 대장경에 자양되는 〈수양명경근〉 또한, 좌우를 넘나드는 이상한 흐름을 보인다. 그러나 대장경이 안면(특히 입)으로 교차하는 데 반해 이 경근은 두정부를 경유해 반대쪽 턱 또는 목으로 이어진다. 뒷장에서 자세히 설명하겠지만 **턱관절은 「모든 경근의 요체」**이며 실제로 턱관절의 과긴장은 모든 근육의 움직임과 긴장에 영향을 준다. 본 경근에서 강조되고 있는 턱과 반대쪽 상지의 관계는 목의 방향에 의한 팔에 힘이 들어가는 방법을 나타내고 있는 것은 아닐까? 앞 장에서 「경근에는 인간 본래의 움직임이 포함되어 있는 것은 아닐까?」라는 가설을 세워 보았는데, 이 경근이 제시하는 인간의 움직임… 그것은 「**당기고, 떼어낸다**」라고 생각된다.

당기는 경근

반신의 자세에서 전두면을 따라 좌우의 손을 떼는(열리는) 동작. 이때 머리 방향과 반대쪽 상지(이 그림에서는 오른쪽 상지)에 힘이 들어가기 쉬워진다.

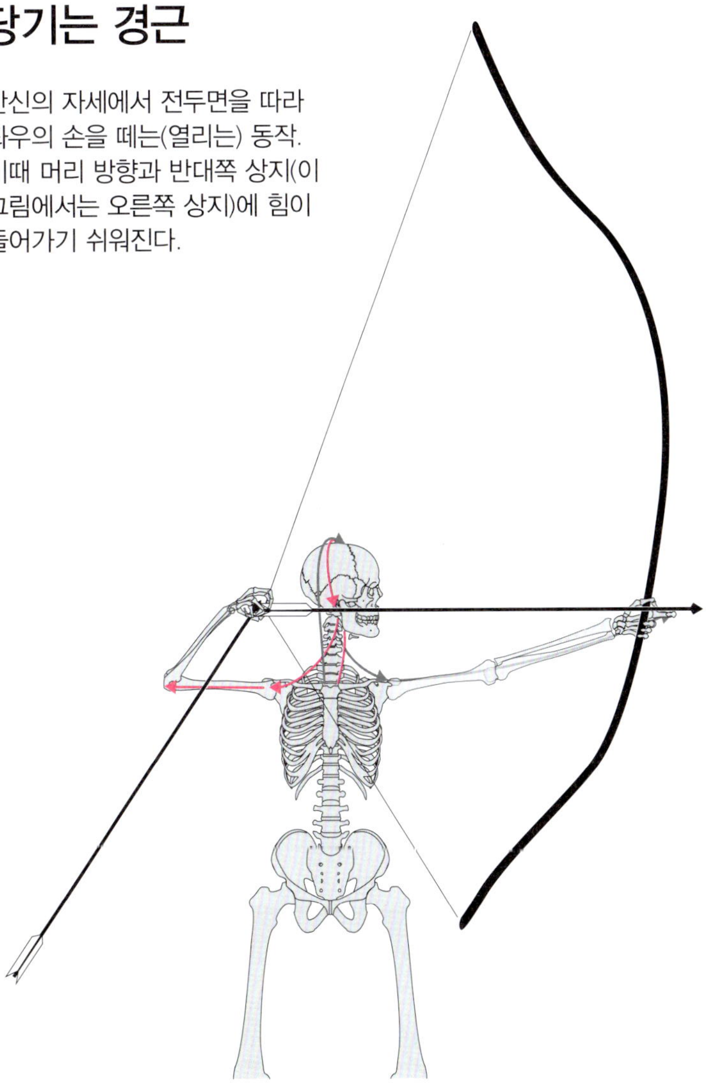

원숭이에서 인간으로의 진화 과정에서 서식지가 숲에서 초원으로 옮겨갔고, 식량은 과실 등에서 뿌리줄기나 나무껍질, 죽은(혹은 사냥한) 동물의 고기로 변화했다. 잘라서 갉아먹기만 해도 되는 과실에 비해, 땅속에 묻힌 뿌리를 뽑고 나무껍질이나 동물의 껍질을 벗겨내기 위해서는 한쪽 손으로 물건을 잡고(얼굴은 물체를 향하면서) 다른 쪽 손으로 집은 것을 몸통보다 뒤쪽으로 당기는 힘이 필요하게 된다. 이러한 이른바 "반신(半身)"의 동작은 사람 특유의 견관절을 만들어, 후에 투척이나 활과 화살과 같이 사람이 날리는 도구를 만들어 내는 기초가 되어 간 것은 아닐까? 지금 우리가 관찰할 수 있는 고릴라나 침팬지들은 과연 활시위를 당길 수 있을까? 필자도 그 분야를 잘 모르지만, 만약 그들이 그렇게 할 수 없다면, 이는 인간 신체의 특징 중 하나라고 할 수 있을 것이다.

Chapter 03

胃

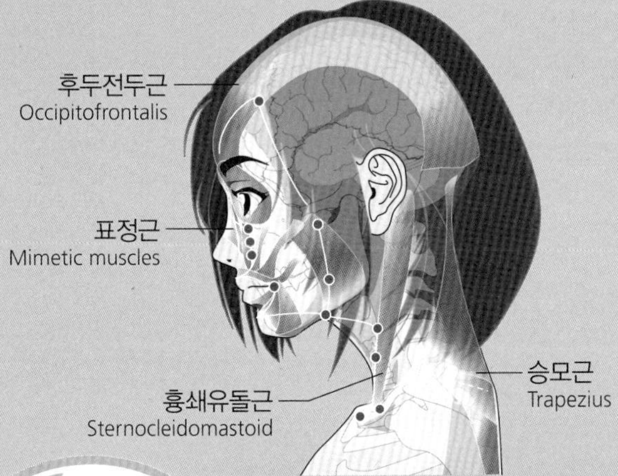

Stomach 胃

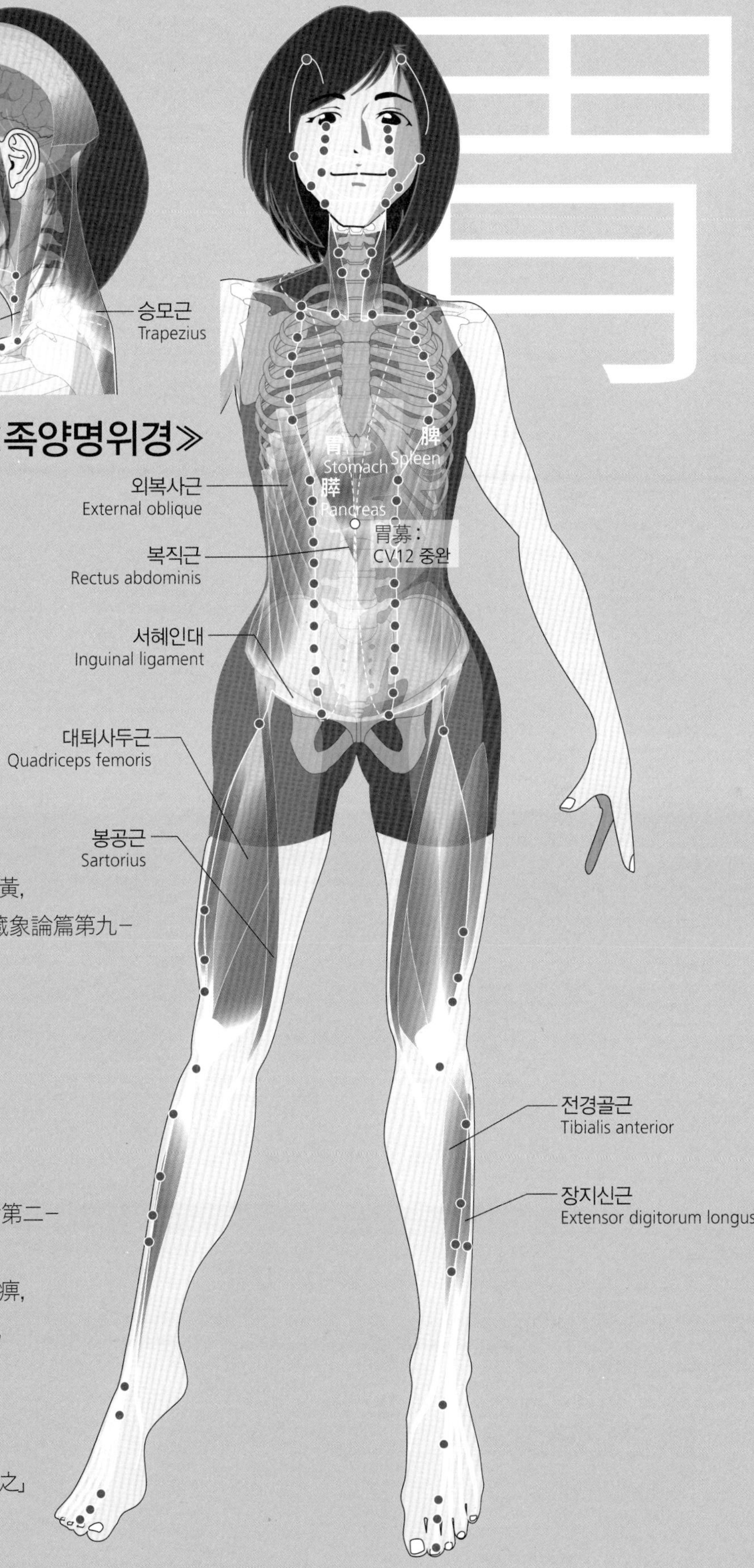

「脾胃者, 倉廩之官, 五味出焉」
－素問 靈蘭秘典論篇第八－

「脾, 胃, 大腸, 小腸, 三焦, 膀胱者,
倉廩之本, 營之居也, 名曰器, 能化糟粕,
轉味而入出者也」

「其華在唇四白, 其充在肌, 其味甘, 其色黃,
此至陰之類, 通於土氣」 －素問 六節藏象論篇第九－

「胃者, 水穀之海, 六腑之大源也」
－素問 五藏別論篇第十一－

「五臟者皆稟氣於胃, 胃者五臟之本也」
－素問 玉機眞臟論篇第十九－

「胃爲氣逆, 爲噦, 爲恐」
－素問 宣明五氣篇第二十三－

「脾合胃, 胃者, 五穀之府」 －靈樞 本輸第二－

「胃足陽明之脈～ 是主血所生病者,
狂瘧溫淫汗出, 鼽衄, 口喎唇胗, 頸腫喉痹,
大腹水腫, 膝臏腫痛, 循膺, 乳, 氣街, 股,
伏兎, 骭外廉, 足跗上皆痛, 中指不用」
－靈樞 經脈第十－

「飮食不下, 膈塞不通, 邪在胃脘,
在上脘則刺抑而下之, 在下脘則散而去之」
－靈樞 四時氣第十九－

01: 위(胃) - 오장육부의 바다

한의학의 독특한 진단법인 『**맥진**』에서 "정상적인 맥"에 없어서는 안 되는 요소의 하나로 『**위기(胃氣)**』라고 하는 것이 있다. 「위기가 있는 맥」이란 **"맥의 흐름이 온화하고, 편안한 여유가 느껴지는 맥"**을 가리키는데, 이러한 맥상을 나타낼 때, 확실히 사람의 신체는 부교감신경 우위, 즉 **위장의 활동이 촉진되어 있는 상태**라고 할 수 있다. 위장 상태가 맥박에 반영된다는 것을 고대 의사들은 숙지하고 있었던 것이다.

『맥진』의 기본

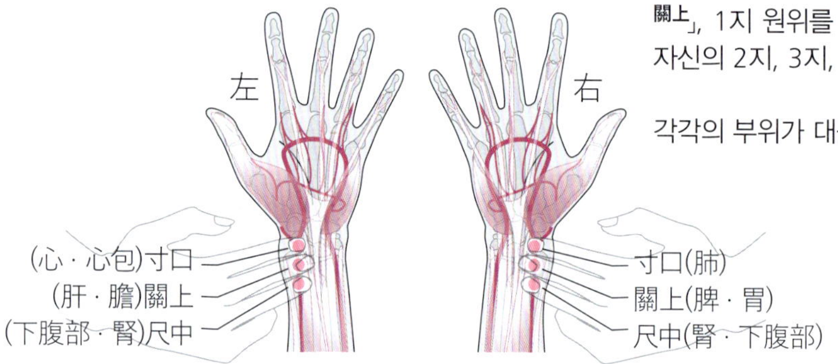

시술자는 환자와 정면으로 마주보고 요골경상돌기부를 「관상關上」, 1지 원위를 「촌구寸口」, 1지 근위를 「척중尺中」으로 정하고 자신의 2지, 3지, 4지를 대고 맥을 본다.

각각의 부위가 대응하는 장부의 상태를 알아볼 수 있다.

平脈 (정상의 맥상)

길이 : 三部有脈
(맥이 손가락 3개의 길이 전체로 느껴진다)
위치 : 不浮不沈 (얕지도 깊지도 않음)
속도 : 不遲不數 (1호흡 4박 정도)
굵기 : 不大不小 (가늘지도 크지도 않음)
흐름 : 從容和緩 (느긋하고 여유로운 느낌 ⇒ ≪위기胃氣가 있다≫)
강도 : 柔和有力 (맥관에 부드러움과 팽팽함이 있음⇒ ≪신神이 있다≫)
박동 : 節律一致 (리듬이 일정함)
척중 : 특히「尺」의 부위가 깊이 눌러봐도 맥에 힘이 있음 ⇒ ≪뿌리가 있다≫)

(피부 바로 밑 : 浮) 擧
(중간정도의 힘으로 누를때) 尋
(세게 누를 때 : 沈) 按
(뼈까지 누를 때) 骨按

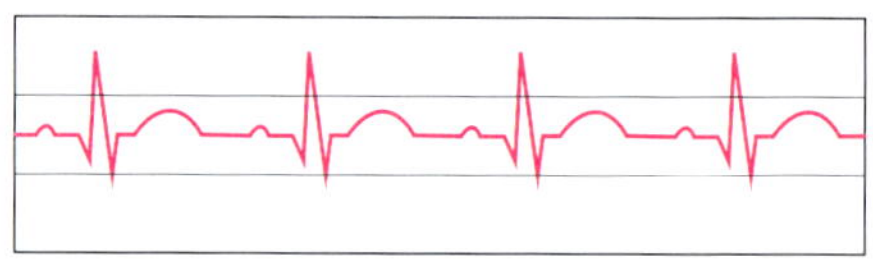

一息(一呼一吸)

위장 상태가 활발하면 소화의 효율도 올라간다. 영양을 제대로 흡수할 수 있다면 생명활동에 필요한 〈기혈〉도 충분히 만들 수 있다는 논리로, 한의학에서는 위를 단순한 소화관의 일부가 아니라 『**피가 생성되는 곳**』으로 생각했다. 인체에서 오장육부는 물론 뇌. 자궁. 골수. 근건. 피부 모발 하나. 세포 하나에 이르기까지 피의 혜택을 받지 않는 곳이 어디 있겠는가. 그래서 피를 생성하는 위는 『**오장육부의 바다**』로 불리게 되었고, **건강을 위한 가장 중요한 장부**로 여겨지게 되었다.

위의 경맥인 〈족양명위경(足陽明胃經)〉은 기본적으로는 위로 대표되는 소화기질환에 많이 사용되지만 근본적인 허약체질이나 근육 부족, 만성피로, 수면장애, 우울증을 비롯한 정신질환, 과민성대장증후군 등 심인성 내과질환, 생리불순, 불임, 갱년기장애까지 두루 쓰인다. 그 이유는 『**위장이야말로 사람의 마음과 신체의 건강의 기초이다**』라고 하는 사상에서 온 것이며, 대장 chapter에서 소개한 「뇌-장축」처럼, 현대의학도 지금 같은 인식을 갖기 시작하고 있다.

02: 족양명위경(足陽明胃經, Stomach meridian)

안면의 흐름

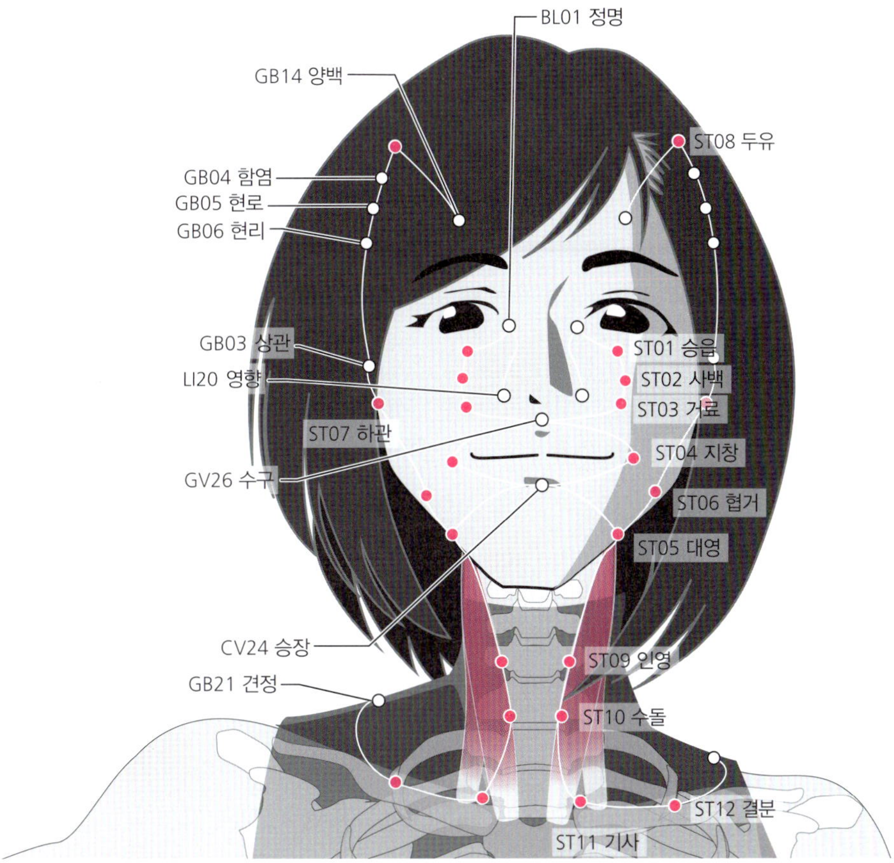

靈樞 經脈第十

「胃足陽明之脈, 起於鼻之交頞中, 旁納太陽之脈, 下循鼻外, 入上齒中, 還出挾口, 環脣, 下交承漿, 却循頤後下廉, 出大迎, 循頰車, 上耳前, 過客主人, 循髮際, 至額顱. 其支者, 從大迎前, 下人迎, 循喉嚨, 入缺盆」

-의역-

「수양명대장경의 종점, LI20 〈영향(迎香)〉에서 〈족양명위경〉이 시작된다. 비익에서 내안각으로 올라가 안와를 따라 내려가며 코 외측을 지나 입술을 돈다」

「하악의 가장자리에서 상하로 갈라지며 위쪽의 분지는 교근을 따라 올라가 발제를 향하고 측두부에 이른다」

「아래 분지는 아래턱에서 목을 내려와 결분(쇄골상와)에 이르고 여기서 다시 체내유주와 체외유주로 나뉜다」

감각야와 운동야의 바디맵

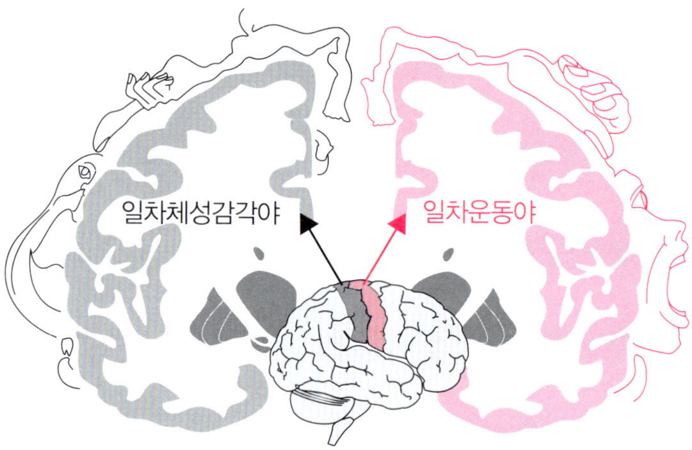

뇌의 감각야, 운동야는 목 하부의 신체 국소부위가 「역위」하고 있는 것에 비해, 목 상부(즉, 얼굴)는 정위치에 배치되어 있다.

사람은 얼굴이 중요한가, 몸통이 중요한가–이 주제만큼의 뜨거운 논의도 없을 것이다. 몸통이 중요한 것은 말할 것도 없지만, 실제로 이야기하자면 얼굴로 많은 것을 판단하는 동물은 사람 밖에 없다. 이 사람의 얼굴에 대한 고집은 「뇌 속」에서도 두드러진다. 뇌 안에서 얼굴의 지각과 운동이 차지하는 영역은 전체의 약 1/3에 이른다. 이 정도로 예민하고 세밀한 컨트롤이 가능한 부위는 얼굴과 손뿐이다. 또한 이상하게도, 뇌 속에서는 신체가 "거꾸로" 배치되어 있음에도 불구하고, 얼굴만은 정수리부터 이마, 눈, 코, 입과 실제의 순서대로 나란히 있다. 즉 사람에게 있어서, 「**목을 기준으로 아래(몸통)와 위(얼굴)는 근본적으로 파악하는 방법이 다르다**」는 것이다. 이는 자신의 얼굴에 관해서 뿐만 아니라 타인의 얼굴에 대해서도 마찬가지인데, 갓 태어난 아기는 사람의 얼굴, 혹은 그렇게 보이는 점의 배치(역삼각형 모양의 세 점)에는 강한 관심을 보인다. 또한, 「상대방의 표정」은 단순한 시각 정보로서뿐만 아니라 뇌의 감정을 관장하는 부위에서도 처리됐을 가능성이 있다. 뇌의 시각 분야에 손상을 입었어도 시신경이 정상이라면, 「**보이지는 않지만, 다른 사람의 표정을 느끼는 것**」이 가능한 것 같다. 「맹시(Blind sight)」로 불리는 이 현상은 인간은 얼굴에 떠오르는 '속마음'을 느끼는 힘을 가지고 태어났음을 보여준다.

이처럼 특별한 얼굴은 한의학에서는 〈족양명위경〉의 독무대다. 그 이유를 말한 고전은 유감스럽게도 없지만, 보고, 듣고, 맡고, 맛보고, 말하고 하는 행위는 특히 많은 기혈을 소비한다고 한의학은 생각한다. 그러니 『**오관(五官)」인 눈, 귀, 코, 입, 혀**가 모이는 얼굴에는 『혈을 생성하는 곳』인 위경맥이 주요 통로가 되어서 우선적으로 에너지를 공급하고 있다는 얘기가 될까?

최근 침구의 세계에서는 아름다운 얼굴, 날씬한 몸, 안티에이징을 목적으로 한 '미용침구'가 대유행이다. 고전에도 「35세부터는 양명맥이 쇠약해지고 얼굴에 주름이 늘어나고 머리가 빠지기 시작한다」고 하니, 이 나이 이후 양명경(얼굴)에 침구를 시술하는 것은 매우 중요하다. 고전의 이 한 문장에는 미용 이상의 의미가 담겨 있다.

얼굴을 자극하는 것은 위장과 피의 생성을 높이고 뇌의 광범위한 활성화를 촉진한다. 즉, 「**나이 들어 쇠약해지는 마음과 몸에 직접적으로 접근할 수 있는 부위**」야말로 얼굴인 것이다.

대표적 경혈

▶ ST04 〈지창(地倉)〉

취혈 안면부, 구각 옆 4푼(약 1cm)

주치

- 안면신경마비, 치통, 입의 통증(삼차신경통), 안면경련, 타액분비 이상, 미용 등
- 체함, 속쓰림, 식욕부진 등의 위장 증상

- 과식증, 거식증 등의 섭식장애, 공황장애, 불안장애, 우울장애, 양극성 장애, 주의력결핍과잉행동장애(ADHD), 조현병 등에도 사용

해설 입주위에 대한 자극은 반사적으로 위장의 운동을 유발하기 쉽다. 그래서 이 〈지창〉은 식욕의 문제에는 유효한 혈자리이다. 또한, 입꼬리에는 다수의 근섬유가 복잡하고 다면적으로 조합되어있어서 아주 사소한 입꼬리의 변화가 표정 전체의 인상을 크게 바꾸는 「**표정의 키 포인트**」가 된다. 즉, 입꼬리는 **무의식의 감정을 표출하기 쉬운 장소**라는 것이다. 그렇다면 반대도 마찬가지. 이 부위에 대한 접근은 감정이나 무의식의 긴장, 과도한 스트레스, 즉 뇌피로에 대해서 유효하지 않을까? 이러한 생각은 「**표정 피드백 가설(뇌가 표정을 만드는 것처럼, 표정이 뇌를 바꿀 수도 있다)**」이라고 불리며, 어디까지나 가설이지만 필자의 경험에도 정신질환 환자는 왠지 입 주위에 위화감을 호소하는 일이 많았다. **뇌의 기능지도(바디맵)**의 넓은 범위를 구순이 차지하는 것을 생각해도 검증해 볼만한 가치는 있을 것 같다.

접근방법 얼굴의 층구조는 매우 얇고 섬세하다. 특히 표정근은 **표층근막시스템(SMAS)**과 일체가 되어, 각각의 근이 SMAS를 서로 끌어당기는 것으로 표정이 만들어진다. 특히 입꼬리는 다수의 근육이 모이는 장소이므로 너무 강한 힘으로 쓱쓱 마사지하는 것은 추천하지는 않는다. 특히 미용이나 리프트업을 목적으로 하는 침에서는 근의 섬유의 흐름을 생각하면서 SMAS층을 목표로 자침해야 할 것이다. 각 층의 원활한 피부 활성을 높이는 의미에서 핫타올 등을 사용한 온열요법도 추천한다.

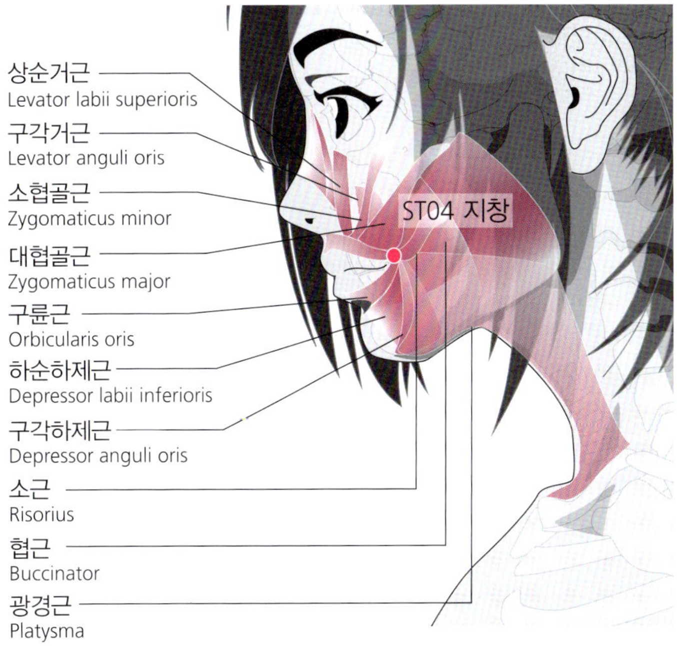

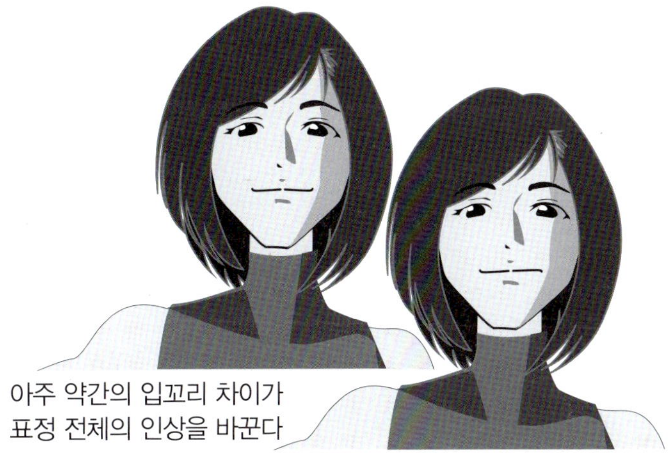

아주 약간의 입꼬리 차이가
표정 전체의 인상을 바꾼다

얼굴의 층구조

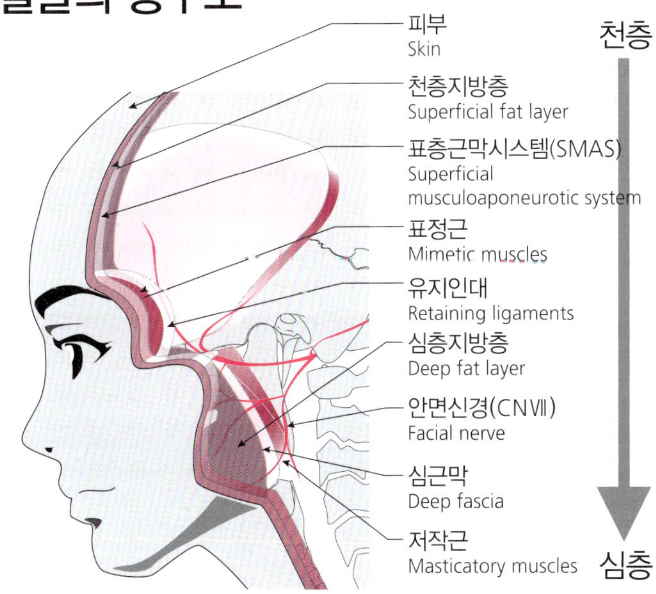

▶ ST08 〈두유(頭維)〉

취혈 머리 부분, 액각 발제의 직각 방향 위로 5푼(약 1.2cm), 앞쪽의 정중선부터 외방 4.5촌(약 10cm)

주치
- 두통 전반(편두통, 군발 두통 등), 턱관절증, 이갈기, 이 악물기 등
- 스트레스, 초조함, 화를 쉽게 냄, 마음에 여유가 없는 증상, 마음이 진정되지 않는 증상, 불면, 공황장애 등
- 탈모증, 발모에도 사용 가능

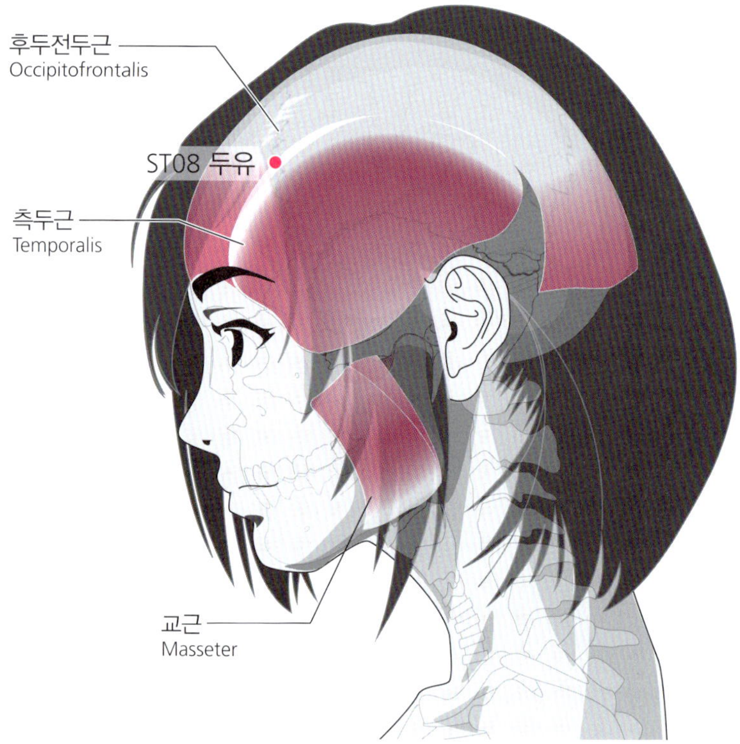

해설 「머리(頭)를 묶는다(維)」라는 이름처럼 〈두유(頭維)〉 이어지는 측두부의 경로는 손발의 양명경(陽明經)과 손발의 소양경(少陽經), 총 4개의 〈양경(陽經)〉이 모이는 「**머리 경맥의 요충지**」이다. 양경은 모두 「뇌」와의 관계가 깊어 4경이 묶이는 이 포인트는 뇌에 대한 중요한 접근 포인트로 볼 수 있다. 또한, 이 혈자리는 위경(胃經) 중에서 위치적으로 가장 높은 점에 있다. 자연계에서 따뜻한 공기가 상승하듯 「**인체 내부에서도 열은 위로 오른다**」고 한의학은 생각한다. 그 때문에 머리의 경혈은 대체로, 노여움이나 눈의 충혈, 얼굴이 붉게 달아오르고, 머리에 대량의 땀을 흘리는 등의 "열(熱)"을 떠올리게 하는 증상의 치료점이 된다. 본 경혈은 괜히 짜증이 나거나 쉽게 화를 내거나 잠을 못 자는 등 **정신적인 열감의 치료점**으로 매우 효과적이다.

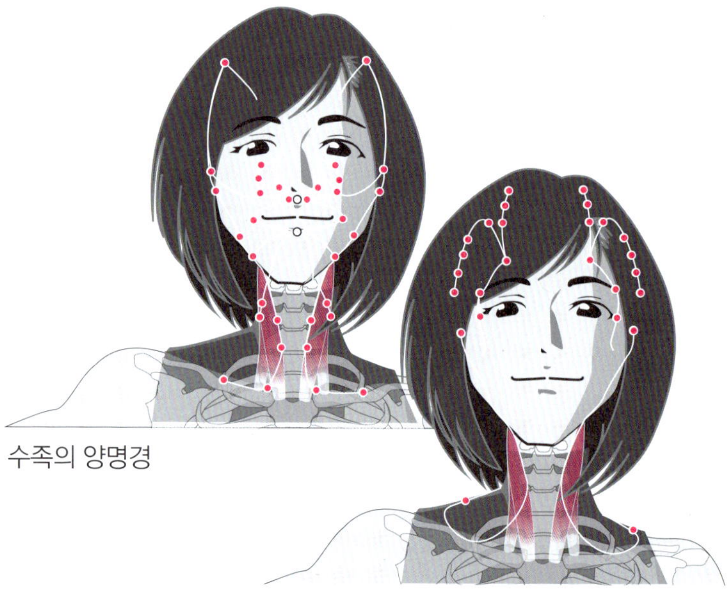
수족의 양명경

수족의 소양경

덧붙여 말하면 한의학에서는 모발을 피의 잉여분에 의해서 생기는 것으로 생각해서 〈**혈여(血餘)**〉라고 한다. 피와 밀접한 관련이 있는 위경에 속하는 이 혈자리는 발모에 있어서도 중요한 시술점이라 할 수 있을 것이다.

접근방법 침 치료 시 측두근과 후두전두근 사이로 자입하는 경우가 많다. 두피 마사지는 발모의 관점뿐만 아니라 릴렉스에도 효과적이므로 추천하고 싶다.

체간의 유주

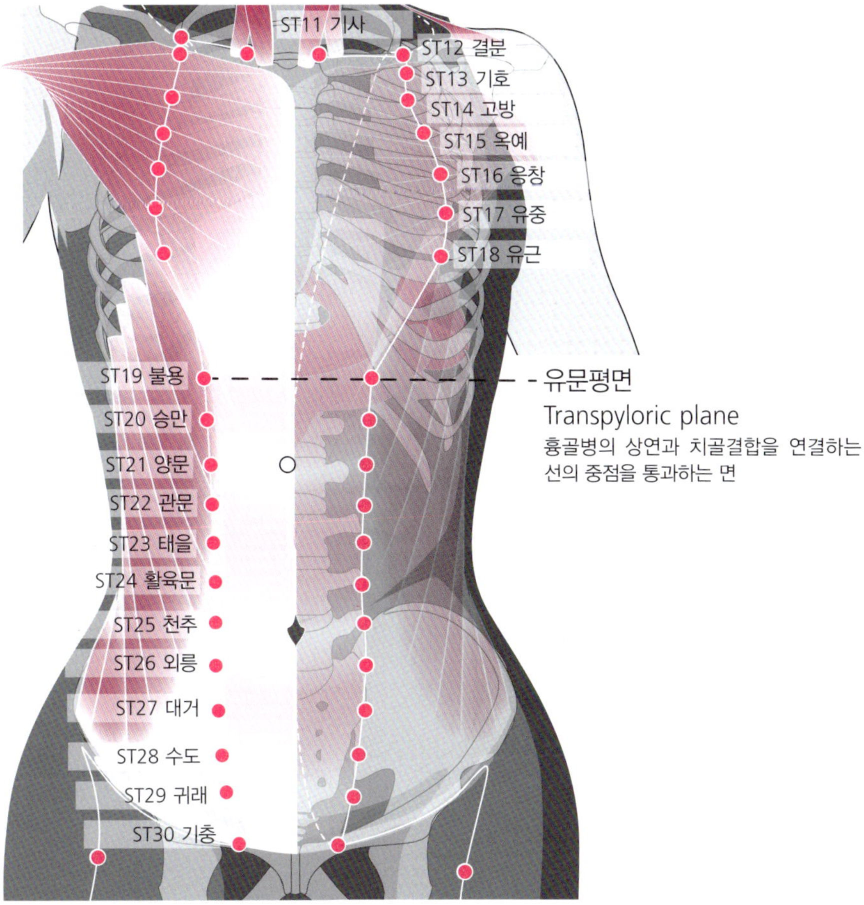

靈樞 經脈第十

「胃足陽明之脈~ 入缺盆, 下膈屬胃絡脾. 其直者, 從缺盆下乳內廉, 下挾臍, 入氣街中. 其支者, 起于胃口, 下循腹裏, 下至氣街中而合」

–의역–

「~결분(쇄골상와)에서 체내로 들어가 횡격막으로 내려가서 위에 속하고 비장에 연락하며, 복내를 돌아 서혜부에 이른다」

「체표에서는 쇄골중선을 따라 유두로 내려가고 위 유문의 평면을 지나서는 복직근의 바깥쪽 가장자리를 내려가 서혜부에 이른다」

한의학에서는 모유는「피가 변화된 것」이라고 본다. 그래서 유두에는『피가 생기는 곳』인 위경맥이 흐르고 모유의 밑바탕이 되는 피가 우선 공급되고 있다. 한의학적으로는 엄마는 말 그대로 **"피를 나누어 주며"** 아이를 키우는 것이다. 모유뿐만 아니라 여성의 생리와 족양명위경은 매우 밀접한 관계를 갖는다.

앞서 폐경의 LU07 〈열결(列缺)〉에서 약간 언급했지만, 경맥에는 정경십이경 외에도 8개의 특수한 역할을 담당

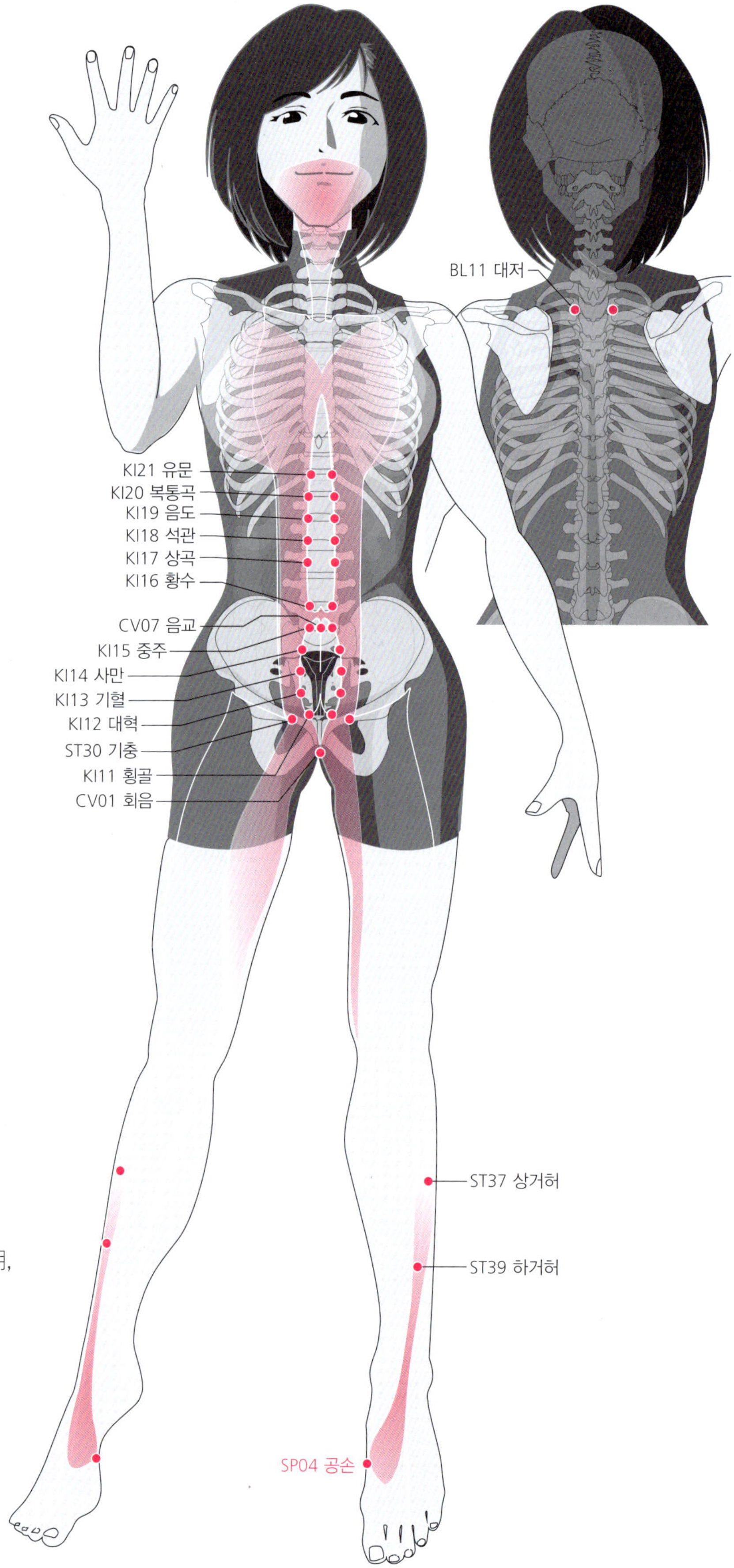

衝脈

Flush Vessel

衝爲經脈之海, 又曰血海.
其脈與任脈皆起於胞中.
其浮而外者, 起於氣衝, 竝足陽明,
少陰二經間, 循腹上行至橫骨,
挾臍左右各五分, 上行歷大赫,
氣穴, 四満, 中注, 肓兪,
商曲, 石関, 陰都, 通穀,
幽門, 至胸中而散.
凡二十四穴.

－奇經八脈考－

하는 〈기경팔맥(奇經八脈)〉이라는 맥이 있다.

그 중 하나인 **〈충맥(衝脈)〉**은 다른 이름으로『**혈해(血海)**』라고도 하며 2차 성징과 임신 기능을 담당하는 맥이다.

그러나「맥」이라고 칭하면서도 기경은 8맥 중 6맥은 독자적인 혈자리를 갖지 않고, 정경 12경의 흐름에 의존해 여러 정경을 건너다니면서 흐른다. 이 충맥에 관해서 말하자면, 그 흐름은 위경과 족소음신경(足少陰腎經) 사이에 분포하며, 경혈로서는 신경(腎經)에 많이 겹치지만, 루트로서 거의 위경과 겹친다. 즉 위경≒충맥이다. 그래서 위경은 부인과의 여러 증상에 사용되고, 한의학에는『**충맥은 양명을 따른다(성이나 임신과 관련된 문제는 위경에서 치료해야 한다)**』는 말도 있을 정도다.

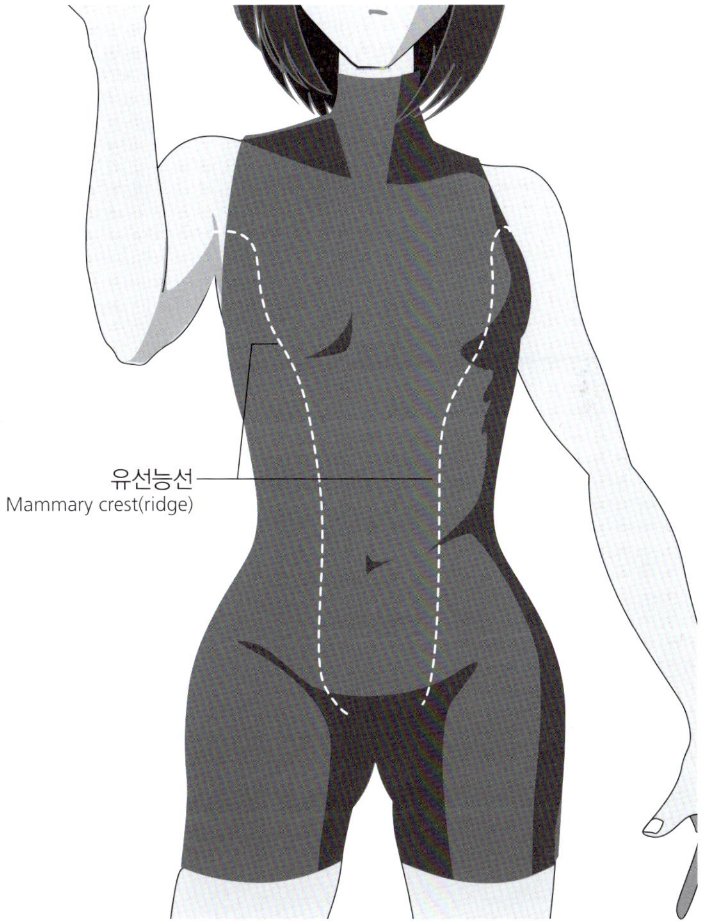

흥미롭게도 위경의 복부 흐름은 현대의 학적으로도「**유선능선(Mammary crest)**」이라 불리는 포유류의 유선이 발달하는 라인과 매우 가깝다. 이 라인은 에스트로겐이나 프로게스테론 등 성호르몬의 영향을 받기 쉽기 때문에 월경전증후군(Premenstrual syndrome, PMS)에서는 유방의 팽팽함이나 통증이 생기는 경우가 많다. 또한, PMS에서는 입 주위의 피부가 거칠어지기도 하는데, 입 주위도 마찬가지로 위경(과 충맥)의 흐름 위에 있다.

여성은 매달 생리, 임신, 출산, 수유와 남성보다 훨씬 많은 피를 소모하며 하루하루를 살고 있다(참고로 남성은 여성에 비해 피가 너무 쉽게 흐르기 때문에 〈혈여(血餘)〉인 진한 체모가 충맥을 따라 생긴다고 한다). 인체 중에서도 특히 많은 피를 필요로 하는 곳들을 둘러싼 위경은「**여성의 생명선**」이라 해도 무방하다. 불임치료에 있어서 침구치료나 한방치료의 수요는 해마다 증가하고 있지만, 필요한 곳에 제대로 피를 보내기 위해서라도 〈족양명위경〉의 치료는 최우선 과제라고 해도 좋다.

대표적 경혈

▶ ST12 〈결분(缺盆)〉

취혈 전경부, 대쇄골상와, 쇄골 중점의 상방 함요부

주치

- 침 이외의 수기법으로 가볍게 접근한다. 전신의 부종, 흉곽출구증후군, 호흡 기능의 개선이나 자율신경실조에는 효과적이다.

• 림프계의 이상이나 수장족저농포증(palmoplantar pustulosis)의 진단점

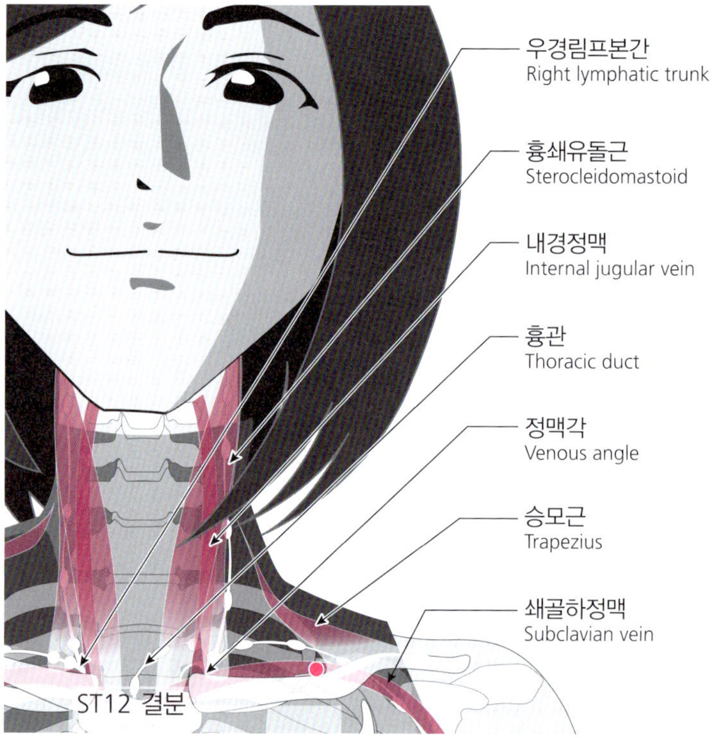

해설 고전에 자주 등장하는 『결분(缺盆)』이라는 단어는 경혈보다 「**쇄골상와**」로 보는 편이 이해하기 쉽다. 대부분의 경맥은 이곳에서 몸속으로 드나들지만 쇄골하 동정맥이나 상완신경총 등 흉곽의 상부 구멍으로 드나드는 실제 구조의 이미지가 결분에 이런 역할을 하게 했을 것이다. 경혈로서의 〈결분〉은 특별한 효능을 지니지는 않지만 경맥의 흐름을 설명하기에는 빼놓을 수 없는 요충지다.

한편 해부학적으로 보면 쇄골상와에는 온몸에서 모아진 림프액이 정맥계로 환류(還流)하는 「**정맥각(靜脈角)**」이 있다. 림프계는 과도한 조직액을 세포 밖에서 혈액으로 되돌려 주는 역할을 하고 있으며, 또한, 지방의 수송이나 생체 방어계의 주요 길목이기도 하다. 이 때문에 쇄골부는 체액 대사나 면역계의 중요 포인트라고 해도 좋다. 치료점으로는 몰라도 진단점으로는 동서양 의학 모두 빼놓을 수 없는 곳이다.

접근방법 위치적으로 본 경혈에 대한 자침은 추천하지 않는다. 고전에서는 특히 『임산부 금침혈』로 통한다. 그러나 쇄골은 흉쇄유돌근, 승모근, 삼각근, 대흉근 등의 크고 강력한 근육들이 다수 부착하는 상지의 지점이기도 하기 때문에, 매니퓰레이션(관절가동테크닉)으로 쇄골에 움직임을 주는 접근법은 상지 전체의 가동을 높이는 의미에서도 유효하다.

진단점으로는 소화기계의 암 전이를 보여주는 「비르호 림프절(Virchow lymph node, 좌측 쇄골상와 림프절)」이 유명한데 이는 암이 상당히 진행된 결과이기 때문에 한의원에서 볼 기회는 거의 없을 것이다. 자가면역질환인 「수장족저농포증」의 증상 중 하나로 흉쇄관절염 등이 생길 수 있고, 본원에도 「쇄골 통증」을 주소증으로 내원한 경험이 있다. 침구로 치료할 수 있는 범주 밖이기는 하지만 감별을 위해서는 이런 질병도 기억해야 한다.

▶ ST25 〈천추(天樞)〉

취혈 상복부, 배꼽 중앙에서 외방 2촌(약 6cm). 복직근 외연

주치 『**대장실증(大腸實證)**』
　복통, 메스꺼움, 더부룩함, 부종, 가스 차는 증상, 복부팽만, 배변장애(특히 변비), 내장하수 등

해설 〈천추〉는 대장의 반응이 직접 나타나는 요혈인 『**대장의 모혈(募穴)**』이다. 모혈은 장기의 해부학적 위치를 거의 투영해 정해져 있기 때문에 대장의 모혈라고 해서 대장경에 있는 것은 아니다. 아마 상, 하행결장의 위치이기 때문에 이 경혈이 대장의 모혈이 되었을 것이다.

　모든 모혈에는 「**그 장부의 활동을 높이고 노폐물과 이물질의 처리, 배설을 높이는 효과**」가 있다. 본 경혈에 관해서 말하자면 특히 변비에 대한 효과가 매우 높다. 한의학에는 『**육부는 통함으로써 쓰임을 한다**』라는 말이 있다. 소화관은 문자 그대로 "관(管)"이기 때문에 부드럽게 통하는 것이 무엇보다 중요하다. 내용물의 정체는 소화기계의 큰 문제이며, 그 점에서도 임상에 있어서 이 경혈의 중요도는 높다.

접근방법 셀프케어 시 마사지로 쓰다듬는 것보다는 지압하는 것이 확실히 낫고, 복직근의 바깥 라인을 따라 조금 오르내리면서 지압하면 더 효과적이다. 침도 효과는 좋지만 뜸으로 열을 가하면 장의 연동운동을 촉발하기 쉽다.

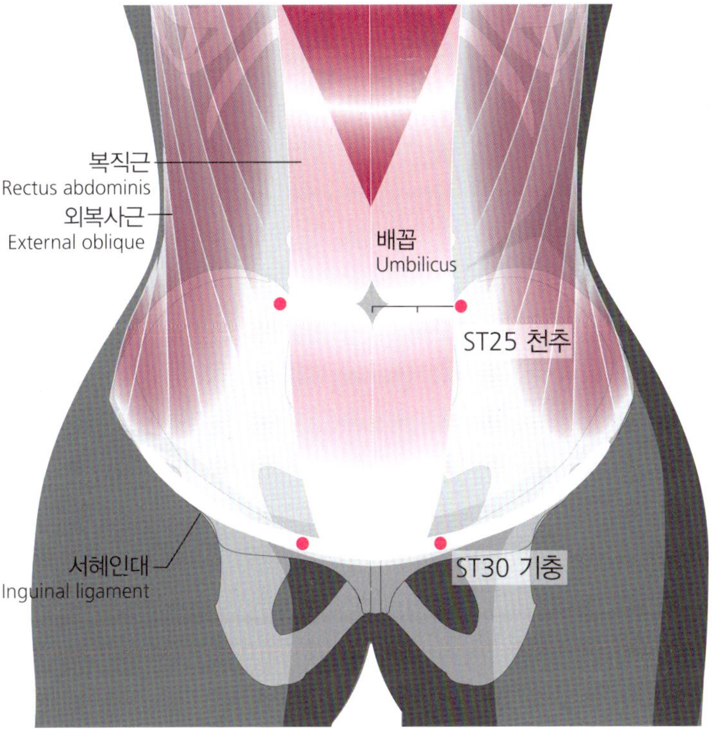

장부의 모혈募穴

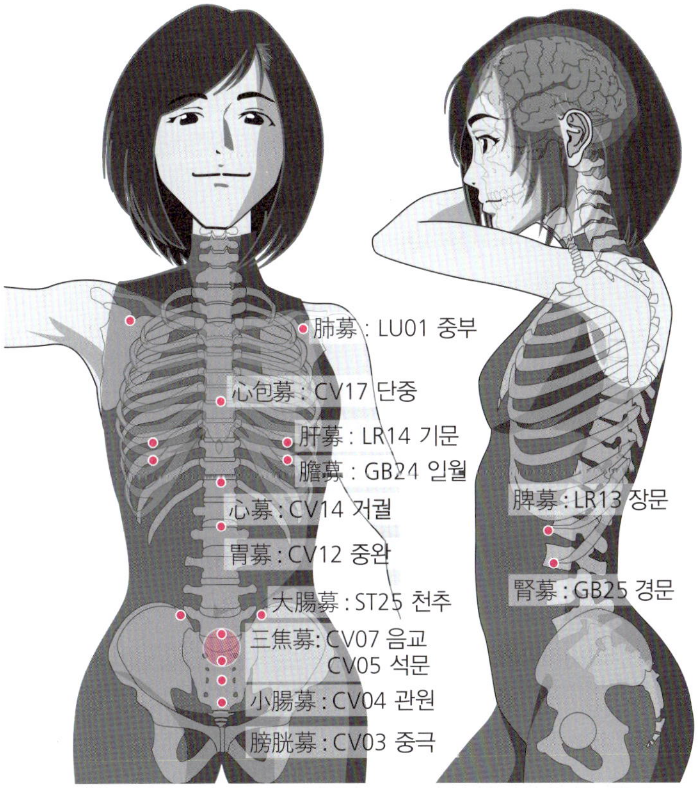

▶ ST30 〈기충(氣衝)〉

취혈 서혜부, 치골 결합부의 상연과 같은 높이로, 앞쪽 정중선의 외방 2촌(약 5cm), 천서혜륜 부분

주치

- 부인과질환(생리통, 생리불순, 불임, 임신오조의 완화, 난산 등)
- 정자의 교통장애, 발기부전, 고환통, 방광염 등의 비뇨기질환
- 또한, 여성스러움, 남성스러움을 높인다는 의미에서는 안티에이징, 바디메이크업에도 사용한다.

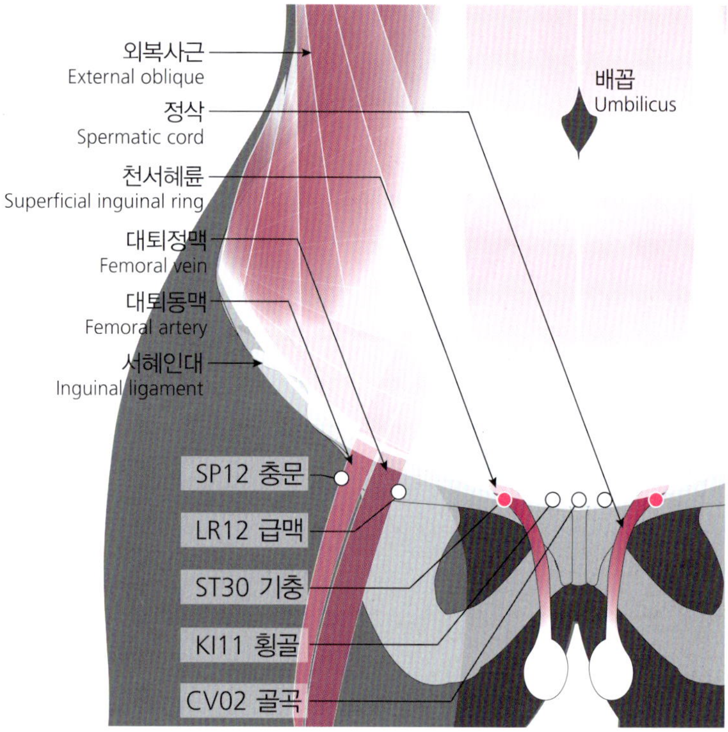

해설 서혜부는 해부학적으로 다양한 맥관, 근육, 신경의 출입구이지만, 이것은 경맥에 있어서도 마찬가지이다. 안으로 출입하는 상부의 요충지가 ST12 〈결분(缺盆)〉이라면, 아래의 요충지는 서혜부가 된다. 한의학에서는 서혜부를 일명 〈기가(氣街)〉라고도 부르며, 그 이름대로 정중앙의 CV02 〈곡골(曲骨)〉로부터 외방으로 신경(腎經)의 KI11 〈횡골(橫骨)〉, 위경(胃經)의 ST30 〈기충(氣衝)〉, 간경(肝經)의 LR12 〈급맥(急脈)〉, 비경(脾經)의 SP12 〈충문(衝門)〉까지 도합 5가지 경맥들의 교류점이 되고 있다. 중앙의 곡골, 횡골은 중심 구조이므로 생략하더라도 기충, 급맥, 충문은 각각 **천서혜륜, 대퇴정맥, 대퇴동맥**에 대응한다고 생각하면 경맥이론의 근저에는 해부학적 지견이 있는 것이 분명하다. 특히 기충은 2차 성징을 관장하는 기경인 **〈충맥(衝脈)/혈해(血海)〉의 기점**으로 여겨진다. 남성에서는 정삭(精索), 여성에서는 자궁원삭(子宮圓索)이 교통하는 천서혜륜(서혜경관외구)은 해부학적으로도 성의 기점으로서 적합한 포인트라고 할 수 있다.

성징에 의한 신체의 변화 및 정상적인 생식 기능을 위해 본 경혈은 중요한 포인트가 된다. 그러나 본 경혈의 위치가 음부에 있기 때문에 상당한 신뢰관계가 없는 한 시술 부위로서의 선택은 어렵다. 온열요법으로 셀프케어하거나 고관절의 운동, 스트레칭 등으로 이 주변의 유연성을 올리도록 지도를 하는 것이 바람직하지 않을까 생각한다.

하지의 흐름

靈樞 經脈第十

「胃足陽明之脈~ 以下髀關, 抵伏兎, 下膝臏中, 下循脛外廉, 下足跗, 入中指內間」
「其支者, 下廉三寸而別, 下入中指外間」
「其支者, 別跗上, 入大指間, 出其端」

-의역-

「~ST30 〈기충(氣衝)〉에서 체내와 체표의 흐름이 합류되어 서혜부인대를 따라 상·하장골극으로 향하고, 대퇴직근과 외측광근 사이를 내려가 무릎에 이른다」

「하퇴의 ST36 〈족삼리(足三里)〉에서 2개로 분기하는데, 한쪽은 전경골근과 장지신근의 사이를 내려가 장지신근의 내측연를 따라 제2지 바깥쪽에 이른다. 다른 쪽은 하퇴의 전근간중격(장지신근과 단비골근 사이)을 내려가 제3지 바깥쪽으로 들어간다」

「또한, 그 지맥은 전경골근 외측연을 따라 모지를 향하고 〈족태음비경〉으로 이어진다」

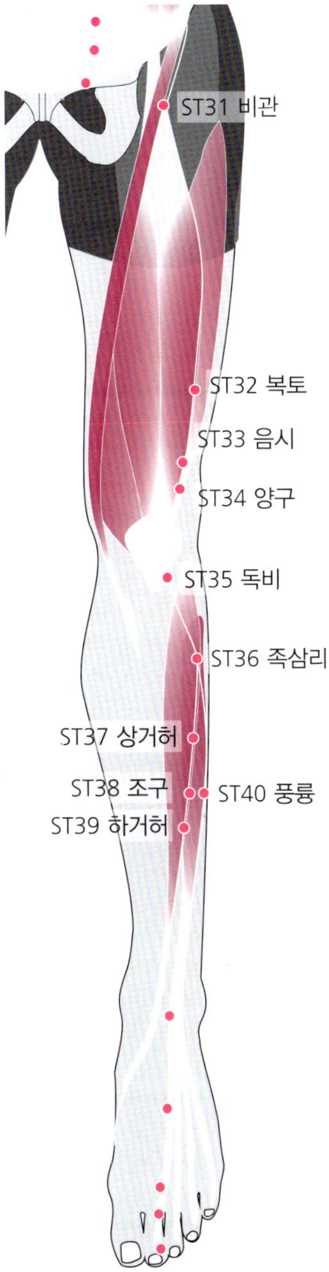

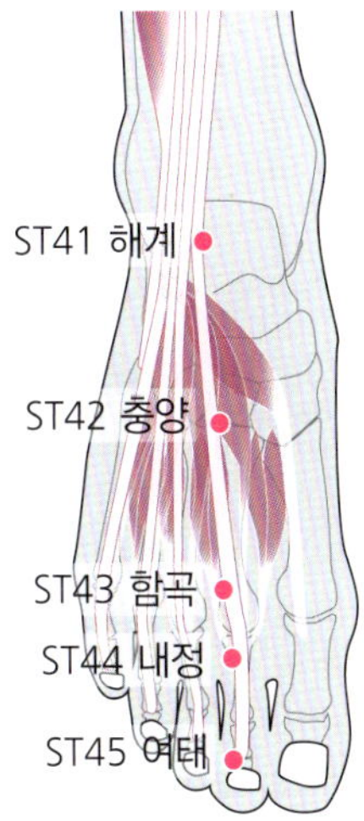

『소문(素問) 제24 혈기형지편(血氣形志篇)』에 의하면, 삼음삼양의 경맥은 각각 흐르는 〈기혈〉의 양이 다른 것 같다. 태음경(폐/비), 소음경(심/신), 소양경(삼초/담)의 6개의 경맥은 **기는 많으나 혈이 적고**, 태양경(소장/방광), 궐음경(심포/간)의 4개의 경맥은 **기는 적으나 혈은 많다**. 그러나 양명경(대장/위)의 2가지 경맥만은 **기, 혈 모두 많이 흐**

르는 「**다기다혈(多氣多血)**」의 **경맥**으로 알려져 있다. 양명경은 지금까지 보아온 것처럼 대량으로 에너지를 소비하는 부위를 흐르기 때문에 기와 혈이 그만큼 필요하다는 것일 것이다. 얼굴(뇌), 유방(모유), 생식기(생리주기)로 신체의 내외에 기혈을 수송해 온 〈족양명위경〉은 여기에서 한층 더 나아가, 인체 중에서 가장 에너지를 소비하는 "엔진"(전신의 근육의 70%가 모임)인 하반신으로 간다.

위가 튼튼해야 근육도 자랄 수 있는 것이다.

三陰三陽의 기혈양

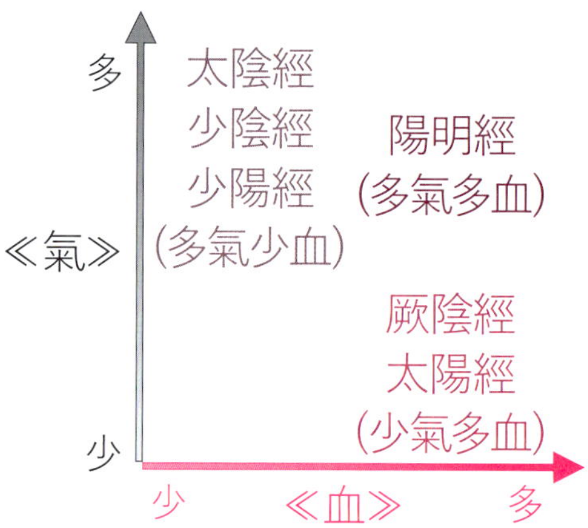

대표적 경혈

▶ ST34 〈양구(梁丘)〉

취혈 대퇴 전외측, 대퇴직근과 외측광근 사이에 근육 고랑의 상부, 슬개골 끝에서 치골결합까지의 길이를 9등분하여 아래에서 1/9의 높이

주치

- 대퇴부 통증, 무릎 통증, 고관절 통증, 요통, 하지 근육의 통증, 뻣뻣함, 경련, 과긴장, 장경인대염, 오스굿슐라터병 등
- 위통, 위경련 등 위장의 과수축으로 인한 통증, 공황장애, 자율신경실조
- 부인과계의 통증(생리통, 유방통 등), 갱년기장애 등의 여성의 성호르몬 이상, 이상지질혈증
- 치매 등 노화로 인한 뇌의 기능저하, 자가면역질환, 내분비계 이상 등에도 사용

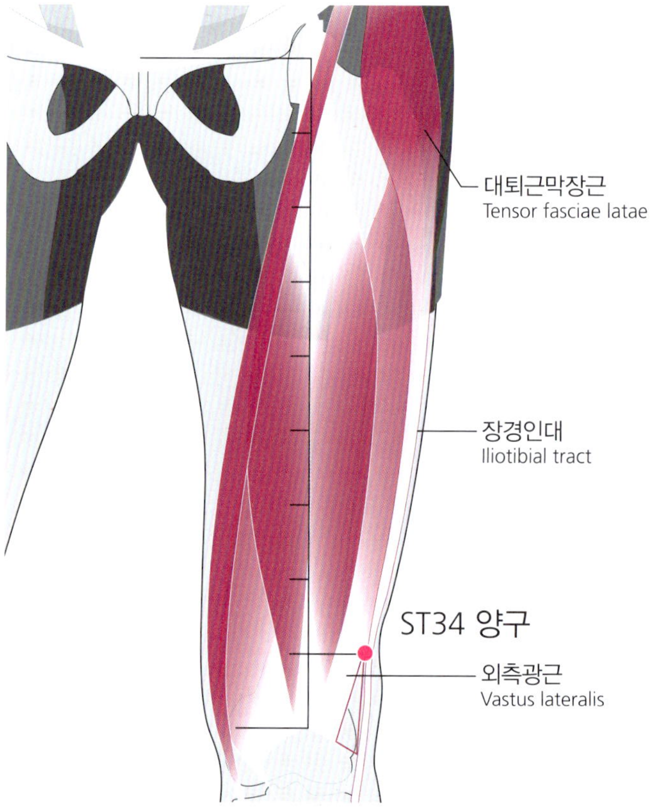

해설 각 경맥에는 특별한 효능을 가진 경혈이 몇 개 있다. 대장의 LI11 〈곡지(曲池)〉에서 설명한 『**오수혈(五腧穴)**』, LU09 〈태연(太淵)〉, LI04 〈합곡(合谷)〉과 같은 『**원혈(原穴)**』, LU01 〈중부(中府)〉, ST25 〈천추(天樞)〉 등의 『**모혈(募穴)**』, LU07 〈열결(列缺)〉 등 락맥의 분기에 위치하는 『**락혈(絡穴)**』. 여기에 또 하나, 『**극혈(郄穴)**』이라고 하는 것도 존재한다. 이 〈양구〉는 『위경의 극혈』이다. 극(郄)이란 틈을 뜻하며, 극혈은 경맥 중에서도 흐름이 가늘어지는 부위로 여겨진다. 강의 흐름에서도 강폭이 좁은 곳은 막힘이 생기기 쉽듯이 극혈 또한, 기혈의 흐름이 막힘이 쉬운 곳으로 여겨지며, 여기서 정체가 생기면 경맥 전체에 통증이 생기기 쉽다. 한의학에는 『**통하지 않으면 아프고, 통하면 아프지 않다는 말(通則不痛, 不通則痛)**』이 있는데, 극혈은

그 흐름을 좌우하는 『**통증의 키 포인트**』다.

일반적으로 오수혈 및 원혈, 락혈, 극혈은 경맥의 말단, 즉 팔꿈치, 무릎 이하에 설정되어 있는 경우가 많은데, 이 양구만은 예외로 대퇴부에 위치한다. 이것은 아마도 이 부위가 「**대퇴사두근**」을 구성하는 4개의 근육인 대퇴직근, 외측광근, 내측광근, 중간광근의 힘줄이 합쳐져 대퇴사두근이 되는 근육이행부이기 때문일 것이다. 근건이행부는 근육의 수축력이 강하게 걸리는 자리인데다가, 대퇴사두근은 인체에서 가장 강한 힘을 내는 근육이다. 더불어 바깥쪽에는 사두근의 힘을 남김없이 전달하기 위한 강력한 장경인대가 팽팽하게 뻗어있다. 즉 양구는 인체에서 가장 강한 힘에 노출되는 포인트 중 하나인 것이다. 외측광근과 장경인대의 활주성이 떨어지거나 사두근 각각의 균형이 깨질 경우 그 영향은 무릎은 물론 고관절, 발목, 심지어 천골(薦骨)이나 허리에도 직접 파급된다. 한의학적으로 말하면 양구가 「통하지 않는다」는 것은 족양명위경뿐만 아니라 다른 경락(특히 발의 삼양경) 전체에 통증을 포기하는 것이다. 그런 의미에서도 이 경혈은 전신에 16개 존재하는 극혈의 대표격이라고 해도 좋을 것이다.

접근방법 본 경혈은 기본적으로 근육의 기능 향상을 목적으로 해서 『경근』적인 이용 방법으로 접근하는 것이 많다. 교과서적으로는 이 경혈은 「대퇴직근과 외측광근 사이에 근구」라고 되어 있는데, 필자의 경우 외측광근과 장경인대의 틈(p62 그림의 △ 영역)에 자침한다.

한편 양구는 예로부터 위통, 복통의 특효혈로도 알려져 있다. 이름에 있는 「량(梁)」이라는 한자는 이 혈자리가 『**심적복량(心積伏梁)**』이라는 증상에 현저한 효과가 있기 때문이라고도 한다. 이것은 「배꼽 위에서 심와부에 걸친 큰 응어리가 만성화되어 있거나, 얼굴이 붉고 목이 마르고 침에 피가 섞여있거나 두근거림, 가슴 답답함, 뱃속의 열감, 손바닥의 화끈거림을 동반하고 악화되면 경련을 일으킬 수 있는 병」으로 현대적으로는 공황장애나 자율신경실조에 의한 위장의 과수축과 같은 상태일 것이다.

또한, 대퇴부는 부인과질환을 치료하는 경혈이 많이 모이는 곳이기도 하다. 아마도 가장 큰 근육인 대퇴사두근이

16극혈郄穴

※극혈은 12경맥 외에, 기경팔맥의 양유맥, 음유맥, 양교맥, 음교맥까지 총 16개의 경혈이 있다.

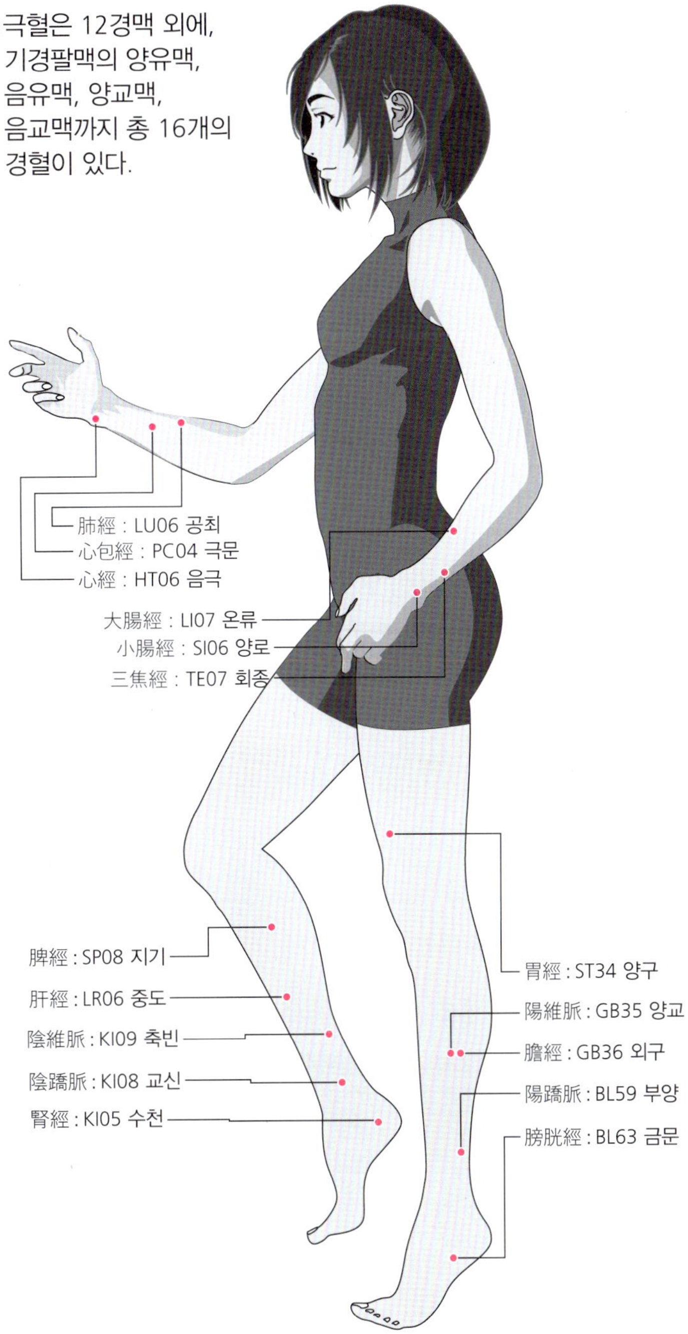

『혈해』라는 관념에 의한 것이겠지만, 사실 현대과학적으로도 성호르몬과 대퇴사두근의 관계가 거론되고 있는 것 같다. 여성 운동선수는 무릎, 대퇴의 부상 위험이 월경 주기와 연결되는 경향이 있는데 여기에는 에스트로겐이나 프로게스테론의 증감의 주기가 근육이나 인대의 안정성에 영향을 주는 것은 아닐까?라는 가설이 세워지고 있다.

최근 근육에서 「**마이오카인(myokine)**」이라는 다양한 생리활성 물질이 방출돼, 면역과 지방 조절, 기억력 증강 등 근육이 많은 장기에 영향을 주고 있음이 밝혀졌다. 성호르몬이 근육의 세기에 영향을 주듯이 근육 자극이 자궁이나 난소, 췌장, 뇌 등에 영향을 미칠 가능성은 충분하다. 그 점에서는 이 경혈은 상상 이상으로 응용 범위가 넓은 것일지도 모른다.

▶ ST36 〈족삼리(足三里)〉

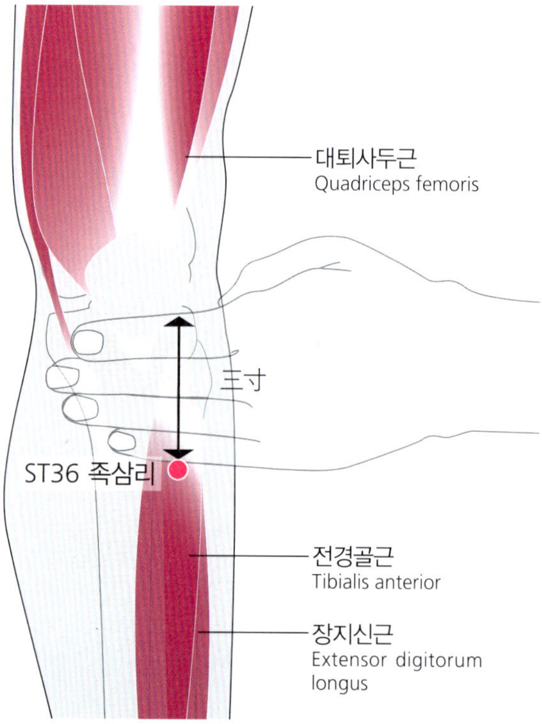

취혈 하퇴 전면부, 전경골근의 외연, 슬와의 하방 3촌(약 9cm). 손가락을 뻗어 가지런히 하고, 둘째 손가락에서 새끼손가락까지의 근위지절관절의 폭을 3촌(약 9cm)으로 한다.

주치 『**모든 병을 모두 치료(諸病皆治)**』

- 하지마비, 통증, 저림, 위화감
- 소화기질환 전반(소화불량, 더부룩함, 위통, 배변 이상 등)
- 갱년기장애 등 호르몬 밸런스의 이상(짜증이 나거나, 기분이 억제되지 않거나, 수면장애 등)
- 면역력 향상, 냉증 등의 대사장애 개선, 노화방지, 매일 건강을 위해서 특별한 증상이 없어도 가능

해설 〈족삼리〉는 아마 가장 유명한 혈자리일 것이다. 예로부터 「**모든 병을 모두 고친다(諸病皆治)**」고 여겨진다. 이미 설명한 LU07 〈열결(列缺)〉, LI04 〈합곡(合谷)〉과 함께 『**사총혈(四總穴)**』의 하나로서 『**두복(肚腹, 복부)은 족삼리에 머무른다**』라고 불릴 정도로 위장병의 특효혈이다. 더욱이 이 경혈은 위경의 오수혈 중 하나이면서 토하(吐下) 등에 효과가 있는 『**위경의 합혈(合穴)**』이기도 하기 때문에 위장병에 효과가 더욱 좋다. 또한, 이 경혈은 「양생뜸의 명혈」로서도 예로부터 이용되어왔다. 요시다 겐코(吉田兼好)의 도연초(徒然草)에도 「**마흔 이후의 사람은 족삼리에 뜸을 뜨지 않으면 상기증(上氣症)이 생긴다**」라고 되어 있다. 이것은 갱년기장애에 자주 일어나는 「핫 플래시(상열감)」이라고 생각되기 때문에, 호르몬 밸런스의 무너짐 등도 이 경혈의 적응증이 될 것이다.

족삼리에 관해서는 유명한 연구가 있는데, 의사인 하라시멘타로(原志免太郎)는 1929년 「**직접 뜸이 백혈구를 증가시키고, 그 상태가 며칠간 지속되었다**」라고 보고를 하였다. 덧붙여서 이 의사는 자신도 족삼리에 뜸을 매일 빠뜨리지 않았고, 108세까지 살아 당시 일본 제일의 장수인이기도 했다. 그의 생애에 걸친 성과를 보면 족삼리는 면역기능 활성화 및 노화방지에도 효과가 높을 가능성이 있다.

접근방법 침, 뜸, 안마, 지압마사지, 어느 방법이든 좋은 효과가 있다. 본 경혈은 「**심비골신경(深腓骨神經)**」이 전경골근으로 들어가는 위치에 가깝기 때문에 하퇴 전면의 마비, 저림, 통증 등에는 빼놓을 수 없는 포인트다.
신경을 잘 잡으면 모지(엄지발가락) 방향으로 자극이 간다. 또한, 이 경혈에 침 자극을 하면 반사적으로 위장의 연

동운동이 일어나는 현상을 흔히 볼 수 있다. 이 혈자리가 위장이나 호르몬 밸런스, 면역계에까지 효과를 미치는 그 기전은 아직 잘 모르고 있지만 그 효능은 역사가 증명하고 있기 때문에 일상적인 셀프케어로서의 「**족삼리뜸**」은 현대에도 꼭 추천하고 싶다.

▶ ST40 〈풍륭(豊隆)〉

취혈 하퇴 전외측, 장지신근과 단비골근 사이(하퇴 전근간중격), 슬와에서 족외과첨까지의 중점(8/16)

주치

- 발의 부종, 정강이에서 발등까지의 경련이나 통증. 다리관절의 가동 불리
- 체함, 흉부의 메스꺼움, 구역질, 야간 천식, 변비, 진흙 같은 모양의 변
- 매핵기, 원인 불명의 머리나 신체의 무거움, 나른함, 의욕이나 기력의 저하, 공황장애, 우울증 등에도 사용

해설 〈풍륭〉은 위경으로부터 분기하는 큰 바이패스인 〈락맥〉에 있는 『**위경의 락혈(絡穴)**』이다. 락맥에는 크고 작은 것을 〈손락(孫絡)〉, 더 작은 실 모양의 것은 〈부락(浮絡)〉이라고 부르는데, 그 정체는 피부 바로 아래를 흐르는 **피정맥**이다. 고대 의료에서 피정맥의 색깔과 피부에 흐르는 방향 등은 중요한 진단 재료였으며, 이 그물망의 눈처럼 촘촘히 흐르는 맥관 본연의 모양에서 락맥이라는 개념이 생겼다. 특히 하지의 피정맥은 정맥류를 생기게 하는 경우도 많아, 「**락맥에는 체액이 '정체'되어 모인다**」고 생각되었던 것 같다. 그 중에서도 〈위〉는 소화의 요체이자 피를 만들어내는 장부이다. 음식을 잘 섭생하지 않아서 피에 영향을 끼치면 가장 먼저 위의 락맥에 반응이 나타날 것이라고 생각하는 것은 지연스러운 이치일 것이다. 그래서 위의 락혈인 풍륭은 특히 『**담음(痰飮, 체액의 정체로 생긴 점성의 병리물질. 또는 그렇게 추측되는 병태)**』을 제거하는 특효혈로 여겨져 하지의 부종, 식체, 변비는 물론, 목이나 가슴에 "**무언가가 막힌 듯한 느낌(이른바 매핵기, 히스테리구)**"이나, 머릿속에 "**안개가 끼어있는 것 같은**" 무거움, 혹은 "**진흙 늪에 빠진 것 같은**" 신체의 무거움 등 「감각적, 정서적인 폐색감」 등에도 자주 이용되

총비골신경

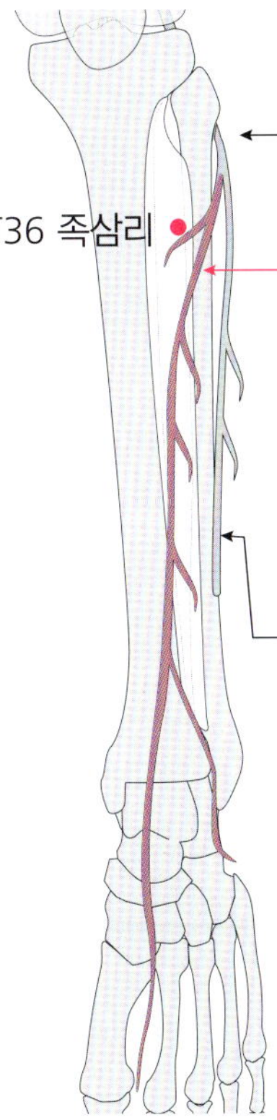

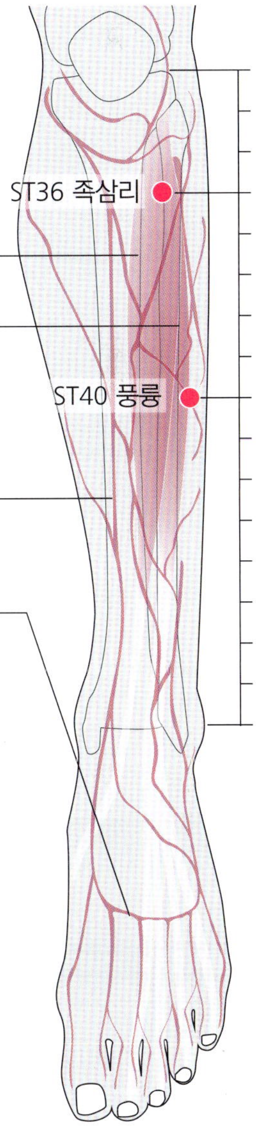

게 되었다.

사실 이 혈자리가 정신질환까지 포함한 폭넓은 효능이 있는지는 솔직히 의문이다. 그러나 전신에 15개의 혈자리가 상정되어 있는 큰 락맥(혈)은 모두 현대의학으로는 설명하기 어렵지만, 특히 머리나 정신, 여러 가지 난치병에 효과가 있다고 여겨지는 것이 많다. 락맥이 피정맥에서 비롯된 것이라면, 맥관에 대한 자극이 혈관벽을 둘러싼 교감신경계를 통해 전신적인 효과를 창출하는 것일까?

아무래도 가설의 영역을 벗어나지 않지만, 환자가 호소하는 주관적 증상인 「무언가가 막힌 것 같은」, 「무언가가 흘러가지 못하는 것 같은」이라는 표현은 임상 현장에서도 자주 듣는다.

시술의 선택지로서는 알아야 할 요혈일 것이다.

접근방법 정강이의 통증이나 족관절에 대한 접근으로 본 경혈을 이용한다면, 필자는 장지신근과 단비골근 사이(하퇴의 전근간 중격)로 들어가도록 자침한다. 이 포인트에서는 하퇴의 골간막에도 닿기 때문에 경골비골관절이나 족관절 문제에도 효과적이다.

락혈의 의미로 사용할 때는 피정맥의 상태를 잘 관찰한 후에 풍륭 주변의 「정맥의 부출(浮出)이 강한 포인트」인 맥관을 따라 사용하는 경우가 많다.

십오락혈

락혈은 12경맥과 기경팔맥의 임맥, 독맥 그리고 『비지대락脾之大絡』이 설정되어 있어서 15개의 경혈로 구성된다.

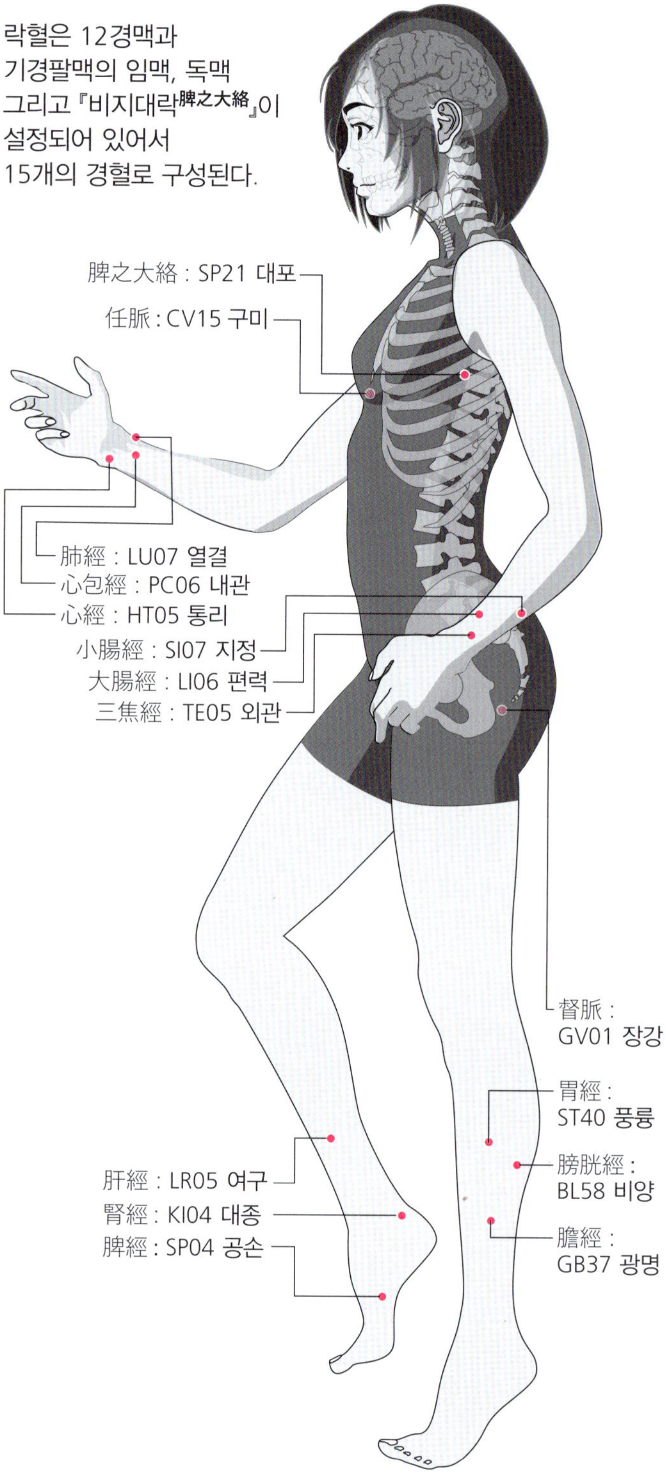

▶ ST44 〈내정(內庭)〉

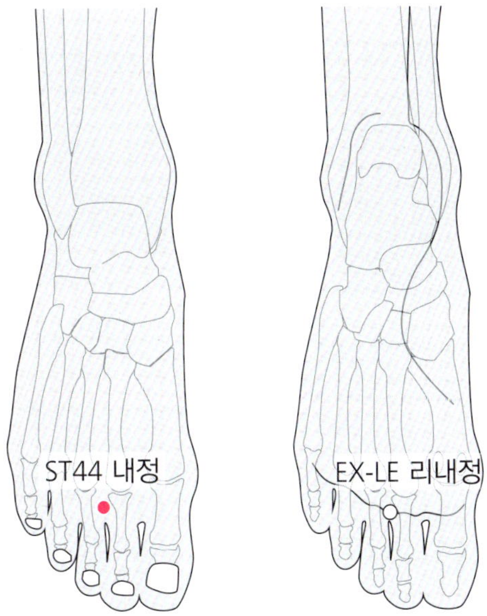

취혈 족배부, 제2, 3지 사이, 발가락 갈퀴의 후연, 적백육제. 〈리내정(裏內庭)〉은 내정의 바로 반대편인데, 발바닥 제2, 3지 사이에서 잡는다.

주치

- 발가락 통증, 저림, 지간신경종
- 식상(食傷), 체함, 속쓰림, 트림 등
- 냉증, 갱년기의 상열감, 청각 과민, 공황장애 등에도 사용

해설 〈내정〉은 위경 오수혈의 하나인 『**위경의 형혈(滎穴)**』이다. 형혈은 그 경맥이나 연결되는 장부의 「**열을 빼는 작용**」을 가지는 것으로 여겨져, "작열하는 듯한" 복통이나 "속쓰림", 얼굴의 "화끈거림(상염감)"이나 따끔거림, 공황장애 등 뇌(정신)의 "열증"에 많이 사용된다. 고전에는 「**정숙한 것을 좋아하고 사람의 목소리를 듣는 것을 싫어한다**」 같은 증상에도 효과가 있다고 되어 있다. 이것은 스트레스성 청각 과민을 말하는 것일까?

접근방법 내정혈은 중국에서는 정신계통의 증상을 치료하기 위해 침시술하는 경우가 많다. 반면 일본에서는 전통적으로 소화기계 증상에 대한 『**복부의 신묘한 뜸자리**』로 알려져 있다. 뜸을 뜨는 경우는 정위치가 아니라 그 바로 뒤, 족저의 〈**리내정**〉을 이용하는 것이 많다. 식중독 응급 처치 등에서는 약쑥을 단단하게 말고 크게 떼어서 강한 열자극을 주는 것이 상법이다.

03: 족양명경근(足陽明經筋)

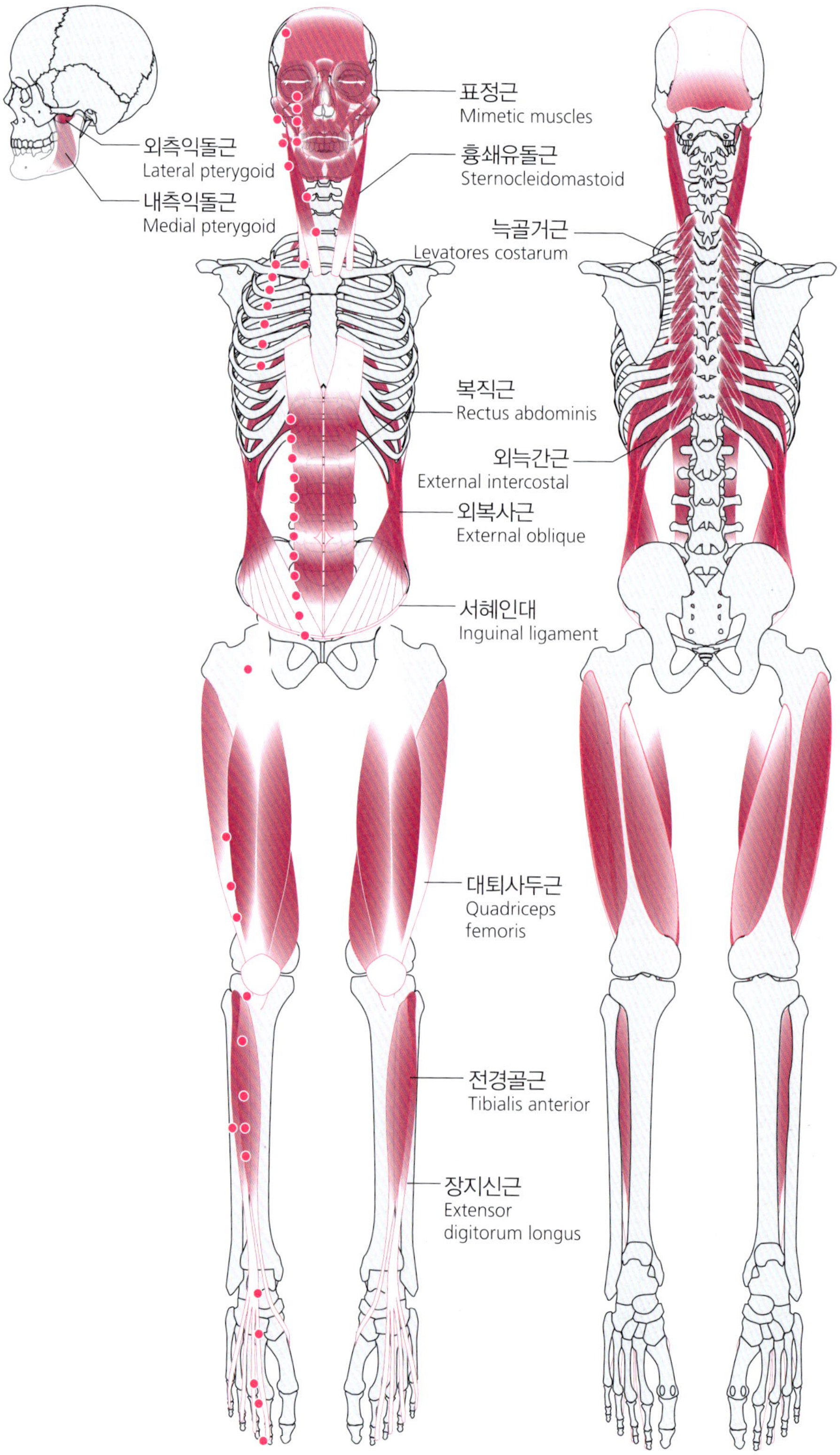

靈樞 經筋第十三

「足陽明之筋, 起于中三指, 結于跗上, 邪外上加于輔骨, 上結于膝外廉, 直上結于髀樞, 上循脅屬脊. 其直者, 上循骭, 結于缺; 其支者, 結于外輔骨, 合少陽; 其直者, 上循伏兎, 上結于髀, 聚于陰器, 上腹而布, 至缺盆而結, 上頸, 上挾口, 合于頄, 下結于鼻, 上合于太陽, 太陽爲目上綱, 陽明爲目下綱. 其支者, 從頬結于耳前」

–의역–

「〈족양명경근〉은 발의 제2, 3, 4지에서 시작하여 발등 위를 묶고 비골을 비스듬히 바깥쪽으로 올라가 무릎 바깥쪽에 묶는다(장지신근). 또한 한 가닥은 경골을 올라 무릎에 묶고(전경골근) 무릎에서 바로 올라 고관절에 묶는다(대퇴사두근). 고관절에서 올라 늑골을 돌고(외복사근, 외늑간근), 척주에 속한다(늑골거근)」.

「일부는 고관절에서 음부로 모여 배를 올라와(복직근) 펴져 결분(쇄골상와)을 묶고, 목을 타고(흉쇄유돌근, 광경근), 입을 돌아 광대에 합치며(익돌근), 콧날에 묶는다(안면부, 표정근)」

경근의 기본원칙으로 **양경근은 근육이 많고, 음경근은 근육이 적다.** 또한, **다리의 경근은 근육이 많고, 손의 경근은 근육이 적다.** 즉 〈족양명경근〉, 〈족태양경근〉, 〈족소양경근〉에는 실로 많은 근육이 속하게 된다. 전체 그림을 보면 알 수 있듯이, 이 「족양명경근」은 신체의 전면을 거의 한 경근만으로 커버해, 정면에서의 인간의 실루엣을 거의 완성시키고 있다. 범위만이 아니다. 이 경근상에서 가장 큰 근육인 「대퇴사두근」은 인체 최대의 근량을 가지며 그 강도는 길항근인 햄스트링의 약 3배를 자랑한다. 대퇴사두근이 이렇게 특출난 힘을 발휘하는 것은 이 근육의 작용이 인간에게 가장 기본적이고 가장 중요한 동작을 만들어내기 때문이다.

대퇴사두근은 **중력을 거슬러 일어서며** 보행 중에는 **한 발로 몸을 지탱하며 한 발을 내딛는 힘을 만들어 낸다.** 또한, 내리막길에서는 브레이크 근육으로 **자세를 제어하고,** 주행 시에는 하퇴에 그 에너지를 전달함으로써 **추진력을 만들어내기도 한다.**

즉, 이 근육은 **상하 전후의 이동,** 모든 것에 관여하는 것이다. 〈족양명경근〉은 이 대퇴사두근을 중심으로 체간을 전면, 측면, 후면의 3방향에서 지탱하도록 띠가 늘어져 있다. 이들이 연동되어 작동할 때, 보행 시 불안정한 상황에서 체간을 지지해 부드러운 무게중심의 이동을 도울 것이다.

그렇다. 이 경근이 보여주는 것은 인간의 최대 기본적인 특징인 『**두 다리로 서서, 걷는**』 것이다.

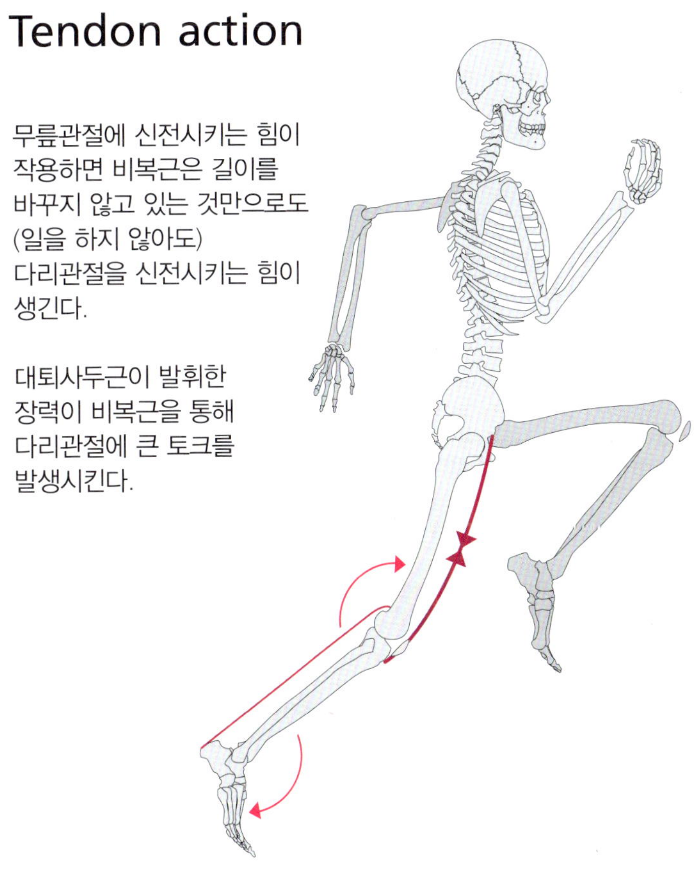

걷는 경근

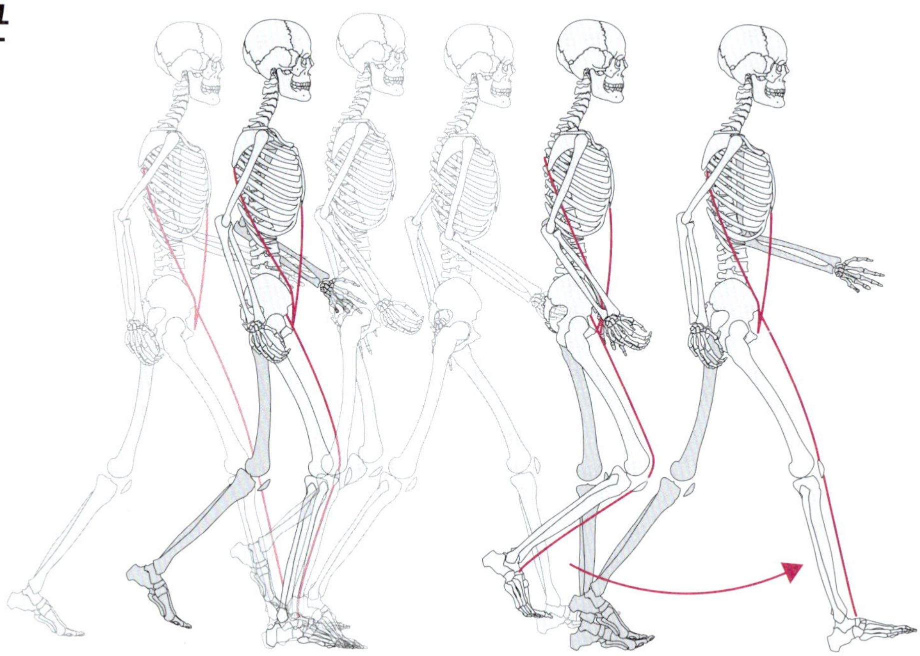

하중반응기(우측 다리 족저 접지)　　　유각기(우측 다리의 진출)

대표적 경혈

▶ ST07 〈하관(下關)〉

취혈 안면부, 관골궁(광대뼈)의 하연 중점과 하악절흔 사이의 함요부. 측두하와 내측으로 외측익돌근을 염두에 두고 자입한다.

주치 경근병 전반

- 안면신경마비, 삼차신경통(안통, 상부 치통), 군발성 두통, 편두통, 근긴장성 두통, 경항부 통증, 이갈이, 이 악물기, 턱관절장애
- 전신의 근긴장, 운동기능장애, 밸런스 조정, 섬유근통 등의 전신 통증, 만성 통증, 자율신경실조, 간질, 틱장애, 근긴장 등에도 사용

해설 경근에는 본래 경혈이 없어서 경근 치료에 있어서는 『**통(痛)으로서 유(兪)를 삼는다(경혈에 구애받지 않고 통증이 있는 부위를 찌른다)**』라고 하는 것이 상법이다. 그러나 이 〈하관〉에 관해서는 굳이 『**경근의 요혈**』로 소개하고 싶다.

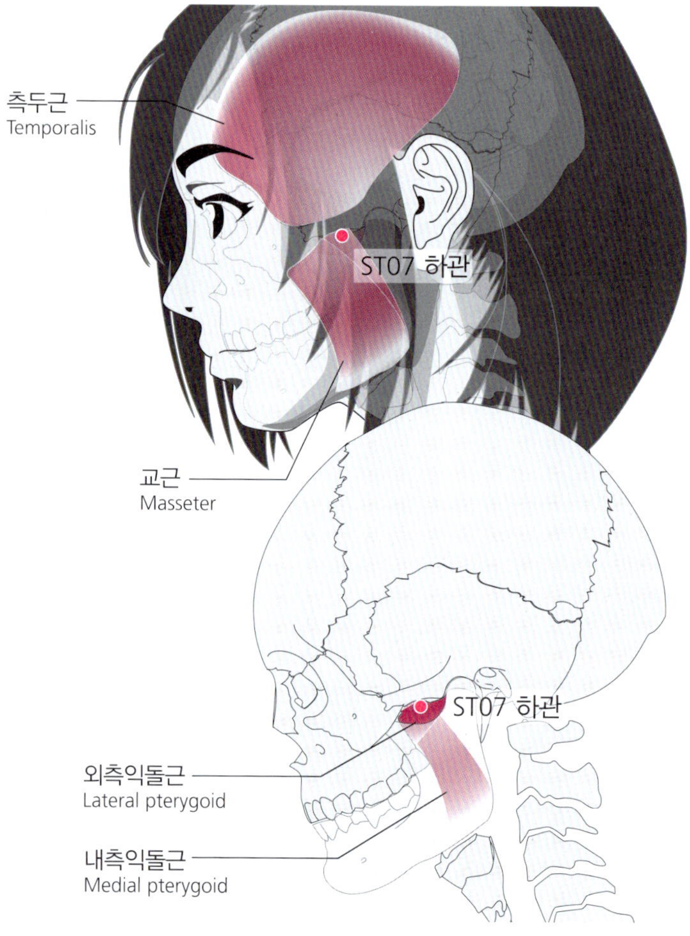

중국의 오래된 해부용어로 『규(頄, **광대뼈)**』라는 것이 있다. 사전에 보면 「눈 아래의 협골(頬骨, 광대)」이라고 되어 있는데, 이 규(頄)는 경근을 말하는 데 매우 중요한 부위이다. 왜냐하면 **발의 세 가지 경근과 손의 양명 경근까지 총 4개의 경근이 「규」에 묶는다고 되어 있기 때문**이다.

앞서 말했듯이 다리의 세 가지 양경근에는 전신 대부분의 근육이 속한다. 또한, 〈수양명경근〉은 상지의 큰 근육을 거의 망라하여 머리에 연결되기 때문에, 이 4개의 경근으로 인체의 실루엣은 거의 완성된다. 즉, 「**전신의 근육이 묶는 요충지가 바로 규(頄)**」이며, 경혈로서는 이 〈하관〉, 해부학적으로는 특히 「**외측익돌근**」이 이것에 해당한다고 생각된다.

외측익돌근의 작용

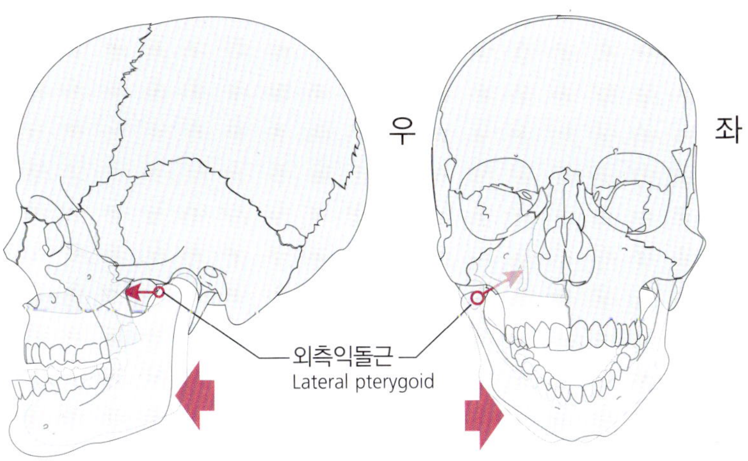

좌우의 외측익돌근이 동시에 움직이면, 아래턱이 전진한다.
(일을 하지 않으면 아래턱은 후퇴한다)

한쪽(이 그림에서는 오른쪽)의 외측익돌근만이 작동하면, 개구 시 아래턱은 왼쪽으로 어긋난다.
(좌측 익돌근이 작용하지 않는다)

4개의 씹는 근육(저작근) 중에서 외익돌근은 가장 작은데, 이 근육은 아래턱의 위치를 조절하고 다른 3개의 씹는 근육이 기능적으로 작용하기 위한 "축"을 만든다. 교합은 단순히 턱관절만의 문제가 아니라, 전신 근육의 긴장과 이완, 그 속도(순발력)도 좌우하는데, 스포츠 경험이 있는 분이라면 실감할 수 있을 것이다(시험 삼아 무언가를 뜯어먹으면서 줄넘기를 해보면 좋다. 입을 벌린 채 고중량을 들어올리는 것은 위험하니까 그만두자).

『규(頄)』의 밸런스는 전신의 경근계에 있어서 중요하며, 본 경혈은 그 의미에서도 전신의 근 밸런스와 기능의 조정, 즉 **전신 경근의 조정**에 적합하다고 생각된다.

일설에 이 외익돌근 근내부에는 신축하는 센서인 「근방추」가 매우 적다고도 알려져 있다. 근방추가 적다는 것은 턱관절의 위치정보를 스스로는 감지하기 어려운(스스로는 눈치채지 못하는) 것을 의미한다. 턱은 자신의 몸무게만큼의 힘을 낸다. 그 강한 하중이 만약 장기간 언밸런스하게 되었다면 근육뿐만 아니라 전신의 골격, 관절에도 영향을 미치는 것은 상상하기 어렵지 않다. 운동선수는 물론이지만 여러 곳에 만성적인 통증을 느끼는 환자에 관해서는 필자는 우선 이 부위를 체크하고 있다.

접근방법 턱관절은 민감한 구조를 가지고 있으므로 마사지 등으로 과도하게 자극하면 반대로 통증을 유발할 수 있다. 침은 잘 자입하면 익돌근까지 자극을 보내는 것이 가능한데, 이것이 본 경혈의 방향이다. 좌우 움직임의 정렬을 고려해 시술하면 좋은 효과를 볼 수 있다.

Chapter 04

≪족태음비경≫

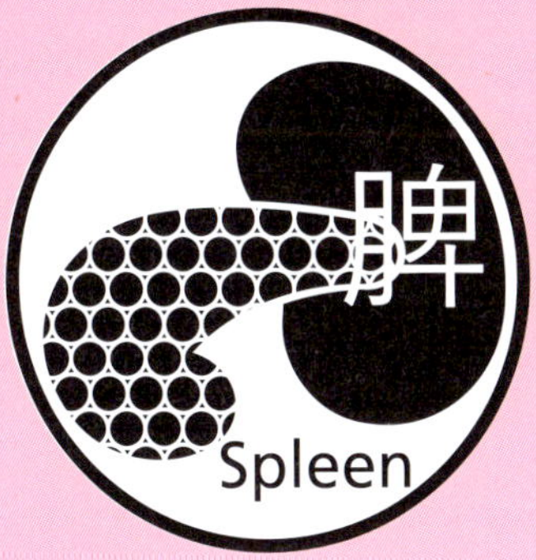

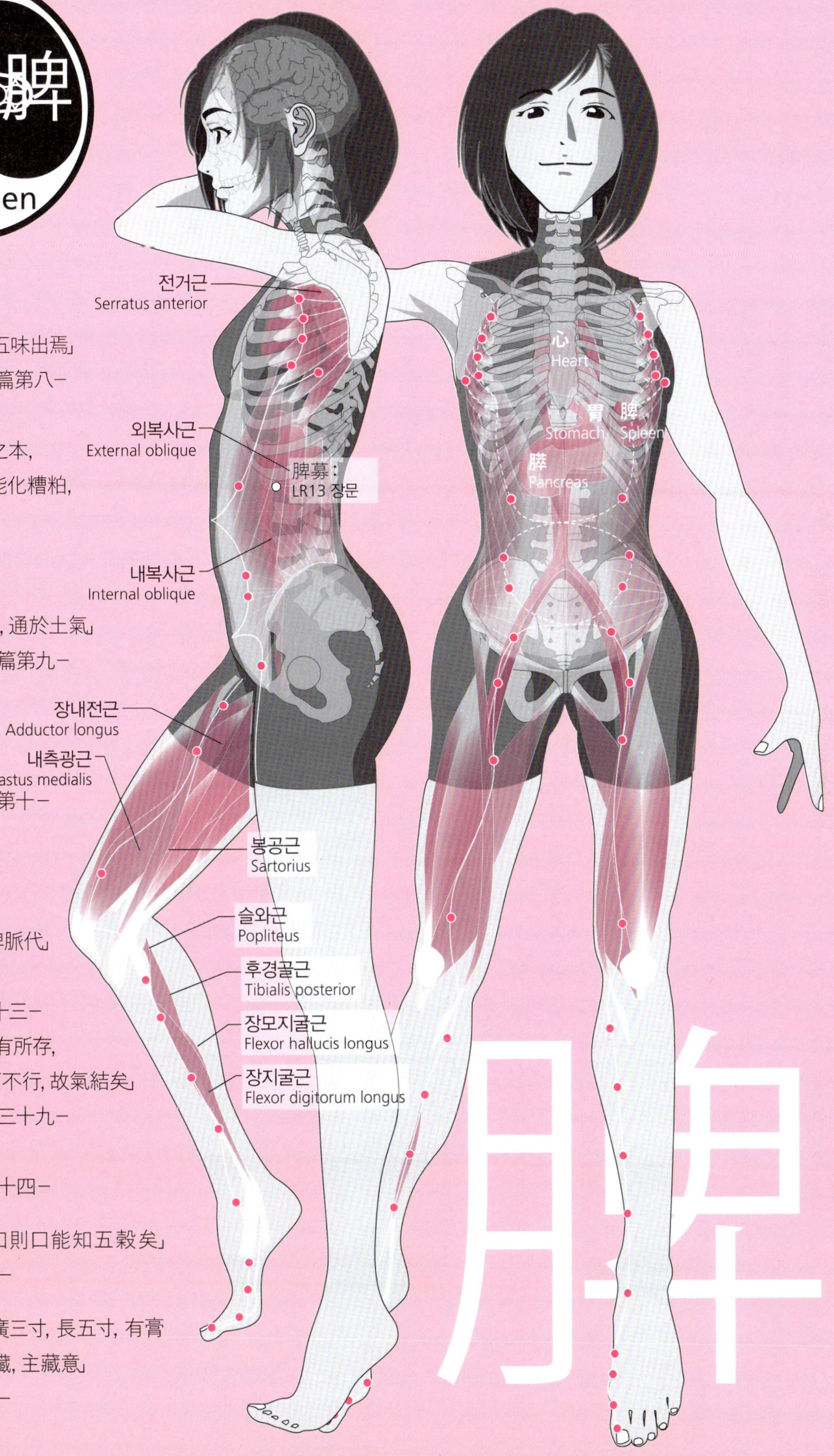

「脾胃者, 倉廩之官, 五味出焉」
－素問 靈蘭秘典論篇第八－

「脾, 胃, 大腸, 小腸,
三焦, 膀胱者, 倉廩之本,
營之居也, 名曰器, 能化糟粕,
轉味而入出者也」

「其華在唇四白,
其充在肌, 其味甘,
其色黃, 此至陰之類, 通於土氣」
－素問 六節藏象論篇第九－

「脾之合肉也,
其榮唇也,
其主肝也」
－素問 五藏生成篇第十－

「甘入脾(甘走肉)」
「脾爲呑」「脾則畏」
「脾惡濕」「脾爲涎」
「脾藏意」「脾主肉, 脾脈代」
－素問
宣明五氣篇第二十三－

「思則氣結」「思則心有所存,
神有所歸, 正氣留而不行, 故氣結矣」
－素問 擧痛論篇第三十九－

「脾主身之肌肉」
－素問 痿論篇第四十四－

「脾氣通於口, 脾和則口能知五穀矣」
－靈樞 脈度第十七－

「脾重二斤三兩, 扁廣三寸, 長五寸, 有膏半斤, 主裏血, 溫五臟, 主藏意」
－難經 第四十二難－

01:

비(脾) - 허실(虛實) 일체의 장부

『음양론』에 따르면 본래 음과 양에 주종(主從)이나 우열(優劣)의 구별은 없다. 그러나 한의학에 있어서는 **『음주양종(陰主陽從)』**이라는 말이 존재한다. 음식물(음)이 있어야 에너지(양)가 만들어지듯이 생명활동 중에서는 〈음〉을 주체로 〈양〉이 만들어지기 때문이다. 이 음주양종은 장부의 관계에도 해당되며, **『표리관계』에 있는 장(음)과 부(양)에서는 장이 주체가 된다.** 이미 말한 폐와 대장의 관계에서 말하면, 주체는 폐(음)이며, 대장(양)은 폐의 기능을 전신으로 가게 하는 역할을 한다. 그렇기 때문에 〈수양명대장경〉은 호흡이나 맥박 등, 폐 기능의 치료 경혈이 될 수도 있는 것이다.

이 관계는 당연히 〈위(胃)〉와 〈비(脾)〉에게도 해당된다. 앞 chapter에서 한의학에 있어서 위의 중요성을 설파했지만, 위(양)의 중요성은 그 이면에 있는 비(음)의 중요성의 표시이며, 위에서 얻은 수곡의 정미를 실제로 기(氣)나 혈(血)로 변화시키는 것은 비의 **『운화(運化)』** 작용이다. 특히 비와 위의 결합은 다른 표리관계보다 밀접하여 거의 음양일체의 장부인 **〈비위〉**로 이야기되는 경우가 많다.

비위는 운화를 주로 하는데, 음식으로부터 〈기〉, 〈혈〉, 〈진액〉을 만들어내고, 혈류를 통솔해 전신에 운반한다. 이 기능이 후천적인 성장과 발육을 뒷받침하는 밑천이 되기 때문에, 비위는 일체로 **『기혈생화의 근원』**이며 **『후천의 근본』**이라고도 불리는 것이다.

그렇다면 한의학의 〈비〉란 과연 「비장」을 말하는 것일까?

현대의학에서 본 비장은 인체에서 가장 큰 림프기관이다. 면역에 관여하고 소모된 적혈구나 파손된 혈소판을 제거하는 처리기관이자 동시에 혈구를 저장해 출혈이나 산소 결핍 등의 위험에 대비하는 자가 수혈 기관이기도 하다. 그리고 길이 약 12cm, 폭 약 7cm 크기의 장기인데, 생명 유지에 필수불가결한 장기는 아니다. 한의학이 말하는 『후천의 근본』이라고는 할 수 없다.

≪비위≫의 생리

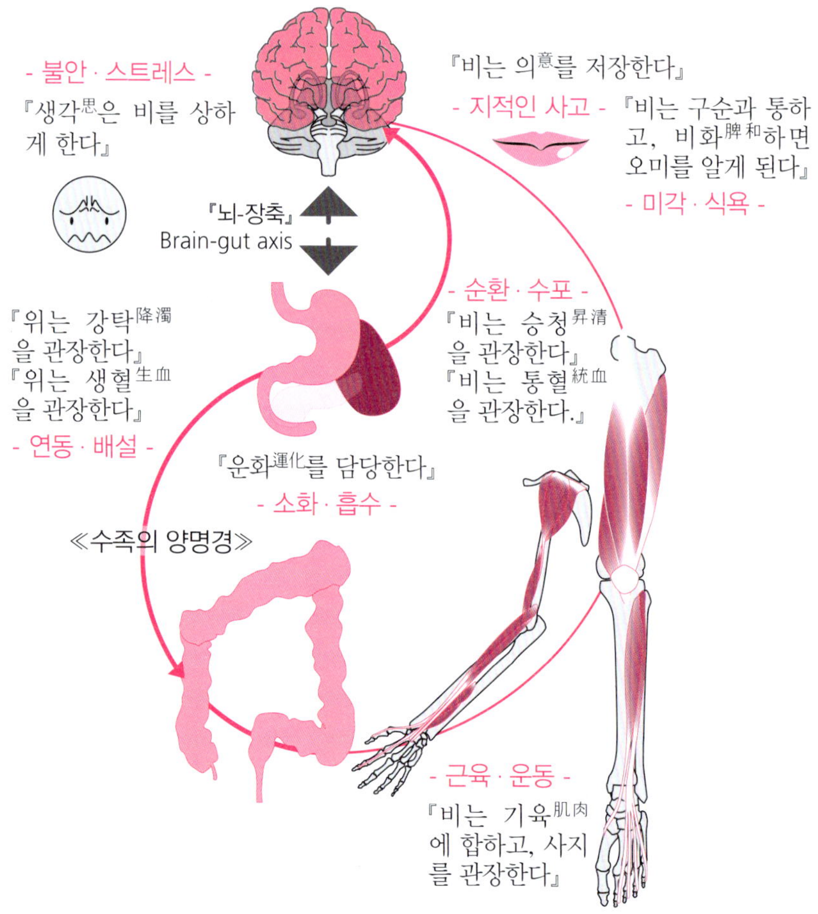

여기서 다시 한 번 고전을 풀어보자. 『황제내경』을 이은 중국의 의학 고전 『황제81난경(81개의 어려운 질문에 응답함으로서 이 이름이 붙여졌다)』, 제42난에는 장부의 크기를 실측한 기술이 있다. 그 중에서 비는 「폭 3촌(약 7cm), 길이 5촌(약 12cm)」으로 현대의 해부와 거의 일치한다. 즉, 〈비〉가 **장기로는** 비상을 가리키는 것이 틀림없다. 흥미로운 것은 이후의 대목이다. 고전은 한 발 더 나아가 이렇게 계속된다. 「**산고(散膏, 흩어진 기름조직)가 반근이다**」라고. 이 〈산고〉야말로 소화와 혈당조절의 중요한 장기, 「**췌장**」이 아닌가 한다.

당, 지방, 단백질... 등 주요 영양소 소화에 필수적인 췌장액을 분비하는 소화기관이자 혈당조절을 하는 인슐린과 글루카곤을 혈중으로 방출하는 내분비기관인 췌장은 '비'의 작용과 매우 가깝다. 아무래도 한의학의 〈비〉란 **장기로는 비장을 가리키고 기능으로는 췌장을 가리키는 것 같다.**

이 복부 중앙에 있는 장기는 고대의 의사들도 인식했을 것이다. 그러나 맥관의 연결이나 그 크기, 색채 등에서, 이 조직은 비에 부속하는 고(기름)로 간주된 것 같다. 부속된 것 속에 본질이 있고, 실질적으로 보이는 것에 허가 있다. 음양허실일체로서 인체에 필수불가결한 장, 〈비〉를 비위로 부르는 것처럼 **〈췌비(膵脾)〉**라고 불러야 할지도 모른다.

한의학적 ≪비≫

무게 2근 3냥, 너비 3촌,
길이 5촌, 산고散膏 반근, 리혈裹血을
주관, 오장을 온溫하게하고 의意를 저장함

…**難經第四十二難**

- 운화運化
  (음식물에서 기 · 혈 · 진액을 생성한다)
- 승청昇清
  (기 · 혈 · 진액을 전신에 뿌린다)
- 통혈統血
  (혈의 운행을 통제한다)

비장(Spleen)

- 최대 림프기관(면역)
- 혈구의 품질관리
  (태아기는 조혈기관,
  불량한 혈구의 처리)
- 자가수혈기관
  (리스크에 대비하여
  혈구를 저장)

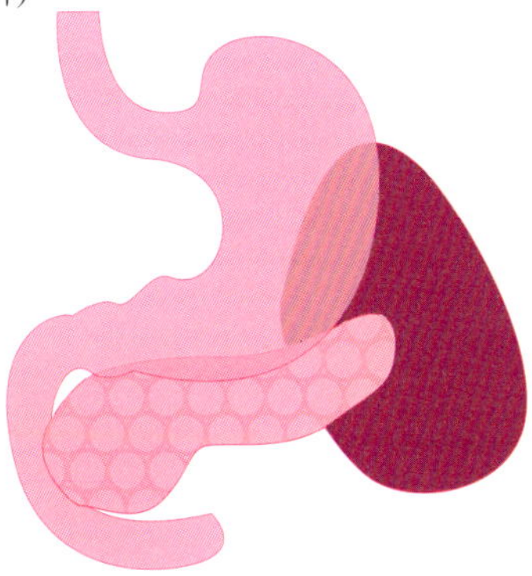

췌장(Pancreas)

- 십이지장으로 이어지는 소화선
  (트립신 · 키모트립신 : 단백질 분해)
  (리파아제 : 지방 분해)
  (아밀라아제 : 당질 분해)
- 혈당조절을 위한 내분비선
  (인슐린 : 혈당치를 낮춘다)
  (글루카곤 : 혈당치를 올린다)
  (소마토스타틴 : 인슐린 · 글루카곤의 분비억제)

02: 족태음비경(足太陰脾經, Spleen meridian)

하지의 흐름

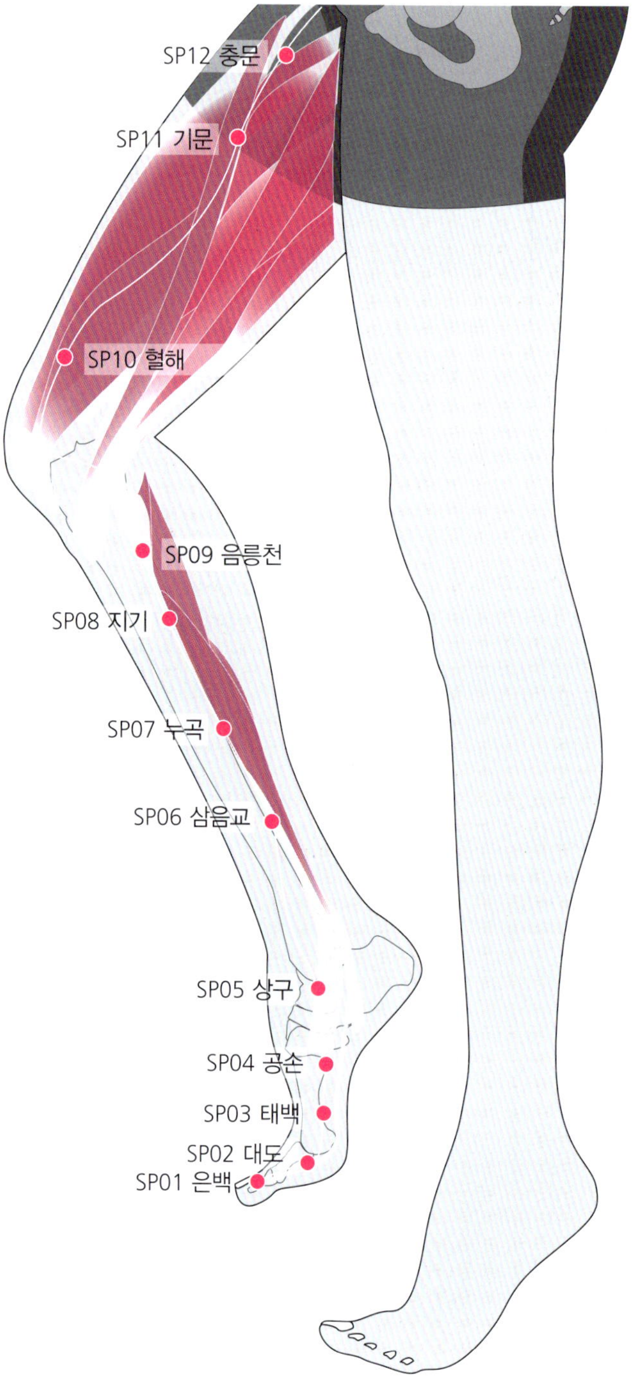

靈樞 經脈第十

「脾足太陰之脈, 起于大指之端, 循指內側白肉際, 過核骨後, 上內踝前廉, 上踹內, 循脛骨後, 交出厥陰之前, 上膝股內前廉, 入腹, 屬脾, 絡胃」

–의역–

「족양명위경의 지맥이 엄지발가락 끝으로 향하면서 〈족태음비경〉이 시작된다. 엄지발가락 안쪽의 적백육제를 따라 나아가 내과 전방에서 경골 내측연을 따라 무릎에 이르고, 안쪽 대퇴부 앞쪽을 올라 서혜부에서 체내로 들어간다」

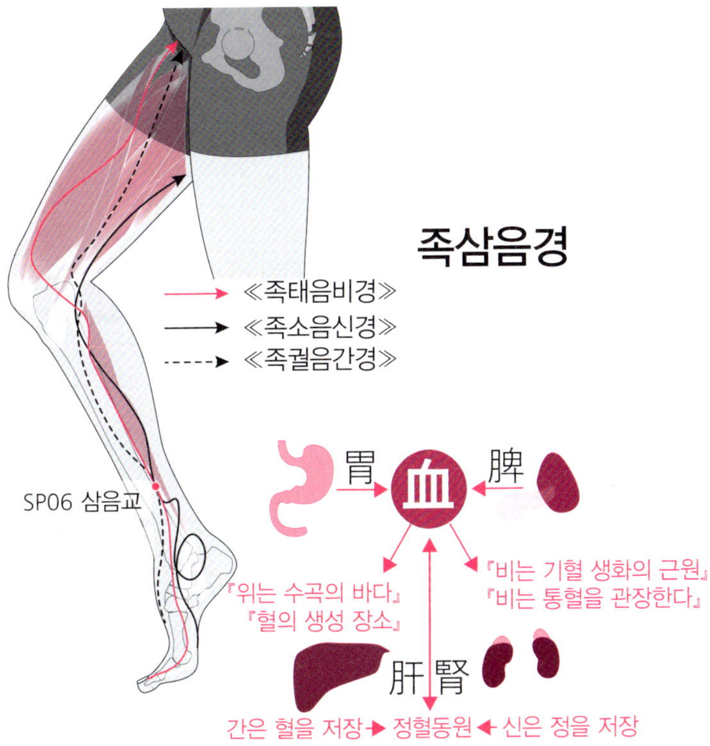

한의학에서 하지의 안쪽은 특별한 장소다. 여기에는 〈족태음비경〉, 〈족소음신경〉, 〈족궐음간경〉이라는 3개의 경맥이 얽히듯이 흐르고 있는데, 이들이 연결하는 3개의 장부는 모두 〈혈〉의 생성에 깊이 관여한다. **『기혈생화의 근원』**인 〈비〉, **『혈을 저장하는』** 〈간〉, 그리고 혈의 기본인 **『선천지정(先天之精)』**을 간직하는 〈신〉. 세 장부가 협조해야 비로소 혈은 안정된 양을 유지할 수 있기 때문에 족삼음경이 집합하는 다리(특히 하퇴)는 **〈혈허(피의 부족으로 인한 증상)〉**치료의 가장 중요한 영역이다. **『혈로써 근본을 삼는다』**고 여겨지는 여성에게는 더욱 중요한 장소로 여겨져 왔다.

피가 부족하면 2차 성징 지연이나 생리불순, 불임, 유산, 모유가 나오지 않는 증상, 빠른 노화, 피부 건조 등의 증상이 생긴다. 이런 증상들을 방지하고 오래도록 젊어지기 위해서는 이 부위의 케어를 일상적으로 하는 것이 좋다. 잠들기 전 림프마사지 방법으로 아래에서 위로 혈액을 밀어 올리듯 풀어주는 습관을 들이면 안티에이징에 반드시 도움이 될 것이다.

대표적 경혈

▶ SP04 〈공손(公孫)〉

취혈 발 안쪽, 제1중족골 바닥의 전하방, 적백육제

주치

- 모지 통증, 편평족, 내반족, 무지외반증, 발바닥의 통증 등의 발 구조 문제
- 발 시림, 부종, 하지정맥류 등의 혈류부전
- 체증, 흉부의 메스꺼움, 구역감, 변비, 진흙 같은 대변 등의 위장 증상
- 불임 치료나 생리불순 등의 부인과질환에도 사용

해설 〈공손〉은 『**비경의 락혈**』이다. 락혈은 표리를 잇는 바이패스이므로 이 경혈도 (비와 표리관계에 있는) 위의 증상 치료에 이용되는 경우가 많다. 또한, 공손은 2차 성징이나 생리, 임신이나 수유에 관련된 기경팔맥인 『**충맥(衝脈)의 종혈(宗穴)**』로도 불리며 부인과질환에도 많이 사용된다. 이 근거는 한의학적으로는 혈해(血海)인 충맥과 기혈생화의 근원인 비위의 연결 때문이지만 현대의 학적으로 보면 「**복재신경**(saphenous nerve)」을 통한 자궁이나 복부내장의 긴장완화의 결과가 아닐까 생각된다.

특히 본 경혈은 복재신경과 천비골신경의 분포영역의 경계에 있기 때문에 보다 넓은 레벨의 분절에 자극을 보낼 수 있을 것 같다.

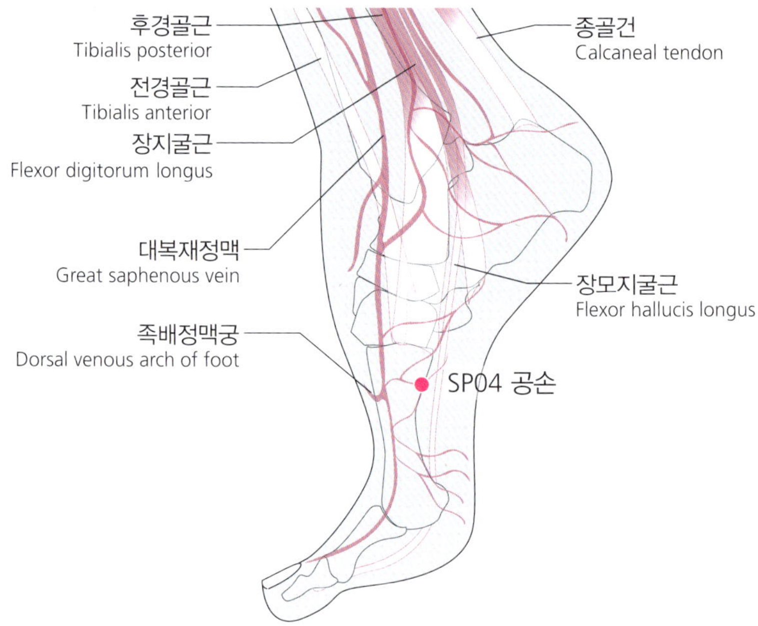

≪기경팔맥奇經八脈 : 충맥(복부)腹部≫

『충맥은 십이경맥의 바다. 또한, 혈해라고 한다.』
『충맥은 오장육부의 바다이다.』
『충맥에 병이 들면 역기逆氣, 리급裏急하게 된다
(기의 흐름이 흐트러지고, 내장이 당기게 된다).』
『여자가 이칠(14세)이 되면 천계(초경)天癸가 이르게 되고, 임맥이 통하며 충맥이 왕성해진다. 칠칠(49세)이 되면 임맥이 허하고 충맥이 쇠하여 아이를 낳을 수 없게 된다.』

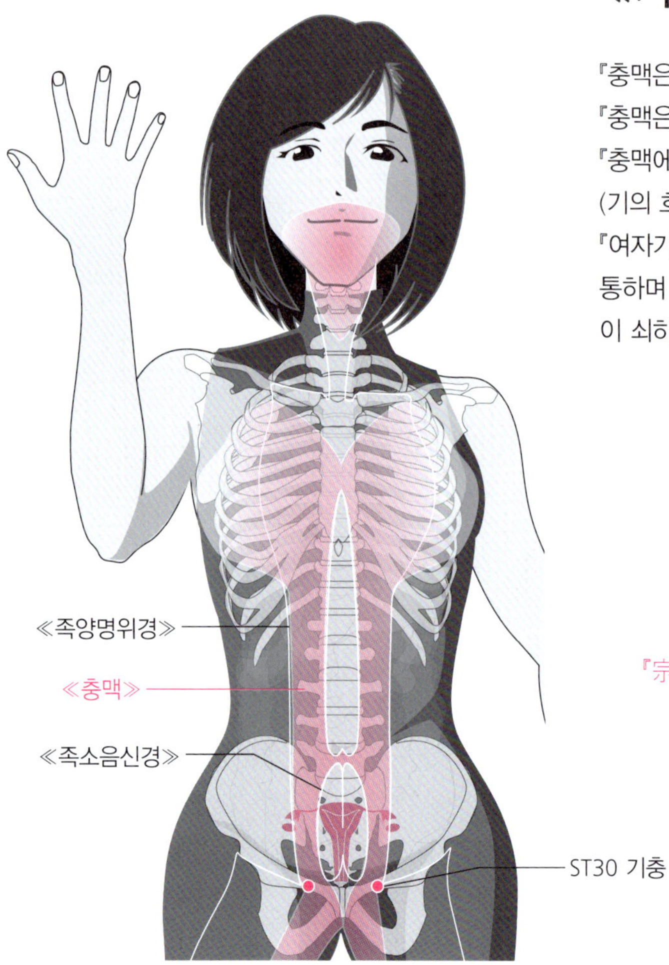

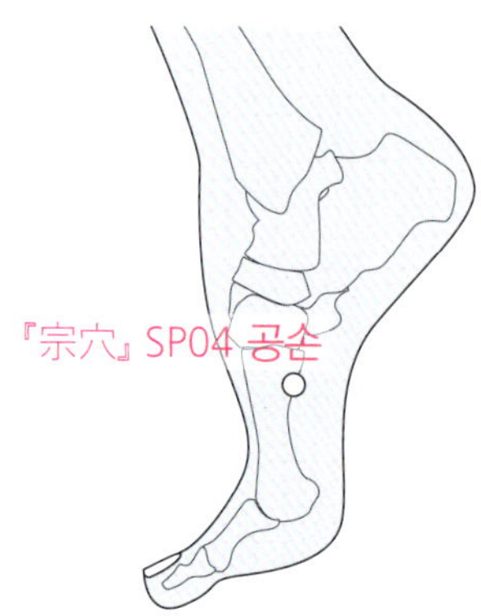

지금까지 소개해 온 LU07 〈열결(列缺)〉, ST40 〈풍륭(豊隆)이 그랬던 것처럼, 『락혈』이란 그 부위에 한정하지 않고, 신경적인 연결을 고려해야 하는 요혈이다.

한편 「부위」로서 이 경혈을 생각하면, 본 경혈은 발바닥 아치의 가장 높은 위치에 있으며, 이 아치를 위에서 잡아당기는 「**전경골근**」과 「**후경골근**」의 정지부에 가깝다. 족궁(발 아치)의 구조가 무너지면 접지 충격을 직접 골격에 전달하기 때문에, 단지 발바닥의 문제뿐 아니라 그 위의 구조 모두(특히 골반의 밸런스)를 왜곡시켜 버린다. 골반 뒤틀림은 당연히 내장대사에도 영향을 줄 것이다. 자궁이나 소화기를 올바른 위치에 유지시키는 의미에서도 이 경혈은 유효하지 않을까.

공손 · 삼음교 가설

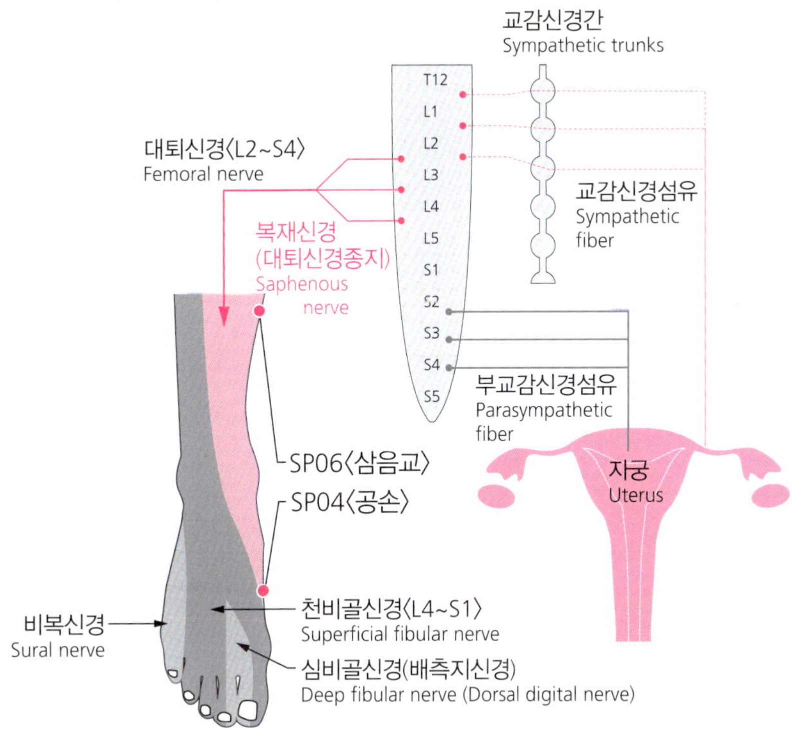

발 아치의 지지구조

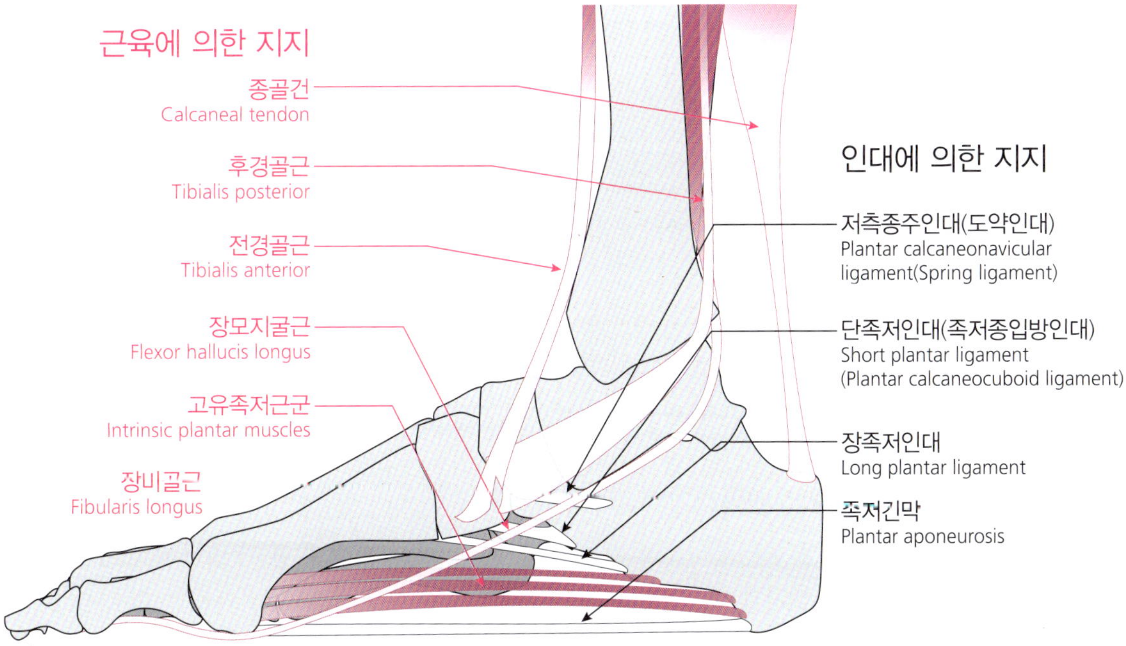

접근방법 신경학적 접근을 생각한다면 침뿐만 아니라 뜸도 효과적이다. 불임치료나 생리불순 등 일상적인 관리가 필요한 환자에게는 포인트를 잡아주고 시판하는 뜸으로 매일 맥관을 따뜻하게 하는 것도 중요한 양생이 된다. 발 아치 구조에 대한 접근으로 생각한다면 필자는 본 경혈에서 발바닥(족저) 중앙을 향해, 고유족저근군을 목표로 자침하는 경우가 많다.

▶ SP06 〈삼음교(三陰交)〉

취혈 하퇴 안쪽, 경골 내측연, 족내과첨의 상방 3촌. 손가락을 뻗어 가지런히 하고, 둘째 손가락에서 새끼손가락까지의 근위지절관절의 폭을 3촌으로 한다(약 9cm).

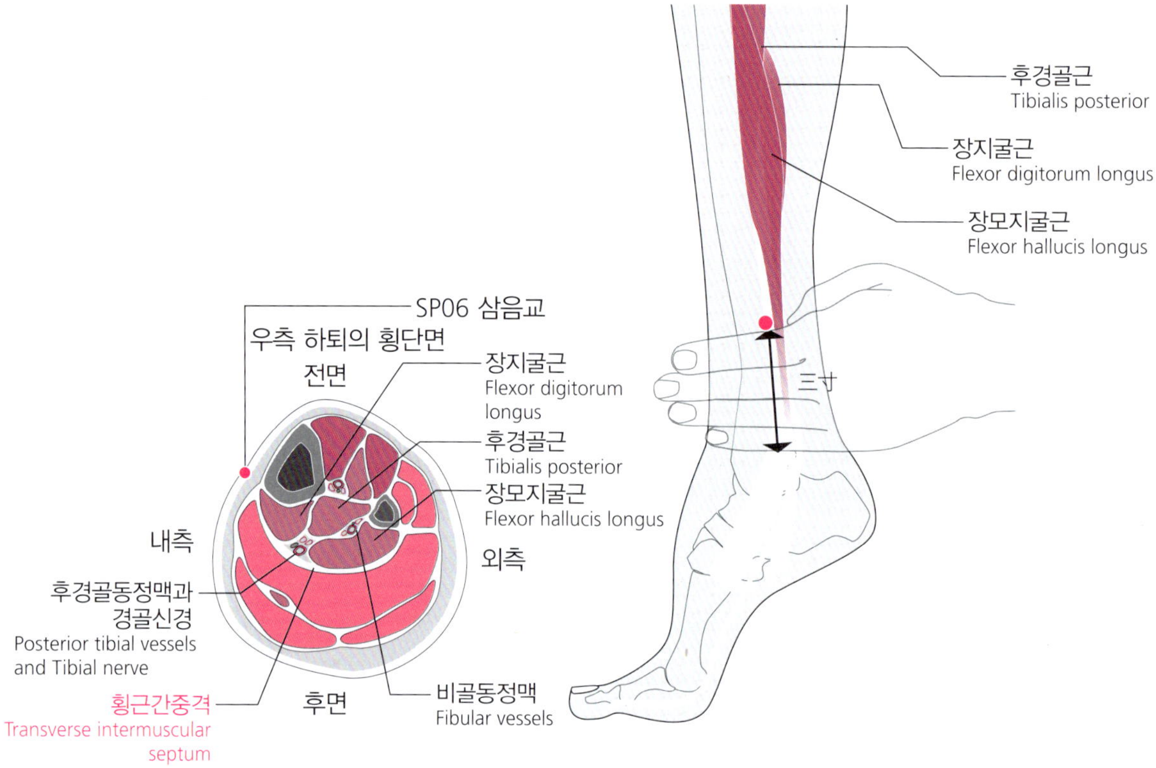

주치

- 하퇴 통증, 뻣뻣함, 쥐남, 경골과로성골막염(Shin sprints), 내측경골피로증후군(Medial tibial stress syndrome, MTSS) 등
- 발 시림, 부종, 하지정맥류 등의 혈류부전
- 역아 교정, 순산을 위한 양생, 생리통 등 부인과 전반에 사용

해설 〈삼음교〉의 이름은 이 경혈에서 〈족태음비경〉, 〈족소음신경〉, 〈족궐음간경〉의 3개의 음경이 교차하는 곳이라는 의미에서 붙여졌다. 경맥의 흐름에 있어서는 매우 중요한 포인트라고 생각하는데, 이상하게도 이 경혈은 경혈학적으로는 요혈로 되어 있지는 않다. 그러나 인지도에서는 아마도 ST36 〈족삼리(足三里)〉, LI04 〈합곡(合谷)〉에 이어 세 번째로 유명한 혈자리일 것이다. 특히 여성지 등에서 혈자리 특집이 있다면 가장 먼저 손꼽힐 혈자리이다. 왜냐하면 이 경혈은 여성의 병 즉, **부인과질환의 만능 경혈**로 여겨지기 때문이다.

삼음교에서 교차되는 〈비〉, 〈간〉, 〈신〉은 모두 〈혈〉의 생성이나 대사에 중요한 장부이므로 「**혈도(血道)의 병**」, 즉 생리불순이나 부정출혈 및 난산의 치료혈로서 예로부터 많이 사용되었다. 그러나 생리를 정상적인 상태로 이끈다는 효능에서 발전해서일까, 유산을 유발할 수도 있어 고전에서는 「임산부의 금기혈」로 여겨지는 경우가 많다. 그러나 최근의 연구에서는 본 경혈에 대한 자극이 유해한 사례는 보이지 않으며, 역아 교정 등에서는 오히려 높은 효과를 거두는 것이 통계적으로 나타나고 있다. 필자도 역아 교정을 원해서 내원하신 분에게 이 경혈에 뜸을 들였더니, 바로 태아가 크게 움직인 경험은 여러 번 있다. 아마도 본 경혈에의 자극이, 어떤 루트(아마 앞의 SP04 〈공손(公孫)〉

과 같이, 복재신경을 통한 체성-자율신경 반사)로, 자궁의 이완을 유발하기 때문일 것이다. 절박유산치료에 있어서, 자궁의 수축의 억제가 중요하다는 것을 생각하면, 삼음교는 오히려 순산에도 좋은 경혈이라고 할 수 있겠다.

또한, 경근적으로 본다면 비경의 하퇴 라인은 하퇴의 후방 구획을 천층과 심층으로 구분하는 「**횡근간중격**」에 해당한다. 이 중격은 매우 강인한 막조직인데, 내압을 높임으로써 근수축의 힘을 정맥혈 동력으로 사용하는 **근정맥펌프**의 요체가 된다. 흔히들 종아리를 "제2의 심장" 등이라고 하는데, 본 경혈에의 침은 심부 근막의 긴장 조정(제2심장의 기능 조정)이라고 하는 의미가 있어서, 부종이나 하지의 냉증 등의 개선에도 적용할 수 있다.

어쩌면 3개의 경맥이 교차한는 이 경혈의 이름은 횡근간중격에 싸여 내과를 통과하는 세 가지 근육인 **후경골근, 장모지굴근, 장지굴근**을 나타내는 것인지도 모른다.

접근방법 침, 뜸, 안마, 지압 마사지, 어느 방법이든 좋은 효과가 있다. 이 경혈은 일명 「여삼리(女三里)」라고도 불리며, 여성에 대해서는 ST36 〈족삼리(足三里)〉 이상으로 효과가 높은 경혈이다. 별다른 증상이 없더라도 셀프케어 차원에서 이 경혈의 마사지나 뜸은 꼭 권하고 싶다.

▶ SP09 〈음릉천(陰陵泉)〉

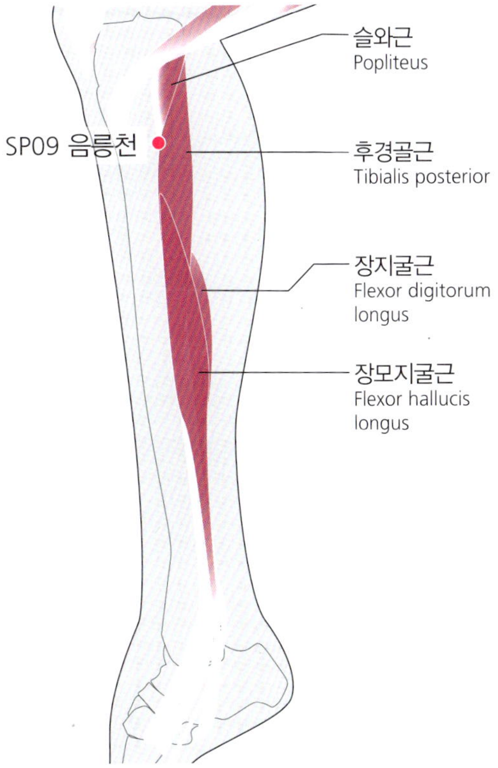

취혈 하퇴 내측, 경골 내측연에서 경골 내측과 하연으로 넘어가는 부위의 함요부

주치 『습증(濕證)』
- 무릎 통증, 퇴행성 무릎관절증, 무릎 굴신장애
- 발 시림, 부종, 하지정맥류, 야간 빈뇨, 두근거림, 혈압 이상 등의 순환장애
- 소화불량, 위경련, 속쓰림, 메스꺼움 등

해설 한의학에서 비는 『**운화를 주관한다**』. 운화는 「수분과 영양을 소화 흡수해 전신으로 수송하는 기능」으로 그 기능 저하는 영양 흡수 불량과 수분 순환부전을 일으킨다. 실제의 물이 그렇듯이 흐름이 정체된 체액은 아래쪽으로 가라앉아, 탁하고, 점성과 악취를 띠어, 〈담음(痰飮)〉이나 〈습(濕)〉이라고 하는 병리 물질로 바뀌어 간다고 한의학에서는 생각한다. 그래서 비는 『**생담의 근원(비의 기능이 떨어지면 수분의 막힘을 낳는다)**』이라고도 불리며 수분대사에 관해서는 특히 주의를 기울여야 할 장부로 여겨지고 있는 것이다.

이 〈음릉천〉은 『**비경의 합혈(合穴)**』이고, 합혈은 『**기가 거꾸로 오르고 설사하는 것(逆氣而泄)**』을 다스린다. 즉 위장의 막힘에 효과가 있는 요혈이다. 그 중에서도 본혈은 **비(생담의 근원)**의 합혈이고, 예로부터 『**습의 요혈**』로 알려져있다.

수분대사의 개선에서 비를 치료하는 것은 확실히 근본적인 치료법이긴 하다. 그러나 장부의 기능을 회복시킨다는 것은 하루 이틀 사이에 가능한 일이 아니다. 즉효성이 있는 방법은 역시 수분이 차는 하체를 운동하는 것이다. 음릉천은 해부학적으로도 다리 운동의 중심이 되는 무릎에 있으며, **근정맥펌프**인 하퇴 횡근간중격의 가장 높은 곳에 해당한다.

따라서 이 경혈에 대한 자극은 심부 근막의 긴장을 조정해, "제2의 심장"을 효과적으로 작용시키는 효과를 기대할 수 있다.

발 근육의 기능 향상에 따라 대사가 좋아지면 비장에 걸리는 부하도 줄어든다. 본 경혈에의 접근은 대증요법이기도 하지만, 근본 치료에의 발판도 되는 것이다.

접근방법 본 경혈에서 **슬와근**의 하연을 따라 자입하면 하퇴 횡근간중격의 윗부분을 스치듯이 자극할 수 있다. 심근막의 긴장을 조정하는 의미에서는 조금 강한 자극이 좋다.

≪진액≫의 대사

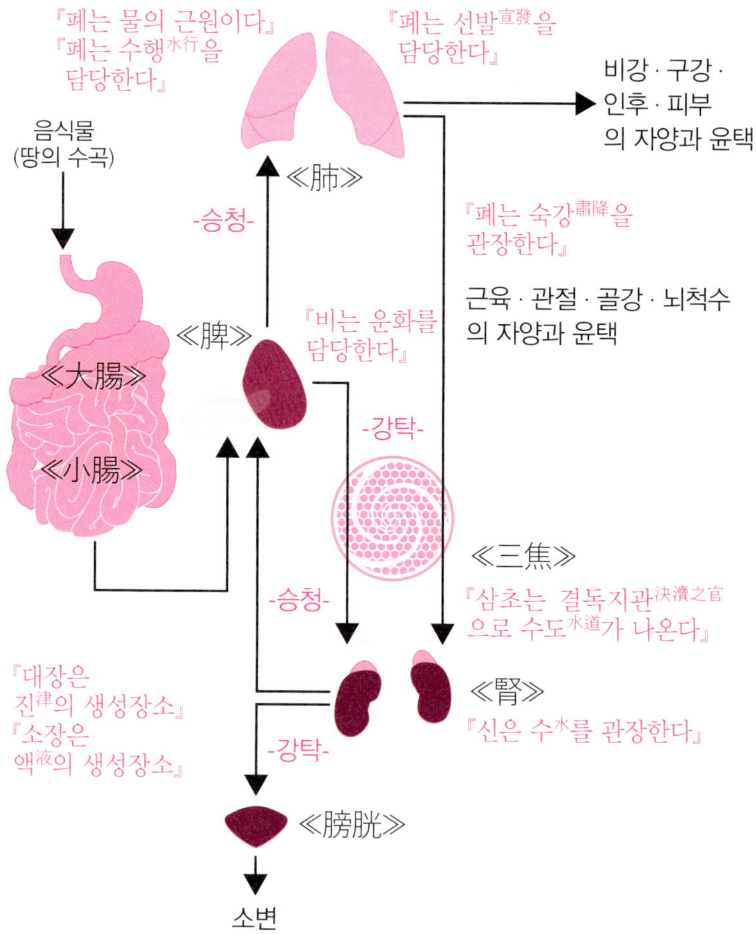

체내의 흐름

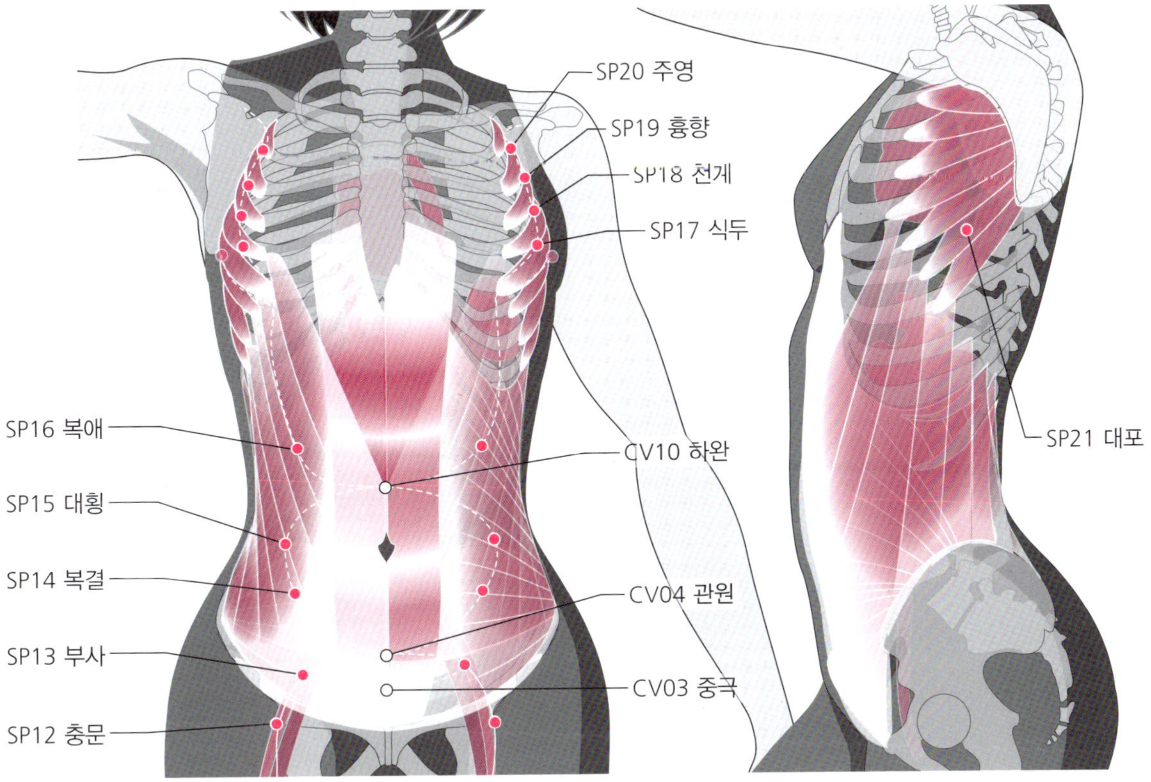

靈樞 經脈第十

「脾足太陰之脈~ 入腹, 屬脾, 絡胃, 上膈, 挾咽, 連舌本, 散舌下. 其支者, 復從胃, 別上膈, 注心中」

-의역-

「~서혜부로부터 체내에 들어가, 비에 속하고 위에 연락한다」

「횡격막을 오르고 인후를 끼고 설본에 연락하며 혀 밑으로 흩어진다(경동맥?)」

「지맥은 위에서 갈라져 횡격막을 타고 올라가 심중에 흘러 들어가고(문맥하대정맥?) 〈수소음심경〉으로 이어진다」

「비지대락(脾之大絡)은 이름을 SP21 〈대포(大包)〉라고 하며, 겨드랑이 아래로 나와 흉협에 넓게 분포한다」

〈족태음비경〉은 하지를 올라가 SP12 〈충문(衝門)〉에서 체내로 파고든다. 그 후 비경의 체간부에는 SP13 〈부사(府舍)〉부터 SP21 〈대포(大包)〉까지 9개의 경혈이 정해져 있지만, 고전에서는 이 복부 체표의 흐름에 관해서는 언급이 없다. 『영추』의 기술은 오로지 체내에 들어간 후의 흐름만 기록되어 있다(혹은 이러한 경혈이 체내에 있을지도 모른다). 교과서에서는 앞쪽 정중선의 외방 4촌~6촌(약 12~18cm)을 올라가는 그림이 많은데, 정중선(임맥)에도 비경과 어울리는 경혈이 몇 개 있다. 그 때문에, 그것들도 포함하면 일러스트에 나타낸 것 같은 "배꼽을 감싸는" 흐름이 보인다. 비경이 불임을 필두로 한 부인과질환에 많이 이용되는 것을 감안하면 이 경로는 임신 시 커지는 배를 지탱하는 것 같기도 하다. 그런 의미에서는 『혈을 생성하는 곳』인 위경과 더불어 비경은 **「여성의 경맥」**이라고 해도 좋을 것이다.

그런데 고전에 의하면 비경은 서혜부에서 장골의 동정맥을 따라 상행하고, 문맥의 흐름도 합쳐지면서 다음의 〈심장〉으로 맥을 이어간다는 식으로 기록되어 있다. 「인후를 끼고 혀로 통한다」는 것은 총경동정맥을 말하는 것일까?

어쨌든 경맥은 근간을 주행하는 흐름에서 혈맥을 따라 주행하는 흐름으로 옮겨갔다. 다음 〈수소음심경〉부터는 혈관의 주행이 경맥의 지표가 된다.

03:

족태음경근(足太陰經筋)

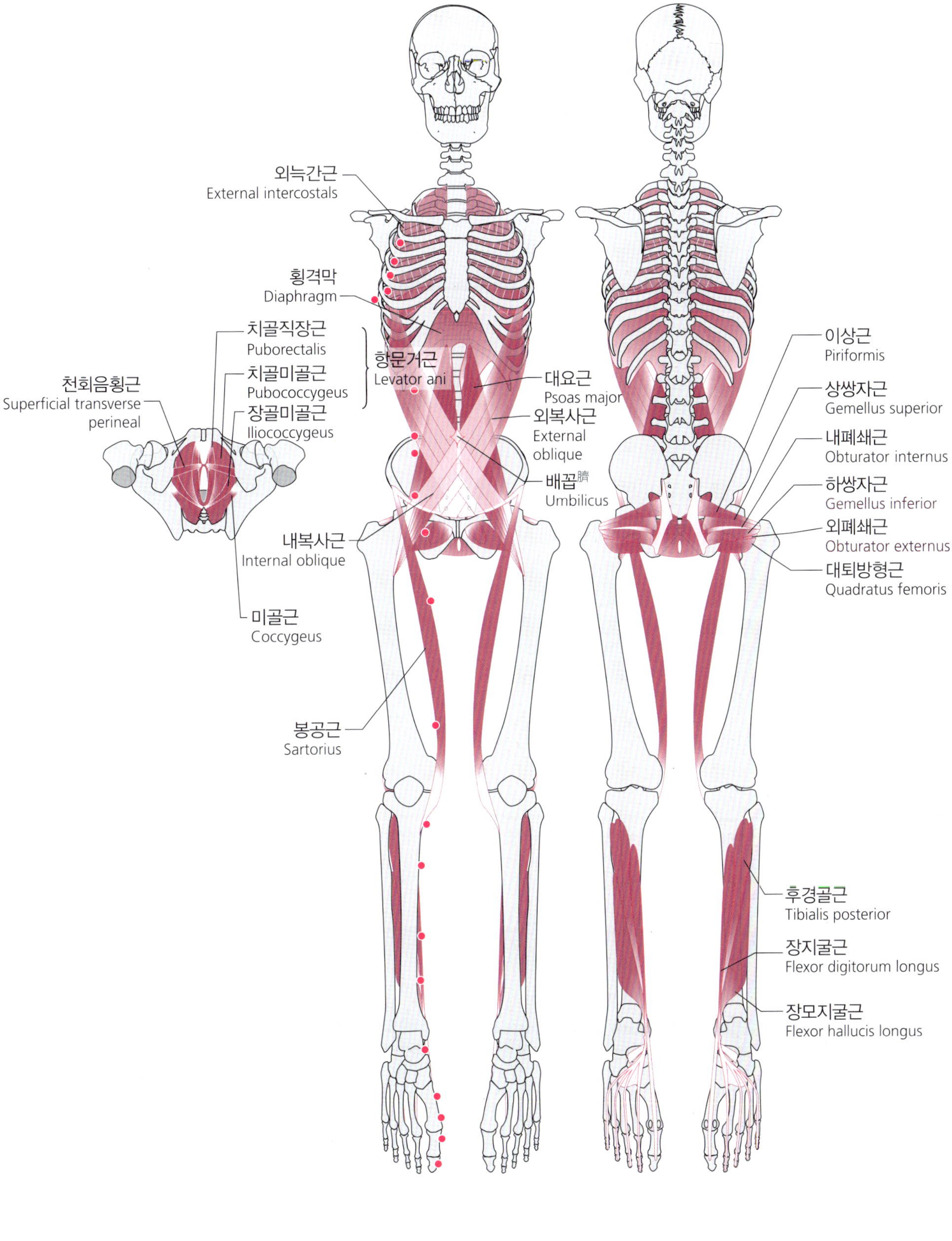

靈樞 經筋第十三

「足太陰之筋, 起于大指之端內側, 上結于內踝. 其直者, 絡于膝內輔骨, 上循陰股, 結于髀, 聚于陰器, 上腹, 結于齊, 循腹裏, 結于肋, 散于胸中. 其內者, 著于脊」

-의역-

「〈족태음경근〉은 모지 안쪽에서 기시하여 내과로 연결된다(후경골근, 장지굴근, 장모지굴근)」

「무릎 대퇴골 내측상과에서 안쪽 대퇴부로 상행, 고관절을 묶고(아족, 봉공근)(이상근, 상쌍자근, 내폐쇄근, 하쌍자근, 외폐쇄근, 대퇴방형근. 이른바 외회전 6근), 음기에 모이며(생식기, 골반저근군), 복부로 올라가 배꼽을 묶고(내복사근), 복부 안쪽면을 둘러싸고 갈비뼈를 묶고(외복사근, 외늑간근), 흉중에 흩어진다(횡격막)」

「고관절로부터 체내로 향하는 근육은 척추에 드러난다(대요근)」

필자의 경우 비경은 경맥보다 경근적인 사고방식으로 사용하는 경우가 많다. 비경이 자양하는 〈족태음경근〉, 다시 그 루트를 구성하는 근군을 살펴보면, 이 경근은 전체적으로 『**발 하나로 균형을 유지**』하는 기능을 하는 것 같다. 한쪽 발로 섰을 때 이 경근은 새끼발가락 쪽을 지면에 밀어 땅을 밟지 않도록 (**내측종족궁**)을 지지하여, 발관절과 무릎, 고관절의 위치를 조정하고, 중심축을 지지하는 다리 쪽으로 잘 올리도록 한다.

흔히 이족보행이 인간의 특징이라고 하지만 두 발로 서서 이동하는 것이라면, 고릴라나 침팬지 같은 유인원은 물론 일반 원숭이나 곰도 할 수 있다. 개도 꽤 잘하는 경우도 있다. 그러나 외다리로 일정시간 계속 서 있는 것은 이야기가 다르다. 조류를 제외하고 한 발로 계속 균형을 잡을 수 있는 동물을 필자는 사람 밖에 모른다. 이것이 인간이 이족보행을 하게하는 필수적 재능이라면, 〈족태음경근〉은 진화의 산물이라는 의미에서도 『**후천(인간이 획득한 특성)의 근본**』이라고 할 수 있을지도 모른다.

한의학에서 비(脾)는 〈**의(意, 사회적 합리성에 근거한 이지적인 사고)**〉를 간직한 장(臟)이기도 하다. 그러므로 과도한 불안이나 스트레스는 비를 상하게 하기 쉬우며, 고전에 의하면 비가 약해지면 「**손발에 힘이 들어가지 않아 움직이기가 힘들어진다**」고도 한다. 흥미롭게도 최신 지견에서도 불안은(체력이나 연령에 관계없이) 중심의 동요에 영향을 준다고 한다. 아무래도 보행, 자세, 사고, 위장… 이것들은 모두 연결되어 있는 것 같다.

밸런스의 경근

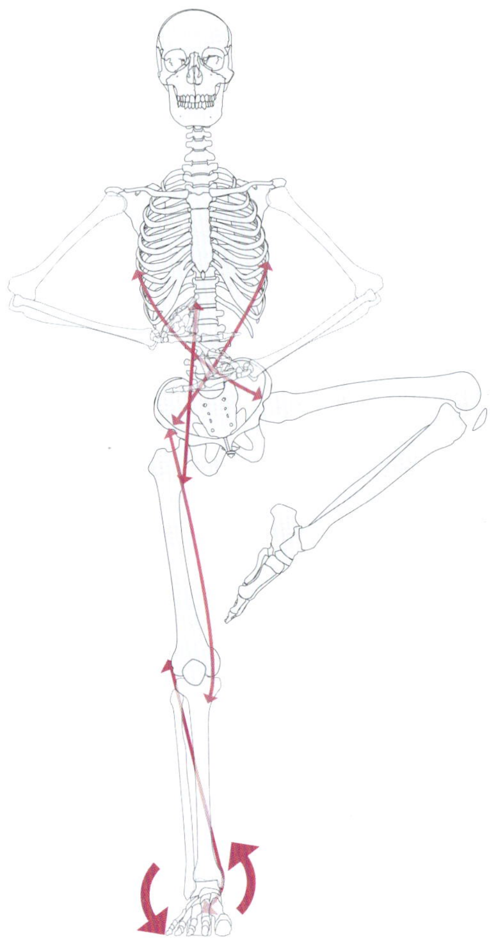

대표적 경혈

▶ SP21 〈대포(大包)〉

취혈 측흉부, 제6늑간, 중액와선(mid-axillary line) 상

주치 전신의 통증, 모든 관절의 구축. 굽은 등을 비롯한 사세가 나쁘기 때문에 생기는 여러 가지 문제

해설 경맥과 경맥을 잇는 바이패스를 락맥이라고 부르는 것은 지금까지 몇 번이나 설명을 해 왔다. 하지만 이 〈대포〉는 락맥 중에서도 특히 「**비지대락(脾之大絡)**」이라고 불리는 특수한 락맥으로 알려져 있다. 고전에 의하면 『**이 락맥이 막히면 전신이 모조리 아프고, 허하게 되면 관절이 늘어진다(굽히려해도 힘이 들어가지 않게 된다)**』라고 한다. 곧이곧대로 받아들이면, 섬유근통과 같은 전신 통증성 질환, 사지마비에 치료 효과를 기대할 수 있는데, 이 경혈을 어떻게 운용할지 생각하면 꽤 어렵다. 위치적으로도 침이나 뜸을 시술하기에는 모두 어려운데다, 해부학적으로 이 곳을 치료해서 효과적이라고 생각할 만한 구조나 기능이 보이지 않기 때문이다.

도무지 해석하기 곤란한 혈자리이긴 하지만, 하나의 가능성으로는 이 혈자리가 중액와선, 즉 옆에서 봤을 때 인간의 「**중심축**」 위에 있다는 점에 주목하고 싶다. 〈족태음경근〉은 복부에서 배꼽을 중심으로 좌우의 흐름이 교차하여 갈비뼈에 결착되고 흉중에 흩어진다. 이 갈비뼈로 이어지는 자리를 대포라고 가정한다면, 이 경혈은 **경근적인 성격이 강한 경혈**이라는 것이 된다. 또한, 뒤에 소개할 배면의 한축을 담당하는 〈족태양경근〉이라고 하는 경근에는 배부로부터 「액하(腋下)」에 들어가 쇄골로 이어지는 지맥이 있다. 이 액와를 지나는 라인도 그림으로 보면 대포를 지나는 것처럼 보인다.

태음경근이 만드는 배꼽에서의 좌우 축의 교차, 태음경근과 태양경근이 만드는 전후 축의

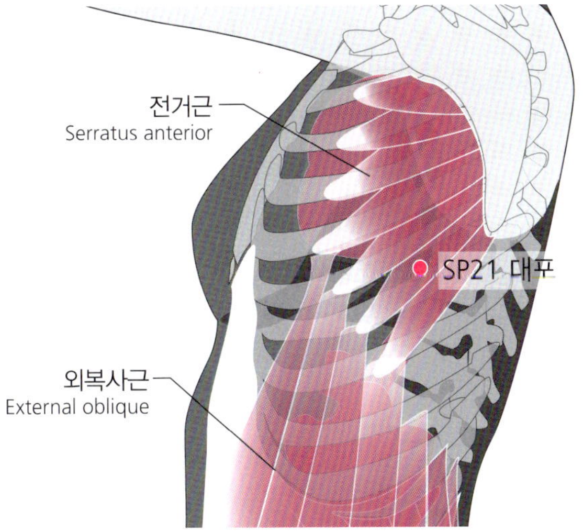

대포 가설

대포는 중액와선상에서 ≪족태음경근(복측의 좌우밸런스)≫과 ≪족태양경근(배측의 좌우밸런스)≫을 잇는 역할을 하고 있지 않을까?

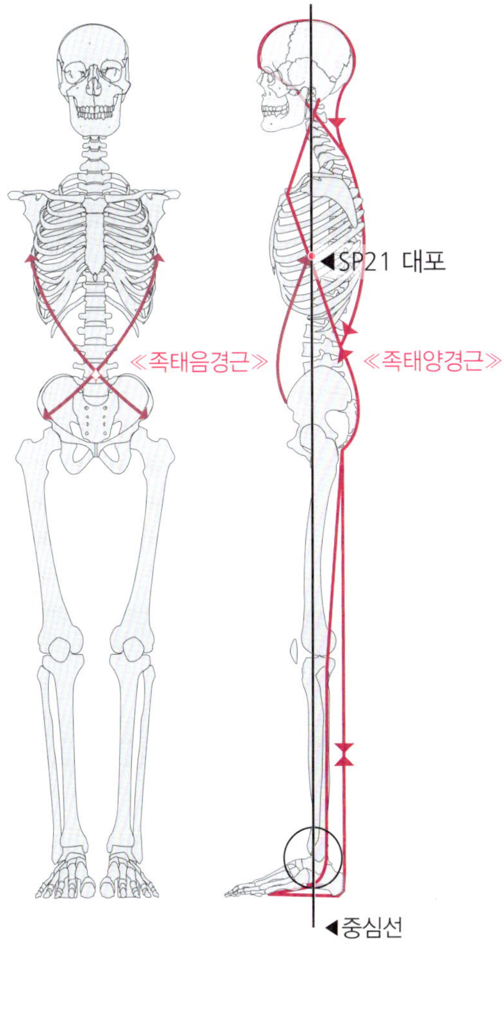

교차는 흉곽과 골반의 배치 조정을 하고 있는 것으로 생각된다. 그렇다면 대포는 인간의 신체를 전후좌우에서 올바른 위치로 유도하는 지표가 되는 경혈일지도 모른다.

접근방법 견갑골을 풀어주는 요령으로 **전거근**의 후면을 지압하는 방법을 생각할 수 있다. 견갑골의 가동 범위를 넓히는 것은 척추의 가동을 넓히는 것도 되므로, 견갑골 운동은 셀프케어로서도 적극적으로 권장해야 할 것이다.

Chapter 05

心

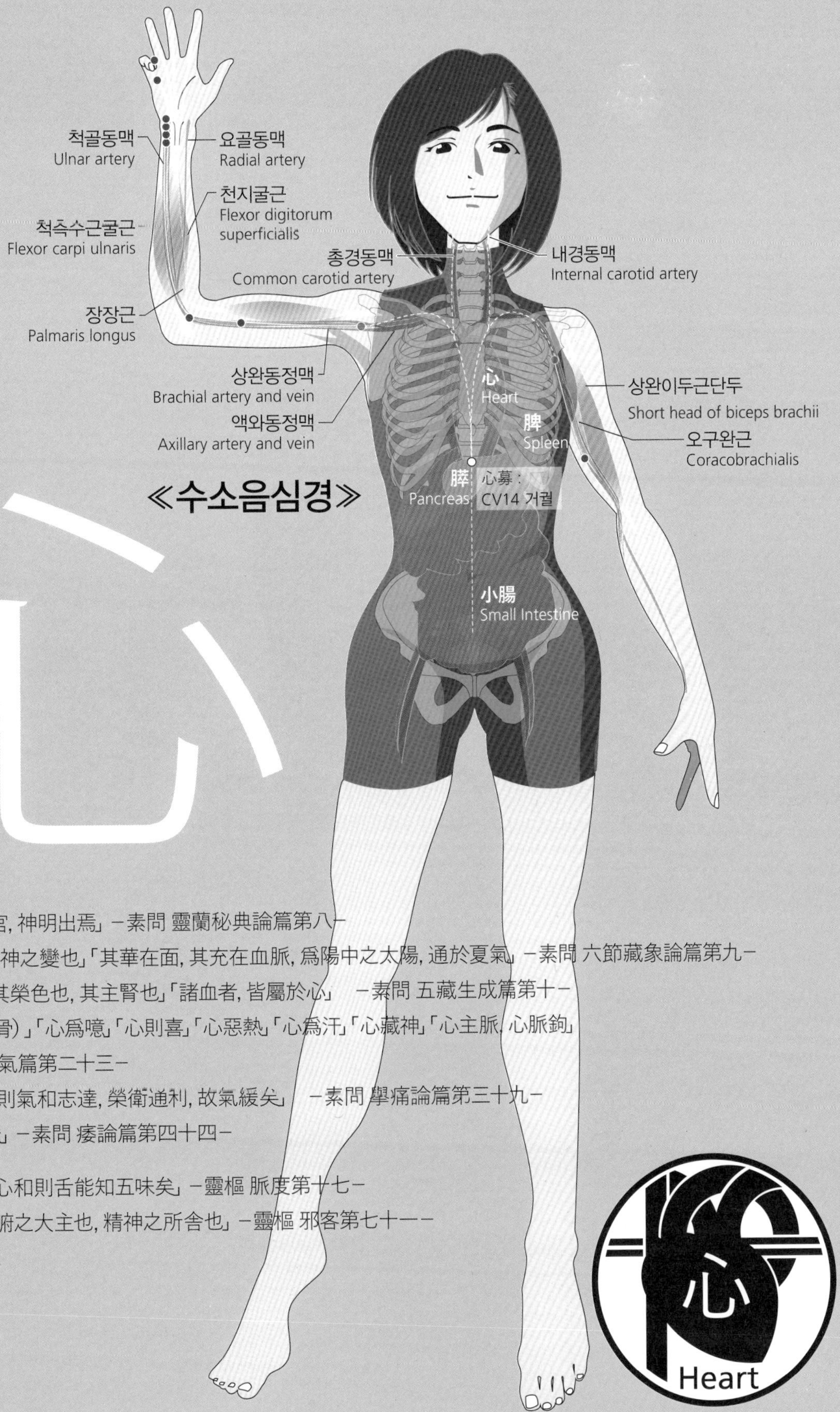

「心者, 君主之官, 神明出焉」 －素問 靈蘭秘典論篇第八－

「心者, 生之本, 神之變也」「其華在面, 其充在血脈, 爲陽中之太陽, 通於夏氣」 －素問 六節藏象論篇第九－

「心之合脈也, 其榮色也, 其主腎也」「諸血者, 皆屬於心」 －素問 五藏生成篇第十－

「苦入心 (苦走骨)」「心爲噫」「心則喜」「心惡熱」「心爲汗」「心藏神」「心主脈, 心脈鉤」
－素問 宣明五氣篇第二十三－

「喜則氣緩」「喜則氣和志達, 榮衛通利, 故氣緩矣」 －素問 擧痛論篇第三十九－

「心主身之血脈」 －素問 痿論篇第四十四－

「心氣通於舌, 心和則舌能知五味矣」 －靈樞 脈度第十七－

「心者, 五臟六腑之大主也, 精神之所舍也」 －靈樞 邪客第七十一－

01:

심(心) - 마음은 어디에 있는가

중국 최고의 의학서인 『황제내경소문』에서 인체를 '하나의 나라'로 보고 장부에 다양한 직책을 부여하는 부분이 있었던 것을 기억하는가? 폐를 "재상"에 비유한 그 장에서 〈심장〉은 이렇게 기록되어 있다. 『**군주의 직책, 신명이 나는 곳이다**』라고. 즉 심장은 인체라는 나라의 왕이며, 심장이 명군이면 나라는 번창하고, 관료는 물론 신민(세포) 한 사람 한 사람까지 발랄하고 밝은 나라가 된다. 반대로 암군(폭군)이 되면 장부는 제멋대로 폭주하고 세포들은 가난에 허덕이는 어두운 나라가 되어 버린다. 이것은 어디까지나 비유하는 이야기이지만, 심장에는 이와 같이 **전신의 생기를 좌우하는 힘**이 있다고 생각된다. 현대의학과 마찬가지로 한의학에 있어서의 〈심장〉도 혈액을 분출하여 몸의 구석구석까지 산소와 영양을 내보내는 「혈맥을 주관하는」 장기인 것은 틀림없다. 그러나 한의학에서는 심장의 가장 중요한 역할은 〈**신(神)**〉을 간직하는 것, 즉 「**정신, 의식, 사유 활동의 중추**」라는 데 있다.

한의학에서 오신五神의 구조

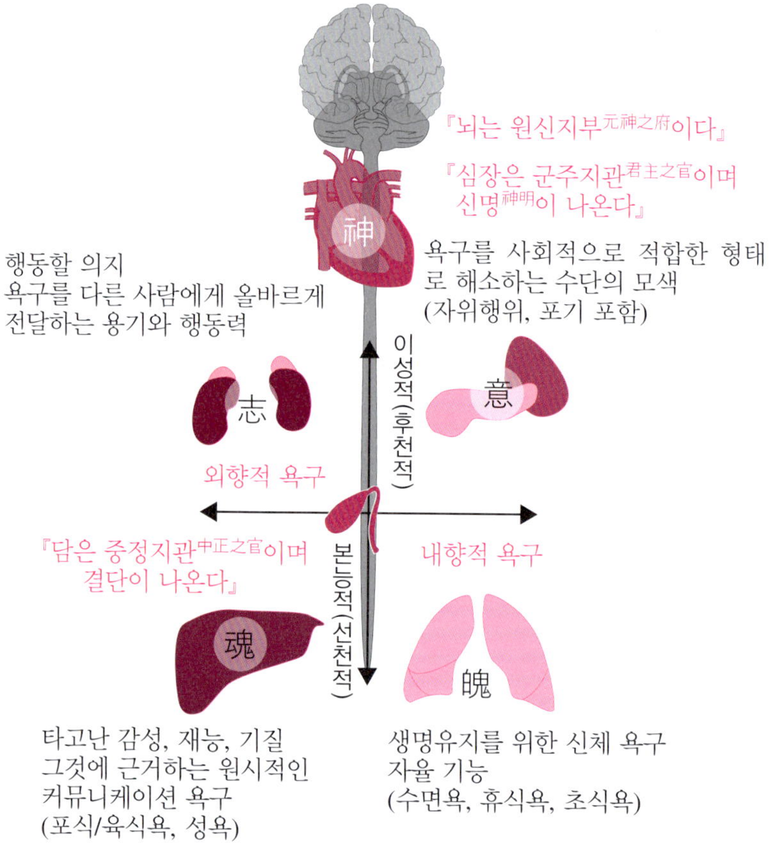

심장이 간직한 신(神)은 다른 장부에 깃든 4개의 "마음"을 통괄한다.

- 간에 깃든다고 여겨지는 '성욕이나 식욕 같은 본능적인 타인에 대한 욕구' –〈**혼(魂)**〉
- 폐에 깃든다고 하는 '에너지 손실을 삼가하고 싶은 본능'-〈**백(魄)**〉
- 비에 깃든다고 여겨지는 '경험으로부터 학습한 이지적인 사고'-〈**의(意)**〉
- 신에 깃든다고 여겨지는 '행동하는 의지'-〈**지(志)**〉

이 네 가지를 균형 있게 정리해, 상황에 따른 적절한 대응을 하게 하는 것이야말로 신(神, 마음)의 기능이다. 그러나 이들 4개의 "마음"은 항상 흔들리고, 때로는 대립해, 다양한 감정을 낳는다. **기쁨, 분노, 불안, 슬픔, 근심, 두려움, 놀람** 등 너무 큰 감정의 동요는 마음(神)을 피폐하게 하고 통제하는 힘을 약화시킨다. 그 결과 혈류는 흐트러지고 가슴 두근거림은 심해지고 호흡과 위장 활동은 요동치며 불면, 우울증, 양극성 장애, 공황장애 등 전신에 기능 부전을 일으킨다.

이를 한의학에서는 「**칠정(七情)**」이라 부르며 외계의 급격한 기후변화인 「육음(六淫)」과 함께 큰 병인의 하나로 삼고 있다.

그런데 여기까지 말한 「심장」의 기능은 현대의학에 비추면 확실히 「뇌」의 역할이다. 좋아하는 사람을 떠올리는 것만으로도 가슴이 두근거리듯 뇌의 활동(의식이나 감정)은 심장에 직접 반영된다. 동서고금 모든 문화에서 심장이 "마음"의 상징으로 여겨지는 것은, 이 뇌와 심장의 긴밀함 때문일 것이다.

하지만 과연 〈심장〉은 정말 「뇌」를 따르는 장기일까? 사람들이 직감으로 갖고 있는 심장과 "마음"의 연결고리는 단순한 미신일까? 거짓말인지 진짜인지 모르겠으나, 심장 이식 후 취미나 성격이 변화했다는 이야기도 자주 듣는다. 진위 여부를 떠나 한의학적으로 생각하면 그런 사례도 이상하지 않다. 한 걸음 더 SF적으로 이야기를 풀어보자. 만약 당신의 뇌를 다른 몸에 이식할 수 있게 되었다면, 당신의 마음은 그대로일까? 한의학적으로 정답은 「아니다」이다. 왜냐하면 당신의 "마음"은 〈심장〉을 비롯한 오장육부, 즉 전신에 깃든 "마음"의 집합체니까.

≪七情≫

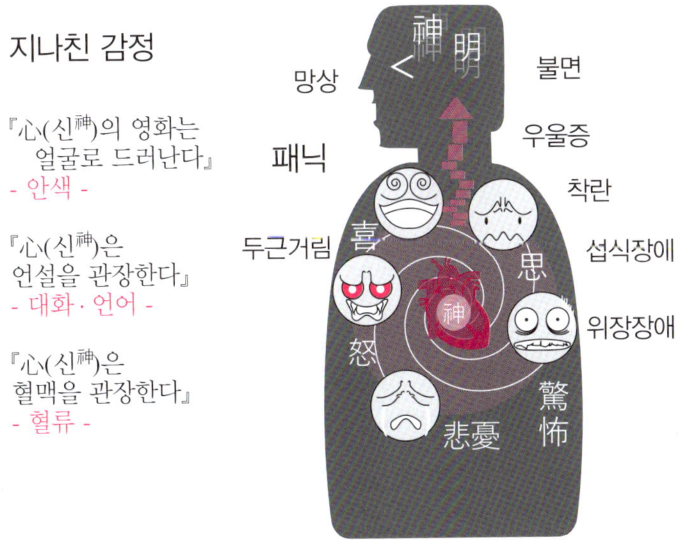

오신五神의 갈등이 지나치면 심장(신명)을 어지럽히고, 오신이 심장의 통솔을 떠나면 오장육부의 기능은 협조성을 잃어서, 전신적인 "공황상태"를 야기한다.

02:

수소음심경(手少陰心經, Heart meridian)

체내의 흐름

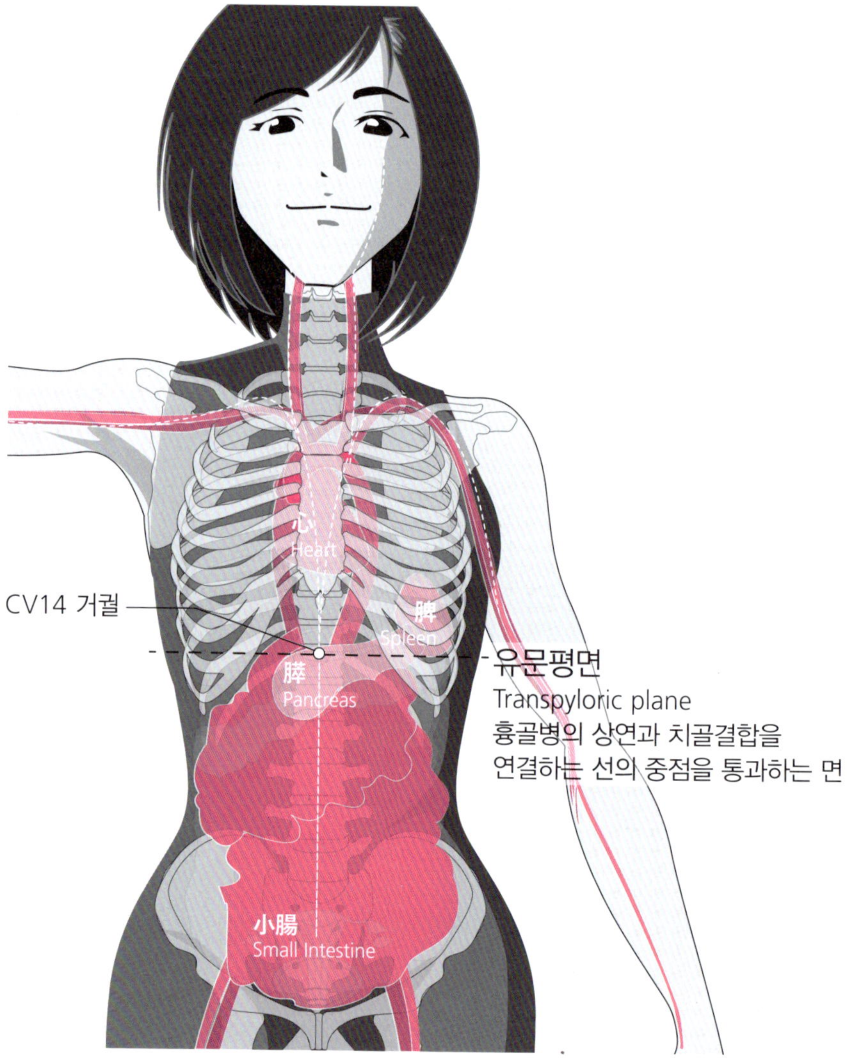

靈樞 經脈第十

「心手少陰之脈, 起于心中, 出屬心系, 下膈, 絡小腸. 其支者, 從心系, 上挾咽, 繫目系」

–의역–

「〈족태음비경〉에서 심중으로 이어져 〈수소음심경〉이 시작된다.『심계(대동맥궁)』로 흘러 횡격막을 내려가(하행대동맥) 소장에 연락한다(상장간막동맥)」

「또한, 심계에서 인후를 사이에 두고 올라가(총경동맥~내경동맥), 『목계(대뇌동맥륜)』로 이어진다」

『영추』에서 〈수소음심경〉의 묘사는 놀라울 정도로 실제 동맥의 주행과 일치한다. 여기 문장에는 「**계(系)**」라는 한 자가 종종 등장하는데 여기에는 「**많은 맥, 관, 계(신경)가 집중되는 곳**」이라는 뜻이 있다. 즉 「심계」란 많은 혈관이 분기하는 대동맥궁 부근을 말한다. 「목계(目系)」는 **대뇌동맥륜(Willis동맥륜), 시신경교차, 뇌하수체 누두(infundibulum), 해면정맥동 등이 집중되는** 「**접형골체**」를 말한다. 덧붙여서, 수태음폐경의 기술에도 나온 「폐계」란 기관지의 무수한 분지인 「세기관지」를 말하는 것이다.

『신명을 주관』하는 심장의 경맥은 뇌와의 연락을 빼놓고는 얘기할 수 없다. 그래서 고대의 의사들은 심장과 뇌를 연결하는 통로를 유심히 살피지 않았을까?

또한, 본경상에는 없으나 『**심의 모혈(募穴)**』인 **CV14 〈거궐(巨闕)〉**은 체간 정중의 중점(이 점을 가로지르는 면을 **유문평면**이라고 한다)에 있다. 해부학적으로 보면 이 위치에서는 하행대동맥에서 소장으로 이어지는 「**상장간막동맥**」이 늘어서 있다. 거궐혈은 심장의 모혈로서는 다소 낮은 위치에 있지만 소장과의 관계를 이어가기 위해서는 빼놓을 수 없는 포인트인 것이다.

대뇌(Willis)동맥륜
[Cerebral(Willis) artery circle]

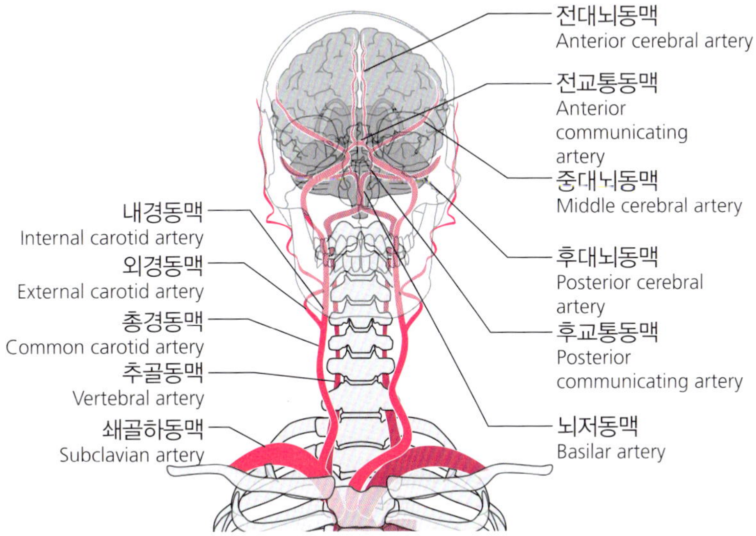

복대동맥의 가지

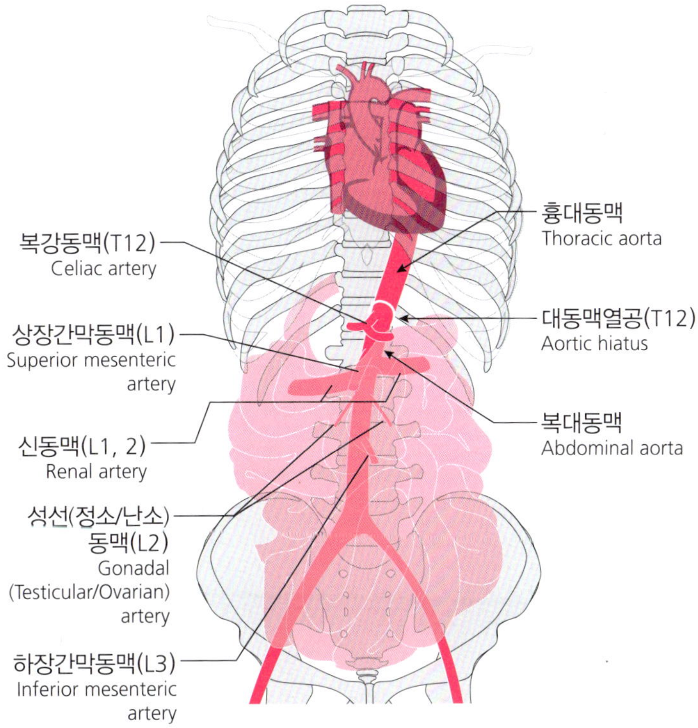

상지의 흐름

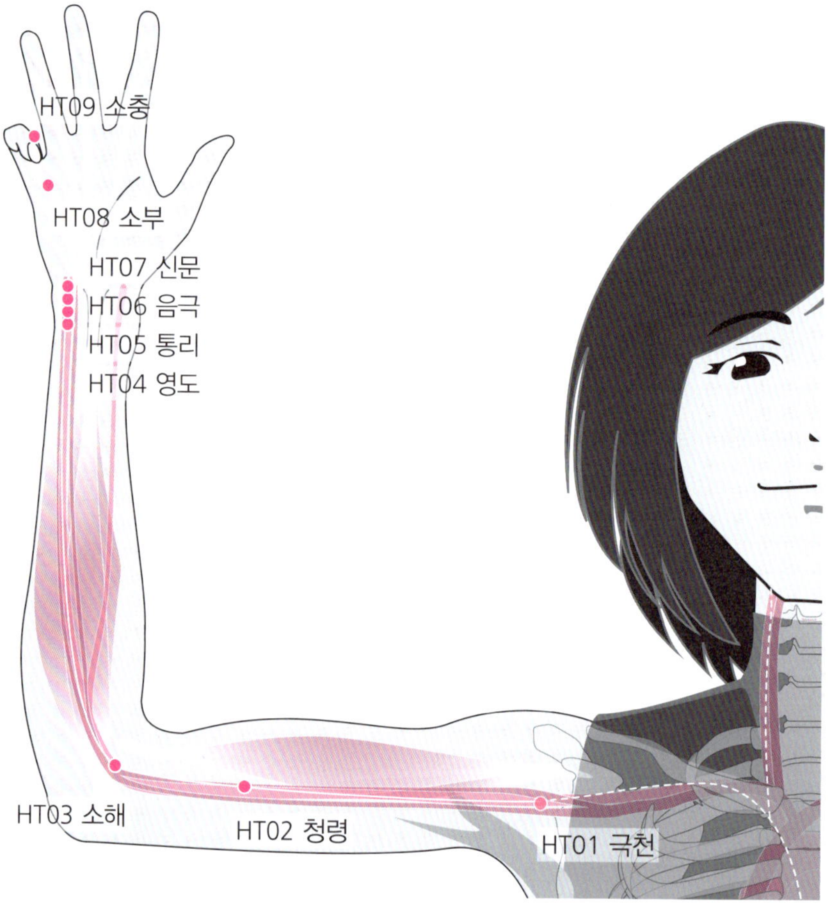

靈樞 經脈第十

「心手少陰之脈~ 其直者, 複從心系却上肺, 下出腋下, 下循臑內後廉, 行太陰心主之後, 下肘內, 循臂內後廉, 抵掌後銳骨之端, 入掌內後廉, 循小指之內出其端」

-의역-

「~『심계』에서 폐를 타고 올라가 액와로 나오며(쇄골하동맥~액와동맥), 상완의 내측이두근구를 내려가 팔꿈치 안쪽(주와)으로 내려가고, 상완 척측을 돌아 두상골에 이르며(척골동맥), 척골관에서 손바닥 속으로 들어가고(천장동맥궁), 요측 새끼손가락 끝으로 나와 〈수태양소장경〉으로 이어진다」

심경의 흐름은 어디까지나 동맥의 주행을 따른다. 체외유주는 액와에 있는 HT01 〈극천(極泉)〉에서 시작하는데 이후 **액와동맥**, **상완동맥**, **척골동맥**으로 흘러 새끼손가락의 말초에서 다음의 〈수태양소장경〉으로 이어진다. 본경의 경혈은 총 9개로 모든 경맥 중에서 가장 적고, 또한 경혈의 배치에 묘한 치우침을 느끼는데, 이는 모두 동맥의 박동이 체표에서 나오는 포인트이다.「척골동맥」은 요골동맥보다 굵고, 바로 '심장에서 본류'이긴 하지만, 천지굴근 아래를 지나기 때문에 요골동맥처럼 맥박을 잡기 어렵다. 그래서 심경은 손목의 폭 5cm 정도 사이에 경혈이 4개나 밀집하는 변칙적인 형태로 존재하는 것일 것이다.

대표적 경혈

▶ HT05 〈통리(通里)〉

취혈 전완의 전내측, 척측수근굴근건의 요측연, 수관절 장측 횡문의 1촌 위(모지 폭. 약 3cm)

주치

- 손가락(제4, 5지)의 통증, 냉증, 저림
- 패닉장애, 섭식장애, 수면장애, 우울증, 양극성 장애, 스트레스에서 오는 만성 통증 등

해설 본 경혈은 『**심경의 락혈(絡穴)**』이며, 「통리(通里)」라는 이름 자체도 「속(중국어로는 속을 리裏라고 쓴다)을 통하게 한다」라는 의미를 가진다. 표리의 경맥을 잇는 락맥으로서는 이처럼 직설적인 명칭도 없을 것이다. 락맥은 모두 피정맥과 관련이 깊고, 부위에 구애받지 않는 폭넓은 효과가 특징이다. 그리고 이 통리도 마찬가지로 「마음」에 작용하는 것 같다.

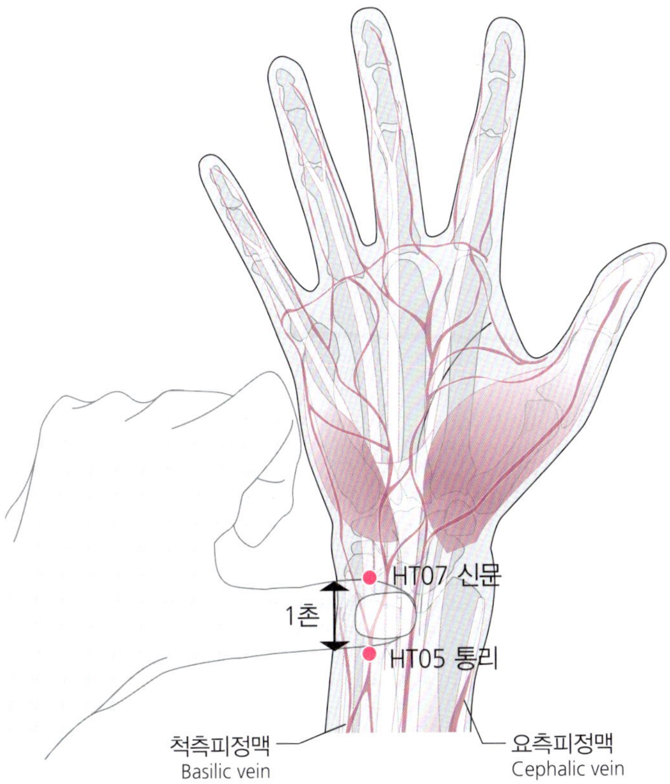

12세기에 활약한 중국의 명의 마단양(馬丹陽)이라는 사람이 있다. 그는 자신의 임상경험에서 특히 효과가 높은 혈을 12개 뽑아 「마단양천성십이혈가(馬丹陽天星十二穴歌)」로 만들었다. 통리혈은 이 열두 경혈에 뽑혔는데, 「**소리를 내고 싶어도 낼 수 없거나, 두근거림, 가슴이 답답하거나, 손발이 무거워지고 얼굴이 달아오르거나, 식사를 할 수 없거나 폭언 망언을 하며, 무표정해지는 병을 고친다**」라고 기록되어 있다. 바로 공황장애나 섭식장애, 우울증, 양극성 장애 같은 「마음병」의 내용이다. 필자의 임상 중에서도 스트레스를 받은 환자에게 이 경혈을 자침하고 얼마 지나지 않아 울음을 터뜨린 경험이 몇 번 있다. 환자들 말에 따르면 「어쩐지 마음에 가득 차 있는 것이 넘쳐 버렸다」는 것이었다. 방금 「심경은 동맥의 주행을 따른다」라고 썼지만 통리는 심경에서는 유일하게 이 자리를 지나는 **척측피정맥**을 목표로 해야 할 경혈일지도 모른다.

참고로 이 척측피정맥을 영어로는 「Basilic vein」이라고 한다. 어원이 되는 「Basilikos」란 그리스어로 「왕」을 뜻한다. 고대 그리스에서는 마음을 군주로 여기는 한의학과 사상적 공통점이 있었는지도 모른다.

접근방법 척측피정맥으로 접근하는 의미에서 이 경혈을 이용한다면, 이 주위의 정맥이 뛰는 것을 잘 관찰해, 팔꿈치 방향을 향해서 정맥을 따라하는 자침이 적당하다고 생각한다.

▶ HT07 〈신문(神門)〉

취혈 수관절 전내측, 척측수근굴근건의 요측연, 수관절 장측 횡문 위, 두상골 상연 요측의 함요부에 있다.

주치

- 손가락(제4, 5지)의 통증, 냉증, 저림
- 인지 기능의 저하, 공황장애, 섭식장애, 우울증, 양극성 장애, 불면, 스트레스로 인한 만성 통증 등
- 임신 검사로도 사용

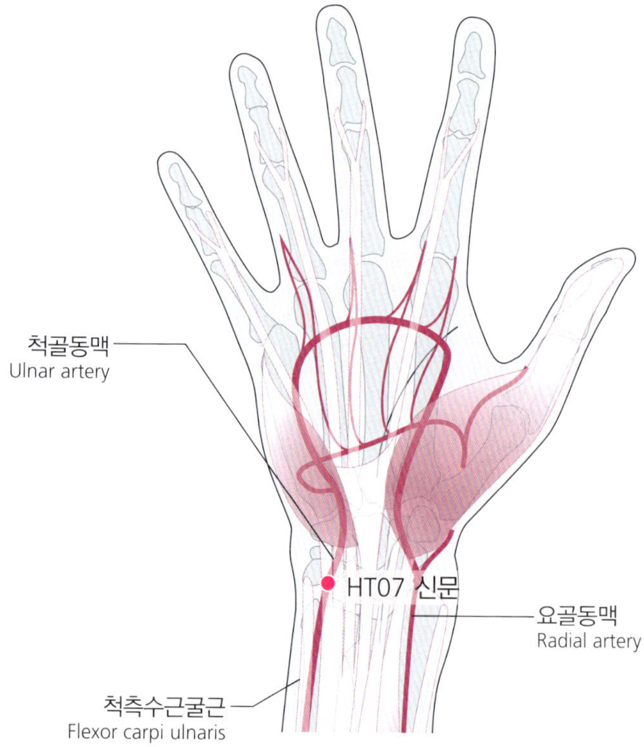

해설 〈신문〉은 『**심장의 원혈(原穴)**』로서 심장의 기를 강하게 나타낸다. 폐경의 LU09 〈태연(太淵)〉에서도 말했듯이 원혈은 치료점 이상으로 진단점으로서의 측면이 강하다. 본 경혈에 관해서는 예로부터 「**임신 검사의 경혈**」로서 유명하다. 『소문 제18편 평인기상론』에 「**부인의 수소음경의 맥동이 심할 경우 임신했을 가능성이 있다**」라고 기록하고 있는데, 2000년 역사를 가진 진단법이라고 해도 좋을 것이다. 현대에는 임신 검사약을 바로 구할 수 있는 환경이기 때문에 신문의 맥으로 진단할 필요도 없어졌지만, 관심 있으신 분은 실제와 맞는지 확인해보시길 권한다.

접근방법 심경은 손목의 불과 5cm 사이에 4개나 경혈이 밀집되어 있다. 현실적으로 볼 때 이 네 경혈의 치료 효과가 확연히 다르다고 볼 수 없다. 필자 자신도 이 4개의 경혈 중 어느 것을 사용할지 망설이는 경우는 특별히 없고, 심경에의 접근이 필요하다고 판단했을 때는 HT05 〈통리(通里)〉를 사용한다.

03:

수소음경근(手少陰經筋)

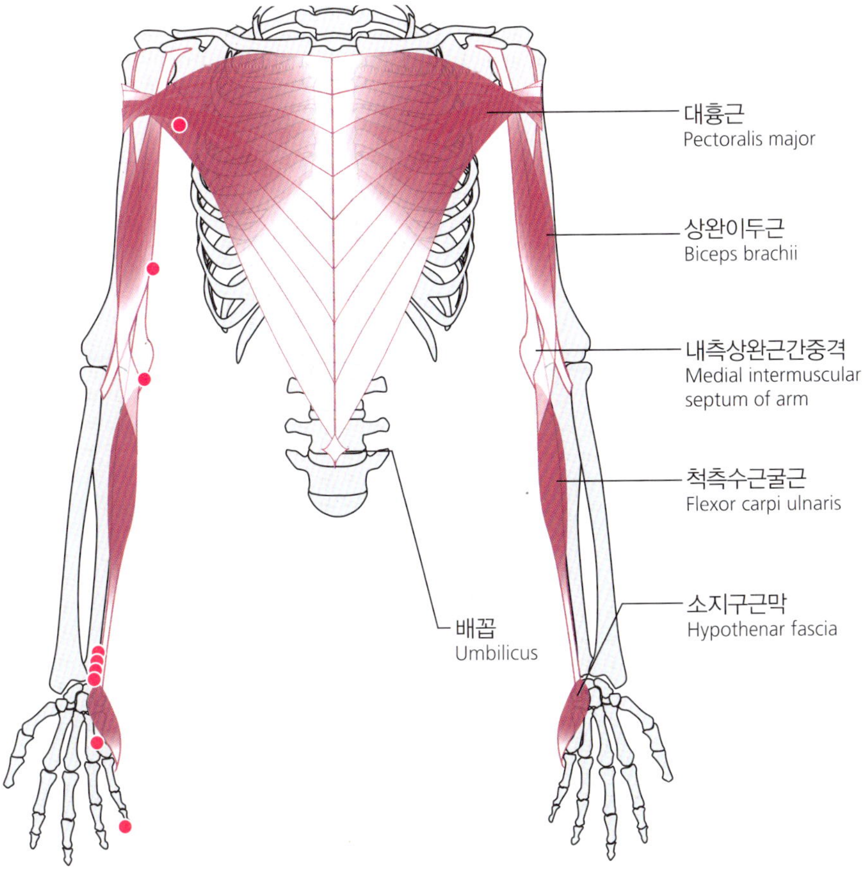

靈樞 經筋第十三

「手少陰之筋, 起於小指之內側, 結於銳骨, 上結肘內廉, 上入腋, 交太陰, 挾乳裏, 結於胸中, 循臂, 下繫於臍」

–의역–

「〈수소음경근〉은 새끼손가락 안쪽에서 시작해 누상골에 묶는다(소지구근막)」

「팔꿈치 안쪽을 오르고(척측수근굴근), 상완을 올라 액와로 들어가 〈수태음경근〉과 어울린다(상완이두근)」

「가슴 안쪽을 통해 흉중에 매고(대흉근), 아래로 배꼽에 맨다」

〈수소음심경〉은 맥관을 따르는 경맥이다. 그 때문에 통증 치료 등의 경근적인 이용을 대체로 하지 않는다. 그러나 경근학으로서는 〈수소음경근〉도 꽤 재미있는 흐름을 나타낸다.

흥미로운 것은, 이 경근이 마지막으로 「**배꼽에 묶는다**」라고 여겨지는 점이다. 배꼽에 묶는다고 하는 경근은 또 하나, 앞 장의 〈족태음경근〉이 있다. 이 두 경근을 연결해 보면 발의 모지(엄지발가락)와 반대쪽 손의 새끼손가락을 연결하는 **배꼽을 중심으로 한 대각선**이 보이는데, 이 줄은 척수 레벨에서 반사성으로 운동이 조절되는 「사지간 반사」를 방불케 한다.

사지간 반사와 같은 척수반사는 동물의 몸에 프로그래밍된 기어가기, 말하자면 『**사족보행**』을 위한 동작 프로그램이다. 사람이 아기의 무렵에는 많은 원시 반사나 자세 반사를 볼 수 있지만, 뇌가 발달함에 따라 수의운동이 발달되어 점차 사라져간다. 그러나 뇌의 기능 이상에 의해서 "마음"의 제어가 손발에 잘 닿지 않게 되었을 때 나타나는 뇌졸중 환자의 전형적인 자세인 「**베르니케만 자세, Wernicke-Mann position**」를 기억해 주었으면 한다. 어떤가? 수소음경근과 족태음경근이 과잉 수축한 것처럼 보이지 않는가?

사실 『영추』에는 수소음경근이 고장나면 「**주망(肘網)이 된다**」는 기술이 있다. 이 주망은 뇌졸중 후유증의 상지 상태를 가리킨다고도 한다. 심장의 경맥에 의해 자양되는 〈수소음경근〉. 이 경근은 마음의 통제를 벗어나면, 원시적인 수축을 일으켜 동작에 방해가 되어 버리는 것 같다.

한편, 신체에 프로그래밍된 원시적인 움직임은 인체의 「본래의 기능 리셋」에 효과적이다. 스포츠 장면뿐만 아니라 일상 동작에서도 체간의 중요성이 거론된 지 오래되었고, 체간 훈련에서는 네발로 기어 다니는 자세 운동이 매우 많다. 즉 4족 동작은 체간을 동적이고 기능적으로 사용하는 방법을 상기시켜 주는 것이다.

우리가 손을 앞발로 사용하던 시절, 혹은 나무 위에서 가지에 매달리며 생활하던 시절의 동물로서의 원초적인 동작을 재인식하는 것은, 몸이 어떻게 움직이고, 또 어떻게 움직여야 하는지를 알려주는 것이다.

「초심으로 돌아간다」란 모든 것에 통하는 발전의 길이다.

사족보행의 경근

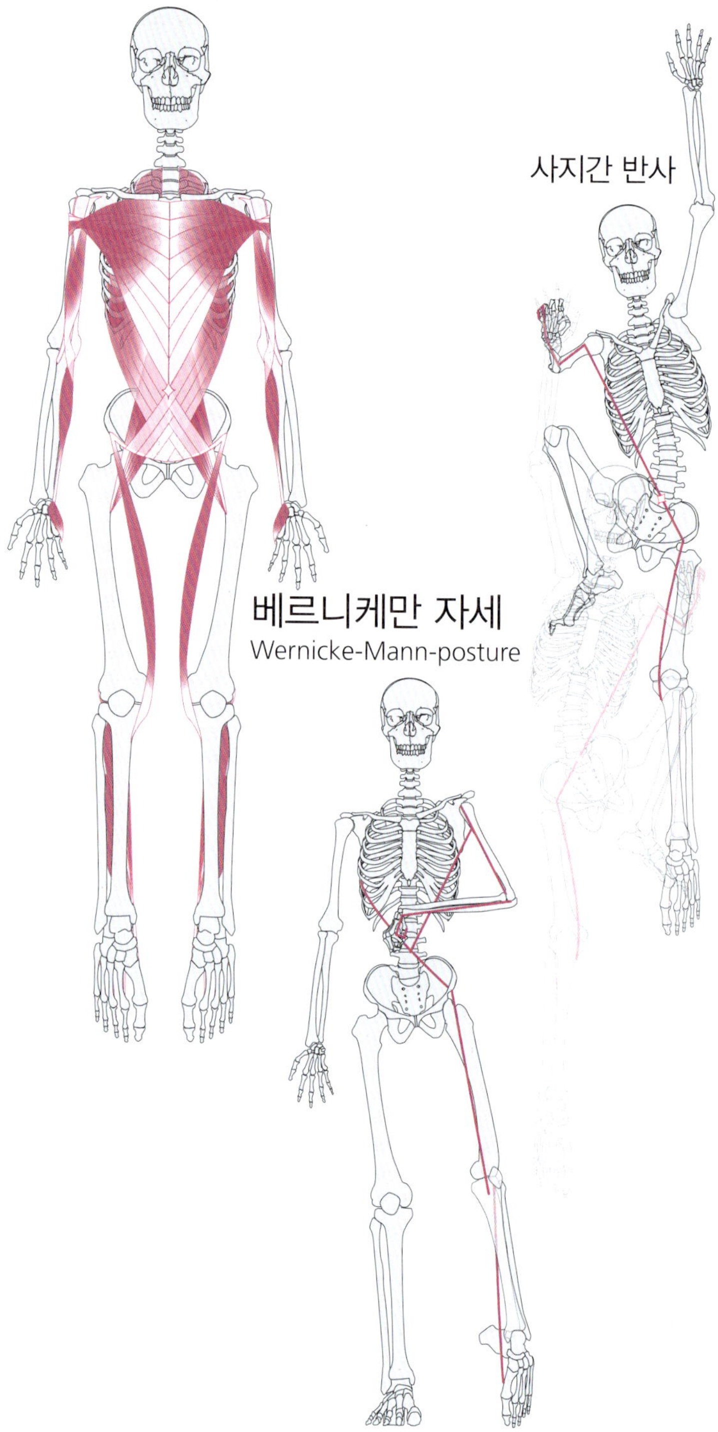

Chapter 06

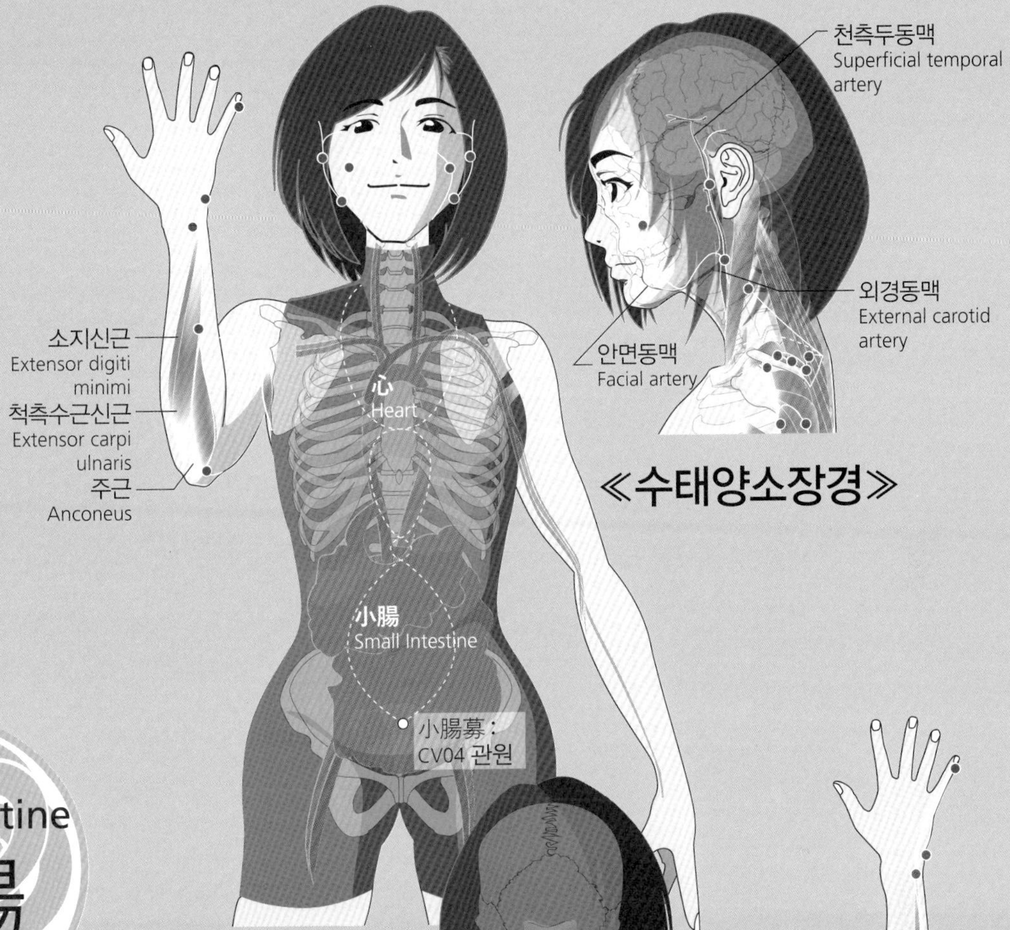

≪수태양소장경≫

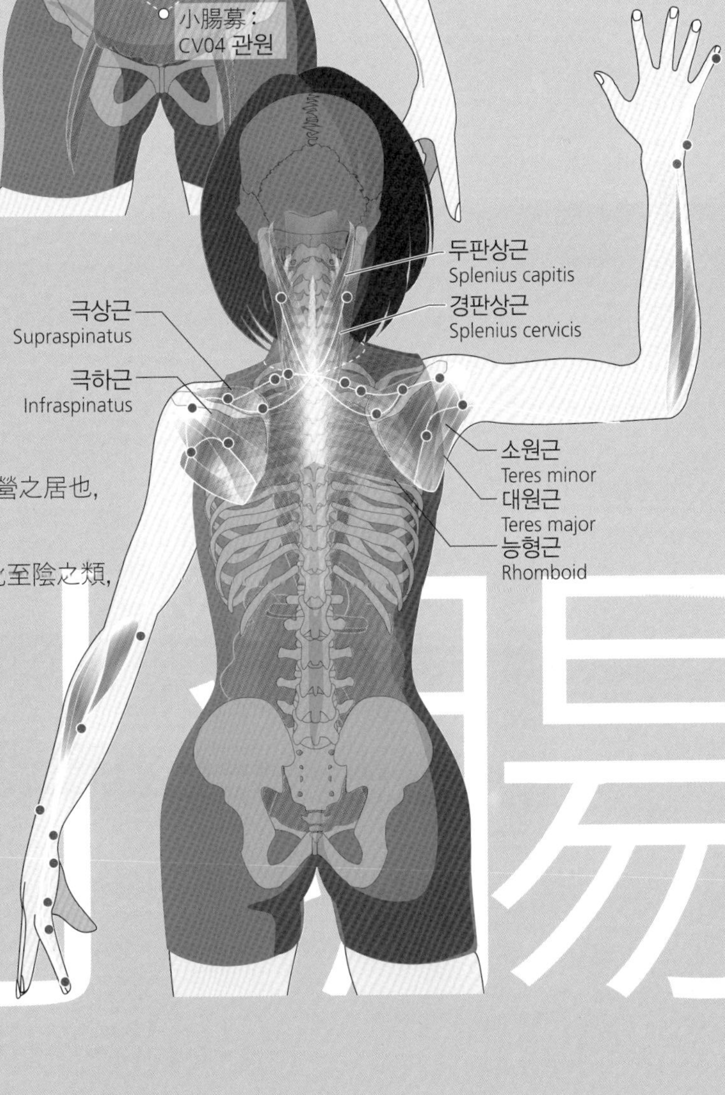

Small Intestine 小腸

「小腸者, 受盛之官, 化物出焉」
－素問 靈蘭秘典論篇第八－

「脾, 胃, 大腸, 小腸, 三焦, 膀胱者, 倉廩之本, 營之居也, 名曰器, 能化糟粕, 轉味而入出者也」
「其華在唇四白, 其充在肌, 其味甘, 其色黃, 此至陰之類, 通於土氣」 －素問 六節藏象論篇第九－

「大腸, 小腸爲泄, 下焦溢爲水」
－素問 宣明五氣篇第二十三－

「心合小腸, 小腸者, 受盛之府」
－靈樞 本輸第二－

「小腸手太陽之脈～　是主液所生病者, 耳聾目黃頰腫, 頸頷肩臑肘臂外後廉痛」
－靈樞 經脈第十－

01:

소장(小腸) - 머리와 복부의 대화, 그 두 번째

한의학에 있어서의 〈소장〉에는 대장과 같이 그다지 많은 해설이 없다. 위에서 소화된 음식 즙을 받는 『**수성(受盛)의 관직**』이며 음식 즙에서 영양과 그렇지 않은 것을 나누는 『**비별청탁(泌別淸濁)의 부**』일 뿐이다. 위, 소장, 대장은 연속된 소화관의 「구획」이므로, 한의학에서는 이 세 가지 부의 기능적 중요성은 〈위〉에 집약되어 버리는 경우가 많다. 그러나 소장의 핵심은 그 기능보다 「심장(마음)」과의 연결에 있다.

소장은 장부의 관계성에서 가장 조밀한 『**표리의 관계**』로 〈심장〉과 연결되어 있다. 표리에 있는 장부는 생리면에서도 병리면에서도 밀접하게 연결되기 때문에, 심장의 기능 저하는 소장에 직접적으로 전달되어 그 기능을 어지럽힌다. 현대에서 말하는 「심신증(心身症)」의 핫라인인 셈이다. 지금이나 옛날이나 인간관계에서 스트레스는 생기기 마련이다. 옛날에도 걱정 때문에 식사가 목구멍을 넘어가지 않거나 먹어도 몸으로 가지 않고, 긴장으로 갑자기 배가 아프거나 설사를 하는 일은 다반사였을 것이다. 고대 의사들은 그 병리를 『심장과 소장의 표리관계』로 표현했다. 그리고 한의학에 있어서의 「심장」이란 뇌에서 유래하는 정신의 본연의 자세이다. 이 관계는 말하자면, 『**한의학적 뇌-장축**』인 것이다.

뇌가 너무 난해한 장기여서 그런지, 한의학에서는 그다지 상세한 설명이 없다. 그러나 뇌의 중요성은 인식되고 있던 것 같다. 「신명의 주인」이라는 심장에 비해, 뇌는 『원신의 부(元神之府)』라고도 불리며, **오장육부 모든 정기가 모이는 장소**라고 생각되었다. 즉 전신의 에너지의 집합체가 〈뇌〉인 셈이다. 이 뇌 때문에 경락에는 **<경별(經別)>**이라는 특별한 분지가 설정돼 있어 「**표리의 장부와 경맥을 묶어 그 정기를 모두 머리(뇌)로 상행시키는**」 역할을 담당하고 있다. 이에 따라 본래 머리까지 뻗지 않아야 할 음경(오장)의 맥기는 오감을 지배하고, 직접적으로는 소화기계와 연결되지 않아야 할 양경은 뇌를 통해 육부와 연락하게 된다.

고전 『영추 제십일편 경별』에 기록된 경별의 모습은 난해하고 약간 억지스럽지만, 여기에 적혀 있는 경맥의 합류점들은 모두 해부학적으로도 매우 흥미로운 장소이다(실제로 필자는 이 「합(合)」을 많이 사용하고 있다).

한의학에서 오신五神의 구조

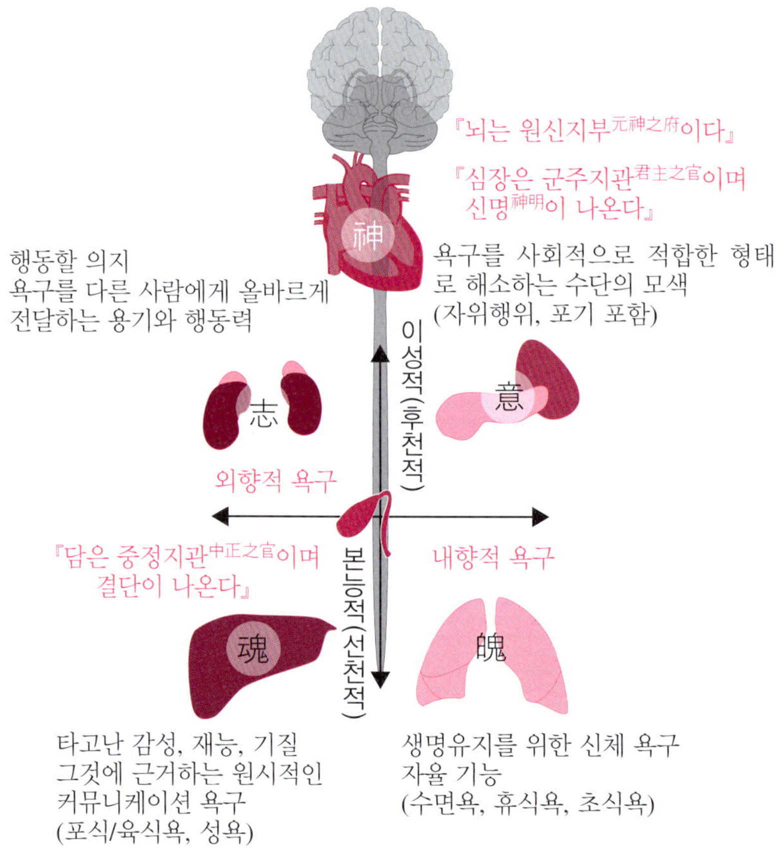

≪경별≫ 체내와 체외의 합류점

靈樞 經別第十一에서

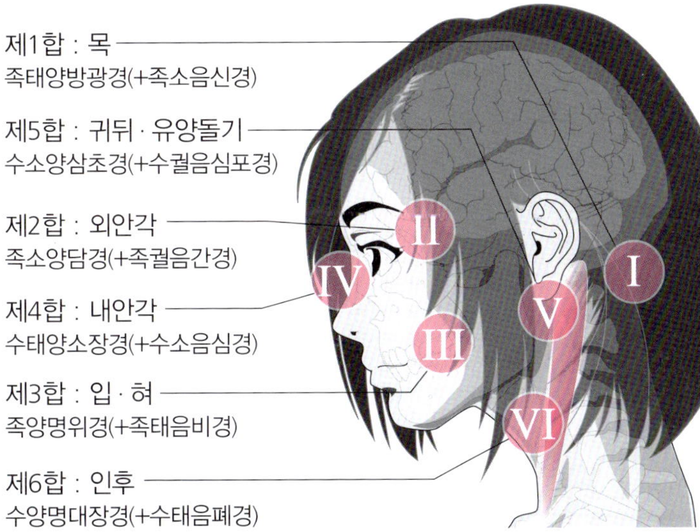

표리2경의 합류점
오금 : 제1합(족태양방광경+족소음신경)
서혜부 : 제2합(족소양담경+족궐음간경), 제3합(족양명위경+족태음비경)
액와 : 제4합(수태양소장경+수소음심경), 제5합(수소양삼초경+수궐음심포경)
쇄골상와 : 제6합(수양명대장경+수태음폐경)

이 경별 또한『마음과 신체의 연결』을 2000년에 걸쳐 탐구해 온 한의학의 지혜일 것이다.

복잡하기 짝이 없는 경락을 다양한 시점에서 정밀하게 조사하는 것은, 근년에 계속 증가하는「마음과 신체의 부조화」에의 중요한 처방전이 될 수 있는 것은 아닐까?

02:

수태양소장경(手太陽小腸經, Small intestine meridian)

상지, 견배의 흐름

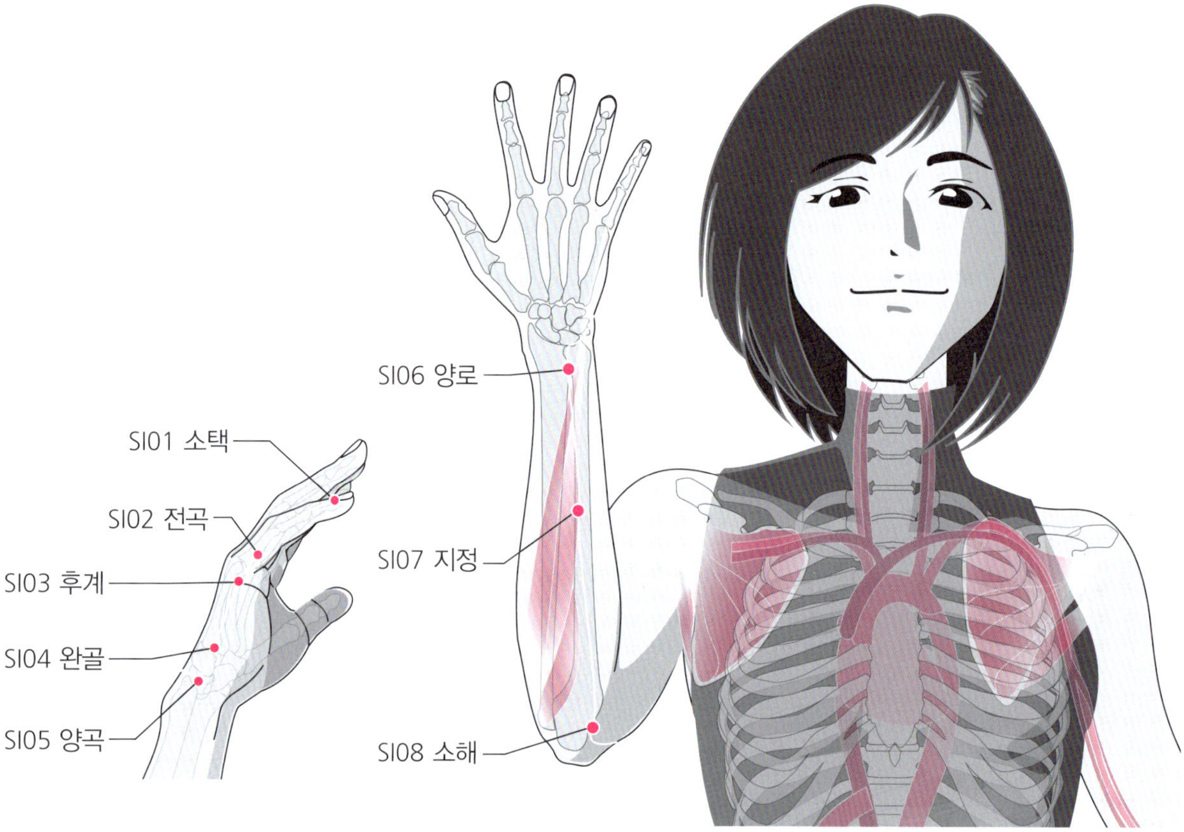

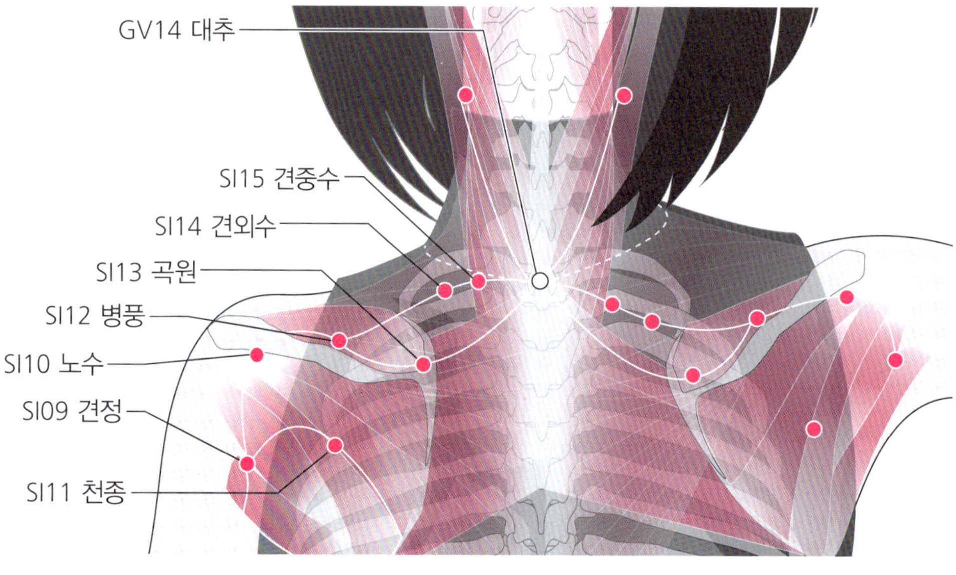

靈樞 經脈第十

「小腸手太陽之脈, 起于小指之端, 循手外側上腕, 出踝中, 直上循臂骨下廉, 出肘內側兩筋之間, 上循臑外後廉, 出肩解, 繞肩胛, 交肩上, 入缺盆, 絡心, 循咽下膈, 抵胃, 屬小腸」

–의역–

「수소음심경으로부터 받은 흐름은 새끼손가락의 요측으로부터 척측으로 흘러 〈수태양소장경〉이 시작된다. 새끼손가락 척측의 적백육제에서 수도(手刀)를 올라 손목의 두상골에서 나와 척측수근굴근의 후연을 따라 팔뚝(전완)을 올라가, 팔꿈치의 상완골 내측상과의 배측을 통과하고, 상완을 올라 어깨의 배측에 이른다」

「어깨의 견갑골 위에서 세세하게 분기해, 회전건판근군을 둘러싸고, GV14 〈대추(大椎)〉에서 좌우가 교차해 어깨에 오르고, 결분(쇄골상와)으로부터 체내에 들어간다」

–여기부터는 체내유주–

「심장과 연락해, 인두를 둘러싸고 횡격막으로 내려가(대동맥궁?), 위에 이르고 소장에 속한다(하행대동맥~상장간막동맥)」

三陰三陽의 의미

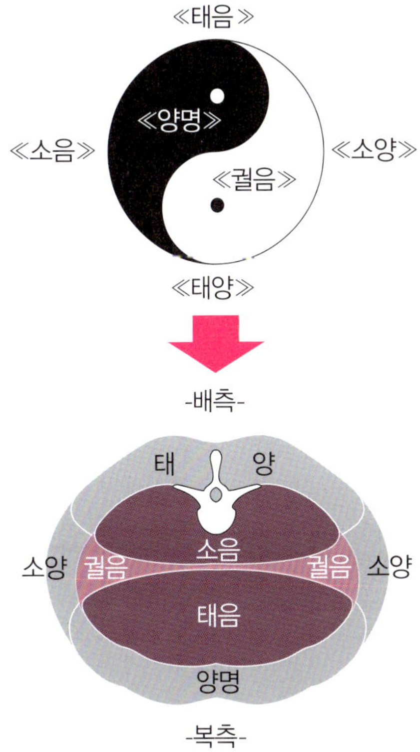

삼음삼양은 본래 음양의 유전 속에서 음과 양의 비율 "농도"를 나타낸다. 그러나 한의학에서는 인체의 내외를 구분하는 "층"을 나타내는 경우가 많다(한의학에서는 병의 진행도를 나타내는 말로 사용되기도 한다).

경락의 삼음삼양은 그 경락이 흐르는 층을 나타낸다고 생각하면 이해하기 쉽다.

〈수태양소장경〉이라는 이름을 가지고 있지만, 이 경맥과 소장에는 직접적인 연결은 없다. 대장 편에서 소개한 마왕퇴에서 출토된 고의서『음양십일맥구경』이 중 〈수태양경〉은 **〈견맥(肩脈)〉**이라는 이름으로 불린다. 당시에는 손의 양경은 치아나 코나 귀 같은「머리부위와 손을 연결하는 맥」이지, 장부와 연결된다는 발상은 없었다. 시대를 거치면서 의술이 체계화되어 가는 과정에서 어깨맥과 소장이 머리로 연결된 〈수태양소장경〉이 탄생한 것으로 여겨진다.

그래서 이 맥의 특징을 가장 잘 보여주는 것은「소장」바로 앞의 **〈태양〉**이라는 부분이다. 경맥 이름에 붙은 6종의 음양은 원래 음양의 "농도"를 나타내는 말이다. 그러나 한의학에서 이 음양은 심도 즉 일종의「층」을 나타낸다. 〈태양〉이란 양 중에서도 가장 겉(양)층을 가리키며, 인체에 있어서는 배부(背部)의 피부나 근층을 의미하고 있다. 즉 〈수태양경〉은 상지 배측의 표층, 어깨 배부를 담당하는 라인인 〈견맥〉이라고 생각하는 편이 임상에서는 좋다.

대표적 경혈

▶ SI03 〈후계(後谿)〉

취혈 수배, 제5중수관절 척측의 근위 함요부, 적백육제

주치

• 새끼손가락의 통증, 저림, 위화감

- 견배통, 견갑통, 잠을 잘못자서 생긴 통증, 경항통, 이명, 난청, 턱관절 통증, 광대 통증 등 상지에서 견배, 목까지 경맥상의 급성 통증
- 전신의 만성 통증에도 사용함

해설 〈후계〉는 『**소장경의 수혈(兪穴)**』이다. 수혈은 그 경맥상의 『**체중절통(몸의 답답함이나 관절 마디의 통증)**』에 효과를 발휘한다. 예로부터 「**침의 묘혈**」이라고 여겨져, 잠을 잘못 자서 생긴 급성의 통증에는 임상에서 매우 잘 사용되어 왔다.

또한, 이 경혈은 〈기경팔맥〉의 하나인 **〈독맥(督脈)〉**에 효과를 끼친다고 알려진 『**독맥의 종혈(宗穴)**』이기도 하다. 독맥은 배면 정중선을 일직선으로 지나는 경맥으로 중추신경계와의 관계가 깊다. 그 때문에 후계는 상반신의 통증뿐만이 아니라 전신 통증에도 응용하는 것이 가능하다. 최근 증가하고 있는 병원 검사에서는 이상이 보이지 않는 일상적 「만성 통증」에 대해 사용할 수도 있지 않을까?

접근방법 「**침의 묘혈**」이라는 별칭도 있으므로, 역시 침 시술이 최적일 것이다. 이 경혈에서는 『**운동침**』이라 불리는 기법을 많이 사용한다. 예를 들면 급성 요통으로 치료 베드에 눕는 것도 여의치 않을 때 우선은 후계에 자침하고, **환자 자신이 할 수 있는 범위에서 환부를 움직이게 한다**. 증상을 보면서 경혈 자극량을 가감하다가 어느 정도 통증이 완화되면 다시 베드에 눕혀 환부 치료를 시작하는 방식이다. 후계를 찌르는 순간, 허리 통증의 변화를 느끼는 환자도 많다.

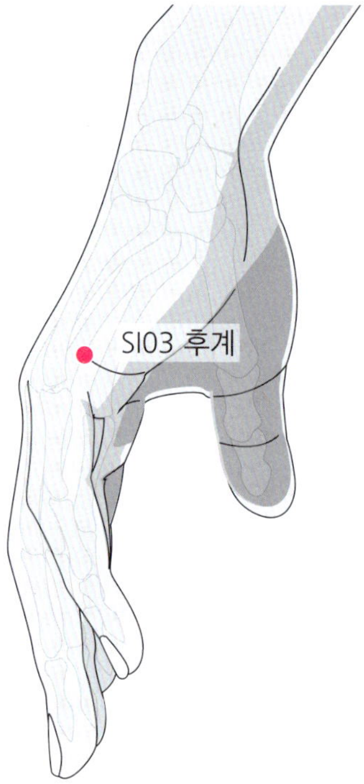

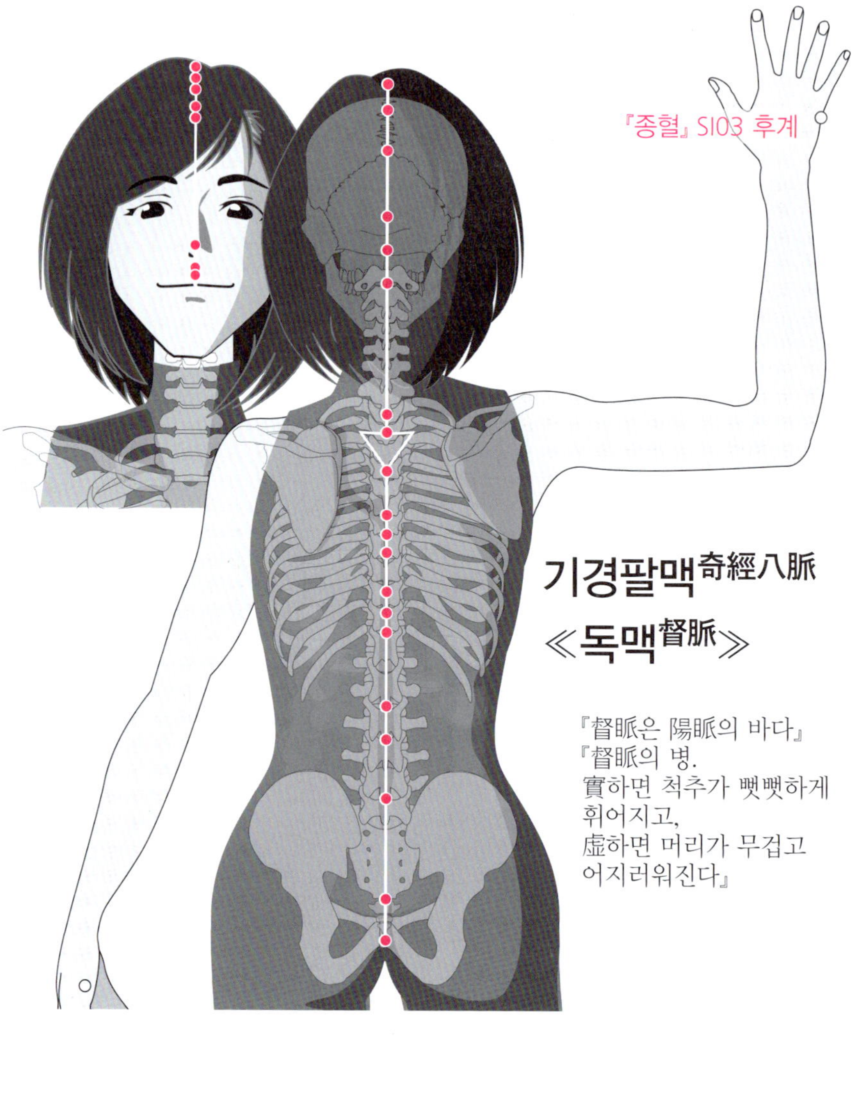

기경팔맥奇經八脈
≪독맥督脈≫

『督脈은 陽脈의 바다』
『督脈의 병.
實하면 척추가 뻣뻣하게 휘어지고,
虛하면 머리가 무겁고 어지러워진다』

▶ SI06 〈양로(養老)〉

취혈 전완 후내측, 척골두 요측의 함요부, 수관절 배측횡문 상방 1촌(약 3cm). 전완을 회내한 상태에서 척골두의 정점을 손가락으로 누르고, 그대로 손바닥을 흉부로 향하게 하면(전완을 회외), 누른 손가락이 뼈의 갈라진 틈새로 미끄러져 들어간다. 원위요척관절부.

주치

- 손목과 팔꿈치의 통증이나 가동제한, 저림, 후골간신경마비(회외근증후군), 테니스엘보(주관절 외상과염), TFCC (Triangular fibrocartilage complex, 삼각섬유 연골복합체) 손상 등
- 두통, 경항부 통증, 견관절 주위염, 견배부 통증, 요배부 통증에도 사용
- 염좌나 부상의 통증 완화에도 사용

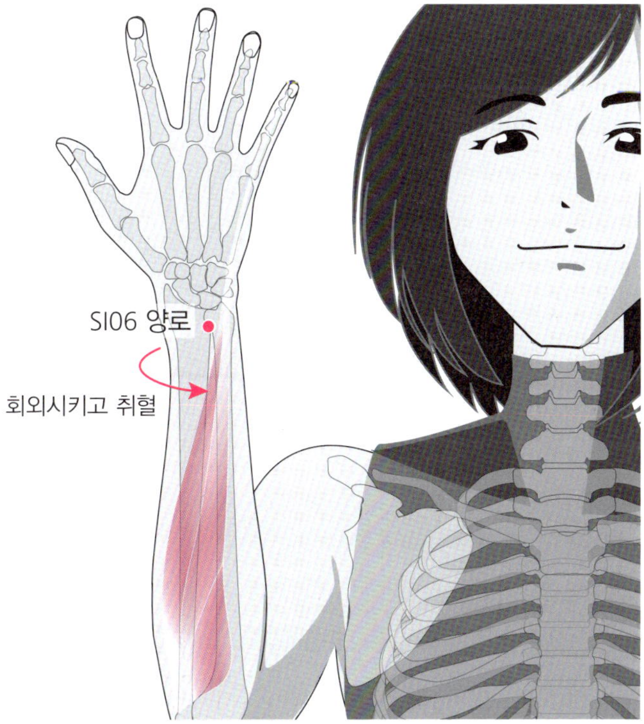

해설 한의학에서 통증이란 「**기혈이 원활하게 흐르지 않는 것**」으로 정의된다. 그래서 요혈이라고 불리는 경혈의 대부분은 경맥의 흐름이 가늘어지는 팔꿈치, 무릎에 많이 집중되어 있는데, 그 중에서도 특히 통증에 관계되어 있는 것이 『극혈(郄穴)』이다. 극혈은 맥기의 흐름이 좁아지는 장소(郄은 틈을 의미한다)이기 때문에 극혈이 있는 부위는 어느 경맥에서도 정체가 생기기 쉽고, 그 경맥 위가 통증이 생기기 쉬운 곳이다. 바로 이 〈양로혈〉이 『**소장경의 극혈**』이다.

본 경혈에 관해서는 해부학적으로도 **하요척관절**이라고 하는 「차축관절(車軸關節)」에 있기 때문에 전완이 회내하면 관절 속으로 숨어 버린다. 전신에 16개가 있다고 하는 극혈(위경의 ST34 〈양구(梁丘)〉 참조) 중에서도 단연 협소한 경혈이라고 해도 좋을 것이다. 임상에서 손바닥을 잘 못 돌리는 환자를 흔히 볼 수 있지만, 사실 이런 분들은 여러 부위에 통증을 가지고 있는 경우가 많다. 전완의 회전 동작이 잘 되지 않으면, 그 여파로 어깨나 체간에 부자연스러운 움직임이나 긴장이 생겨 버린다. 문고리를 돌리거나 스마트폰을 조작하거나 일상의 모든 행동에서 전신에 부자연스러운 힘이 가해지면 어디에 통증이 생겨도 이상하지 않다. 필자의 스승은 요통치료에 대한 첫 번째 경혈로 자주 이 경혈을 사용했는데, 이러한 운동연쇄작용을 생각하면 양로혈이 상반신의 통증뿐만 아니라 요배부 통증에도 효과가 있다는 것은 이치에 맞는 것 같다.

여담이지만 「양로(養老)」라는 혈자리 이름 자체가 '노화(老化)를 요양(療養)하다'라서 안티에이징에 효과가 있다는 얘기도 있다. 진위 여부는 확실하지 않지만 손목운동은 젊음을 유지하기 위해서도 중요한 것 같다.

접근방법 본 경혈은 팔목을 돌려야 나타나는 하부 요척관절의 내부이다. 그 때문에 시술 시에는 위를 향해서 누운 환자에게 가슴 위에서 손을 깍지끼게 하는 자세로 실시하는 경우가 많다. 침감이 강한 경혈이기 때문에 매일의 스트레칭으로서 손바닥을 돌려주는 운동을 환자에게 지도하는 것도 통증의 예방으로서는 중요하다.

추기 : 양로라는 이름이긴 하지만, 젊은층(~18세 정도)의 염좌나 부상에 대해 본 경혈을 보조적으로 사용하면 부위를 불문하고 통증의 경감을 볼 수 있는 경우가 많다(경험적으로 어른이 되면 별로 효과가 없는 느낌이 있다). 요

척관절을 이완한다는 것은 전신에 어떤 작용을 미칠지도 모른다.

▶ SI09 〈견정(肩貞)〉

취혈 어깨 주위부, 견관절의 후하방, 액와횡문 후단의 상방 1촌(약 3cm)

주치 만성적인 어깨결림, 어깨통증, 오십견, 네모공간증후군(Quadrilateral space syndrome, QLSS) 등

해설 어깨의 후면, 소원근과 대원근의 사이에 있는 공간은 상완삼두근 장두에 의해 양분되고, 외측의 사각형의 공간을 「**외측액와극(사변형 간극)**」, 내측의 삼각형의 공간을 「**내측액와극**」이라고 부른다. 외측액와극에는 삼각근과 소원근을 지배하는 **액와신경**이 지나가기 때문에 어깨의 과사용에 의해 이 간극이 좁혀지면 어깨 바깥쪽의 통증이나 저림, 운동장애 등이 생긴다. 「네모공간증후군(QLSS)」으로 불리는 이 증후군은 야구의 투수 동작 등으로 발병하기 쉽다.

이 견정혈은 소원근의 하연, 상완삼두근 장두가 액와로 들어가는 부위에 위치하기 때문에 이러한 병태에는 특효의 경혈이다. 그리고 오십견이나 만성적인 어깨결림 등에서도 소원근이 구축해 가동제한을 일으키고 있는 경우가 있다. 그럴 때는 본 경혈에서 액와신경을 자극함으로써 구축을 늦출 수 있으므로 임상에서는 매우 자주 사용하는 경혈이다.

접근방법 강한 지압도 효과적이지만, 내부 구조로의 접근을 생각하면, 침이 적당하다고 생각한다.

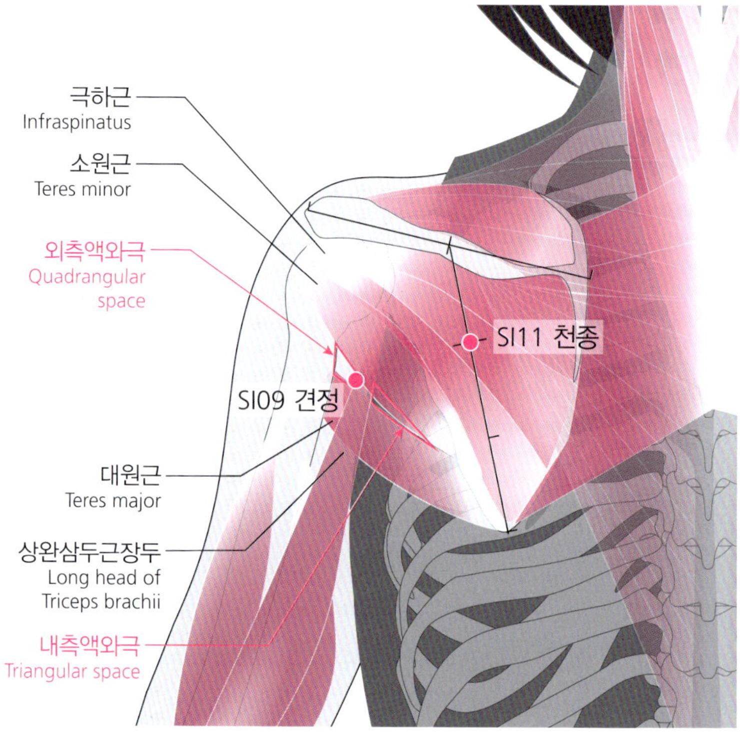

▶ SI11 〈천종(天宗)〉

취혈 견갑부, 견갑극의 중점과 견갑골 하각을 맺은 선상, 견갑극에서 1/3에 있는 함요부

주치

- 만성적인 어깨결림, 어깨 통증, 오십견
- 만성적인 스트레스 등

해설 견갑골 극하와에 부착되는 극하근과 소원근은 매우 강인한 「**극하근막**」으로 덮여 있다. 강인한 근막이 있는 부위는 대체로 **운동 시 강한 부하가 걸리는 장소**인데, 예를 들면 투척 동작 시 강렬한 부하를 견디고 에너지를 축적하기 위해 필요한 구조라고 생각된다. 그러나 크게 어깨를 움직일 필요가 줄어든 현대의 일반적인 생활 속에서는 이 구조는 내부의 극하근, 소원근의 구축과 유착을 야기하기 쉬운 것 같다.

이 〈천종혈〉은 정확히 극하와의 한가운데에 위치하여, 자침하면 근막의 긴장을 이완시키고 내부근의 활주성을 높이는 효과가 있다. 흥미로운 사례로, 매우 강한 스트레스 아래에 있는 사람은 이 부위가 매우 딱딱한 경우가 많다

(이 경혈에 침을 놓아 달라는 요청을 받는 경우도 많다). 스트레스가 근막의 과긴장을 낳는지, 근막의 긴장이 스트레스를 낳는지, 아마도 둘 다겠지만 스트레스 경감이라는 의미에서도 사용해도 좋은 경혈이라고 생각한다.

접근방법 강인한 극하근막은 강한 뭉침이 생기기 쉽다. 침은 쉽게 근막을 뚫고 아래근육으로 접근할 수 있으므로, 극하근과 소원근의 근섬유 방향을 고려하여 약간 강하게 자극하면 효과적이다.

목, 안면의 흐름

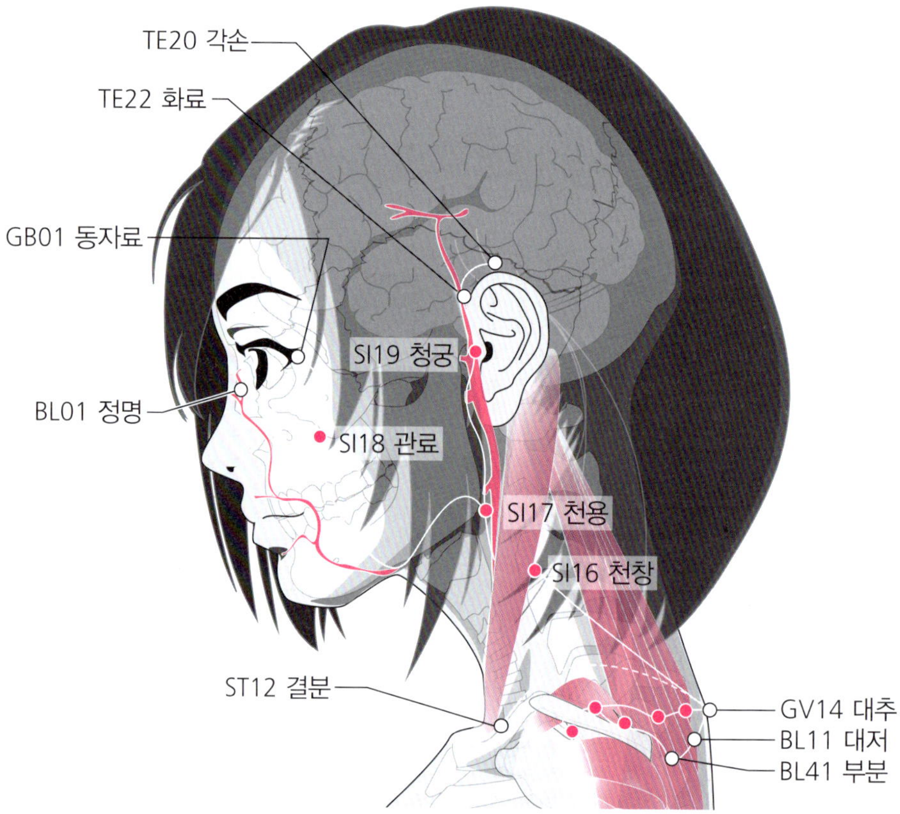

靈樞 經脈第十

「小腸手太陽之脈~ 其支者, 從缺盆循頸, 上頰, 至目鋭眥, 却入耳中. 其支者, 別頰上頔, 抵鼻, 至目內眥, 斜絡于顴」

–의역–

「~결분(쇄골상와)에서 목을 돌아(총경동맥) 뺨으로 올라가고(외경동맥) 외안각에 이르러 귀 안으로 들어간다(악동맥, 안면횡동맥, 천측두동맥)」

「뺨 위에서 갈라져 콧대를 따라 안와하연에서 내안각에 이르러 광대뼈 주위에 분포한다(안면동맥)」

흉쇄유돌근을 경계로 소장경의 흐름은 그 기준을 확 바꾼다.

후연에 있는 SI16 〈천돌(天突)〉까지는 근섬유를 따라왔으나, 다음 SI17 〈천용(天容)〉부터는 동맥에 따라 안면을 주행한다. 표리관계에 있는 〈수소음심경〉이 총경동맥에서 내경동맥으로 나아가 뇌에 이르는 데 반해, 소장경은 **「외경동맥」**을 따라 기혈을 운반하는 듯하다.

안면부의 혈류는 얼굴빛의 근원이고, 얼굴빛은 더위는 물론이고 감정의 요동에 의해서도 순식간에 색을 바꾼다(「부끄러움」으로 얼굴빛이 변하는 동물은 사람뿐이라고 한다). 한의학에서는 **「심장의 영화는 얼굴에 있다(얼굴에는 마음이 나타난다)」**라고 말해, 안색은 표정 이상으로 숨기기가 어렵다. 표정을 관장하는 것이 〈족양명위경〉이라면, 안색을 관장하는 것은 〈수소음심경〉일 것이다.

그렇다면 소장경의 안면 흐름을 고려하면, 오히려 〈심경의 지맥〉으로 보아야 할지도 모른다.

외경동맥의 가지

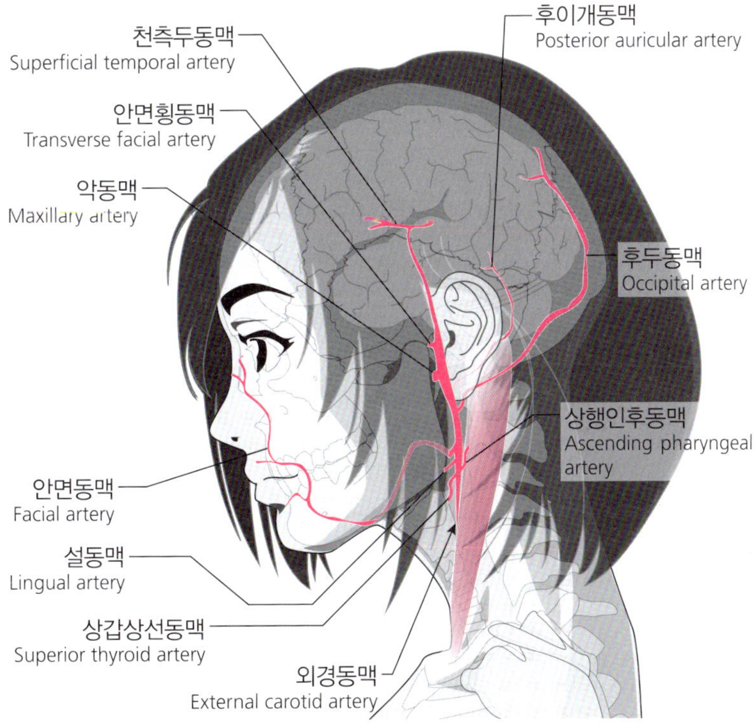

대표적 경혈

▶ SI16 〈천창(天窗)〉

취혈 전경부, 흉쇄유돌근의 후연, 갑상선 연골 상연와 같은 높이

주치

- 후두부 통증, 귀 뒤 통증, 경항부통, 견배부 통증, 인후나 턱밑의 통증, 저림, 위화감 등
- 시력장애, 후각장애, 이명, 난청, 쉰 목소리, 목소리가 나오지 않음, 인후가 막힘, 매핵기 등의 얼굴 칠공(七孔) 증상

해설 〈천창〉이라는 이름은 **「하늘의 창」이라는 뜻으로 얼굴의 7개의 구멍(눈, 귀, 코, 입)을 의미**한다고 한다. 이 경혈이 시력, 청력, 후각의 문제 및 발성이나 인후의 막힘에 효과가 있다고 해서 붙은 이름인데, 본 경혈에는 해부학적

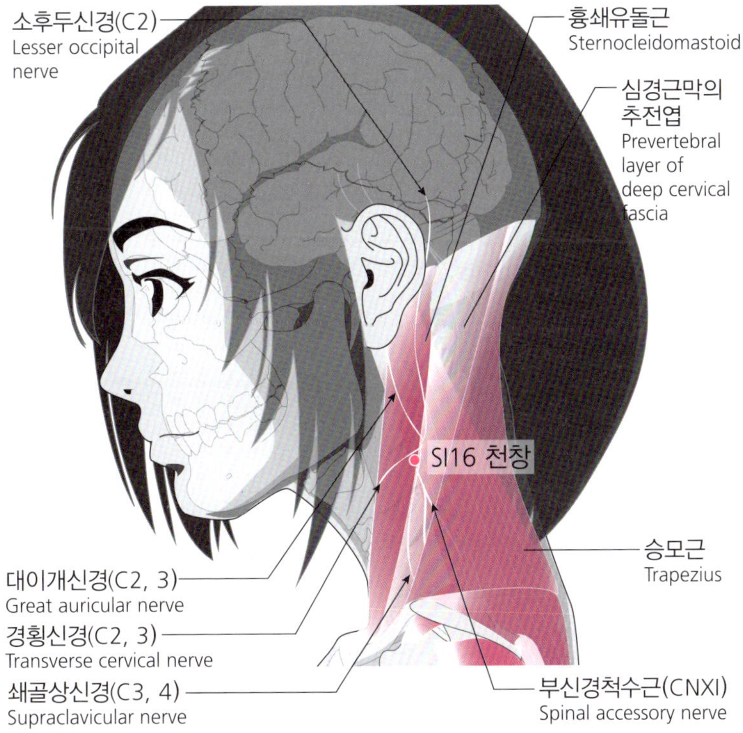

으로 한 가지 고려할 점이 있다.

흉쇄유돌근의 후연 중앙부에서는 두부에서 목과 어깨의 지각을 지배하는 4개의 감각신경-**「소후두신경(C2)」「대이개신경(C2, 3)」「경횡신경(C2, 3)」「쇄골상신경(C3, 4)」**과 흉쇄유돌근, 승모근의 운동을 지배하는 **「부신경척수근(뇌신경 XI)」**이 표층에 나타난다. 흔히 **「목의 신경점(Erb's point)」**으로 불리는 이 포인트는 천창의 위치와 거의 일치하는 것이다.

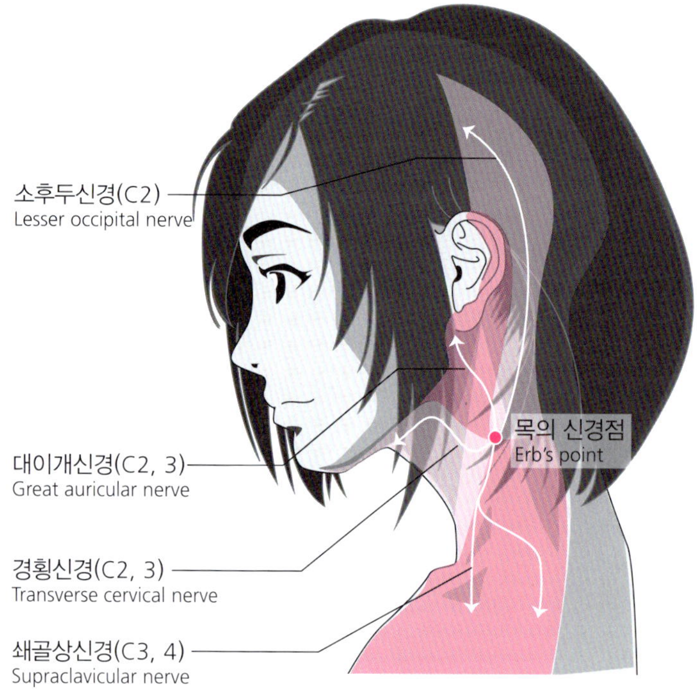

머리의 지지와 목의 모든 움직임에 관여하고, 얼굴을 돌려서 보고, 듣고, 맡고, 말하는 동작을 할 때「얼굴을 그 대상으로 향하는 동작」을 관장하는 흉쇄유돌근. 만약 이 근육이 기능부전을 일으키면 오감을 효율적으로 작동시키기 어려워질 것이며, 하층 근막과의 고착은 신경 포인트를 압박해서 머리부터 목과 어깨까지 넓은 범위의 통증과 저림을 일으킬 것이다. 이러한 증상에 대해 천창은 해부학적으로도 매우 설득력 있는 혈자리라고 할 수 있는 것이다. 어쩌면, 이 경혈의 이름이 나타내는「하늘의 창」이란 실은 눈코나 귀를 말하는 것이 아니고, 그들의 기능을 지탱하는 기둥(흉쇄유돌근)의 중요한「경부신경 포인트」일지도 모른다.

접근방법 필자는 흉쇄유돌근과 심부 경부근막의 유착을 박리하는 의미로 흉쇄유돌근의 뒷면을 따라 자침하는 경우가 많다. 후두부 통증이나 인후 주위의 통증이나 위화감에는 뛰어난 효과가 있다. 다만 흉쇄유돌근 아래에 경동정맥이나 미주신경 등 중요한 구조물이 있다는 점에서 시술에는 깊은 지식과 충분한 주의가 필요함을 덧붙이고 싶다. 스스로 흉쇄유돌근을 가볍게 집어 흔드는 방법의「셀프 근막이완」등은 일상의 케어로서도 추천한다.

03:

수태양경근(手太陽經筋)

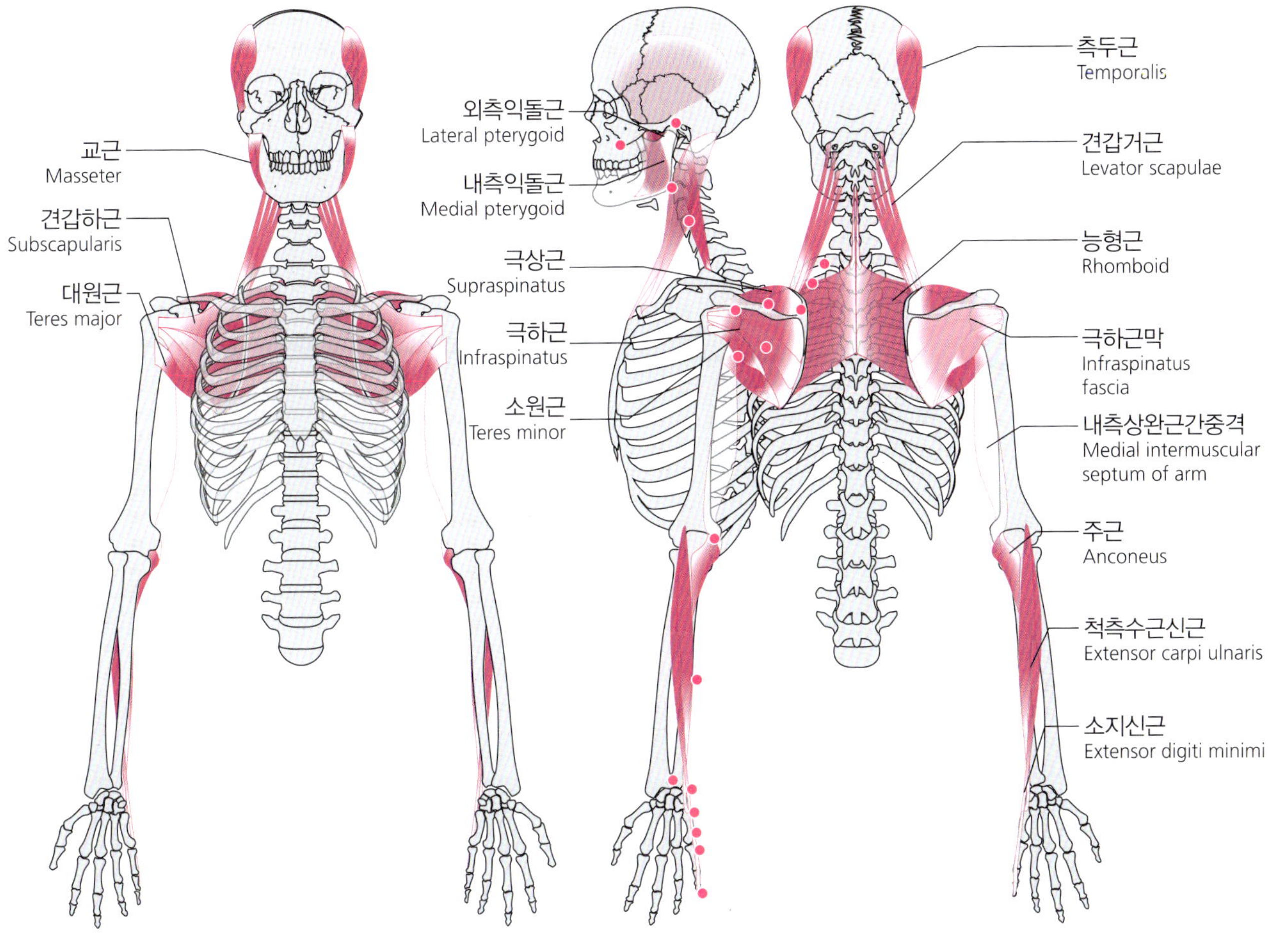

靈樞 經筋第十三

「手太陽之筋, 起于小指之上, 結于腕, 上循臂內廉, 結于肘內銳骨之後, 彈之應小指之上, 入結于腋下. 其支者, 後走腋後廉, 上繞肩胛, 循頸出走太陽之前, 結于耳後完骨. 其支者, 入耳中. 直者, 出耳上, 下結于頷, 上屬目外眥」

–의역–

「〈수태양경근〉은 새끼손가락(소지) 위에서 기시하여 손목을 묶고(소지신근), 전완의 안쪽을 오르며(척측수근신근), 상완골 내측상과의 배측, 튕기면 새끼손가락까지 신경이 울리는 곳(이른바 "funny bone"이라고 불리는 부위) 위를 묶고(주근), 액와에 들어가 묶는다(내측상완근간중격)」

「액와의 배측으로 가서(대원근), 견갑골을 감싸고(극상근, 극하근, 소원근, 견갑하근. 이른바 회전근개), 목으로 향해 측두골 유양돌기를 묶고(견갑거근), 일부는 귓속으로 들어간다(익돌근)」

「아래쪽은 하악을 묶고(교근), 위쪽은 외목각에 속한다(측두근)」

※소장경의 경혈 배치부터 대소능형근도 이 경근에 포함시켰다.

던지는 경근

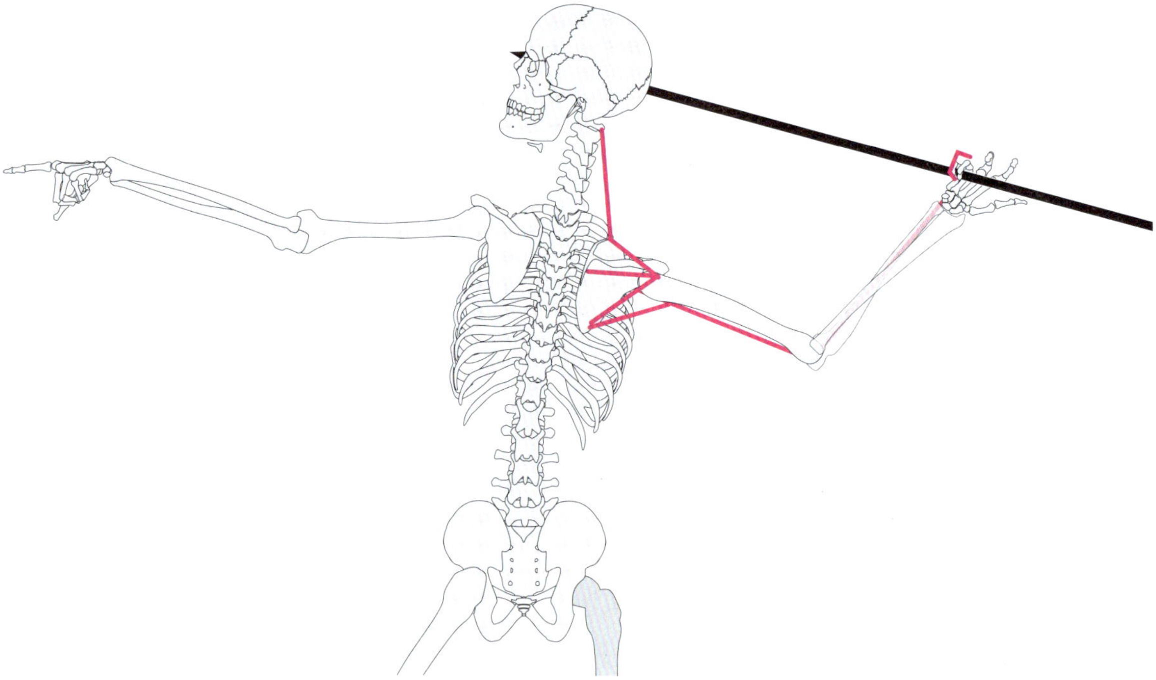

〈수태양소장경〉은 본래 어깨를 관장하는 〈견맥(肩脈)〉이라고 불렸다는 것은 이미 말했다. 이것을 근거로 하여 이 경맥이 자양하는 근군인 〈수태양경근〉을 살펴보면, 필자에게는 어떤 움직임이 연상되는데, 그것은 손톱도 송곳니도 없는 사람의 연약함을 보충해주는 무기인 『**던지기**』이다.

고릴라나 침팬지도 물건을 던지기는 하지만 오직 사람만이 돌이나 창을 「멀리 있는 목표를 향해」「빨리」「정확하게」 던지는 동작을 할 수 있다. 팔을 크게 뒤로 당길 수 있는 견갑골의 가동 범위, 중심 이동으로 생기는 에너지를 담을 수 있는 회전근개, 게다가 에너지를 제대로 전달하여 컨트롤을 생성하는 새끼손가락의 그립. 손가락에서 어깨에 걸친 사람 특유의 구조가 원거리에서 사냥감을 공격할 수 있는 「**투척**」을 만들어냈다. 이 기술은 사냥의 위험을 줄이고 성공률을 (지역 생태계를 교란시킬 정도로) 극적으로 끌어올리며 동시에 거리의 목측, 사냥감의 움직임의 예측, 탄도의 예측까지 순식간에 할 수 있도록 뇌를 많이 단련시켰을 것이다. 또 하나, 경찰이 가진 총이 범죄의 억제력이 되듯이, 날릴 수 있는 도구의 획득은 「강제력」으로서 무리를 묶어, 그 어느 때보다 대규모의 무리인 「사회」의 발생을 지지했다는 설도 있다.

고기를 먹을 기회가 늘면서 뇌가 더 발달하고 손재주는 더 좋아졌으며 손 자극이 더 뇌를 활성화해 법이 생기고 격차가 생기고 사회가 생겨났다.

한의학에서는 〈소장〉은 『군주』인 〈심장〉의 표리로 여겨진다. 이것은 소장경(근육)이 만들어낸 힘이 심장(마음)을 발달시키고, 동시에 계급을 만들어 내었다는 것은, 역시 너무 억지스러운 것일까?

그러나 비행하는 도구가 "마음"에 미치는 영향이 결코 작은 것이 아님은 고대에서도, 그리고 현대에서도 틀림없는 사실이다.

Chapter 07

≪족태양방광경≫

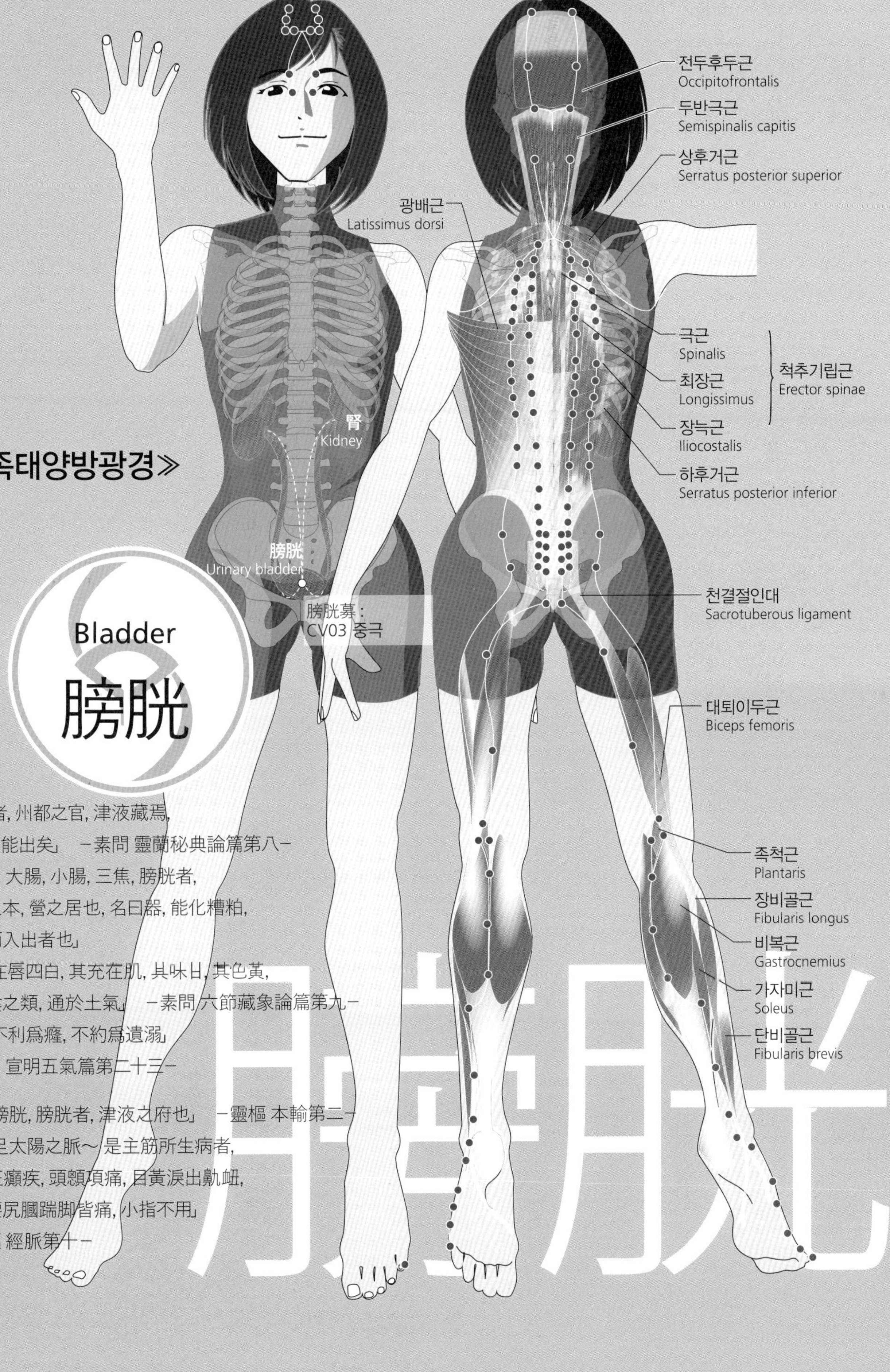

「膀胱者, 州都之官, 津液藏焉,
氣化則能出矣」 －素問 靈蘭秘典論篇第八－

「脾, 胃, 大腸, 小腸, 三焦, 膀胱者,
倉廩之本, 營之居也, 名曰器, 能化糟粕,
轉味而入出者也」

「其華在唇四白, 其充在肌, 其味甘, 其色黃,
此至陰之類, 通於土氣」 －素問 六節藏象論篇第九－

「膀胱不利爲癃, 不約爲遺溺」
－素問 宣明五氣篇第二十三－

「腎合膀胱, 膀胱者, 津液之府也」 －靈樞 本輸第二－

「膀胱足太陽之脈～是主筋所生病者,
痔瘧狂癲疾, 頭顖項痛, 目黃淚出鼽衄,
項背腰尻膕踹脚皆痛, 小指不用」
－靈樞 經脈第十－

01:

방광(膀胱) - 성장의 노선

『소문(素問)』에서 〈방광〉은 『**주도지관(州都之官)**』이라고 불린다. 「주(洲)」란 중주(中洲), 즉 강의 흐름 속에 있는 작은 섬을 말하며, 큰 강의 곁에 있는 도시를 주도라고 하는 것이 아닐까 생각된다. 혹은 「도(都)」에는 「모이다」라는 뜻이 있으므로 물줄기의 종착점이라는 뜻일 수도 있다. 현대의학과 마찬가지로 한의학에서도 방광은 물살이 닿는 곳, 즉 소변을 저류하고 적당한 때에 배뇨하는 기관이다. 장부로서의 방광에 더 이상의 설명은 없다. 그러나 그 방광이 속하는 〈족태양방광경〉이 되면 이야기가 달라진다. **방광경은 가장 긴 경맥으로서 경혈의 수도 가장 많고, 그리고 이 한 경락만으로도 배부를 모두 망라한다.** 뿐만 아니라, 고전의 기술에서는 별로 언급되는 것이 없는 **〈뇌〉**와의 관계가 이 경맥에는 명기되어 있는 것이다.

〈뇌〉는 말할 필요도 없이 의식과 사고와 정신의 중추다. 한의학에 있어서도 그것은 변하지 않지만, 분류로서는 조금 특이한 위치 설정에 있다. 생명유지를 위한 가장 중요한 장기인 오장육부에 속하지 못하고 **〈기항지부(奇恒之腑)〉**라는 특수한 장기의 카테고리에 편입되어 있는 것이다. 기항이란 「항상(恒) 기이(奇)하다(보통이 아니다)」라는 의미로, 기항의 부에는 뇌 외에 **〈골(骨)〉**, **〈수(髓)〉**, **〈맥(脈)〉**, **〈여자포(女子胞)〉**, 그리고 **〈담(膽)〉**이 포함되는데, 이 라인업의 공통점을 찾기는 꽤 어렵다. 굳이 꼽자면 이 6개 장기의 공통점은 **〈정(精)〉**이 아닐까 싶다.

≪기항지부≫와 ≪정精≫의 관계

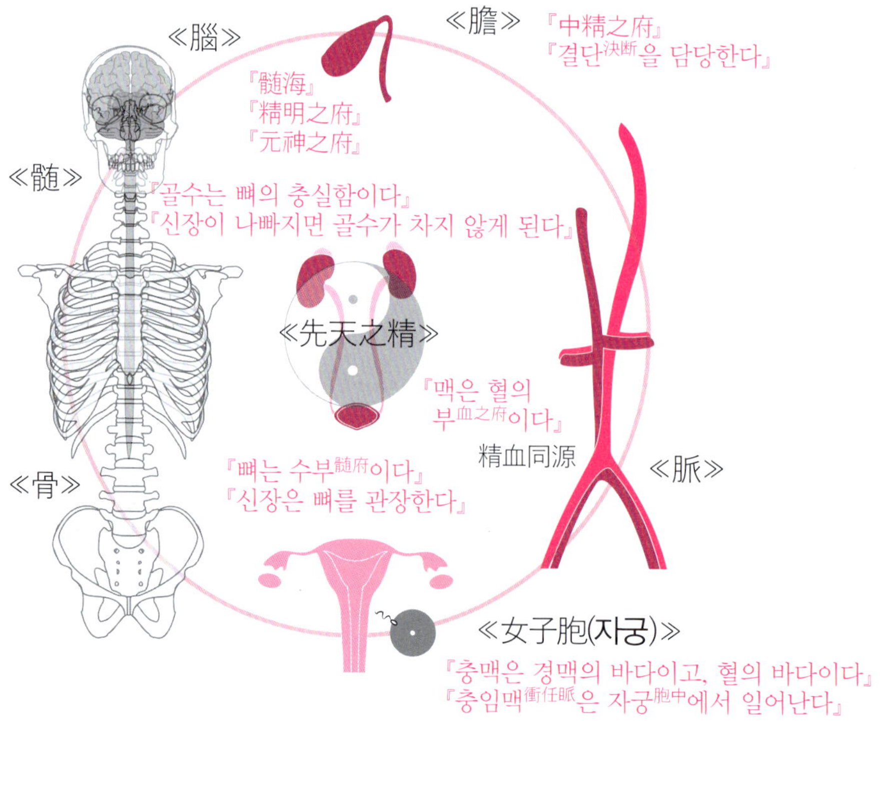

기초 편의 〈원기(元氣)〉에서도 말했듯이, **〈선천지정(先天之精)〉**은 부모로부터 물려받은 그 사람의 '설계도'이다. 정으로 〈뼈〉가 생기고, 뼈는 내부에 〈골수〉를 저장하고, 골수는 뼈를 자양하며 성장을 촉진한다. 골격의 뼈대인 척주에는「척수」가 들어있는데, 몸의 맨 꼭대기는 두개의 내부에서 비대해져 **〈수해(髓海)인 뇌〉**가 되어, 개성과 지성이 깃드는「원신지부(元神之府)」가 된다. 즉 뼈, 수, 뇌는 **〈정(精)〉을 기원으로 생긴 동질의 것**이다. 또한, 〈여자포(女子胞)〉도 거기에 보관되는 것은 **〈남녀의 정〉**이며, 수정이 되면 태아가 되고, 되지 않으면 월경혈로서 배출된다. 「정혈동원(精血同源)」이라는 말에 있듯이 정과 혈은 동질의 것이며, 그 사고방식에서 보면 〈맥(脈)〉 또한 정을 간직한 곳이다. 남는 〈담〉에 대해서는 뒷부분에서 자세하게 설명하겠지만, 한의학에 있어서의 〈담〉은 육부의 하나이면서『**중정지부(中精之府)**』라고도 불리며, 뇌(의사결정)와노 관세가 깊다.

이처럼 **기항지부는 모두 여러 가지 형태로 〈정〉을 간직한다.** 이들의 큰 근본은 〈선천의 정(精)〉이며, 선천의 정은 오장의 하나인 〈신(腎)〉에 봉인되어 있다. 그리고 그 신장과 가장 깊은 연결고리인「표리관계」를 맺는 것이 이 방광이다. 비뇨기여야 할 방광이 이토록 긴 경맥을 가지고, 전신을 장축 방향으로 흐르는 이유는, 그 뒤에 있는 신장으로부터의 〈정〉을 뇌와 신체의 성장 방향으로 보내기 위한 것인지도 모른다.

02: 족태양방광경(足太陽膀胱經, Bladder meridian)

두부의 유주

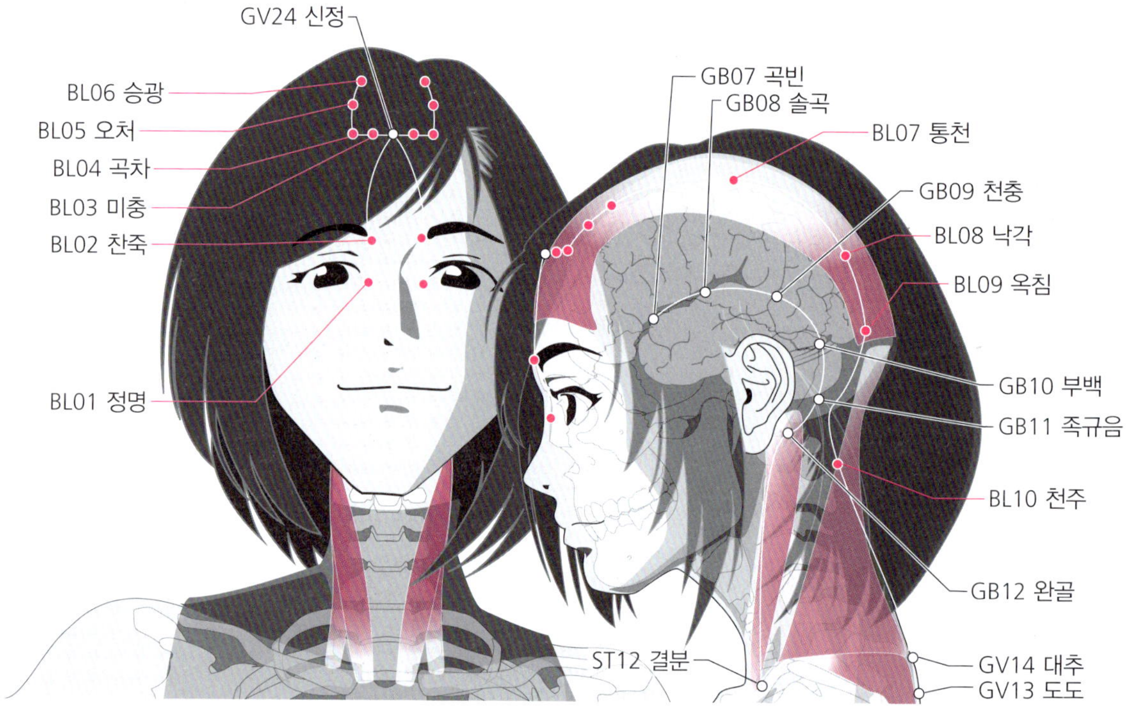

靈樞 經脈第十

「膀胱足太陽之脈, 起于目內眥, 上額交巓. 其支者, 從巓至耳上角. 其直者, 從巓入絡腦, 還出別下項」

–의역–

「수태양소장경으로부터의 흐름은 내안각에서 〈족태양방광경〉으로 계승된다. 내안각에서 이마를 올라가 두정부에서 두개 속으로 들어가 〈뇌〉에 연락하고 목덜미로 나온다」

「일부는 두정부에서 귀의 상각에 이르러 〈족소양담경〉에 합류한다」

『영추』에 따르면 방광경의 흐름은 두정부에서 두개 속으로 들어가 〈뇌〉로 이어진다. 두개 두정부에는 도출정맥이 나오는 「**두정공(頭頂孔)**」으로 불리는 구멍을 볼 수 있는데 고대 의사들은 여기서 경맥이 뇌로 향한다고 생각하지 않았을까. 또한, 지맥이 「정수리에서 귀의 상각으로 향한다」고 되어 있고, 그 행선지는 기록되어 있지 않지만, 〈족소양담경〉에 속하는 측두부의 경혈이 방광경과 교회한다고 되어 있으므로, 아마도 담경에 합류할 것이다. 〈담〉은 한의학에서는 「**결단(決斷)을 주관**」하는 장기로 생각되고 있으며, 두부에서의 복잡한 경락 네트워크는 각 장부가 담당하는 정신 기능을 뇌에 집약하기 위한 이론적 근거가 되고 있다.

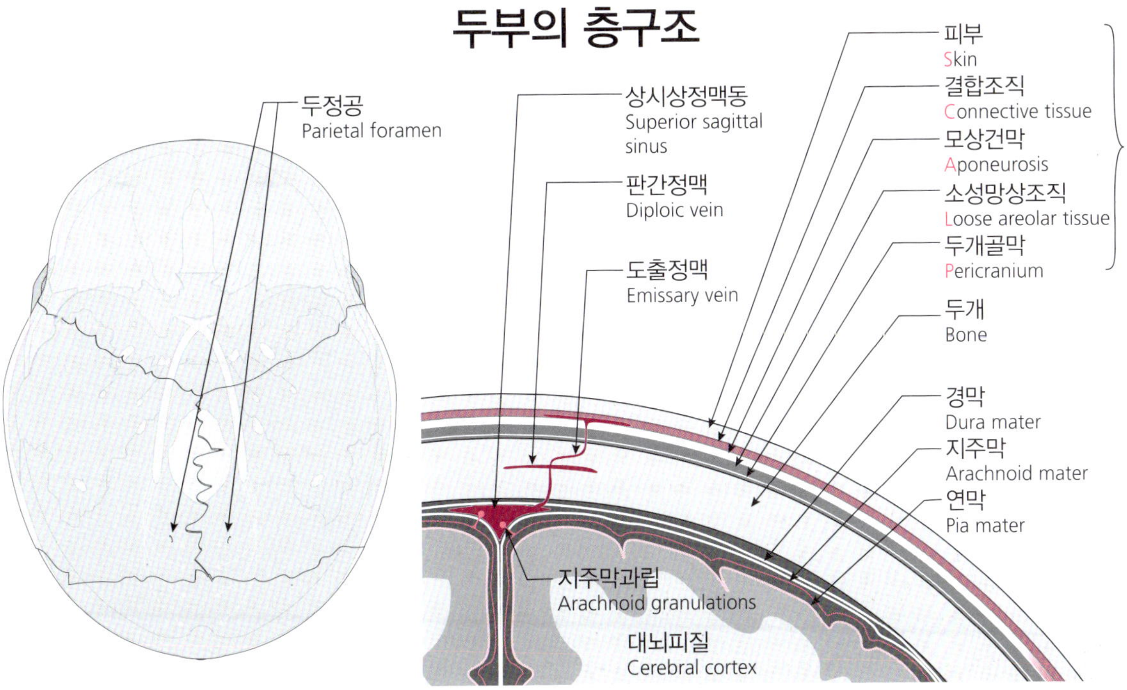

대표적 경혈

▶ BL01 〈정명(睛明)〉

취혈 안면부, 내안각의 내상방과 안와 내측벽 사이의 함요부

▶ BL02 〈찬죽(攢竹)〉

취혈 머리 부분, 눈썹 안쪽 끝의 함요부

주치

- 안구건조증, 결막염, 공막염, 눈의 피로, 시력장애 등의 안질환, 비염 등의 코질환
- 두통, 인리통(내안각통), 삼차신경통
- 자율신경실조에 의한 수면장애, 발열, 손발의 냉증, 오한, 날씨로 인한 통증 등
- 우울증, 양극성 장애, 불안장애, 공황장애, 주의력결핍과잉행동장애, 조현병, 외상후스트레스장애(Post-traumatic stress disorder, PTSD) 등 정신질환에도 사용

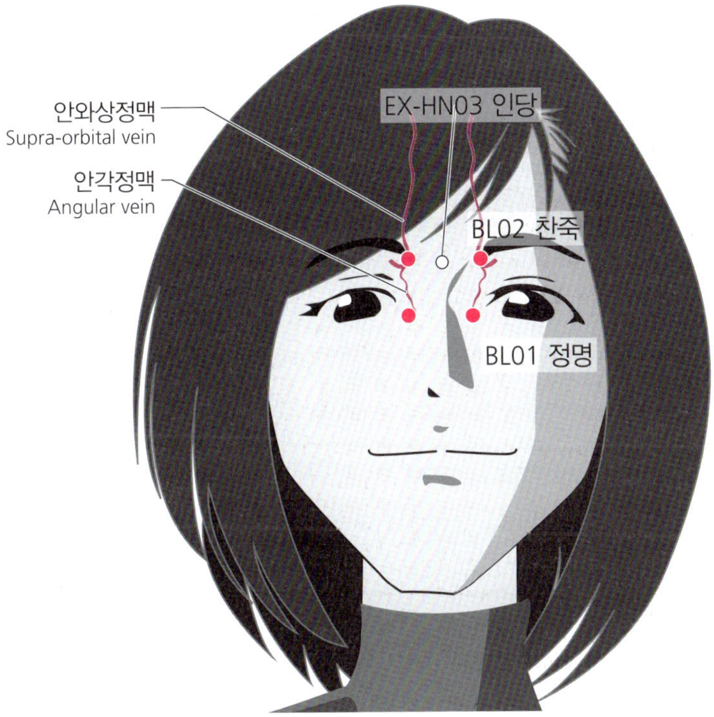

해설 한의학에서 「눈」은 일명 『**정명(精明)/정명(睛明)**』이라고도 불리는데, 이 호칭은 눈 그 자체라기보다, 거기서 나오는 의지나 감정, 지성을 나타내고 있다. 그 때문에 눈(눈꺼풀의 벌어짐 정도나 시선의 움직임이나 빛남, 충혈

등)은 「망진(한의학적 시진)」의 특히 '마음(神明)'의 본연의 자세를 보는 곳으로서 중요하다.

이 '눈의 표정'을 만들어내는 요소인 동공의 확대 축소, 눈 깜박임의 횟수, 그리고 눈의 윤택함이나 눈꺼풀의 열림 등에는 자율신경계가 복잡하게 영향을 준다. 예를 들어 상안검에 있는 **「상안검거근」** 자체는 부교감신경을 포함한 동안신경(뇌신경 III)에 지배되는데, 이 근의 심층에는 **「상검판근(뮐러근)」**이라는 교감신경지배의 작은 평활근이 있어 크게 눈을 뜰 때 교감신경이 강하게 반응하는 구조로 되어 있다. 그렇기 때문에 눈은 「입만큼 말을 하는 것」이다. 반대로 말하면 안구나 눈꺼풀 운동을 의도적으로 함으로써 자율신경계의 조정도 가능해진다. 선이나 명상에 있어서 반안(半眼, 불상의 보살이나 여래의 눈빛)이 권장되는 것도 이 상태가 교감신경을 쉬게 하고 부교감신경계를 우위에 두기에 적합하기 때문일 것이다. 또한, 심리요법 분야에서는 PTSD를 치료하는데, **「안구운동에 의한 탈감작과 재처리법(Eye movement desensitization and retrocession, EMDR)」**이라는 기법이 사용된다고도 한다.

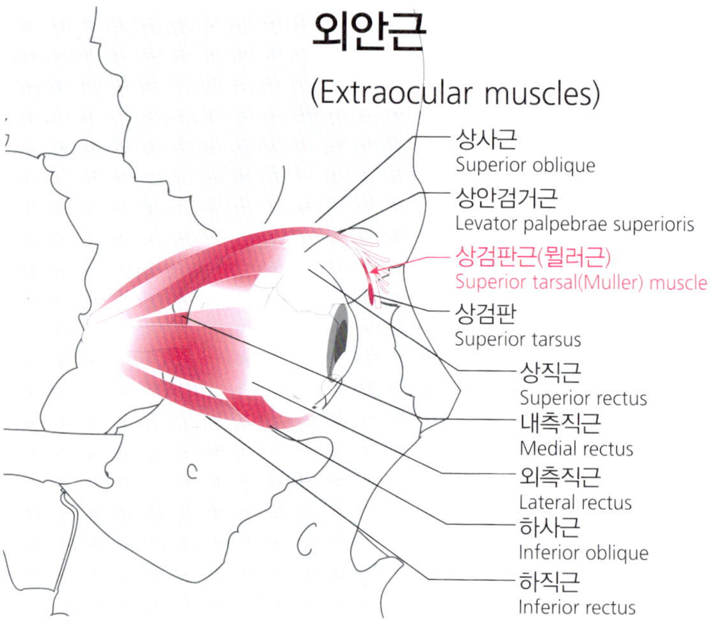

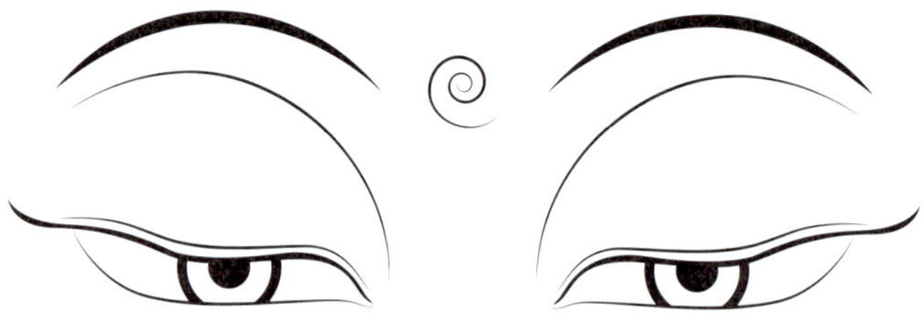

불상의 여래와 보살의 눈은 뜨지도 않고 닫지도 않은 『반안半眼』이 많다.
이 상태는 뮐러근(교감신경지배)을 과도하게 긴장시키지 않기 때문에 「편안한 집중」이 쉽다.

한의학에는 눈의 다른 이름으로 『명문(命門)』이라고 하는 호칭도 있다. 명령을 내리는 문(아이콘택트)이라는 뜻이지만 자율신경과의 관계를 고려할 때 여기에는 생명을 조절하는 문이라는 의미도 포함돼 있을지 모른다.

접근방법 눈의 경혈이라는 의미에서는 내안각에 있는 BL01 〈정명(睛明)〉이 가장 유명하지만, 위치상 침구용은 아니다. 임상적으로는 그 위의 〈찬죽〉과 그 중앙에 있는 기혈인 〈인당(印堂)〉을 사용하는 경우가 많다. 안질환과 코 질환에는 물론, 자율신경실조에도 많이 사용하지만, 구분하자면 멘탈치료에는 인당을 더 많이 사용한다. 콧대를 향해 침을 놓음으로써 「반안상태」로 유도하는 것이 하나이고, 다른 하나는 뇌의 온도조절을 목표로 자침하고 온찜질이나 냉찜질을 추가하는 것도 있다. 이 부위를 흐르는 **안와상정맥**은 상안정맥에서 **「해면정맥동」**으로 연결되는 최단 경로인데, 여기에서는 동맥 내를 흐르는 따뜻한 혈액과 정맥 내를 흐르는 차가운 혈액과의 열교환이 이루어져 뇌의 온도를 일정하게 유지하는 시스템으로 기능하고 있다(실제로 치타나 말 등 잘 달리는 동물에서는 내경동맥이 해면정맥동 내를 사람보다 더 많이 구불구불 이어져 있어 이 시스템이 강하게 작용하고 있다). 즉, 이 부위로의 온냉 자극은 혈액을 통해 뇌의 기능에 관여할 가능성이 있는 것이다.

또한, 해면정맥동 내에는 교감신경총, 외전신경(뇌신경 VI), 동안신경(뇌신경 III), 활차신경(뇌신경 IV), 삼차신경의 안신경(뇌신경 V_1)과 상악신경(뇌신경 V_2) 등의 중요한 구조도 통과하고 있기 때문에 이들에 대한 자극이 될 수 있지 않을까?

기분을 좋게 하는 목적으로 사용한다면, 이 부위를 셀프케어하면 매우 효과적이다. 하루를 쾌활하게 보내고 싶다면 아침에 샤워할 때 윗눈꺼풀을 향해 뜨거운 물줄기를 뿌리는 식으로 자극해도 좋다.

또한, 밤에 눈을 감고 안구를 천천히 여러 방향으로 움직이는 것도 외안근을 스트레칭하고 부교감신경의 활동을 가다듬어 질 좋은 수면으로 이끌어 줄 것이다. 만약 당신이 집중력을 높이고 싶다면 반쯤 눈을 뜨고 인당에 시선을 두는 상상을 하면 된다. 요가에서 미간은 「아즈나」라는 중요한 차크라가 있는 곳이라고 한다. 뇌력의 질을 높이는 포인트로서, 꼭 활용해 주었으면 한다.

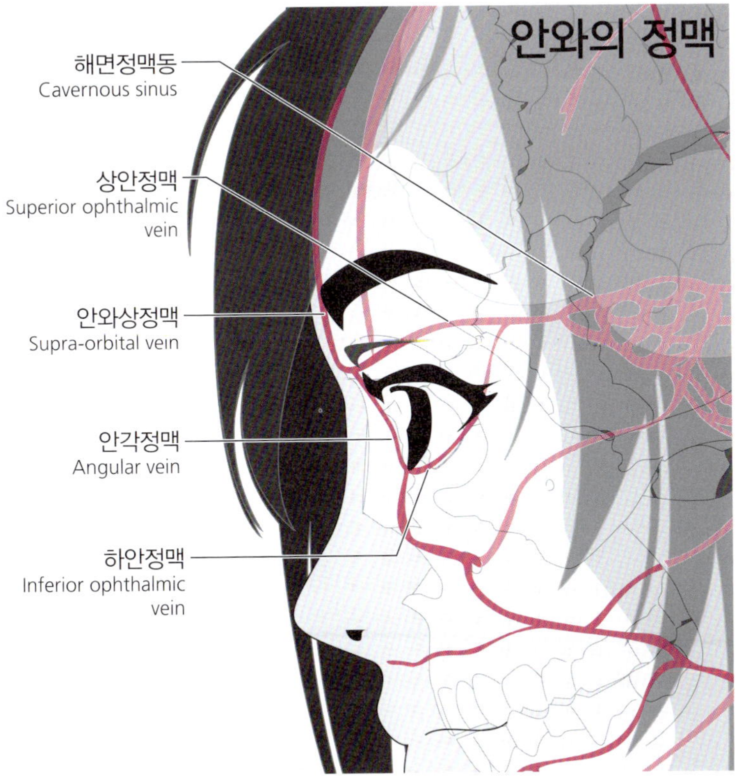

▶ BL10 〈천주(天柱)〉

취혈 후경부, 제2경추극돌기 상연과 같은 높이, 승모근 외연의 함요부

주치

- 두통(근긴장성, 편두통 모두), 안통, 안구피로, 안구건조증, 시력장애, 녹내장, 안검경련, 치통, 이갈이, 이 악물기, 턱관절증, 이명, 난청, 안면신경마비, 삼차신경통, 경항부 통증, 견배부의 결림이나 통증, 경추증, 상지의 신경통
- 자율신경실조에 의한 발열, 발한 이상, 타액분비 이상, 수면장애, 현기증, 혈압 이상, 오한 등
- 우울증, 양극성 장애, 불안장애, 공황장애, 발음장애, 말더듬, 틱, 근육긴장이상증(Dystonia) 등에도 사용

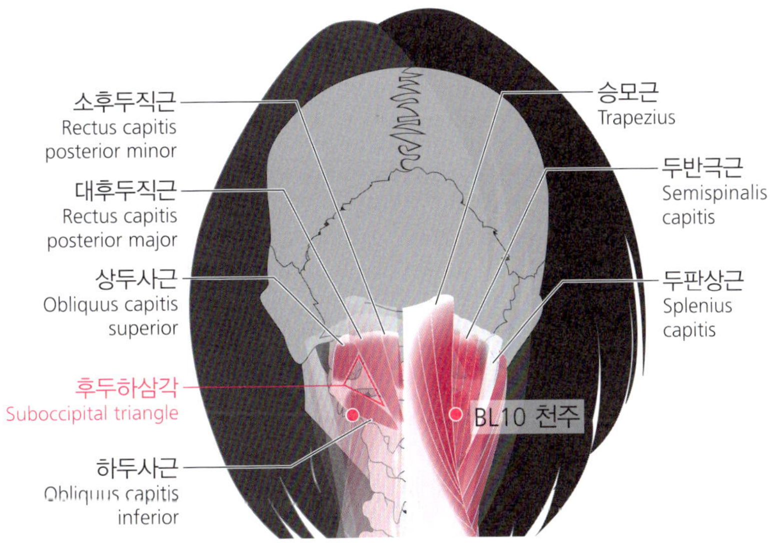

해설 〈천주〉라는 이름은 아마도 제2경추인 「**축추(軸椎)**」의 모양에서 유래한 것일 것이다. 「하늘(天)」은 머리를 가리키는 경우가 많으므로 머리의 회전축이 되는 축추 치돌기가 바로 '**머리의 기둥(柱)**'이다.

후두하근군

(Suboccipital muscles)

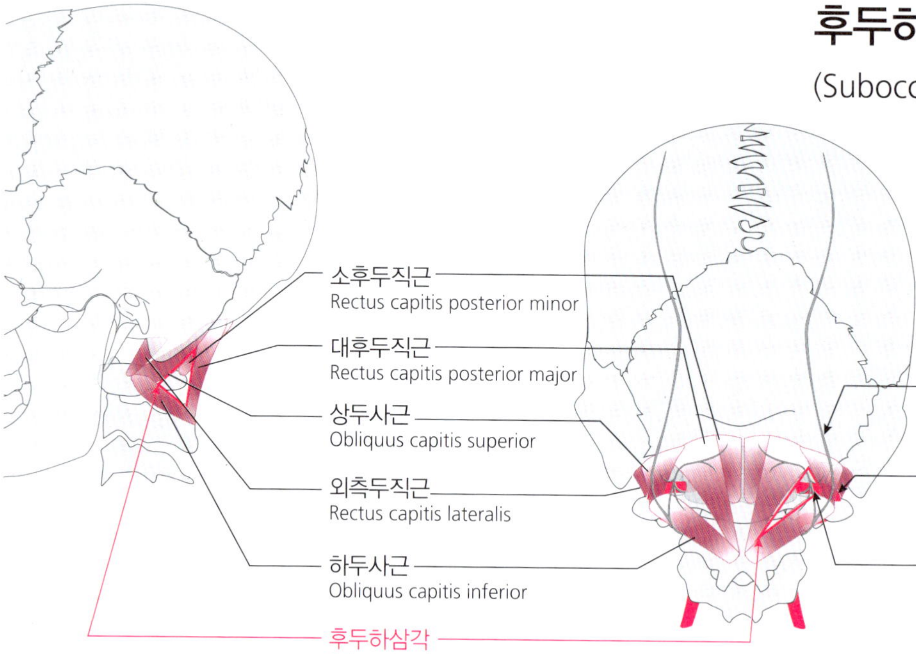

이 축추와 환추(제1경추)로 이루어진 환축관절은 목덜미의 심부에 있는 4개의 「**후두하근군**」에 의해 항상 미묘한 조정이 이루어지고 있다. 대부분의 근육에는 신축 정도를 감지하는 「근방추」라고 하는 센서가 내장되어 있어 반사성의 출력 조정이 이루어지고 있는데, 후두하근군(특히 하두사근)은 **인체 중에서도 가장 근방추 밀도가 높은 부위**로 알려져 있다. 즉 이 부위는 머리의 균형을 민감하게 감지하고 조정하는 '**고성능 조정기**' 역할을 하는 것이다.

사람 머리의 무게는 몸무게의 약 10%이다. 그 무거운 머리를 가장 높은 위치에 두고 우리는 하루하루 생활하고 있다. 이것만으로도 상당히 균형이 좋지 않은데, 덧붙여 머리는 감각기가 집중되기 때문에 정보 수집을 위해 미묘한 움직임을 해야 한다. 안구가 움직이는 것만으로도 밸런스가 항상 흔들리고, 식사로 씹는 힘(보통 40~ 60㎏)까지 걸린다면 이 모든 것에 대응하는 이 '조정기'가 얼마나 고성능인지 알 수 있을 것이다. 하지만 고성능이기 때문에 이곳은 늘 '이완되지 않는 곳'이 되고 말았다. 귀찮게도 계속 긴장하는 이 좁은 공간인 **후두하삼각**에, 뇌에 혈액을 보내는 「추골동맥」, 이 근군을 지배하는 「후두하신경(C1)」, 후두부의 지각을 담당하는 「**대후두신경(C2)**」 등이 밀집해 있다. 즉, 후두하근군의 긴장이 신경을 압박하면 근긴장성 두통을 일으키고, 과도한 수축이 계속 추간을 압박하면 뇌로의 혈류에도 영향을 미칠 수 있는 것이다.

천주는 하두사근의 하연, 정확히 대후두신경의 표출점에 있고, 근긴장성 두통의 특효혈인 동시에 환축관절을 느슨하게 하는 중요 포인트에 있다. 본 경혈에 자침 후, 후두하근군의 긴장이 극적으로 이완되는 일은 많이 있는데, 이를 갈거나 이를 악물고, 등이 굽은 채로 앉아 있는 등, 조정기가 뭉치기 쉬운 현대인에게는 필수적인 경혈이라고 생각한다.

접근방법 후두하근군은 승모근, 두반극근의 더 안쪽에 있기 때문에 직접 접근하려면 침이 최적이다. 다만 이 부위의 과긴장은 자세나 턱관절, 좌우 시력 차, 청력 차 등의 결과이기도 하기 때문에 1차 요인을 찾아내 함께 시술하는 것이 바람직하다.

배부의 흐름

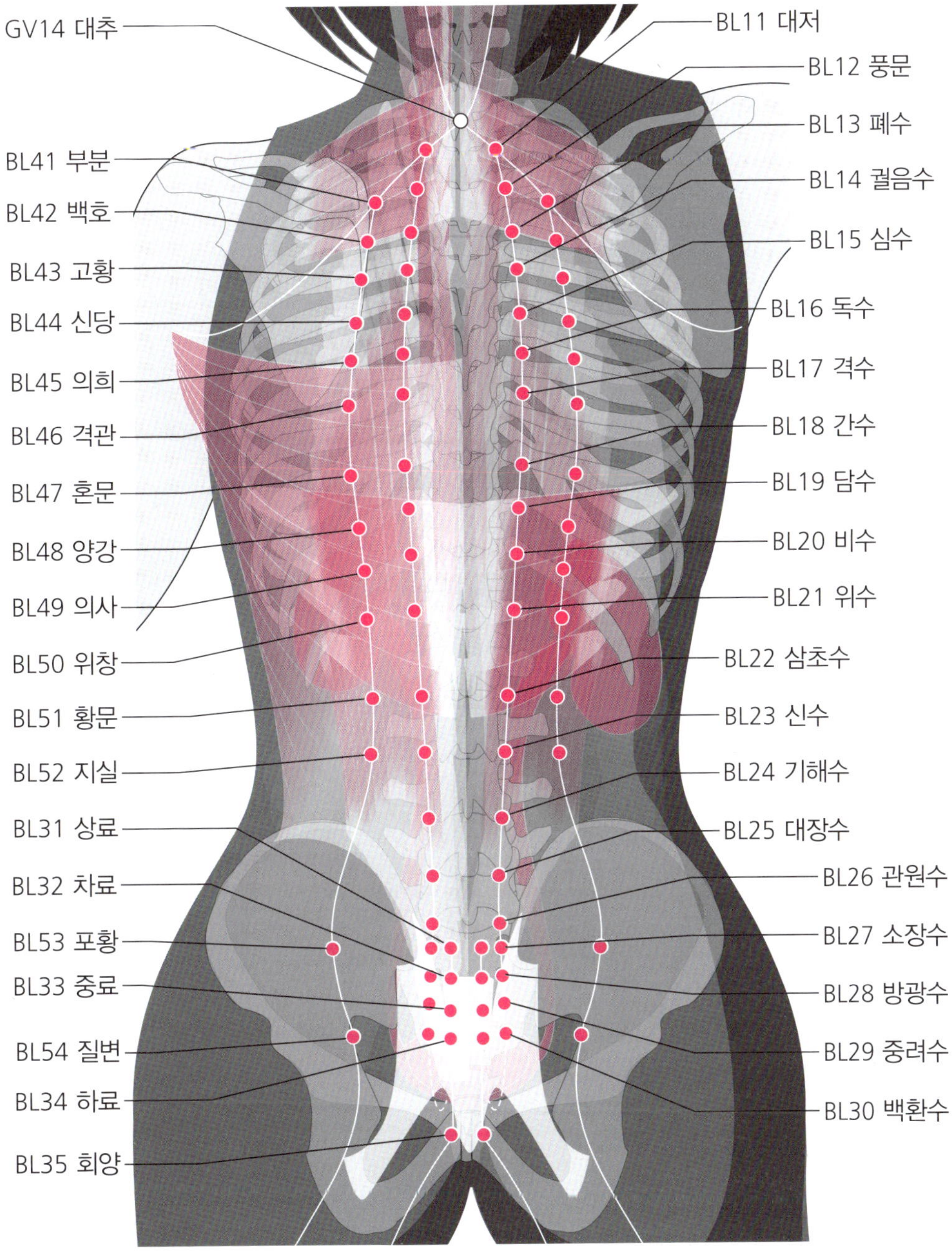

靈樞 經脈第十

「膀胱足太陽之脈~ 循肩髆內, 挾脊, 抵腰中, 入循膂, 絡腎屬膀胱. 其支者, 從腰中下挾脊貫臀, 入膕中. 其支者, 從髆內左右, 別下貫胛, 挾脊內」

-의역-

「~목덜미에서 목을 내려와 GV14 〈대추(大椎)〉에 이르러, 극근(棘筋)과 최장근 사이를 내려가 허리에 이르고, (제2요추 부근으로부터) 심부에 들어가 신장에 연락하고 방광에 속한다(제1행선)」

「허리에서 흉요근막 외연을 따라 천골로 가고, 천결절인대를 따라 좌골결절까지 이른다.」
「GV14 〈대추〉에서 더 좌우로 가서, 최장근과 장늑근 사이를 따라 지맥이 내려와 둔부까지 이른다(제2행선)」

이 장의 첫머리에서도 말했듯이 등(배부)은 〈족태양방광경〉의 독무대다. GV14 〈대추〉를 중심으로 좌우로 두 줄이 척추기립근의 근육을 따라 하강하며, 한쪽에 39개의 경혈이 있어, 좌우 합하여 4줄 78개의 경혈이 등부위에 나열된다. 또한, 그 배치는 척추의 추간을 기준으로 정해져 있으며, 같은 추간에 나열된 첫째 줄의 경혈과 둘째 줄의 경혈은 거의 같은 특성을 가진다. 예를 들어 제3, 4흉추 사이에 있는 첫 번째 줄 BL13 〈폐수(肺兪)〉와 두 번째 줄 BL42 〈백호(魄戶)〉는 모두 폐의 질환에 이용된다(경혈 이름도 『폐는 백(魄)을 간직한다』라고 하는 관계 때문에 붙여져 있다).

이 배치를 해부학적으로 생각했을 때, 생각나는 것은 피부에 있어서의 분절성의 신경지배, 「**더마톰(Dermatome)**」일 것이다. 완전히 일치하는 것은 아니지만 방관경 배부의 경혈 배치는 이 피부분절과 매우 유사하다. 원래 더마톰 자체는 척수후근이나 척수신경을 손상한 환자의 임상 소견에 근거해 전형적인 패턴으로 나타낸 것이다(그래서 다양한 그림이 존재한다). 방광경의 배열도 아마도 대상포진 등의 소견을 수백 년이나 쌓아 만든 '한의학식 더마톰'일지도 모른다.

피부분절(Dermatome)

(피부에서 분절성 신경지배)

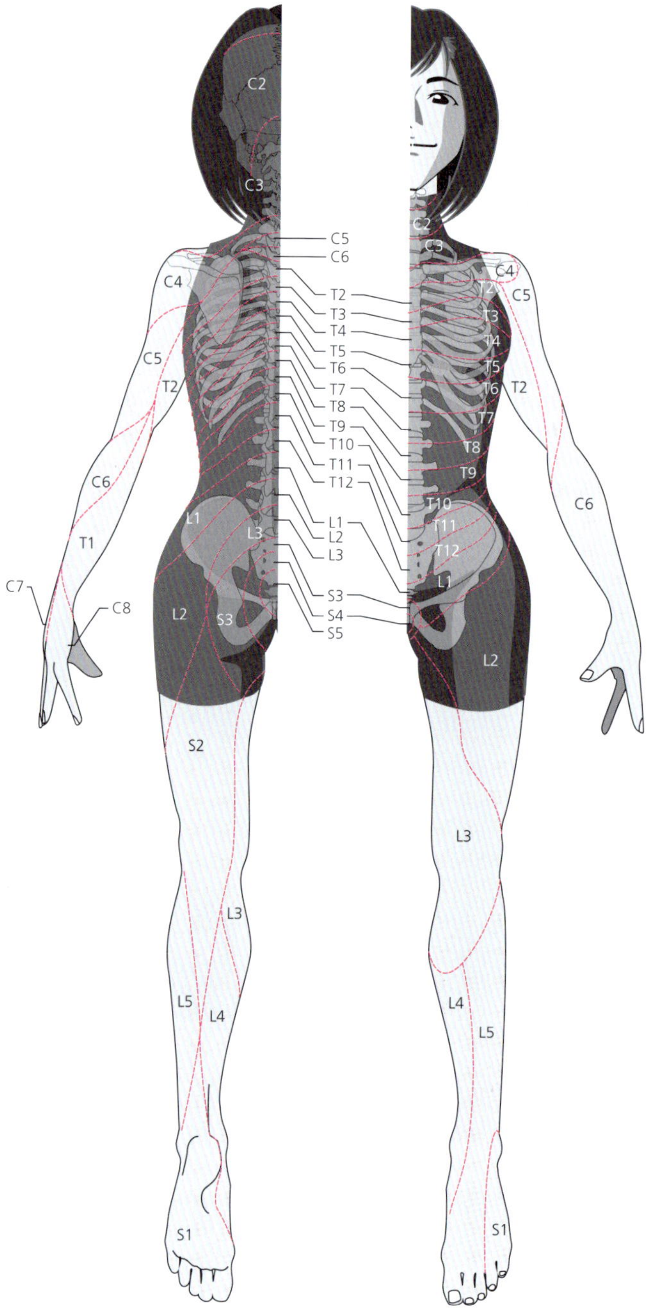

대표적 경혈

▶ BL12 〈풍문(風門)〉

취혈 상배부, 제2흉추극돌기 하연과 같은 높이, 후정중선의 외방 1.5촌(약 5cm)

주치 **『풍증(風證)』**

- 견배부통, 어깨결림, 경부 통증, 굽은 등
- 감기 초기의 한기(寒氣), 자율신경실조, 만성 통증 등

해설 〈풍문〉이란 **'풍사(風邪)의 문'**을 의미한다. 감기가 처음 올 때 목덜미가 오싹해지는 감각으로부터 옛날 사람은 『풍사』가 이 부위로부터 침입한다고 생각했던 것 같다. 이 감각은 등 쪽 털의 곤두서기, 즉 교감신경의 흥분에 의한 입모근의 수축으로 생긴다. 짐승에게 「털이 곤두선다」는 것은 투쟁 시 자신을 커 보이게 하는 **위협**의 의미와 털과 털 사이의 공기층을 늘려서 **방한**하는 의미가 있다. 사람의 경우 위협, 방한 모두에도 효과는 없을 것 같지만 그래도 야생의 흔적일 것이다, 위험을 느끼면 털이 곤두서고, 추위나 감염 등으로 체온 상승이 필요할 때는 소름이 돋게 되어 있는 것이다. 그뿐만이 아니다. 체모는 자율신경뿐만 아니라, 감정과 감각을 통합하는 장소, 뇌의 「**뇌섬엽(섬피질, Insular cortex)**」에도 강하게 관련되어 있다.

최근 체모가 있는 피부에는 「무수C섬유」라는 전달속도가 느린 신경종말이 있는 것으로 밝혀졌다. 이 신경은 '천천히 쓰다듬는 듯한 부드러운 자극'을 뇌섬엽에 투사하고, 그 결과 사람은 「기분이 좋음」이나 「안심」 등의 행복한 감각, 감정을 느낀다는 것이다.

뇌섬엽에서는 후각, 미각, 청각 등의 「특수 감각」, 피부로부터의 「체성감각」, 신체의 안쪽으로부터의 「내수용성 감각」,

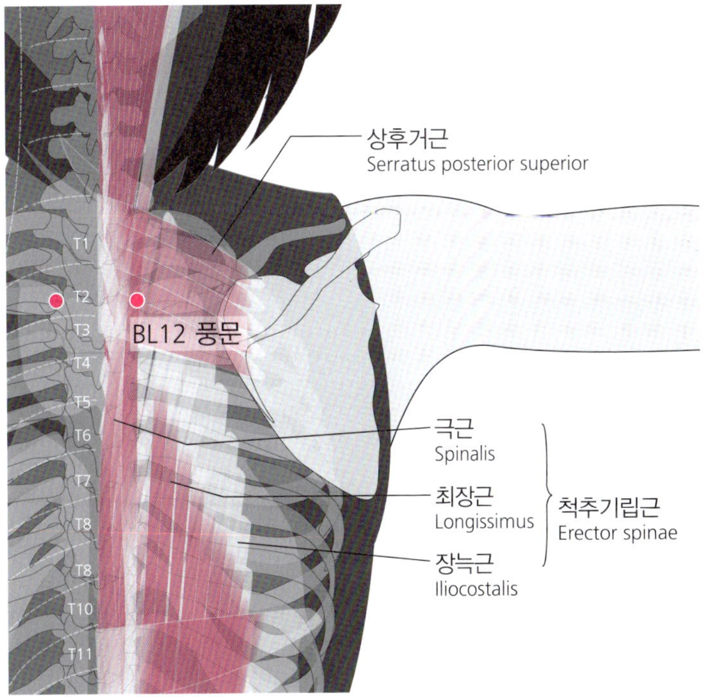

뇌섬엽(섬피질)

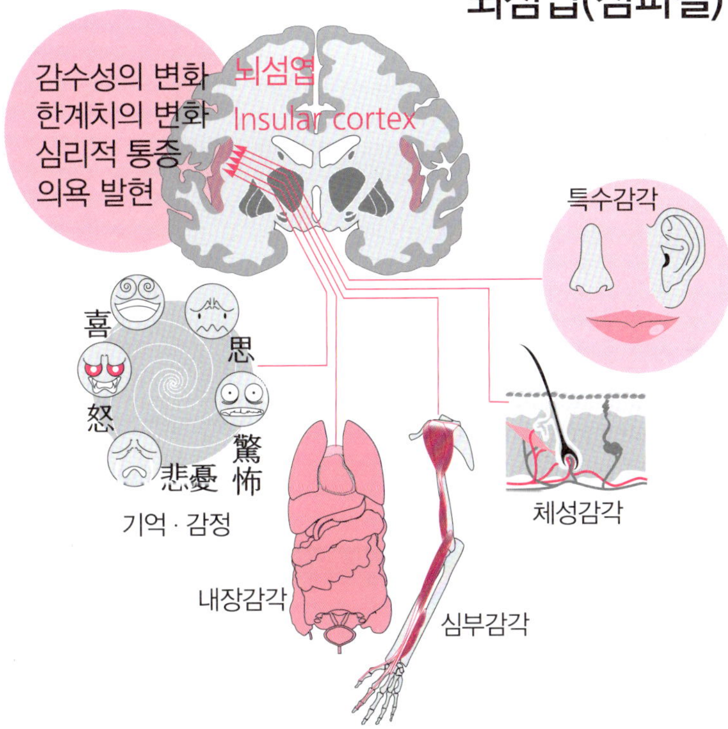

측두엽의 안쪽에 있는 뇌섬엽은 신체 내외 감각의 고차적 인지와 감정의 처리를 통합하는 역할을 가진다고 생각된다.

그리고 기억이나 감정 등의 다양한 『**지각의 통합**』이 행해진다고 생각되고 있다. 몸 상태에 따라 맛이나 냄새를 느끼는 방식이 달라지는 것도, 기분에 따라 듣고 싶은 노래가 달라지는 것도, 같은 스킨십이라도 상대하기에 따라 호불호가 정반대가 되는 것도 이 때문이다. 이런 상황에 따라 확연히 느낌이 달라지는 대표적인 감각이 「**통증**」이며, 통증 발현에는 이 뇌의 부위가 깊이 관여하는 것으로 알려져 있다.

이야기를 되돌리자. 유모 부위에 대한 부드러운 접촉이 뇌섬엽의 흥분을 억제한다면 풍문을 필두로 하는 방광경의 배부경혈군은 **감정과 감각의 관계 재구성을 촉진하는 효과**를 기대할 수 있지 않을까?

이 부위가 체내의 미묘한 변화가 나타나는 자리라면 반대도 마찬가지이다. 풍문으로의 접근은 감정의 격앙을 가라앉히고 정체불명의 아픔을 누그러뜨릴 수 있다고 필자는 생각한다.

부항요법
(Cupping therapy)

흡입기의 내부를 음압이 되게 함으로써 피부를 빨아들이는 요법.
중국을 비롯한 세계 각국에 유사한 요법이 있다.

혈류를 모으고 모공을 열어서 피하조직을 활성화, 천근막을 릴렉스하고, 흡인흔 치유 과정에서의 면역 기능 강화 등을 기대할 수 있다.

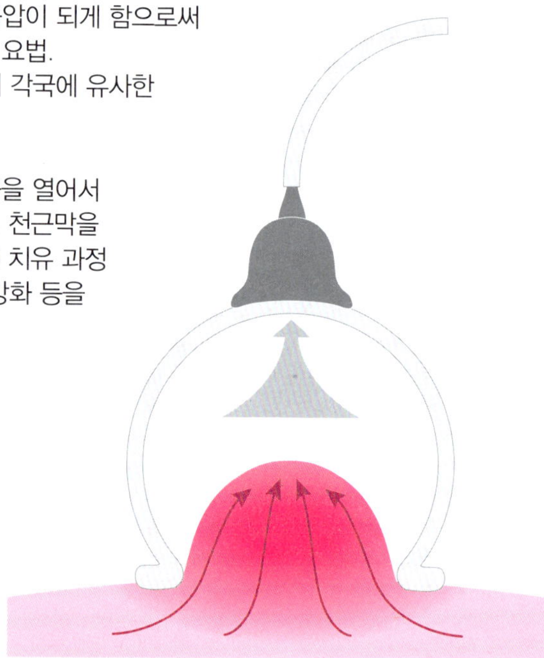

접근방법 기본적으로 침, 뜸, 안마 지압 마사지 어느 방법이든 좋다. 감기 초기에는 부항요법 등도 추천한다. 유일하게 냉각치료는 별로 권하지 않는다.

▶ BL13~28 〈배수혈(背兪穴)〉

해설 폐경의 LU01 〈중부(中府)〉의 부분에서, 『모혈(募穴)』에 대해 설명한 것을 기억하고 있을까? 모혈은 각 장부의 반응이 강하게 나오는 흉복부의 경혈이다. 이 모혈과 상응하는 형태로 등 쪽에도 『**배수혈(背兪穴)**』이라고 하는 장부의 반응이 강하게 나타나는 경혈군이 있다. 「수(兪)」에는 「치유」와 「수송」 모두 의미가 있으며 경혈명도 모두 〈**장부명+수**〉로 통일되어 있다. 즉 그 장부에 「**기혈을 수송하고 치유하는 자리**」라는 것이다.

모혈은 장기의 실제 위치를 기반으로 하기 때문에 그 배치에 규칙성은 없다. 그러나 배수혈의 경우는 오장육부 모든 수혈이 방광경의 배부 제1행선상에 일직선으로 배치되어 있다. 그렇다면 모혈이 장부 위치의 투영이라면, 배수혈은 무엇을 투영하고 있는 것일까?

필자는 이것을, 척주의 양쪽에 세로로 이어지는 신경절인 「**교감신경간(sympathetic trunk)**」의 투영이라고 생각한다.

교감신경간(절)은 척수분절마다 있는 교감신경 뉴런의 중계점이다. 교감신경은 여기서 뉴런을 바꾸어 한쪽은 내장으로, 다른 한쪽은 척수신경을 타고 전신의 체표에 있는 땀샘이나 입모근으로 분포해 간다. 척수신경은 등 쪽으로 뻗는 「**후지(後枝)**」와 배 쪽으로 뻗는 「**전지(前枝)**」로 분기하며, 전지가 사지에서는 신경총을 형성하여 서로 섞이는 데 반해, 후지는 분절을 명확하게 나눈 채, 이 방광경이 흐르는 등 부분만을 지배하고 있다. 즉 각 배수혈은 이름 그대로 「**교감신경간을 통해 각 내장의 반응을 알기 쉽게 체표에 나타내는 자리**」라고 할 수 있는 것이다. 내장에 이상이 있을 때, 그 내장의 구심성 신경과 같은 척수분절 레벨의 피부에 지각과민이나 통증을 느끼는 현상을 「**연관통**」

교감신경계 (Sympathetic nervous system)

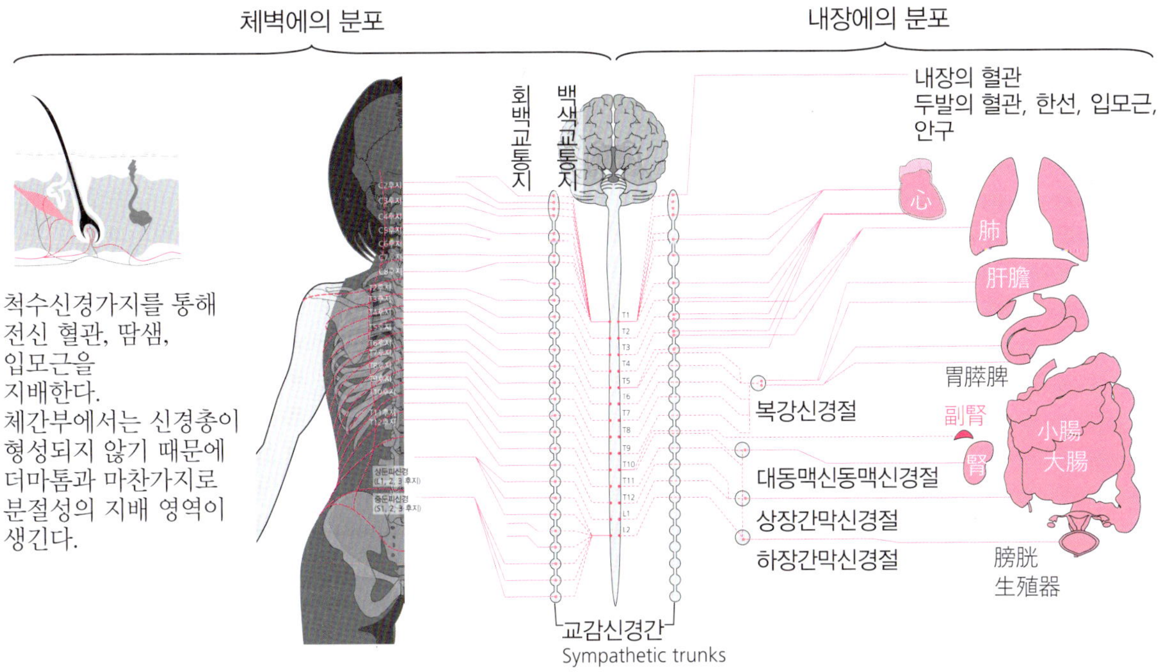

척수신경의 분포

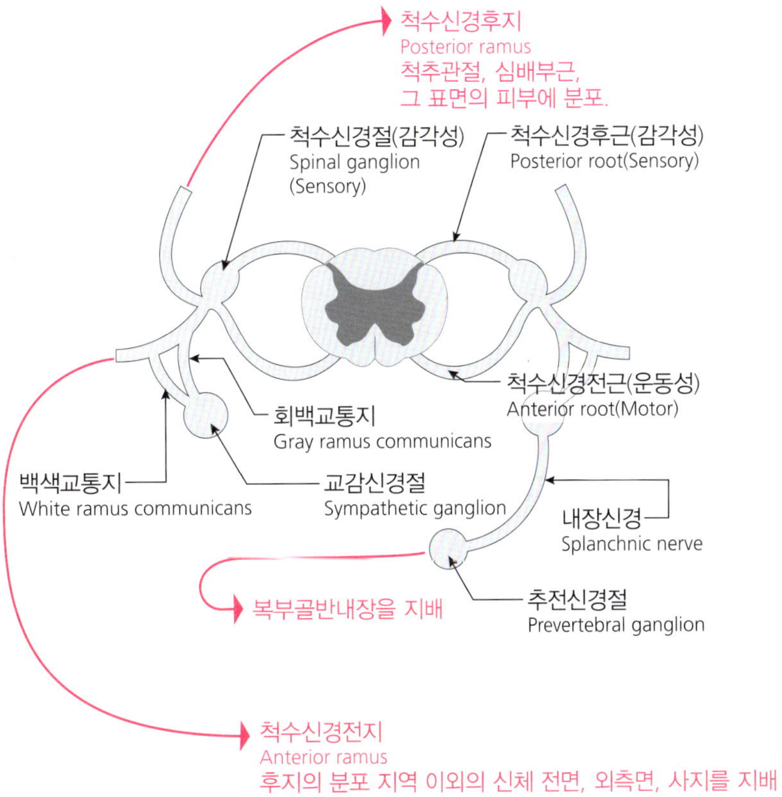

이라고 하는데, 아마도 고대의 의사들은 이 현상에서 등과 내장의 연결을 감지했을 것이다.

모혈의 촉진도 그 장부의 상태를 알 수 있는 단서가 되지만, 배수혈 또한, 장부의 이상을 알 수 있는 필수적인 진단점이다.

주치 오장육부 각각의 『허증(虛證)』

구체적으로는 안색이 나쁘거나, 기분이 가라앉기 쉬우며, 피곤해지기 쉽고, 의욕이 나지 않으며, 몸이 나른하거나, 두근거림이나 숨이 차는 등의 허약한 증상. 장부 각각의 허증에 따라 그 증상은 달라진다.

접근방법 배수혈은 전통적으로 『**허증**』 즉, 장부의 기능 저하에 이용되는 경우가 많다. BL12 〈풍문(風門)〉에서 설명한 것처럼 등 부분(배부)에 대한 부드러운 접촉은 교감신경의 고조를 억제한다. 내장은 부교감신경이 우위인 상태에서 활성화되기 때문에 장부의 기능을 되찾는 데는 이치에 맞는 접근법이다. 허증에 대한 시술을 생각한다면 침구, 안마, 마사지 중 어느 것을 사용하든 가볍고 부드러운 자극이 적당할 것이다. 한편, 배부통이나 요통 등 근육 통증에의 대처로서는 심부 배근을 노린 깊은 침자도 유효하다. **배부는 무엇을 목적으로 하느냐에 따라 접근 방법이 크게 바뀌는 장소인 것이다.**

▶ BL13 〈폐수(肺兪)〉

취혈 상배부, 제3흉추극돌기 하연과 같은 높이, 후정중선의 외방 1.5촌(약 5센치). 좌우 폐수의 중앙, 후정중선상에는 독맥인 GV12 〈신주(身柱)〉가 있다.

주치 『**폐허증(肺虛證)**』

- 경통, 견갑 사이 통증, 견배부 통증, 결림, 굳은 등
- 활동 후 악화되는 숨가쁨, 기침. 목소리에 힘이 없고, 면역력 저하 등, **폐기능 저하**로 인한 증상
- 소아의 밤울음(야경증), 감충(疳蟲), 공황장애, 조현병, 살인 충동, 자포자기 등에도 사용

『허증』 - 장부의 기능 저하 -	『실증』 - 악성 요인이 추가된 상태 -
[원인] 영양실조(음식 부족) 소화 기능 저하(비허) 운동 부족(안일과도) 과로 · 스트레스 → (노력과도 · 칠정 · 방사과도) 외상(실혈상기) 노화(신허)	[원인] 기도감염(풍사침습) 식중독(음식 불결) 폭음폭식(음식과다) 스트레스로 인한 대사부전 (기체 · 어혈 · 담음 · 내생오사內生五邪)

침의 깊이와 목적

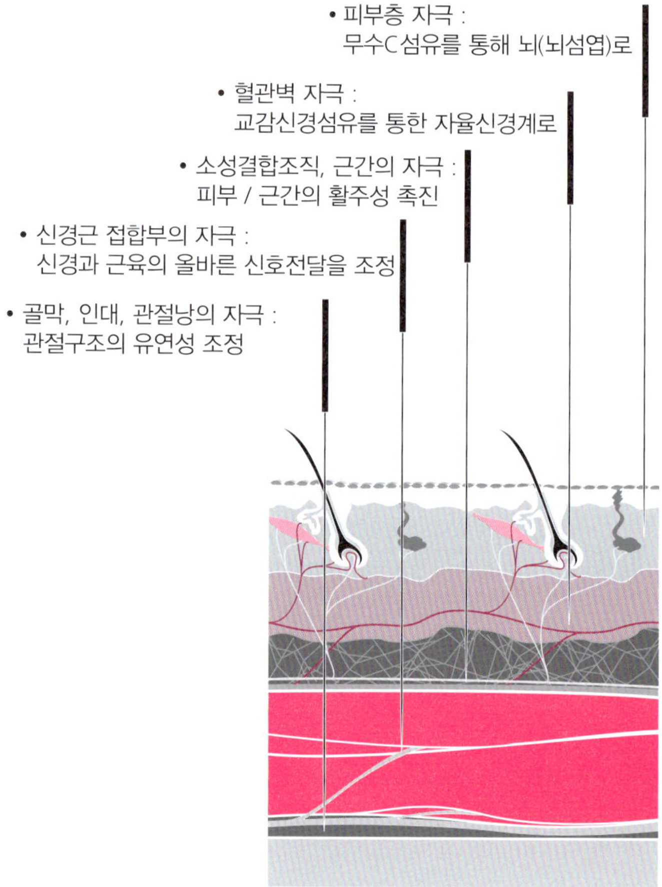

해설 척주를 중심으로 같은 분절 레벨에 있는 경혈들은 유사한 효과를 나타낸다. 그래서 여기에서는 배수혈의 중앙에 있는 〈독맥(督脈)〉의 경혈도 함께 해설하고 싶다.

본 경혈은 『**폐의 수혈(兪穴)**』이며, 그 뭉침이나 피부온도, 호흡음 등은 폐기능의 진단 기준이 된다.

또한, 한의학에서는 『**폐는 백(魄)을 저장하고, 비우(悲憂)는 폐를 상하게 한다**』고도 한다. 〈백〉이란 '뼈에 깃든 영

혼'이라는 뜻으로, 현대적으로는 호흡이나 체온조절과 같은「자율 기능」을 가리킨다고 생각하는 것이 가장 나을 것이다. 자율신경계는 심리적인 영향을 받기 쉽고, 부정적인 사고는 그 기능을 약화시켜 버린다. 그 때문에 중앙의 〈신주(身柱)〉를 포함한 세 경혈은 정신에서 오는 자율신경계의 부진에도 상용되는 포인트다. 일본에서는 예로부터「치리케」라고도 불리며, 아이의 밤울음이나 감충과 같은 발작적인 충동을 진정시키는 경혈로서 알려져 있다. 재미있게도 비슷한 민간요법은 서양에도 있는데, 견갑골의 한가운데에 있는 혈에 기분을 가라앉히는 효과를 느끼고 있는 것은 만국 공통인 것 같다.

마지막으로 하나. 고전에 의하면, 신주에는『**사람을 죽이고 싶은 욕구을 고친다**』라고 하는 효능이 있다고 한다. 진위 여부를 떠나, 어이없는 사건이 빈발하는 현대, 이 혈자리는 더욱 효과적으로 활용될 수 있을지도 모른다.

▶ BL15 〈심수(心兪)〉

취혈 상배부, 제5흉추극돌기 하연과 같은 높이, 후정중선의 외방 1.5촌(약 5cm). 좌우 심수의 중앙, 후정중선상에는 독맥인 GV11 〈신도(神道)〉가 있다.

주치 『**심허증(心虛證)**』
- 견갑 사이 통증, 견배부 통증, 경부 통증, 결림, 굳은 등
- 스트레스로 인한 가슴의 통증이나 가슴 답답함, 감정이 부족한, 또는 감정의 기복이 너무 심한, 짜증이 나는 등, **"마음"의 기능 저하**로 인한 증상

해설 『**심장의 수혈(兪穴)**』. 한의학에 있어서의 〈심장〉은 **"마음"**의 의미가 강하다. 그래서 심장의 허증은 정신적인 나약함이나 감정을 억제하지 못하는 증상이 표출된다. 본 경혈이 있는 견갑 사이는 심장의 바로 뒷면일 뿐만 아니라 아마도 자신의 체표 중 가장 보거나 만지기 어려운 곳이다. 반대로 말하면, **여기에 접할 수 있는 것은 자신 이외의 타인**이며, 이 부위에의 자극은 앞에서 설명한「**뇌섬엽(섬피질. 마음과 감각의 통합부분)**」에의 접근을 가장 효과적으로 실시할 수 있는 포인트라고 생각한다.

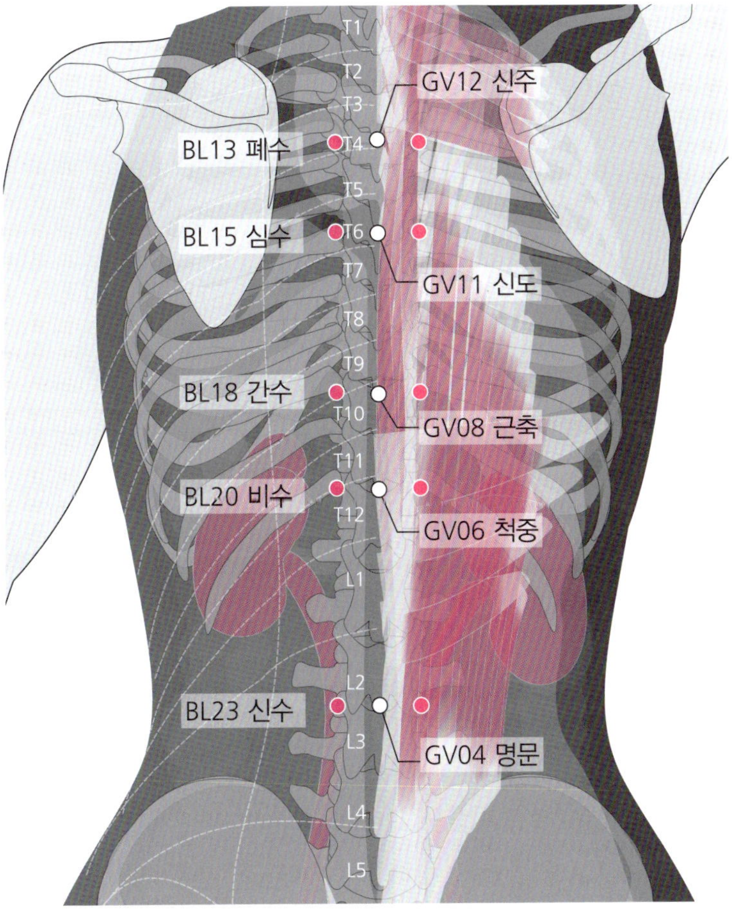

▶ BL18 〈간수(肝兪)〉

취혈 배부, 제9흉추극돌기 하연과 같은 높이, 후정중선의 외방 1.5촌(약 5cm). 좌우 간수의 중앙, 후정중선 위에는 독맥인 GV08 〈근축(筋縮)〉이 있다.

주치 『**(간)혈허증**』
- 요배부 통증, 결림, 긴장, 경련, 굽은 등
- 안색이 좋지 않음, 어지러움, 안구건

조증, 이명, 손톱 이상, 불면증, 다몽, 시력감퇴, 근육경련, 생리불순 등 **간기능 저하**로 인한 증상

해설 **『간의 수혈(兪穴)』**. 한의학의 〈간〉은 **『혈액을 저장하고 근육에 합하는 장부』**로 여겨지기 때문에 간의 허증은 **『혈허증』**을 나타내기 쉽다. 피는 인체를 자양하는 물질적 기초이므로 혈허증의 증상은 각 장부의 영양 부족이라는 형태로 나타난다. 특히 근육은 많은 양의 피를 소비하기 때문에 혈허의 영향을 받기 쉽고, 중앙에 있는 〈근축(筋縮)〉이라는 이름처럼 근육의 수축이나 경련을 일으키기 쉽다. 자세한 것은 뒤에 간경 부분에서 설명하겠다.

▶ BL20 〈비수(脾兪)〉

취혈 배부, 제11흉추극돌기 하연과 같은 높이, 후정중선의 외방 1.5촌(약 5cm). 좌우 비수의 중앙, 후정중선상에는 독맥인 GV06 〈척중(脊中)〉이 있다.

주치 **『(비) 양허증(陽虛證)』**

- 요배부 통증, 결림, 긴장, 경련, 굽은 등(새우등)
- 안색이 나쁘다, 기분이 가라앉기 쉽다, 지치기 쉽다, 의욕이 나지 않는다, 몸이 나른하다, 두근거림이나 숨이 차거나 식욕이 없다, 먹어도 금방 배가 당긴다, 변이 무르다, 지치기 쉽다. 숨이 차거나 마르는 경향이 있다, 혈변 혈뇨 부정출혈 등의 출혈 경향, 내장하수 심지어는 완고한 냉증 등의 **비장 기능 저하**로 인한 증상

해설 **『비의 수혈(兪穴)』**. 비는 「기혈생화의 근원」이므로 비허증은 **허증의 대표**라고 해도 좋다. 또한, 비의 기능 저하는 〈영기(營氣)〉와 동시에 생성되는 〈위기(衛氣)〉의 부족(온조 작용)의 저하도 일으킨다. 이를 **『양허증(陽虛證)』**이라고 하며, 허증에 강한 냉증을 더한 것을 특징으로 한다.

≪허증≫ 정리

원인
①선천지정의 부족(신허)
②음식의 부족 혹은 소화 기능의 저하(비허)
③노화 · 피로 · 스트레스 · 질병으로 인한 소모

강한 피로감 · 자고 나도 피곤함
의욕 저하 · 웅크리고 싶다
내장하수 · 소화 안 된 음식을 배설
완고한 냉증 · 따뜻하게 해도 제거 불가
생리가 멈춤…등

≪양허≫열생산의 부족

권태감 · 숨이 참
정신쇠약 · 움직이기 싫다 · 계속 자고 싶다
식욕부진
저항력이 약하다
부정출혈 · 생리불순…등

≪기허≫기능의 저하

영양의 부족 ≪혈허≫

권태감 · 동계
신경쇠약 · 움직이기 싫다 · 수면장애
위장이 시큰시큰 아픔 · 변비
건조하기 쉽다 · 안구건조증
근육이 당기기 쉽다
생리양 감소 · 생리불순…등

기질의 손상 ≪음허≫

빈맥 · 맥박이 일정치 않다
짜증이 난다 · 패닉이 생긴다 · 불면 · 도한
속쓰림 · 위복통 · 완고한 변비
피부와 눈의 염증 · 이명 · 현기증
근육이 마른다 · 관절이 굳는다 · 손발이 화끈거린다
생리통이 심하다 · 월경곤란…

▶ BL23 〈신수(腎兪)〉

취혈 요부, 제2요추극돌기 하연과 같은 높이, 후정중선의 외방 1.5촌(약 5cm). 좌우 신수의 중앙, 후정중선상에는 독맥인 GV04 〈명문(命門)〉이 있다.

주치 **『신허증(腎虛證)』**

- 안색이 좋지 않다, 피곤하기 쉽다, 몸이 나른하다, 다리와 허리의 나른함, 특히 하반신의 냉증, 불임증, 배뇨장애, 만성 요통, 허리가 휨, 하지의 부종, 발육부전, 노화가 빠르다, 탈모, 치주질환, 난청, 청력 감퇴, 건망 등 **신장의 기능 저하**로 인한 증상

해설 『**신의 수혈(兪穴)**』. 신장은『**정(精)을 간직하는 원기(元氣)의 근원**』, 즉 **<생명(命)의 문(門)>**이다.『명문』이라는 말에는 두 가지 의미가 있는데, 하나는「안광에 깃든 의지」, 다른 하나는 신장의 기능적인 측면인「**사람의 생장노쇠를 관장하는 에너지**」를 가리키고 있다. 그 때문에 신장의 허증은 생식과 노화에 직결되어, 성장, 성징, 임신, 갱년기, 운동 기능의 저하와, 인생의 모든 고비에 깊게 관련된다.

요통은 물론이지만 환자가 어떤 주소증으로 내원했든 신수, 명문의 촉진은 필수사항이다.

▶ BL43 〈고황(膏肓)〉

취혈 상배부, 제4흉추극돌기 하연과 같은 높이, 후정중선의 외방 3촌(약 9cm). 그 안쪽에는 BL14 〈궐음수(厥陰兪)〉가 있다.『화한삼재도회(和漢三才圖繪)』에는「정좌한 허벅지 위에 양 팔꿈치를 세우고 양 손바닥으로 턱을 괸 후에 잡는다」라고 되어있다. 테이블 위에 양 팔꿈치 안쪽을 최대한 끌어당기도록 팔꿈치를 세우고 양 손바닥으로 턱을 괴어도 된다.

주치 『**백병을 고친다**』

- 어깨결림, 견갑 사이 통증, 배부 통증
- 대사의 향상, 매일의 양생, 특히 냉증에는 좋다.

해설 「**병이 고황(膏肓)에 들었다**」는 속담을 알고 있는가? '사물에 집착한 나머지, 헤어날 수 없게 되는 모양'의 비유이지만, 원래대로라면 이 고황은 **심장과 횡격막 사이에 있는 지방(脂肪)**을 가리킨다. 이곳은 사람 몸의 가장 깊은 곳으로 여겨져「**고황에 병마가 들어가면 더 이상 어떤 치료도 할 수 없다는 것**」이 이 속담의 본래 뜻이다. 그러나 이 지방, 아무래도 단순한 기름기가 아닌 것 같다.

『영추(靈樞)』의 제1편「구침십이원(九鍼十二原)」에는 오장의 반응점과 치료점으로『**원혈(原穴)**』이 나열되어 있는데, 거기에는 오장의 원혈에 나란히「**고(膏)의 원(原)인, 구미(鳩尾)**」와「**황(肓)의 원인, 발앙(脖胦)**」이 적혀 있다. 오장과 병기되는 지방

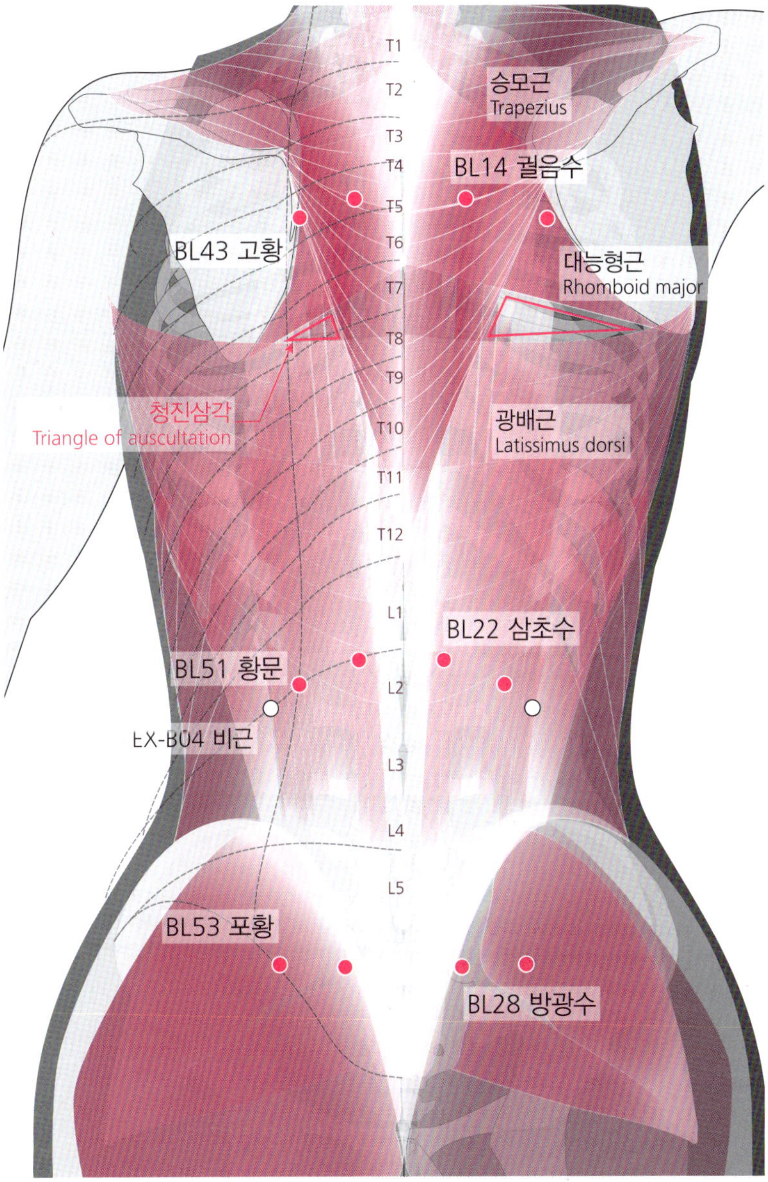

이란 도대체 무엇일까? 고전에서 췌장 또한 『**산고(散膏)**』라고 칭했던 것을 감안하면, 지방에 감싸여 비슷한 색조를 가진 **선조직(腺組織)** 역시 「고」라고 표현되었을 가능성이 있다. 아니, 애당초 기름에 대해 지(脂), 고(膏), 황(肓) 등의 한자가 구분되었다는 것을 보면 고대에는 이들 사이에 명확한 구별이 있었을지도 모른다. 실제로 이 고황을 포함해 「황(肓)」자를 붙이는 혈자리는 등 부분에 3개, 배꼽 부근에 1개가 있는데 이들 혈자리는 「**갈색지방세포**」라는 통상의 지방과는 다른 지방조직이 많이 존재하는 부위와 일치하는 것이다.

또한, 본 경혈은 BL14 〈궐음수(厥陰兪)〉와 그리고 다음에 설명하는 BL51 〈황문(肓門)〉은 BL22 〈삼초수(三焦兪)〉와 같은 높이로 나열된다. **등 부분의 같은 분절상에 나열된 경혈은 거의 같은 효과와 의미를 가진다**는 점에서 생각하면, 「황(肓)」은 한의학에 있어서의 최대의 수수께끼인 **〈심포(心包)〉**와 **〈삼초(三焦)〉**의 정체에도 깊이 관련된다고 생각된다. 이것에 대해서는 재차, 뒷부분에서 설명하겠다.

고膏, 황肓의 원原

『靈樞 九針十二原第一』

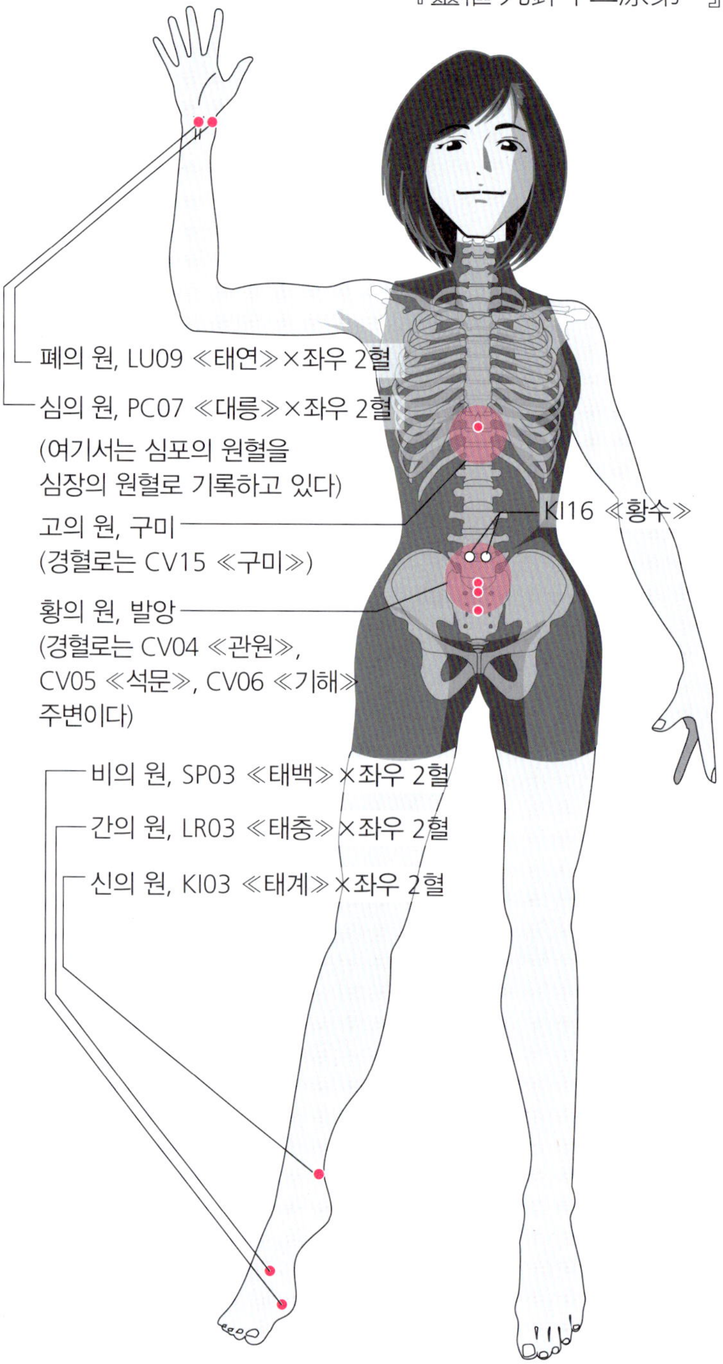

접근방법 에도시대 중기에 오사카의 의사 테라시마 료안(寺島良安)에 의해 편찬된 백과사전 「화한삼재도회(和漢三才圖繪)」. 의사가 편찬한 만큼 이 사전에 실린 동양의학의 내용은 매우 충실하다. 여기에는 고황에 대해 「**백병을 고치는 심상치 않은 요혈(要穴)로, 이기(理氣)의 양혈(良穴), 제허(諸虛)의 묘혈(妙穴)**」이라고 기록되어 있다. 「고(肓)」에 관련이 있다고 생각되는 갈색지방세포는 열을 생산하는 세포이므로, 냉성(冷性)의 치료는 꼭 선택사항에 추가하고 싶다. 무엇보다 갈색지방세포는 한랭 자극에 반응해 활발해지기 때문에 뜸 등의 온열요법이 치료로서 유효한지는 향후 연구가 기다려진다.

본 경혈은 견갑골 안쪽 가장자리로 등근육의 틈이 되는 이른바 「**청진삼각**」에도 가깝다. 당연히 흉곽의 내부 구조에도 거리적으로 가까워지기 때문에 뜸은 그렇다치더라도 자침 시에는 주의가 십분 필요하다. 필자의 경우는 후정중선 방향을 향한 사자(斜刺), 혹은 횡자(橫刺)를 실시하도록 유의하고 있다. 또한, 견갑골을 풀기위해 고황 주위 전체를 이완시키는 경우도 많다. 견갑 사이 부분으로의 접근은 상반신의 균형을 잡아주기 때문에 하반신의 부담을 경감한다. 그런 의미에서 테라시마 료안의 말대로 고황은 「**이기(대사력 상승)의 좋은 경혈, 제허(諸虛)의 묘혈**」이다.

▶ BL51 〈황문(肓門)〉

취혈 요부, 제1요추극돌기 하연과 같은 높이, 후정중선의 외방 3촌(약 9cm). 그 안쪽에는 BL22 〈삼초수(三焦兪)〉가 있다.

주치

- 배부 통증, 요통
- 피곤하기 쉽다, 의욕이 나지 않는다, 몸이 나른하다, 두근거림이나 숨이 차는 등의 허증의 증상
- 하체 냉증, 남녀의 불임, 소변의 누출, 잔뇨감, 야간 빈뇨 등의 배뇨장애, 하지의 부종 등에도 사용한다.

신문 레벨에서의 후복벽 횡단면

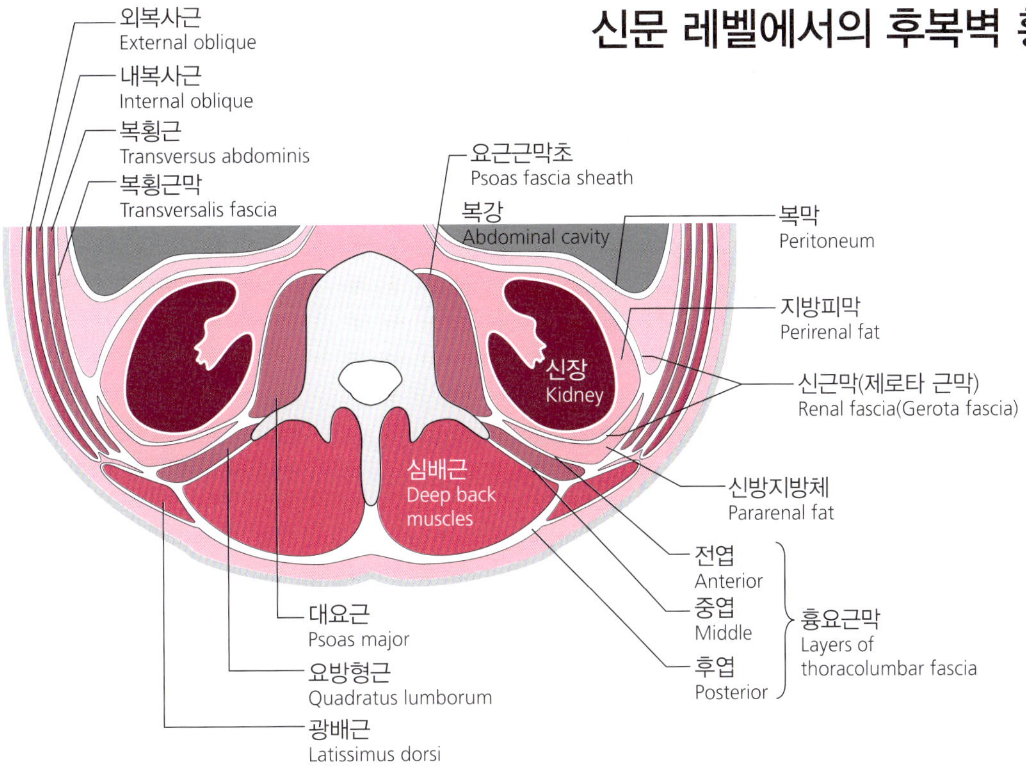

해설 신장은 두꺼운 「황(肓, 지방조직)」에 싸여, 그 위치를 안정된다. 또한, 스트레스 반응의 핵심인 「**부신**」도 같은 피막에 싸여 있고 그 색깔은 지방과 비슷한 노란색이다. BL20 〈삼초수(三焦兪)〉가 신수(腎兪) 위에 배치되어 있는 것, 그리고 삼초수와 같은 분절상에 이 황문이 있는 것을 보면, 아무래도 삼초와 부신을 관련짓고 싶어진다. 대사와 활력의 향상을 위해서 앞의 고황혈과 함께 사용하고 싶은 경혈이다.

접근방법 삼초의 허약을 목표로 이용한다면 부드러운 자극이 적당할 것이다. 요통에 대해 본 경혈을 이용한다면 무엇보다도 각도가 중요하다. 위 횡단면을 보면 알 수 있듯이 이 레벨에서는 신장이 체표와 가까운 위치에 있기 때문에 체표면에 대한 직자는 위험성이 크다. 굳이 여기서 요방형근에 직접 접근을 시도한다면, 〈황문〉의 더 바깥쪽 5푼(약 2cm)의 〈비근혈(痞根穴)〉이라는 경외기혈에서 등의 체표면과 평행할 정도로 침을 눕힌 상태로 꽂아야 할 것이다.

▶ BL53 〈포황(胞肓)〉

취혈 요부, 제2천골공과 같은 높이, 정중선 골릉의 외방 3촌(약 9cm). 그 안쪽에는 BL28 〈방광수(膀胱兪)〉가 있다.

주치

- 요통, 둔부 통증, 고관절 통증, 좌골신경통 등.
- 생리불순, 불임 등의 부인과질환. 비뇨기 문제에 대한 응용도 기대할 수 있다.

둔부의 신경주행

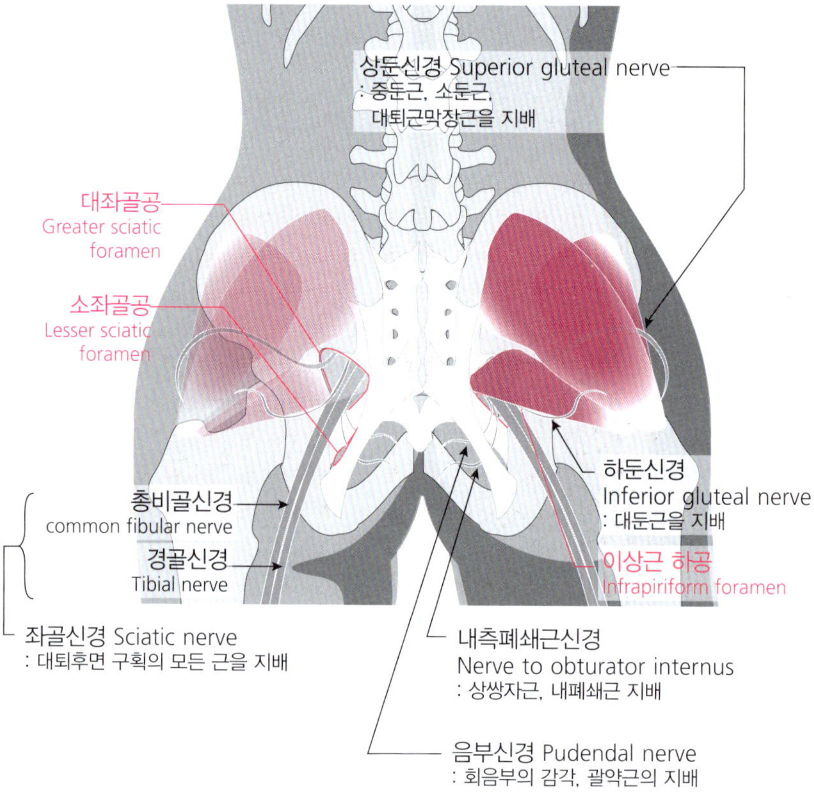

해설 「포(胞)」는 여자포(자궁)나 방광, 즉 골반 내장을 가리킨다. 신장과 마찬가지로 골반 내장도 복막의 바깥에 있고, 그 주위는 지방조직에 싸여 있다. 이 경혈은 이름처럼 비뇨기나 생식기에의 효능을 가리키고 있는 것은 예상할 수 있다. 그러나 본 경혈은 이상근 상공에서 나온 **상둔신경**이 중둔근으로 가지를 뻗는 부위에 가깝기 때문에 임상에서는 **상둔신경**이 지배하는 중둔근, 소둔근, 대퇴근막장근을 목표로 한 시술이 주류를 이룬다.

그러나 이름에는 반드시 의미가 있다. 접근하기에 따라서는 부인과에 효과적인 경혈이 될 수 있을지도 모른다.

접근방법 근육은 두껍기 때문에, 긴 침이 효과를 내기 쉽다. 필자는 본 경혈에서 고관절 방향을 향해 깊게 놓는 경우가 많다.

하지의 흐름

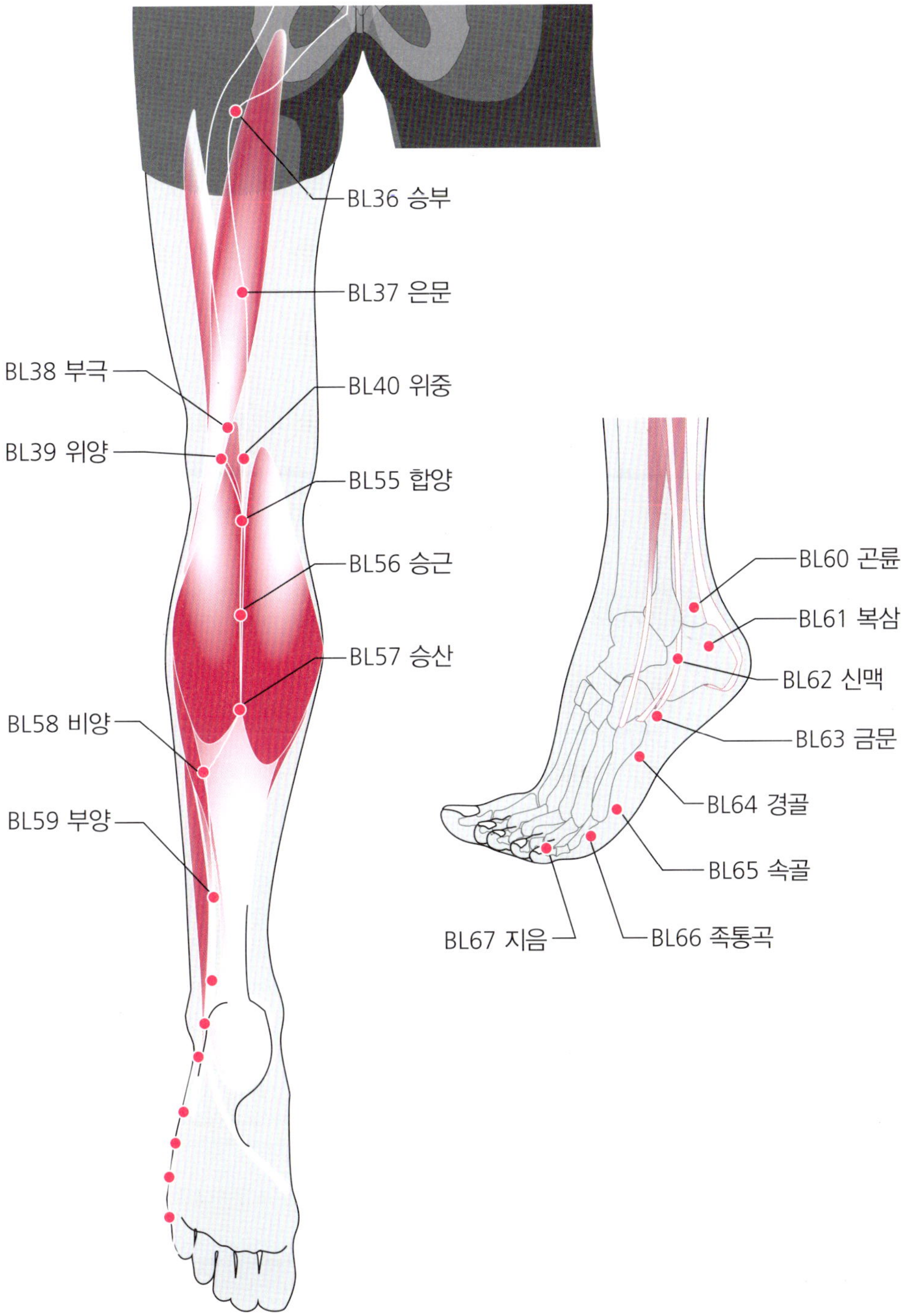

靈樞 經脈第十

「膀胱足太陽之脈~ 其支者, 從腰中, 下挾脊貫臀, 入膕中. 其支者, 從髆內左右, 別下貫胛, 挾脊內, 過髀樞, 循髀外從後廉下合膕中, 以下貫踹內, 出外踝之後, 循京骨, 至小指外側」

–의역–

「~제1행선에서의 흐름은 좌골결절에서 대퇴이두근 장두의 내측연을 지나 슬와로 들어간다」

「제2행선에서의 흐름은 대퇴이두근과 장경인대 사이를 내려가 슬와에 이르러 슬와하각의 BL55 〈합양(合陽)〉에서 제1행선과 합류한다」

「비복근의 내측두와 외측두 사이를 내려가며 외측두 근복을 따라 아킬레스건 외측연을 내려가 종골(발꿈치뼈)에 이르고, 외과에서 단비골근건을 따라 제5중족골에 이르며, 소지(새끼발가락) 끝에서 〈족소음신경〉으로 이어진다」

척추기립근의 근구(근고랑)를 따르듯이 배면을 내려온 방광경 2선은 대둔근, 대퇴이두근과 크게 융기한 비복근의 가장자리를 둘러싸고 하지를 내려가는데, 이 흐름은 하지의 큰 피정맥인 「**소복재정맥**」과 그에 동반하는 비복신경의 주행과 매우 유사하다. 소복재정맥은 흔히 정맥류를 일으키기 쉬운데, 혈관의 루트가 잘 보이는데다가 군데군데 정류된 혈관이 드러나기 때문에 「기와 혈의 막힘」이라는 한의학적 병리를 이처럼 분명하게 나타낼 수 있는 자리도 없을 것이다. 실제로 방광경의 하퇴 경혈들은 발열, 치질, 신경통, 부인과질환 등의 **〈어혈(혈액순환장애로 생기는 병리물질)〉**로 인한 증상을 치료하는 상용 경혈들이 늘어서 있다.

하퇴의 자극은 전신의 혈류순환을 높여 〈족태양방광경〉이라고 하는 길고 긴 경맥이 맡는 모든 기능인 뇌나 자율신경계, 성장이나 생식에 관련되는 〈정(精)〉의 기능을 촉진한다.

『**정혈동원(精血同源)**』이란 말은 여기서도 적용된다.

소복재정맥

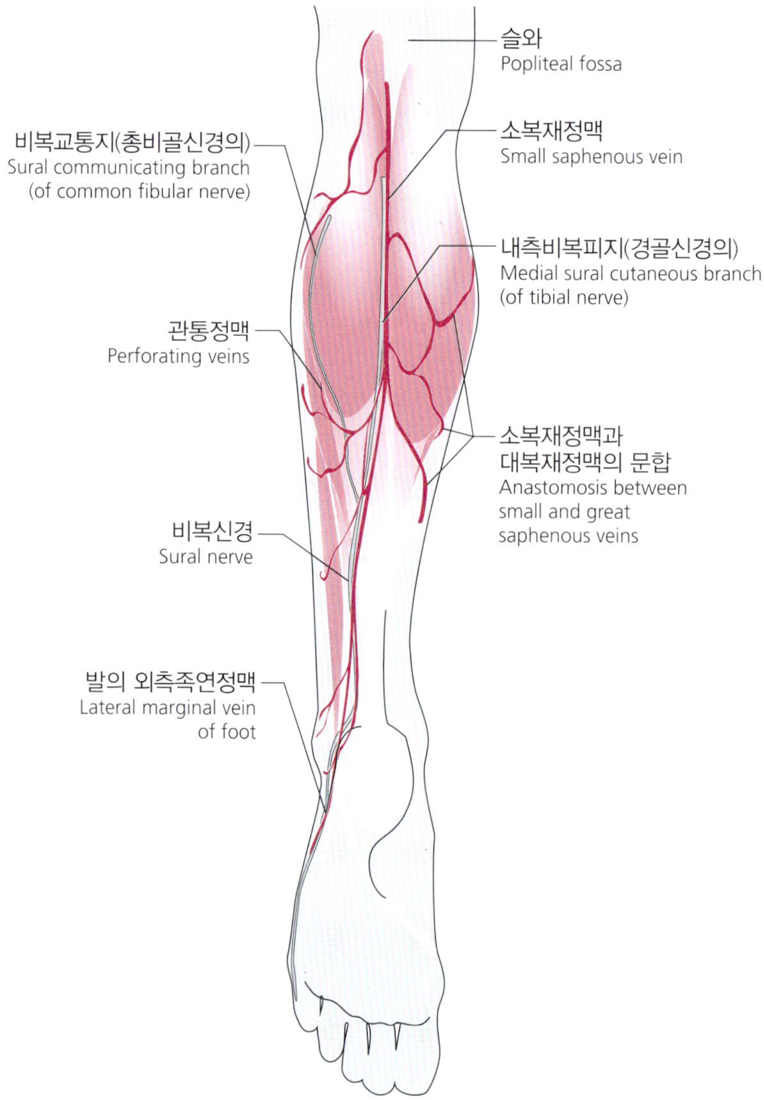

대표적 경혈

▶ BL40 〈위중(委中)〉

취혈 무릎 후면, 슬와횡문의 중간 지점.

주치

- 무릎 통증, 요배부 통증, 좌골 신경통, 하지저림, 마비
- 열사병이나 발열 등에 의한 구토 등에도 사용

해설 특히 치료 효과가 높은 경혈로 정리된 『**사총혈(四總穴)**』. 지금까지 소개한 **머리에 효과가 있는 LU07 〈열결(列缺)〉, 안면부에 효과가 있는 LI04 〈합곡(合谷)〉, 복부에 효과가 있는 ST36 〈족삼리(足三里)〉**에 이어, 이 〈위중〉이 사총혈의 마지막 경혈이다. 「**요배는 위중에서 구하라**」라고 칭해지는데, 전통적으로 요배부인 방광경이 지배하

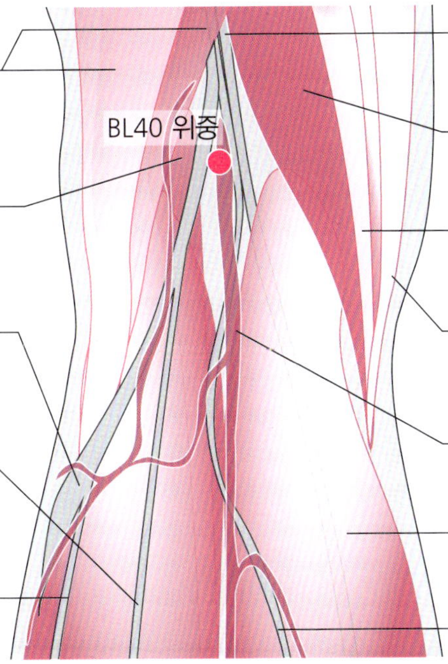

는 구역의 통증에 위중혈이 상용되어 왔다. 그러나 무릎 뒤에 있는 혈이 왜 요통에 효과가 있을까? 생각할 수 있는 것은 슬와 안쪽에 있는 「**좌골신경(경골신경)**」일 것이다. 흔히 운동신경, 감각신경이라고 말하지만 실제로는 이른바 운동신경도 그 약 40%는 감각섬유를 포함한다. 즉, 신경 자극은 원심성(운동)과 구심성(감각), 양방향으로 달리는 것이다. 굵은 경골신경에 대한 자극은 하퇴로 달려 지배하는 근육을 활성화하는 한편, 신경을 상행하여 같은 분절(L4~S3)상의 등 근육에도 영향을 미칠 것으로 생각된다. 최근에는 근막을 통한 연결이 되어 있기 때문에, 무릎 뒤의 치료가 요배부의 부하를 경감한다고도 생각되고 있지만, 어쨌든 요배부의 통증에는 고려하고 싶은 한 경혈이다.

또한, 본 경혈은 별명을 「혈극(血郄)」이라고도 하는데, 감염성 질환이나 열사병 때의 해열을 목적으로 예로부터 사혈의 요혈로 사용해왔다. 이 위치는 소복재정맥이 심정맥(슬와정맥)으로 빠져나가는 지점이며 피를 뺀다는 점은 해부학적으로도 이치에 맞는 포인트다.

접근방법 중국에서는 뇌혈관장애의 후유증, 특히 하지마비에 대해 좌골신경에 강한 침 자극이 이용되는 경우가 있다. 「**조동(躁動) 세 번**」이라고 불리는 것처럼 하퇴가 세 번 뛸 정도의 자극이어서 일반적인 시술에서는 좀처럼 그렇게까지 할 수 없지만 마비 부위의 신경 부활과 폐용증후군(비사용증후군)의 예방 차원에서는 효과가 높은 방법일 것이다.

슬와는 복잡한 구조여서 무엇을 목표로 시술하느냐에 따라 자침의 깊이나 각도도 크게 다르다. 목적을 명확히 한 치료가 중요하다.

▶ BL58 〈비양(飛揚)〉

취혈 하퇴 후외측, 비복근 외측두 하연과 아킬레스건 사이, 슬와와 외과첨을 16등분하여 외과에서 위 7/16(중앙보다 약간 아래)

주치

- 무릎 통증, 쥐남, 종아리의 과긴장, 아킬레스건 통증, 발목, 발꿈치 통증 등
- 요배부 통증 등, 항중력근군의 밸런스 조정
- 하지의 부종, 야간 빈뇨

• 두통, 코질환에도 사용

해설 〈비양〉은 『**방광경의 락혈(絡穴)**』이다. 고전에서 락혈을 예로 들 때에 빠지지 않고, 비양혈이 두통이나 코질환에 대한 효과가 강조되는 경우가 많다. 다만 필자의 경험 속에서는 꽃가루 알레르기나 알레르기 비염에 이 경혈이 효과가 있었다는 느낌은 별로 없다. 필자가 비양을 사용하는 목적의 대부분은 이름 그대로 점프의 원천인 「**하퇴삼두근**」으로의 접근이다. 이 경혈은 딱 비복근과 가자미근의 경계에 있어, 2개 근육의 고착을 벗겨내고 활주성을 높이는 데는 편리한 포인트이다.

비복근과 가자미근은 하퇴삼두근으로 묶이지만 그 성질은 상당히 다르다. 비복근은 무릎과 다리관절을 아우르는 이관절근으로 순발력은 있으나 지구력이 없다. 반면 가자미근은 다리관절에만 작용하는 단관절근으로 느린 동작으로 일하고 쉽게 지치지 않는 특징을 가진다. 두 발로 서서 걷고, 뛰어오르기 위해서 이 두 근육이 그 능력을 잘 발휘할 수 있는 것이 매우 중요하다. 또한, 정맥 순환의 측면에서 보아도 이 두 근육의 사이는 피정맥이 깊은 정맥으로 뻗는 **관통정맥**의 지나는 길이기 때문에 근정맥펌프의 기능을 제대로 작동시키기 위해서도 이 경계의 부드러움은 중요할 것이다.

낮 동안 생긴 다리의 부종은 밤에 누웠을 때 수분이 순환경로로 돌아가기 때문에 야간 빈뇨의 한 원인이 되기도

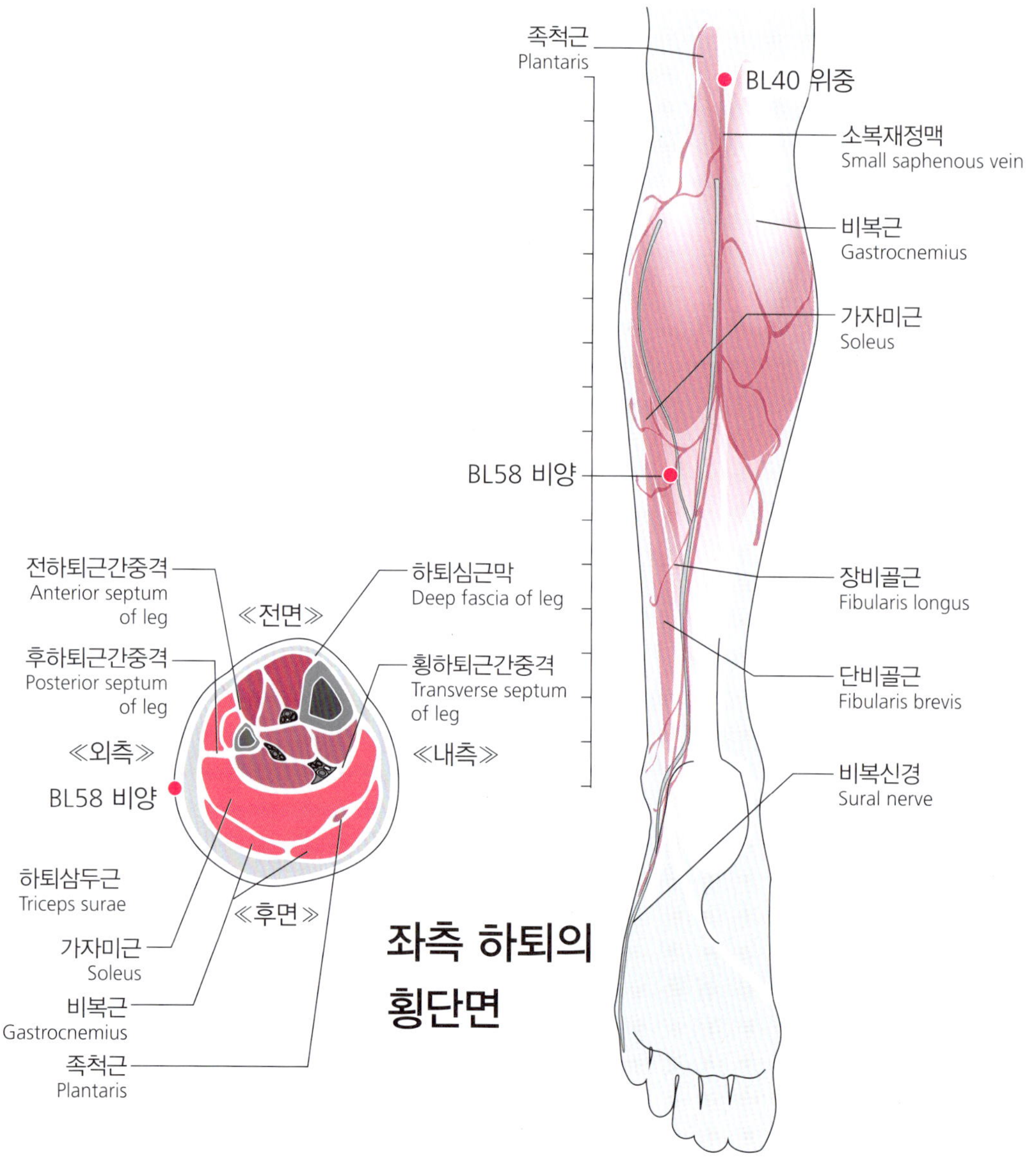

한다. 그런 의미에서는 「**방광의 문제**」에도 유효하다.

접근방법 침을 비복근과 가자미근의 근층 틈새를 따라 자입한다. 마사지 등에서도 이 두 근육을 분리시키는 느낌으로 시술하는 경우가 많다. 락혈로서 두통이나 코질환을 목표로 한다면 피정맥 위치에 따라 취혈 포인트를 변화시켜야 할 수도 있다.

▶ BL60 〈곤륜(崑崙)〉

취혈 족관절 후외측, 외과첨과 아킬레스건 사이의 함요부

주치

- 족관절 통증, 좌골신경통, 척추관협착증, 둔부 통증, 고관절 통증, 요배부 통증. 특히 냉증 때문에 생기는 신경통
- 두통, 경부 통증, 천식 발작이나 호흡이 어려운 증상에도 사용

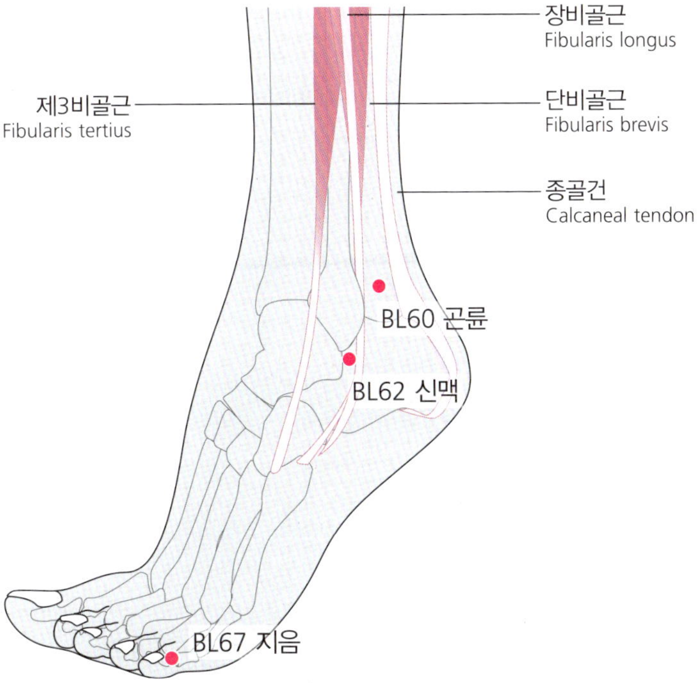

해설 〈곤륜(崑崙)〉이란 선인(仙人)들이 산다고 알려진 중국 고대 전설의 산이다. 이 경혈이 발에 있으면서 머리나 흉곽, 즉 사람의 "천부(天部)의 병"에 잘 듣는다고 해서 이 이름이 붙었다. 또한, 이 경혈은 심경의 HT05 〈통리(通里)〉에서 소개한 12세기의 명의 마단양의 『**천성십이혈**』의 하나로도 꼽히고 있으며, 여기서는 요통, 둔부통, 좌골신경통, 척추관협착증 등의 특효혈로 여겨지고 있다.

자, 본 경혈에 관해서는 또 하나 재미있는 이야기가 있다. 1991년 이탈리아와 오스트리아 국경 부근에 있는 알프스 빙하 속에서 5300년 전의 시신이 발견됐다. 얼음에 파묻혀 있었기 때문에 피부와 의복, 도구류까지 손상되지 않고 보존되었는데, 그 유해는 「아이스맨」으로 불리며 선사시대 문화를 풀어낼 수 있는 특급 문화유산으로 꼽힌다. 한의계에서 이 아이스맨이 유명해진 것은 그의 **피부에 새겨진 장식같지 않은 문신이 한의학에서 말하는 「경혈」을 나타내는 표식이 아닐까?** 라고 생각되고 있기 때문이다. 아이스맨은 다양한 영상검사를 통해 경부와 요부, 천장관절과 고관절에 변형성 관절증을 앓았다고 밝혀졌다. 즉 그는 경통이나 요통, 둔부통, 심지어 좌골신경통 등에도 시달리고 있어 그 치료점으로 문신을 새기고 있었던 것이 아닌가 하는 가설이 성립되는 것이다. 아이스맨 문신은 이 곤륜 위치에도 새겨져 있다.

중국에서 경락과 경혈이 체계화되기도 전인 2000년 전 유라시아 산악지대에서 이미 침구의 기원이 일어났고, 그 당시부터 이 경혈이 사용돼 왔다면 그 효능은 충분히 보장받을 만하지 않을까?

접근방법 침도 좋지만 뜸은 더 효과적이다. 아이스맨이 혹한의 산악지대에 생활하고 있던 것을 생각하면, 불을 이용한 치료를 했던 것은 아닐까 하고 필자는 생각한다. 냉증으로 인한 신경통 등에는 온법이 좋다.

▶ BL62 〈신맥(申脈)〉

취혈 발의 외측, 외과첨의 바로 아래, 외과 하연과 종골 사이의 함요부

주치

- 족태양경근 전체의 균형 조정. 그에 따른 목, 어깨, 등, 허리, 하지의 근긴장 개선 등
- 파킨슨증후군으로 대표되는 신경변성질환, 틱, Dystonia(근육긴장이상증), 안면경련 등의 근육의 이상운동 치유 가능성
- 수면장애에도 사용

해설 특수한 경맥인 〈기경팔맥(奇經八脈)〉에 효과를 미치는 것으로 알려진 『**팔종혈(八宗穴)**』. 지금까지 LU07 〈열결(列缺, 임맥)〉, SP04 〈공손(公孫, 충맥)〉, SI03 〈후계(後谿, 독맥)〉의 세 경혈이 등장했는데, 이 〈신맥〉은 팔종혈의 네 번째 경혈이며, 『**양교맥(陽蹻脈)의 종혈**』이다. 원래 기경팔맥은 경맥 사이를 잇는 **〈락맥(絡脈)〉**과 비슷한 작용을 하고 있다. 팔종혈에 락혈이 많은 것도 그 때문인데, 이 양교맥은 고전의 첫머리에 「족태양의 별맥(別脈)」이라고 기록되어 일명 『양락(陽絡)』이라고도 한다. 따라서 양교맥 자체가 「**방광경의 큰 락맥**」이라고 생각할 수도 있다.

고전에 의하면, 이 양교맥의 역할은 『**일신(一身)좌우의 양(陽)을 주관한다**』라고 적혀있는데, 「**좌우의 양**」이란 도대체 무엇을 나타내는 것인가? 이 수수께끼의 열쇠는 이 맥의 이름이다. 중국어로 「蹻(qiao)」는 「까치발」, 「발을 높이 들고 걷기」, 「발의 부자유스러움」, 「높은 신발」 등을 뜻한다. 모두 공통되는 것은 균형이다. 즉 양교맥이란 『**일신의 양**』**의 좌우 균형**을 담당하는 맥이라는 것이다. 그렇다면 『일신의 양』은 무엇일까?

이 물음은 매우 어려우며, 일설에는 「눈」과의 연결에서 개안과 폐안, 즉 수면과 각성을 가리킨다고도 한다. 뒤의 소개이지만, 양교맥에 짝을 이루는 형태로 〈음교맥(陰蹻脈)〉이라는 기경도 있는데, 양교맥이 각성을, 음교맥이 수면을 담당한다고 한다. 즉, **음양 교맥이 협조해 「하루주기(24시간 생체리듬)」**를 붙잡고 있다는 것이다. 확실히 이

경락의 시간 할당(자오유주子午流注)과 시간 치료의 관계

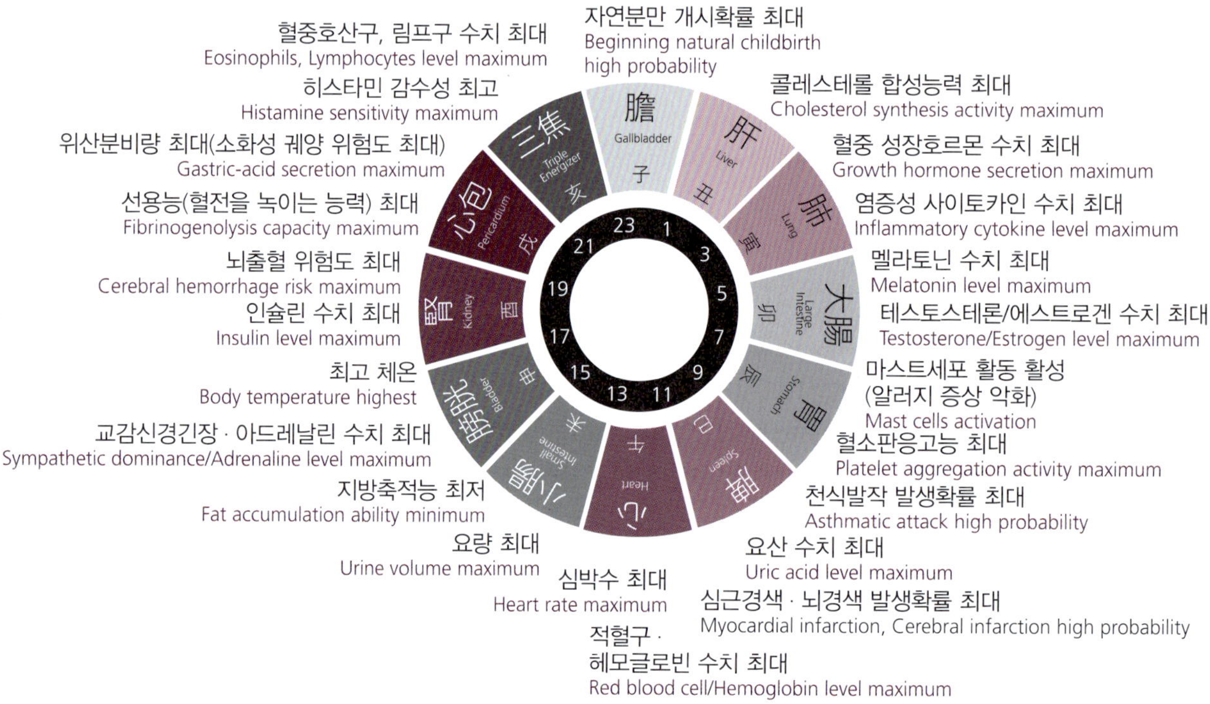

陽蹻脈
Vessel

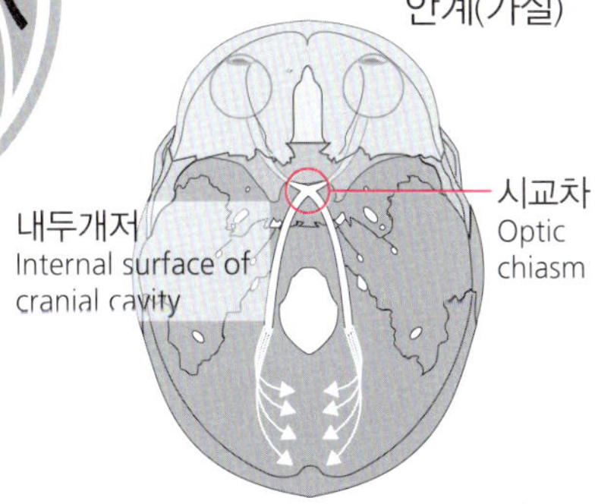

『일신좌우의 양陽을 담당한다』

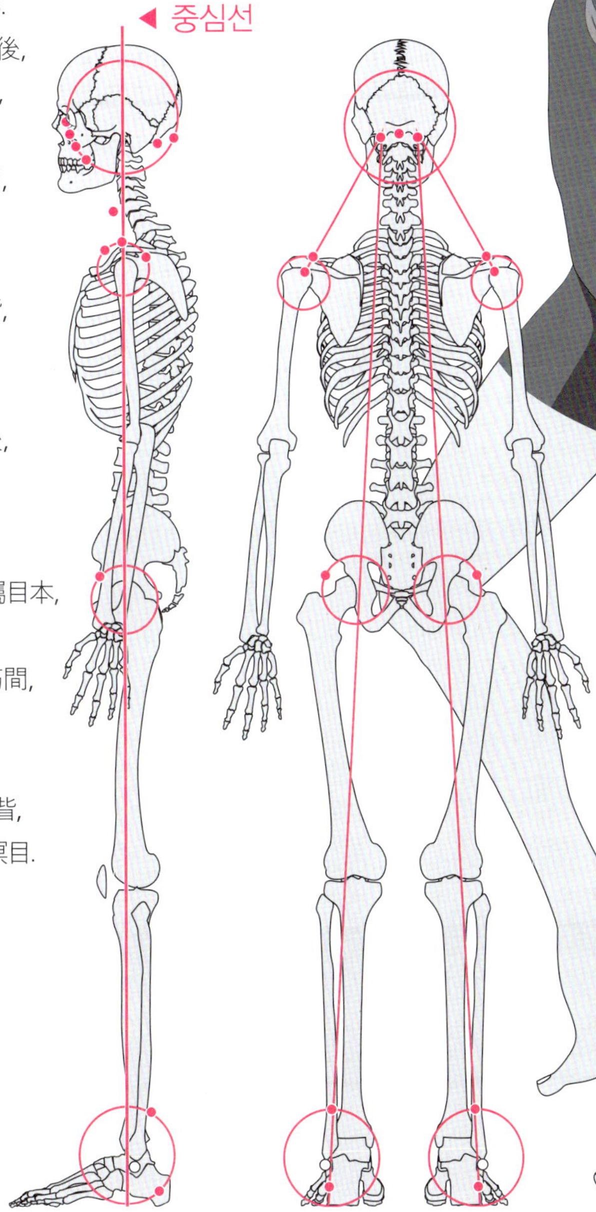

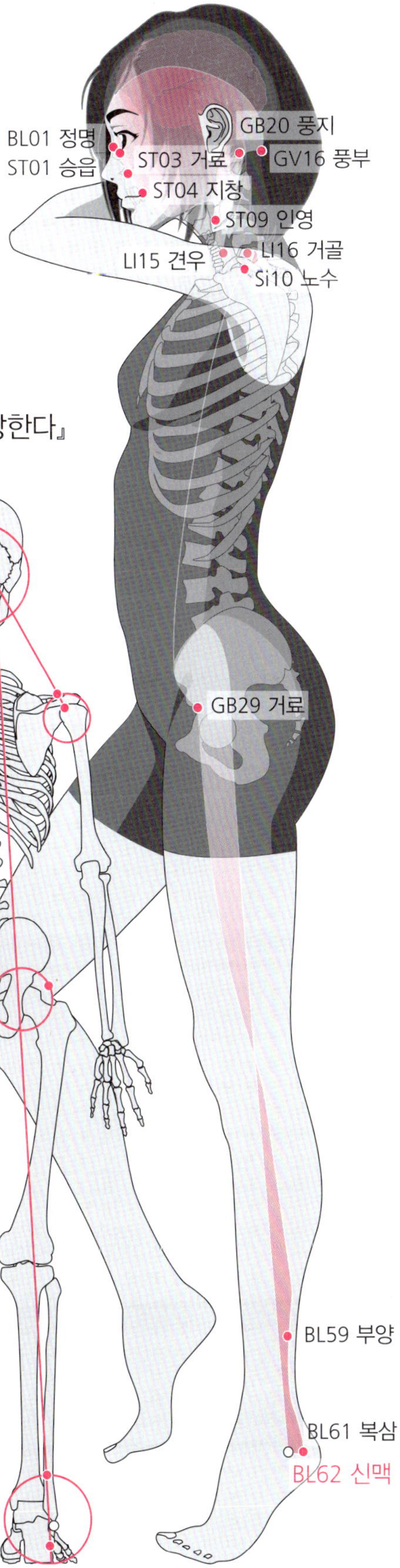

陽蹻者, 足太陽之別脈.
其脈起於跟中,
出於外踝下足太陽申脈穴.
當踝後纏跟, 以仆參爲本.
上外踝上三寸, 以附陽爲郄.
直上循股外廉(居髎), 循脇後,
胛上(臑兪)會手陽明於巨骨,
會手陽明, 少陽於肩髃.
上人迎挾口吻, 會手足陽明,
任脈於地倉.
同足陽明上而行巨髎,
複會任脈於承泣, 至目內眥,
於手足太陽, 足陽明,
陰蹻五脈會於睛明穴.
從睛明上行入髮際, 下耳後,
入風池(於風府)而終.
－奇經八脈考－

足太陽有通項入腦者, 正屬目本,
名曰眼系,
頭目苦痛取之, 在項中兩筋間,
入腦乃別.
陰蹻, 陽蹻, 陰陽相交,
陽入陰, 陰出陽, 交於目銳眥,
陽氣盛則瞋目, 陰氣盛則瞑目.
－靈樞寒熱病第二十一－

양교맥은 안계(시교차)로 연결된다고 여겨지는데, 현대의학적으로도 사람의 체내 시계는 확실히 **시교차상핵**에 있다. 또한, 인간의 생체리듬에 맞추어 투약시간 등을 정하는「시간치료」라고 하는 이론이 있는데, 한의학에도「각 12경맥이 지배하는 시간대」인『**자오유주(子午流注)**』라는 개념이 있어, 이것에 근거해 치료 경혈을 결정한다고 하는 시술자도 있다. 한의학에서는 오래전부터 시간과 인체를 연결시켜 생각해 온 것이다.

이「교맥(蹻脈)=개일주기설」도 매우 매력있는 가설인데, 그럼「하루 전체 리듬의 좌우란?」,「양교맥의 경혈은 모두 하루 전체 리듬의 흐트러짐에 효과가 있는가?」가 되면, 또 이야기가 달라져버린다. 이 설은 가설이라고 치고, 경맥의 흐름이나 방광경과의 관계, '좌우'라는 말에서 양교맥을 봤을 때 필자가 생각하는 또 다른 가능성은『**일신의 양은 운동**』이다.

양교맥 경혈은 조감해보면 발목-고관절-견관절-머리(눈과 귀)를 잇는다. 종혈인 이 〈신맥〉도 밸런스라고 하는 관점에서 보면 **전신의 항중력근 활동의 기점인 족관절**에 있다. 정지 시의 중심 밸런스를 〈음(陰)〉이라고 한다면, 양교맥은「**운동 중 신체 밸런스를 컨트롤 하는 맥**」이라고 생각할 수는 없을까? 신맥이라는 이름에는「**맥을 늘린다**」는 의미가 있으며, 실제로 이 경혈에 대한 자극이 고관절의 유연성을 즉각적으로 높이는 것은 여러 번 경험했다. 고관절의 유연성은 쓰러지지 않는 것, 즉 운동 시의 자세 제어에 있어서 매우 중요하다. 이 맥이 눈과 귀(평형감각)와 하지를 연결해 좌우의 밸런스를 조정한다고 하면, 이 경혈은 바로『**일신좌우의 양을 주관한다**』라고 할 수 있을 것이다.

지금 가정한 기능을 현대의학에 비춰보면「**소뇌**」의 기능에 가깝다. 소뇌는 자신의 공간적 위치의 유지나 훈련에 의해서 자동화된 정확하고 매끄러운 움직임, 또한 '직감'을 담당한다고도 여겨진다. 하루주기의 중추든 소뇌든 양교맥이 특히 **동물적인 뇌**에 관계하는 것은 틀림없는 것 같다.

접근방법 경혈의 위치가 뼈와 뼈의 틈새에 위치하므로 침으로 시술하는 것이 가장 적합하다. 하지만 발목의 스트레칭이나 매니퓰레이션(관절낭 스트레칭 테크닉)도 족관절의 기능을 높이므로 침과 비슷한 효과를 낼 수 있다고 생각한다.「교맥=개일주기설」에 따라 필자도 수면장애를 치료하기 위해 이 경혈을 사용했던 경우가 있었는데, 안타깝게도 그다지 뚜렷한 효과를 얻은 적이 없다. 현 단계에서는 양론을 병기하는 정도로 담아 두고 싶다.

▶ BL67 〈지음(至陰)〉

취혈 발의 제5지, 원위지골 외측, 조갑각의 근위 외방 1푼(약 3mm), 조갑 외측연의 수선과 조갑 기저부의 수평선의 교점

주치

- 난산(역아), 배뇨장애, 의식장애의 구급 경혈로 사용
- 눈의 통증, 축농증, 속쓰림, 오심 등에도 사용

해설 방광경 마지막 경혈은「**역아(逆兒)의 혈**」로 매우 유명하다. 역아의 현대침구 치료는 이 〈지음(至陰)〉과 SP06 〈삼음교(三陰交)〉를 축으로 하는 경우가 압도적으로 많다. 지음이 역아 교정에 미치는 메커니즘은 아직 규명되지 않았지만 본혈 주변을 지배하는 것이 경골신경과 총비골신경 모두에서 가지가 합류하는「**비복신경(L4~ S2)**」이고, 자궁으로 향하는 교감신경성 섬유가 T12~L2에서 분포하고, 부교감 신경성 섬유가 S2~ S4에서 분포하는 것 등을 생각하면 체성-자율신경 반사에 의한 것이라고 생각하는 것이 가장 타당하다고 생각한다. 초음파 등의 영상 검사가 없었던 시대에 역아란 출산 시에나 비로소 알 수 있는 것으로, 반사성 즉효가 있던 이 경혈은 매우 중요했을 것이다.

본 경혈은 역아뿐만 아니라 미간 주위의 증상에도 효과적이다. 경락학적으로는 **경락의 말초(根)는 다른 쪽의 말초(結)에도 직접적으로 효과를 미치는 것으로 생각**되고 있으므로 종점인 지음은 방광경의 시작점인 눈과 코의 기

지음 가설

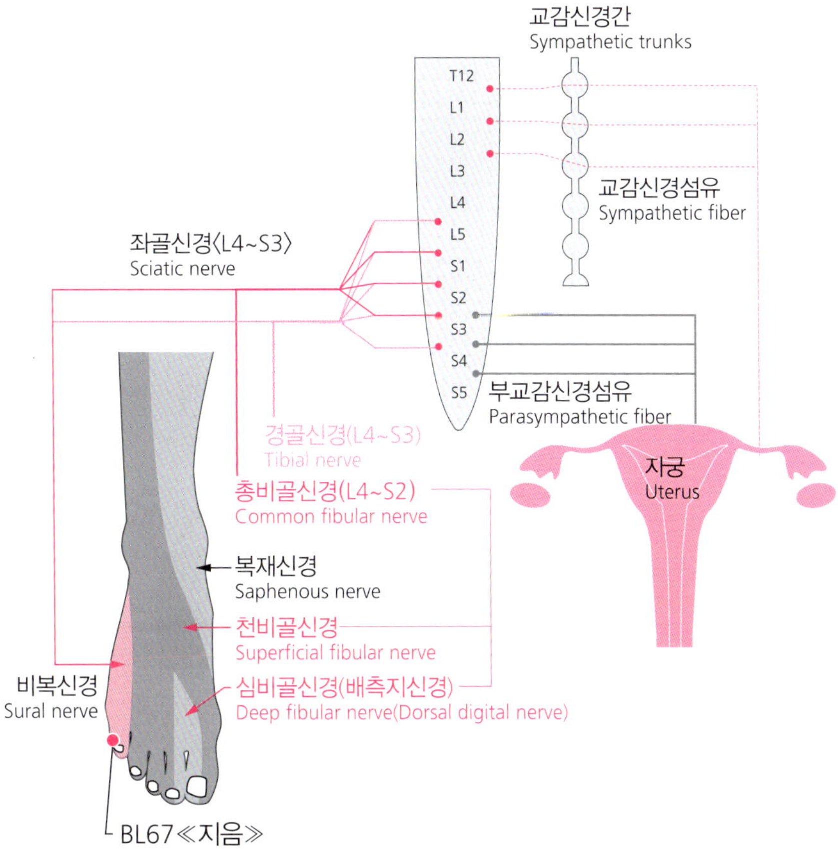

혈의 흐름을 높이는 효과를 기대할 수 있다.

접근방법 역아에 대해 고전에는「**오른발 새끼발가락의 끝에 밀알 크기의 뜸으로 삼장(三壯)**」이라고 하는 기술이 있다. 밀알 크기의 뜸이라는 것은 상당한 강자극이다. 구급 경혈로 사용한다면 이러한 강자극이 유효하겠지만, 골반 내장에 대해서 부교감신경 우위의 상태를 목표로 한다면, 부드러운 온열요법(족탕이나 시판의 뜸에 의한 자가 치료 등)이 일상에서는 적당하지 않을까.

03: 족태양경근(足太陽經筋)

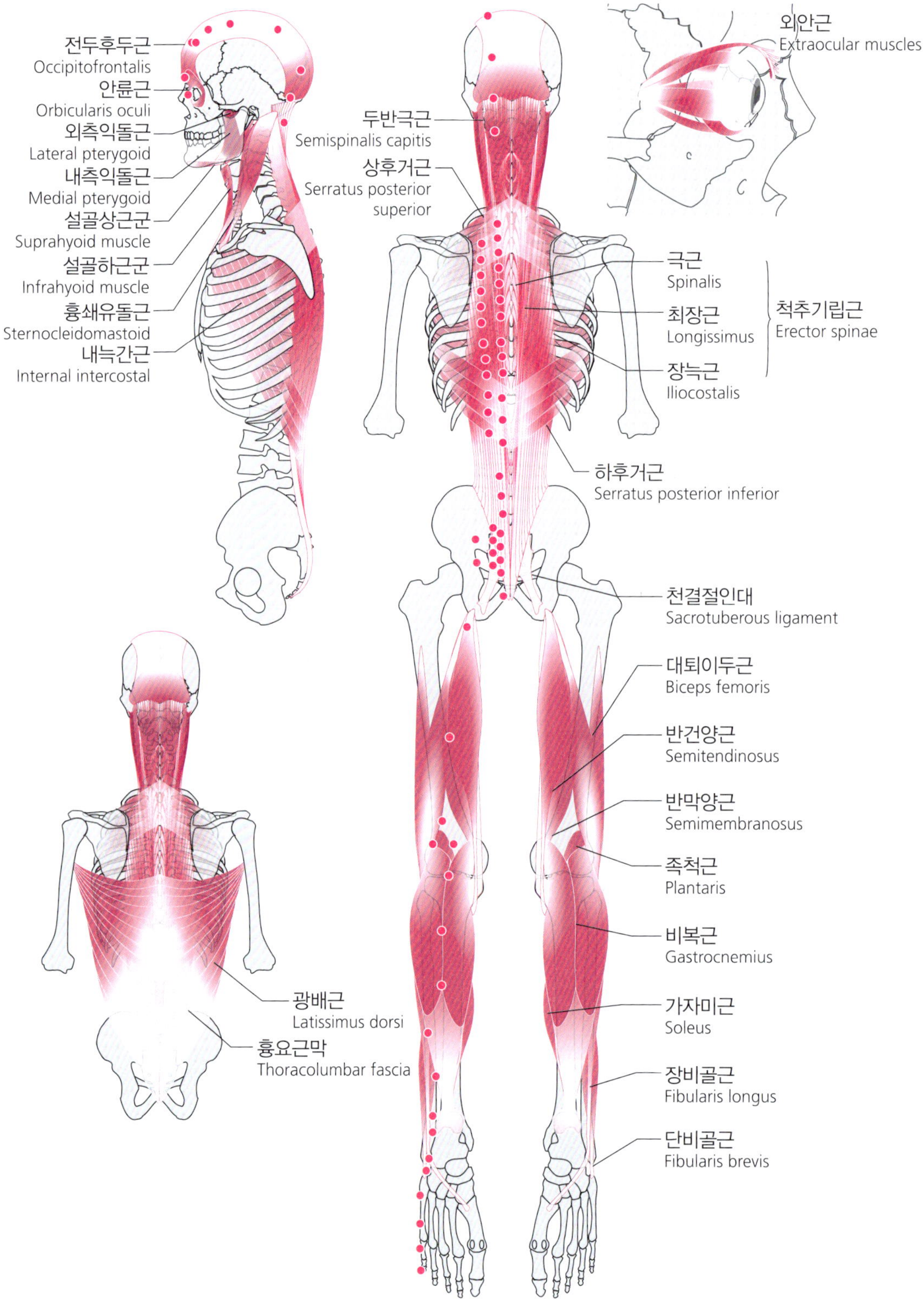

靈樞 經筋第十三

「足太陽之筋, 起于足小指, 上結于踝, 邪上結于膝, 其下循足外側, 結于踵, 上循跟, 結于膕. 其別者, 結于踹外, 上膕中內廉, 與膕中幷上結于臀, 上挾脊上項. 其支者, 別入結于舌本. 其直者, 結于枕骨, 上頭, 下顔, 結于鼻. 其支者, 爲目上綱, 下結于頄. 其支者, 從腋後外廉, 結于肩髃. 其支者, 入腋下, 上出缺盆, 上結于完骨. 其支者, 出缺盆, 邪上出于頄」

–의역–

「〈족태양경근〉은 새끼발가락(소지) 위에서 시작하여 외과로 묶고(단비골근), 종아리 외측을 올라가 무릎을 묶고(장비골근), 또한 발바닥(족저)에서 발꿈치를 묶고, 슬와를 묶는다(비복근, 족저근, 가자미근)」

「슬와에서 둔부를 묶고(반건양근, 반막양근, 대퇴이두근, 천결절인대), 척추를 끼고 위로 올라 후두골을 묶고(척추기립근, 방척주근), 머리 위로 올라가 얼굴 아래로 내려와 코에 묶는다(후두전두근)」

「그 지맥은 상안검으로 가고(안륜근), 더 내려가 광대(頄, 위경의 ST07 〈하관(下關)〉 참조)를 묶는다(익돌근)」

「또한, 일부는 목덜미에서 갈라져 설본을 묶는다(설골상근군)」

「또한, 일부는 후외측에서 측복부를 올라 견관절을 묶고(광배근), 또 일부는 겨드랑이 아래에서 협부를 올라 결분(쇄골상와)으로 나오며(하후거근, 내늑간근), 올라 측두골 유양돌기를 묶는다(흉쇄유돌근)」

「또한, 일부는 결분에서 비스듬히 올라가 광대(頄)로 나온다(설골하근군)」

※ 방광경에는 「제7경추로부터 좌우로, 견갑골의 아래를 관통한다」라고 하는, 그다지 일반적이지 않은 흐름이 있다고 여겨진다. 이 라인에 해당하는 근육으로 생각하여 상후거근도 이 경근에 포함시켰다.

『영추』의 기술에 근거해 해부학적인 근육을 배치해 나가면, 앞 페이지와 같이 전체적인 이미지가 떠오른다. 〈족태양방광경〉은 **『근육이 생기는 곳』**이라고도 하는데, 이 지배 영역을 보면 바로 그에 걸맞은 모습이다. 방광경이 「태양(최표층)」을 붙이는 점에서 생각해도, **이 경맥의 본질은 아무래도 경근에 있는 것** 같다.

이제 다시 이 〈족태양경근〉을 내려다보면 마치 두개-흉곽-골반을 그 장력에 의해 지탱하고 있는 것 같다. 단단한 소재와 와이어와 같은 장력재를 조합해 단단한 소재끼리 닿지 않았음에도 불구하고 전체적으로 안정된 구조체를 「**텐세그리티 구조**(Tensegrity structure)」라고 하는데, 이 경근은 바로 골격이라는 단단한 소재를 근육이라고 하는 장력 시스템으로 지탱하는 "바이오 텐세그리티"를 구성하고 있다.

항중력근의 작용

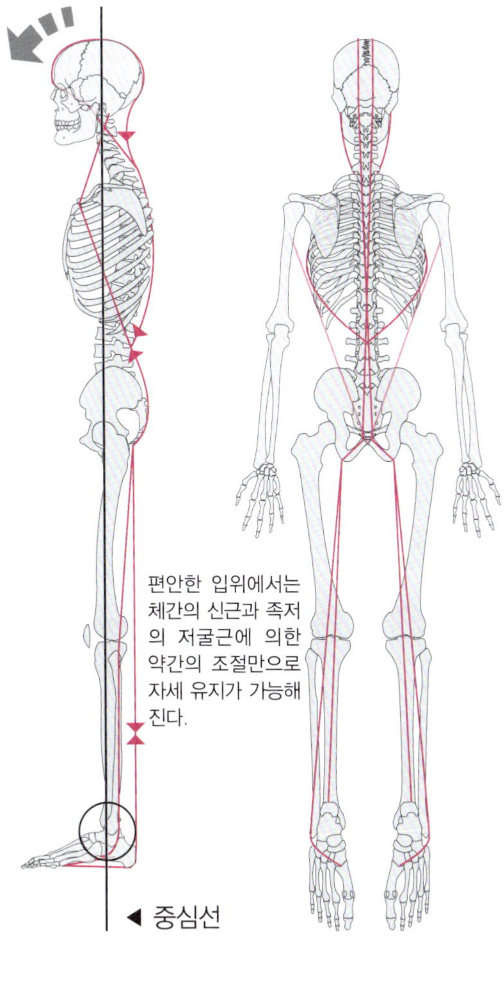

또한, 이 경근에는「**항중력근**」이 많이 포함되는데, 인체가 편안한 상태에서 설 때 작용하는 것은 원래 항중력근만으로도 충분하다. 반대로 말하면, 이러한 근육은 사람의『**두 발로 계속 서 있는**』동작에 필수적인 것이다.

『계속 서 있는』움직임에 이렇게 많은 근육이 관련된다. 이것은 즉, 직립 2족 보행이 동물로서는 얼마나 부자연스러운가 하는 것의 반증이기도 하다. 그리고 그 부자연스러움이 사람의 사람다움을 만들어 냈다면, 〈족태양방광경〉이 뇌와 깊게 관계하는 것도 납득이 가는 것 같다.

Chapter 08

≪족소음신경≫

腎

Kidney

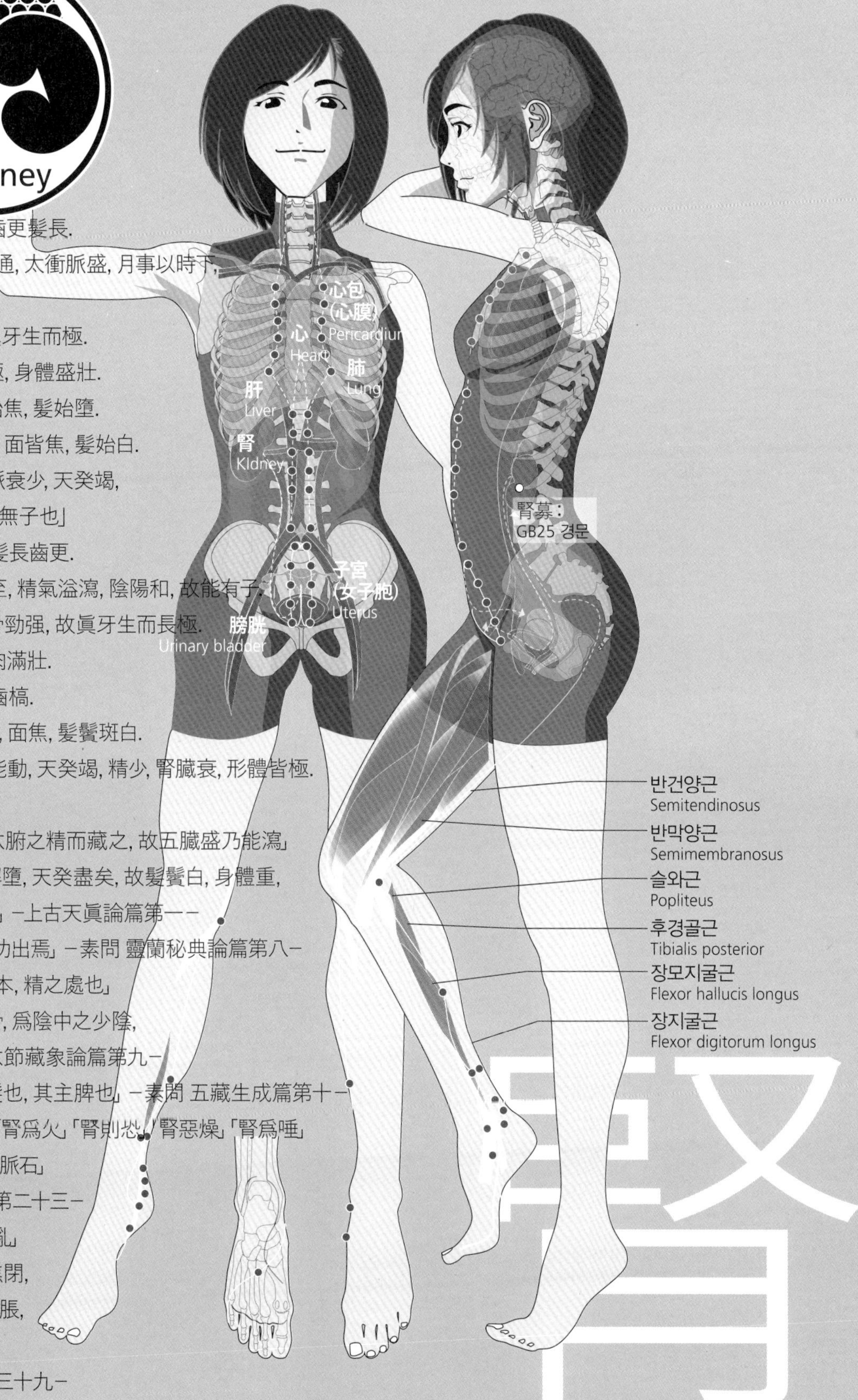

「女子七才, 腎氣盛, 齒更髮長.
二七而天癸至, 任脈通, 太衝脈盛, 月事以時下,
故有子.
三七, 腎氣平均, 故眞牙生而極.
四七, 筋骨堅, 髮長極, 身體盛壯.
五七, 陽明脈衰, 面始焦, 髮始墮.
六七, 三陽脈衰於上, 面皆焦, 髮始白.
七七, 任脈虛, 太衝脈衰少, 天癸竭,
地道不通, 故形壞而無子也」
「丈夫八才, 腎氣實, 髮長齒更.
二八, 腎氣盛, 天癸至, 精氣溢瀉, 陰陽和, 故能有子.
三八, 腎氣平均, 筋骨勁强, 故眞牙生而長極.
四八, 筋骨隆盛, 肌肉滿壯.
五八, 腎氣衰, 髮墮齒槁.
六八, 陽氣衰竭於上, 面焦, 髮鬢斑白.
七八, 肝氣衰, 筋不能動, 天癸竭, 精少, 腎臟衰, 形體皆極.
八八, 則齒髮去」
「腎者主水, 受五臟六腑之精而藏之, 故五臟盛乃能瀉」
「今五臟皆衰, 筋骨解墮, 天癸盡矣, 故髮鬢白, 身體重,
行步不正, 而無子耳」 -上古天眞論篇第一-
「腎者, 作强之官, 伎功出焉」 -素問 靈蘭秘典論篇第八-
「腎者, 主蟄, 封藏之本, 精之處也」
「其華在髮, 其充在骨, 爲陰中之少陰,
通於冬氣」 -素問 六節藏象論篇第九-
「腎之合骨也, 其榮髮也, 其主脾也」 -素問 五藏生成篇第十-
「鹹入腎 (鹹走血)」「腎爲欠」「腎則恐」「腎惡燥」「腎爲唾」
「腎藏志」「腎主骨, 腎脈石」
-素問 宣明五氣篇第二十三-
「恐則氣下」「驚則氣亂」
「恐則精却, 却則上焦閉,
閉則氣還, 還則下焦脹,
故氣不行矣」
-素問 擧痛論篇第三十九-
「腎主身之骨髓」 -素問 痿論篇第四十四-

「腎氣通於耳, 腎和則耳能聞五音矣」 -靈樞 脈度第十七-

01:

신(腎) - 생명의 뿌리(生命之根), 생신의 근본(生身之本)

인간뿐만 아니라 **모든 생물에게 가장 중요한 것은 무엇인가**?를 생각했을 때, 궁극적으로 따지면 그것은 「**자기의 보존**」과 「**종족의 보존**」이라는 결론에 도달한다. 「지금 있는 생명을 오래 유지하고 싶다」라고 하는 것은 모든 욕구의 원점일 것이다. 그렇기 때문에 한의학에서는 〈비위(脾胃)〉를 『후천지본(後天之本)』으로 정하고 「음식」에 독창적인 사고를 해왔다. 한약은 물론 『의식동원(醫食同源)』의 사상 아래 약선(藥膳)이 발달한 것도, 모든 것은 "자기보존(불로불사)" 때문이다. 하지만 아무리 과학과 의료가 발전해도 아직 이 꿈은 현실이 되지 않는다. 거기서 또 하나의 명제인 「종의 보존」이 등장한다. 자신이 영원히 살 수 없다면 자신의 '혈(血)'을 영원히 간직하고 싶다. 불로불사가 이뤄지지 않는 이 세상에서는 모든 생명체에게 이것이 가장 소중한 일이 될 것이다. 그렇다면 한의학 중 『종의 보존』을 위해 있는 것은 무엇인가? 그것이 앞으로 살펴볼 〈신(腎)〉이다.

현대의학적으로는 신장은 비뇨기이다. 한의학에서도 신장은 소변을 만들어내는 『물을 주관하는』 장부인 것에는 변함이 없다. 그러나 한의학에서 〈신〉의 가장 큰 역할은 자기 성장과 생식의 근본인 『**선천지정(先天之精)을 간직하는 것**』이다. 〈선천의 정〉에 대해서는 지금까지 때때로 설명을 해 왔지만, 다시 그 요점을 정리해 보자.

① **선천의 정이란 생명의 근원이며, 수태 시에 부모로부터 물려받은 그 사람의 특성을 갖는다. 머리카락이나 눈동자나 피부색 같은 유전적 특징, 타고난 기질, 재능이나 기호 등을 결정한다.**

② **선천의 정은 그 사람의 발육 성장의 설계도가 된다. 그러나 설계도가 있어도 재료가 없으면 건축할 수 없듯이, 신체가 어떻게 성장하는지는 〈혈(血)〉이 나르는 영양인 〈후천지정(後天之精)〉이 중요하다.**

③ **2차 성징을 맞아 몸이 성숙하면(성장을 마친다) 선천의 정은 남자는 정자, 여자는 난자로 형태를 바꿔 다음 세대에 〈정(精)〉을 남길 준비를 한다.**

신정腎精(선천지정)의 작용

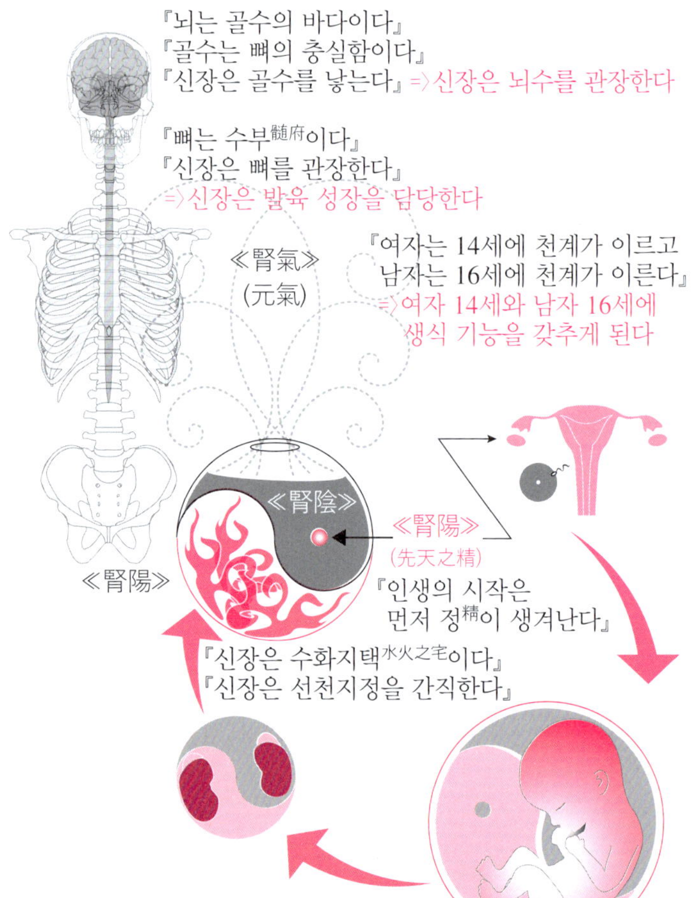

신장에 저장되는 ≪정精≫은 ≪신음腎陰≫을 낳고,
≪신음腎陰≫은 ≪신양腎陽≫으로 증화蒸化하여
≪신기腎氣≫가 되어 전신에
가득차고 발육을 담당한다.
성숙하고 성장을 마치면 ≪신정腎精≫은
정자, 난자에 머물며 수정을 통해 세대에 계승된다.

이 세 가지 특성을 현대의 시각에서 보면 선천의 정은「유전자」와 거의 같은 의미를 갖고 있다.「혈연」,「피가 이어진다」라는 말이 있지만, 당신의 〈정〉은 당신이 태어나기 전부터 존재해, 〈혈〉을 타고 "끊임없이" 계승되어 가는 것이다. 그리고 이 종(정)의 봉장을 관장하는 신장은 한의학에서는 **『선천의 근본』, 『생명의 뿌리, 생신의 근본』**이라고도 불린다. 신장이란 **"사람의 종자"**인 것이다.

이 중요성 때문에 신장은 다른 장부와는 조금 다른 구조를 가진다. 신장 안에는 선천의 정에서 기화된 **〈신양(腎陽)〉**과 **〈신음(腎陰)〉**이라는 2종의 "힘"이 존재한다. **신양은「인체 모든 양(기능, 활동, 열량)의 근원」, 신음은「모든 음(물질, 액체 성분)의 근원」**으로, 신양(火)이 신음(水)을 달구어, 증화한 〈신기(腎氣)인 원기(元氣, 증기)〉가 체내에 충만함으로써 전신에 성장과 활력의 원천이 전달된다. 신장은 일종의 "증기기관"이며, 이 이미지 때문에 신장은 "물"과 "불"이 공존하는 장소이며 **『수화지택(水火之宅)』**이라고도 불리고 있다. 이 신장의 음양 균형은 **인체 항상성의 요체**이며, 모든 생리 기능에 영향을 주고, 모든 조직에 관계된다.

예를 들어 호흡은 폐의 기능이지만 자세히 보면「흡기(吸氣)」는 신장이,「호기(呼氣)」는 폐가 담당한다. 이 두 장이 협조해 호흡을 함으로써 호흡은 단순한 가스교환이 아니라 체내 수액대사의 큰 동력이 되는 것이다. 이러한 밀접한 관계성은 다른 장과의 사이에도 적용되어 **심/신은「정신 활동」을, 간/신은「혈(자기 보존)과 정(종의 보존)의 균형」을, 그리고 비/신은「선천과 후천」, 즉 설계도와 자재의 관계**를 각각 담당하고 있다.

신장을 중심으로 한 여러 장부의 협조

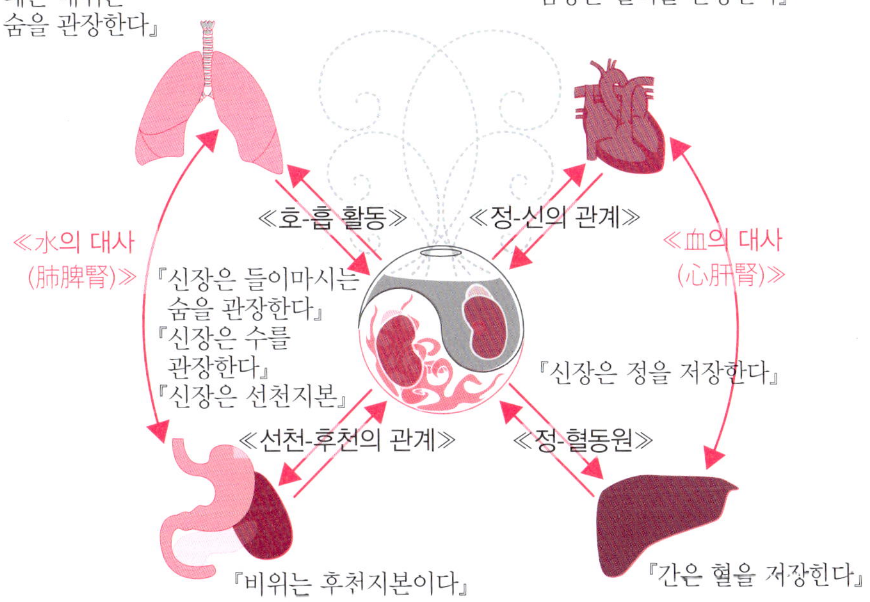

이러한 여러 장부의 협조는 생명유지를 위한 기초인 〈기(氣)〉, 〈혈(血)〉, 〈진액(津液)〉의 대사에 필수불가결하며, 그 중심인 **신장의 음양균형이 깨졌을 때, 그 영향이 급속히 다른 장부로 파급되어 전신 컨디션의 악화를 일으킨다.**

신양은 **대사의 동력**이므로 그 "화력(火力)"이 쇠퇴하면 순식간에 모든 장부의 활동 저하를 초래한다. 또한, "수(水)"인 신음은 혈이나 진액 등 **신체를 영양하는 물질의 기초**이므로, 신음부족은 급속히 전신의 고갈을 초래해, 조직의 윤택과 유연성이 상실되어 버린다.

신장에서 파급되는 여러 장부의 부전

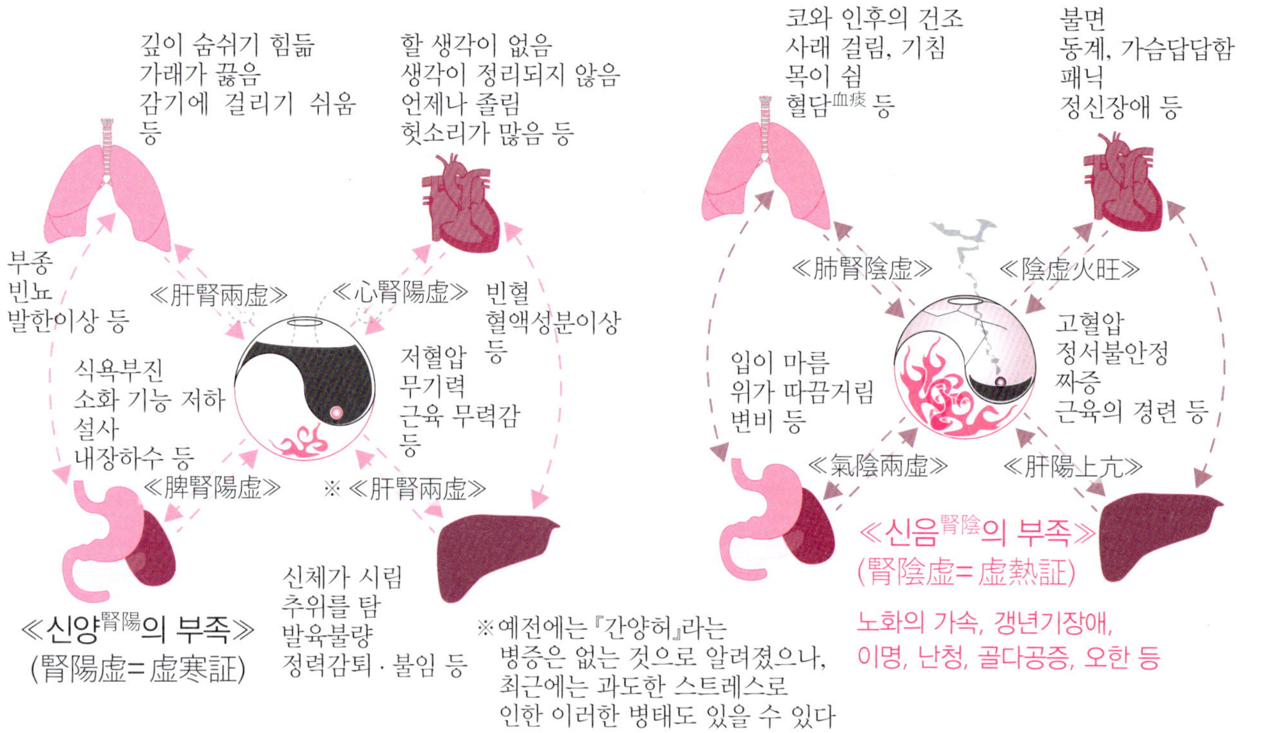

이처럼 신음과 신양의 균형은 모든 「**활력과 유연함**」을 지배한다.

인체를 "하나의 나라"로 기록하고 있는 『소문(素問) 제8편 영란비전론(靈蘭秘典論)』에서는 신장에 대해 『**작강(作强)의 관직, 기교가 나온다**』라고 적고 있다. 「작강」은 힘찬 활동이고, 「기교」는 정묘하고 매끄러운 움직임이다. 신장

≪허증≫ 정리

원인
①선천지정의 부족(신허)
②음식의 부족 혹은 소화 기능의 저하(비허)
③노화 · 피로 · 스트레스 · 질병으로 인한 소모

강한 피로감 · 자고 나도 피곤함
의욕 저하 · 웅크리고 싶다
내장하수 · 소화 안 된 음식을 배설
완고한 냉증 · 따뜻하게 해도 제거불가
생리가 멈춤…등

권태감 · 숨이 참
정신쇠약 · 움직이기 싫다 · 계속 자고 싶다
식욕부진
저항력이 약하다
부정출혈 · 생리불순…등

≪양허≫ 열생산의 부족

≪기허≫ 기능의 저하

영양의 부족 ≪혈허≫

권태감 · 동계
신경쇠약 · 움직이기 싫다 · 수면 장애
위장이 시큰시큰 아픔 · 변비
건조하기 쉽다 · 안구건조증
근육이 당기기 쉽다
생리양 감소 · 생리불순…등

기질의 손상 ≪음허≫

빈맥 · 맥박이 일정치 않다
짜증이 난다 · 패닉이 생긴다 · 불면 · 도한
속쓰림 · 위복통 · 완고한 변비
피부와 눈의 염증 · 이명 · 현기증
근육이 마른다 · 관절이 굳는다 · 손발이 화끈거린다
생리통이 심하다 · 월경곤란…등

이 쇠약해진다는 것은, 동작이나 사고로부터 강도와 유연성이 상실되는 것이며, 동시에 신장에 보관되는 또 하나의 중요한 **〈지(志, 목표)〉도 쇠약하게 한다**. 이것이야말로 우리가 "노화"라고 부르는 것의 정체다.

현대는 생활에 있어서 육체에 대한 부담이 줄고, 영양도 풍부해졌기 때문에 나이가 많아도 젊은 사람이 많아졌다. 한의학적으로는 신음의 소모가 옛 사람들에 비해 완만해졌다고 할 수 있을 것이다.

그러나 이를 역으로 보면 현대인은 활력이 약한 「신양부족」인 경향이 있다고도 할 수 있다. 반면에 현대는 정신적 스트레스가 너무 많은데. 스트레스는 사람 속에 있는 "또 하나의 불"인 **〈심양(心陽)〉**을 높이고, 심양의 열은 신양을 가열한다. 이 열이 좋은 쪽으로 작용하면, 「열정」으로서 심신을 힘차게 움직이는 힘이 되지만, 과잉된 스트레스가 머리 속에 울적하는 상태가 계속 되어 버리면, 피부나 머리의 색광은 상실되고, 인후는 건조하게 되고 목이 잠기게 되며, 위는 욱신욱신 아프게 되고, 혈압은 오르고 맥박은 높아지고, 기분은 안정되지 않고, 항상 초조하고, 냉정한 판단력도 잃어버린다. 즉 전신적인 「음허(陰虛)」 상태가 된다.

항노화가 중요시되고 있는 현대. 그러나 많은 사람들의 생활은 활력도 부드러움도, 〈의지〉마저도 약해지고 있다. 〈신장〉이라고 하는 가장 중요하고 섬세한 장을 건강하게 유지하려면 "화(火, 활력)"도 "수(水, 휴식)"도 필수적이고, 무엇보다 그 강약이 중요하다. 진정한 의미의 항노화란 **의지(목표)를 계속 가지고, 제대로 움직이고, 쉬어야 할 때는 쉬기** 같은 지극히 당연한 일을 계속하는 것에 있다.

그리고 그것이 무엇보다 어려운 것이다.

그런데, 서두에서 「현대의학적으로는 신장은 비뇨기」라고 이야기했지만, 최근 이 인식이 바뀌고 있는 것 같다. 「소변을 만든다.」라고 하는 것은 뒤집어 보면 「혈중의 불필요한 것을 선별」하고 있다는 것이다. 24시간 365일, 쉼 없이 몸속으로부터 다양한 정보를 모아, 지금의 신체에 있어서 최적인 혈액량과 성분뿐만 아니라, 혈압까지도 절묘하게 컨트롤 하는 「**혈액 관리자**」. 그것이 현재의 신장이라는 장기에 대한 인식이다. 더 말하면 생식기인 정소와 난소는 태아기 때 신장 바로 근처에서 형성되는 신장의 형제라고도 부를 수 있는 기관이다.

한의학이 말하는 〈신〉과 현대의학이 아는 신장. 『정혈동원(精血同源)』이라는 말을 사이에 두었을 때, 이 양자의 인식이 점점 가까워지고 있는 것처럼 느껴지는 것은 필자뿐만이 아닐 것이다.

02: 족소음신경(足少陰腎經, Kidney meridian)

하지의 흐름

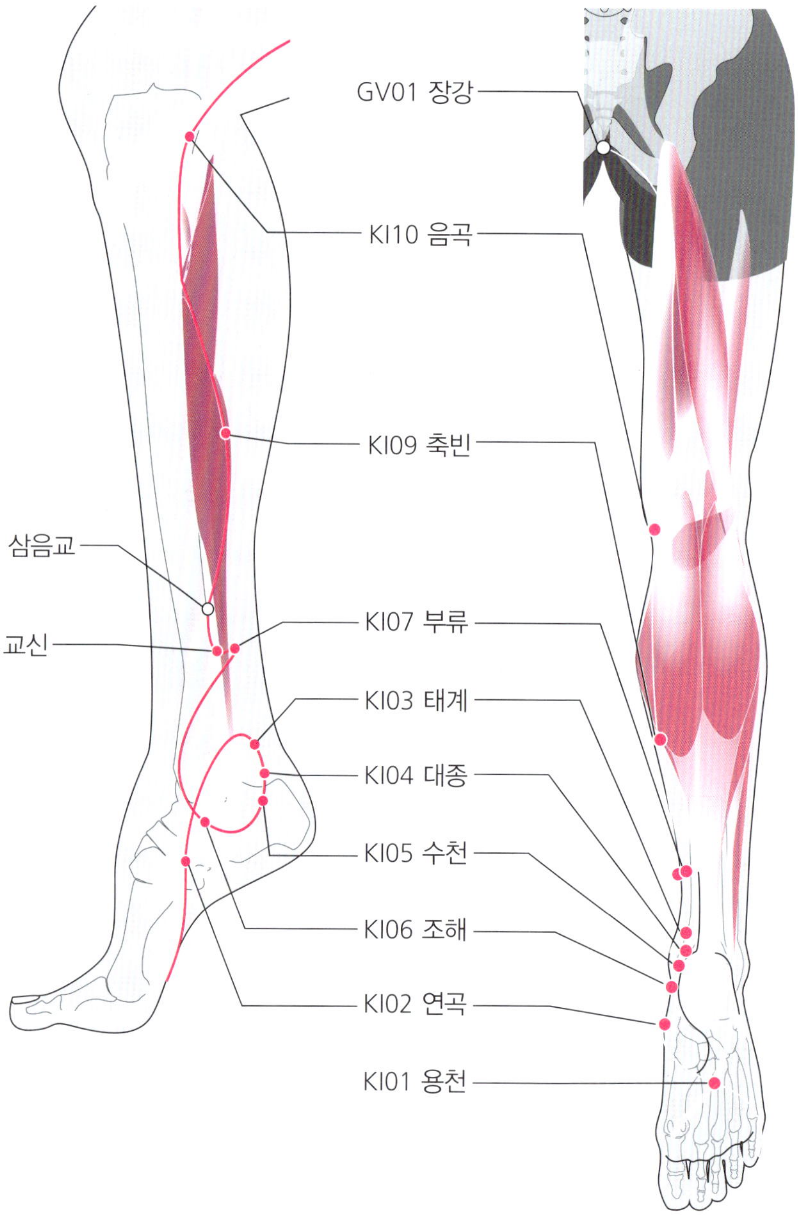

靈樞 經脈第十

「腎足少陰之脈, 起于小指之下, 邪走足心, 出于然谷之下, 循內踝之後, 別入跟中, 以上踹內, 出膕內廉, 上股內後廉, 貫脊, 屬腎, 絡膀胱」

-의역-

「새끼발가락(소지) 끝에서 끝난 족태양방광경으로부터 경기를 받아 〈족소음신경〉이 시작된다. 발바닥을 비스듬히 주행하여 발 안쪽으로 나가 내과를 "순환"하고 발뒤꿈치에서 하퇴 안쪽으로 나가 무릎, 대퇴의 내후측을 올라가 미골에서 척추를 올라가 신에 속하며 방광에 연락한다」

※ 고전에는 기재되어 있지 않지만, GV01 〈장강(長强)〉이 본경과의 교회혈로 되어 있는 것으로부터, 반건양근의 안쪽 가장자리를 따라 좌골 결절까지 올라가, 미골근 등을 통해 미골에 이르러, 여기로부터 체내로 들어간다고 생각된다.

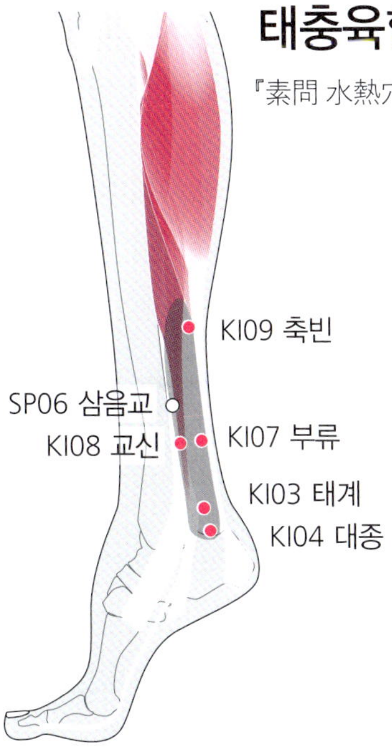

태충육혈太衝六穴

『素問 水熱穴論第六十一』

〈신장〉은 비뇨기로서의 기능과 모든 체액의 근원인 〈정(精)〉을 소장한다고 하는 역할로부터 『**수(水)를 주관하는**』 장부라고 여겨지는데, 신의 경맥인 〈족소음신경〉만큼 "시원한" 경락도 없다. 경맥의 흐름은 원래 물의 흐름에 비유되는 경우가 많은데, 신경의 하지 10개 경혈 중 무려 7개의 경혈이 "물"에서 유래한 이름을 가진다. 효능으로서도 『**수병(水病)**』, 즉 부종에 효과가 있다고 하는 경혈이 많고, 내과보다 위의 비경인 SP06 〈삼음교(三陰交)〉를 포함한 6개의 경혈은 대체로 『**태충(太衝)**』이라고도 칭해지는 수병(水病)의 특효점이다(6혈의 내용에 대해서는 여러 가지 설이 있지만, 필자는 경골 내측연과 하퇴삼두근에 둘러싸인 범위 내에 있는 6혈을 『태충』이라고 생각한다).

또한, 신경(腎經)은 특이하게 족내과(Medial malleolus)에서 "**와(渦, 소용돌이)**"를 그린다. 손발의 말초에서 이런 경로를 나타내는 경맥은 본경뿐이다. 왜 이러한 흐름이 되는지, 명확한 이유를 말한 문헌은 보지 못했지만, 태풍이나 회오리바람 등 자연의 소용돌이는 「**질적으로 다른 두 가지가 접촉할 때 생긴다.**」 그렇다면 신이 〈신음〉과 〈신양〉이 공존하는 『수화지택(水火之宅)』이기 때문이라고 생각하는 것은 지나친 생각일까?

대표적 경혈

▶ KI01 〈용천(湧泉)〉

취혈 발바닥(족저), 족지 굴곡 시, 발바닥의 최함요부. 족지 굴곡 시 족저부에서 제2, 3 발가락 사이와 발뒤꿈치 끝을 이은 선에서 전방 1/3 지점

주치

- 의식장애, 간질 발작, 혼수상태의 응급 경혈
- 족저근막염, 지간신경종, 발바닥 통증, 발뒤꿈치통증, 발가락 통증, 저림, 마비, 하반신 냉증 등
- 자율신경실조로 인한 두통, 현기증, 혈압 이상, 수면장애
- 딸꾹질, 심와부의 막힘

• 패닉장애, 불안장애, 조현병, 긴장완화에도 사용

해설 의외로 생각될지도 모르지만, 정경 12경에 속하는 경혈 중에서, 발바닥에 있는 것은 이 〈용천〉 한 개뿐이다(정경에 속하지 않는 기혈은 몇 개 존재한다).

항간에 흔히 볼 수 있는 「발의 경혈」은 그 대부분이 20세기 초의 미국에서 태어난 「리플렉솔로지(Reflexology, 반사요법)」에서 시작된 것으로, 발밑에 내장이나 전신의 부위가 투영된 "반사구"라고 하는 구역을 가정해, 거기에 생기는 반응으로부터 신체의 부진을 진단, 접근해 나간다. 한의학에도 머리, 귀, 얼굴, 손, 발 등에 전신을 투영해 그 부위만으로 전신 치료를 하는 기법은 있다.

하지만 이들은 모두 근대에 체계화된 기법으로 적어도 「전통적인」 한의학은 아니다. 그러나 족부 경혈의 인기에서 보듯 발바닥 자극이 온몸에 여러 가지 영향을 미치는 것은 틀림없다. 왜냐하면 발바닥은 사람과 땅의 접지면이고 거기에서 들어오는 자극, 즉 「**지면의 정보**」는 자세나 동작에 직접적으로 작용하기 때문이다.

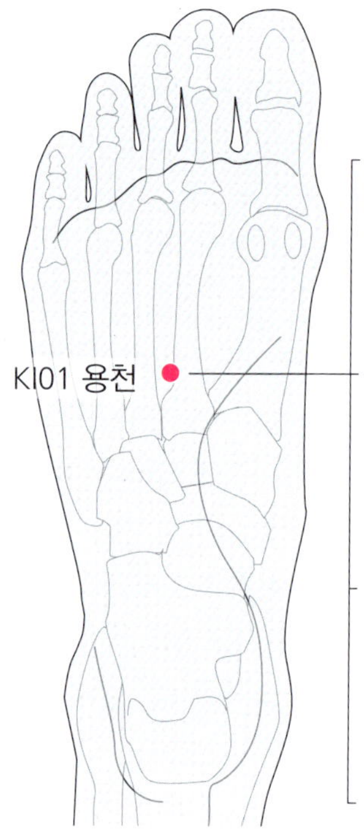

족궁의 지지구조

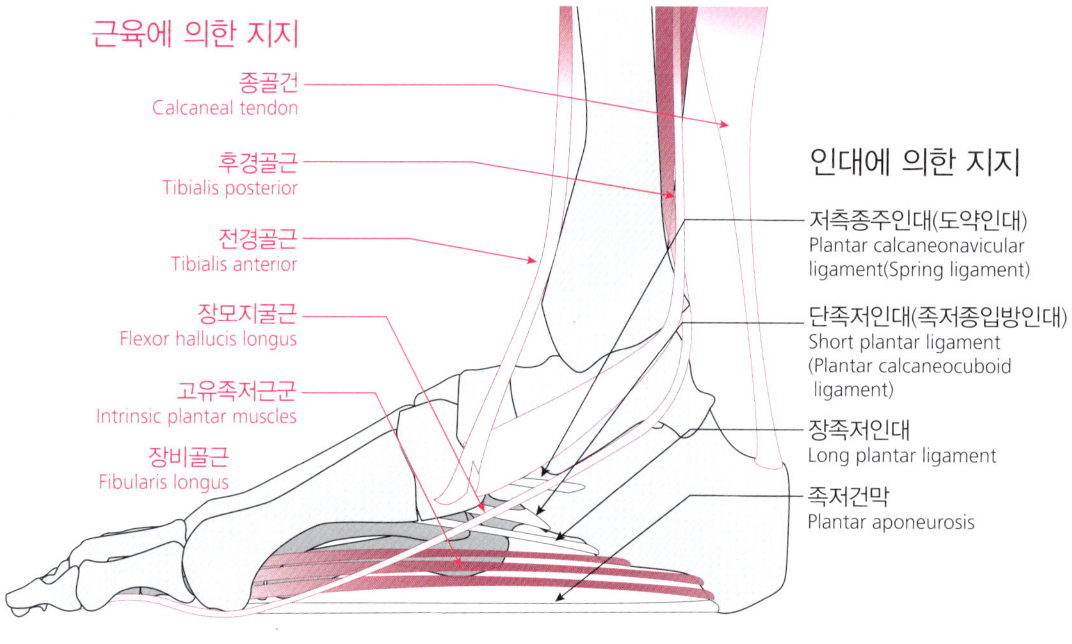

흙, 모래, 진흙, 바위, 돌, 풀, 각기 단단함과 미끄러움이 다른데다가, 평탄하지 않은 대지 위를 두 발로 이동한다는 것은 생각해보면 힘든 일이다. 이것을 가능하게 하기 위해, 사람의 다리는 복수의 기능을 겸비한 고성능의 시스템으로 일하고 있다. 발바닥의 3개 아치(족궁)에는 자신의 몸무게와 발을 디뎠을 때 생기는 충격을 흡수해 그 에너지를 추진력으로 바꾸는 기능이 있다. 또한, 발바닥에는 4층 14개의 근육이 밀집해있어서, 지면의 경사나 요철에 대응해 미세하게 모양을 바꾸어 지형에 걸맞은 전신의 움직임을 반사적으로 만들어 낸다. 뿐만 아니다. 얼음물에 발을 넣으면 머리 꼭대기까지 쭈뼛거리는 것이 느껴지고, 족탕에 발을 담그면 내장이 느슨해지는 느낌은 누구나 경험이 있을 것이다. 발바닥에는 손바닥과 마찬가지로 눈(시력)을 웃도는 정묘한 촉각이 있어, 느끼는 온도나 경도는 자율신경을 통해서 내장, 전신의 근육에도 다이렉트로 영향을 미친다. 발이 느끼는 모든 감각은 온몸에 작용하는 것이다.

이 예민한 발을 보호하기 위해 사람은 신발이라는 의료기구를 발명했다. 현대에는 이 의료기구의 진화는 보호의 범주를 넘어 추진력 지원까지 해준다. 그러나 「사용되지 않는 기능은 쇠퇴한다」는 것이 신체의 이치이기 때문에 신발의 과잉 서포트가 사람의 발이 본래 가지고 있던 기능을 전체적으로 저하시켜 버렸다. 현대의 도시생활에서 이제 와서 맨발로 돌아다니라는 것은 무리지만, 발바닥 자극은 단지 발의 구조의 회복뿐만 아니라, 대지의 감촉으로부터 조정되고 있었을 자율 기능과 골격 전체의 밸런스의 보정 기능을 회복시키는 계기가 될 수 있다. 어떤 기법이든 발바닥에 접근하는 것은 효과적이라고 필자는 생각한다.

고유족저근군

(Intrinsic plantar muscles)

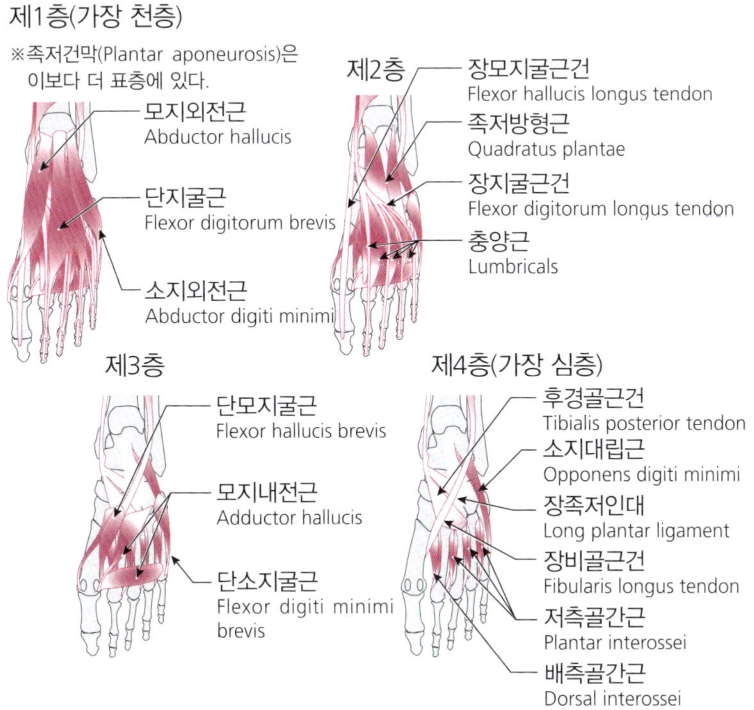

접근방법 용천은 전통적으로 『회양(回陽)』의 혈자리로 알려져 있다. 회양은 혼수상태에서 의식(양)을 회복시킨다는 뜻이다. 확실히 발바닥에 침을 맞으면, 강렬한 '각성제'가 될 것이다. 그 외에도 『보양(補陽)』, 즉 전신을 따뜻하게 하는 효과가 있는 혈자리로도 유명하며, 순수한 냉증 등에도 효과가 높다. 본 경혈에 열성이 높은 생약을 떡 모양으로 반죽해 파스처럼 붙이는 요법도 있다. 발 냉증 개선을 위해 캡사이신 깔창 등도 판매되고 있는데 이와 비슷한 발상이다.

필자는 기본적으로 이 경혈에 침은 이용하지 않고, 뜸 등의 온법이나 지압을 선택하는 일이 많다. 하지만 환자 중에 용천에 침을 요청하는 강한 분들도 계신데... 그 분들이 말하기를 「용천에 침을 맞으면 머리가 맑아진다」고 한다.

▶ KI06 〈조해(照海)〉

취혈 발 안쪽, 내과첨의 하방 1촌(약 3cm), 내과 하방의 함요부

주치

- 족관절 통증, 보행장애
- 체간을 의식하기 위한 기준점으로도 사용

해설 「현생을 영원히 살고 싶다」는 불로장생, 불로불사에 대한 동경. 고대 중국에서는 이 이상을 목표로 약학이나 음식문화가 발달했다. 한편, 「신체 조작을 궁리」하는 것으로 불로장생에 도전한 사람들도 있다. 흔히 도사, 선인 등으로 불리던 그들의 신체관과 기술은 무술, 의학 등 실천에 입각한 학문에도 많이 유입되어, 전통의학의 핵심 중 하

나가 되어 갔다. 갑자기 선인의 이야기를 꺼낸 데는 이유가 있다.

이 〈조해〉는 기경팔맥, **『음교맥(陰蹻脈)의 종혈(宗穴)』**인데, 음교맥은 「의학」이라기보다 선인을 지향하는 학문인 「선도」적인 성질이 강한 경맥이다.

기경팔맥에 대해서는 1577년(명대) 이시진이 쓴 『기경팔맥고(奇經八脈考)』라는 고전이 널리 알려져 있다. 그 중에서 음교맥은 **『첫 번째 맥이며, 그 맥이 움직이면 모든 맥이 모두 통한다』**고 적혀있다. 즉 음교맥은 **"시원(始原)의 맥"**이라는 것이다. 하기야 이는 도가(道家, 도교를 믿고 선인을 지향하며 수행하는 자들)의 이론이며 저자인 이시진도 「의가의 생각과는 다르다」고 지적하고 있다. 확실히 이 맥에 속한다고 여겨지는 경혈은, 교과서적으로는 BL01 〈정명(睛明)〉, KI08 〈교신(交信)〉, 그리고 이 조해의 세 경혈뿐이다. 경혈이 적으면 당연히 이 맥에 접근할 길이 적은 것이고, 심지어는 이 맥의 역할, **『일신좌우의 음(陰)을 주관한다』**는 문장의 의미하는 바를 잘 이해할 수 없다. 의료의 현장에서 이 맥이 매우 다루기 어려운 것은 알고 계시리라 생각한다.

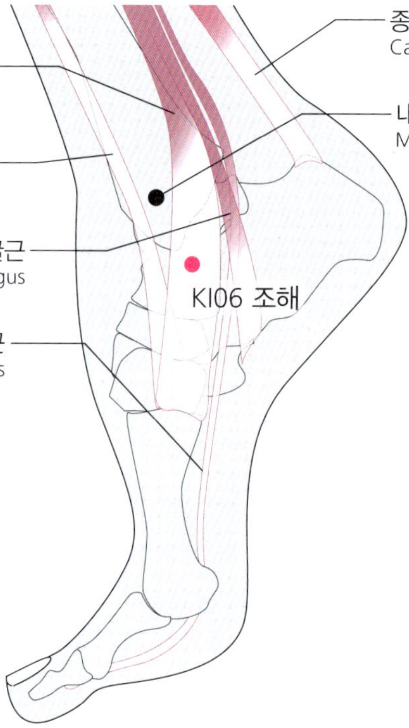

그러나 의학과 다른 분야라고는 해도, 심신탐구에 생애를 건 사람들이 "시원의 맥"이라고까지 칭하는 음교맥이다. 그들에게 그렇게 생각하게 하는 「무언가」가 이 흐름에는 있었을 것이다. 필자는 하나의 가능성으로 이 맥의 정체가 「**중력**」이 아닐까 생각한다.

일반인에게도 친숙한 배꼽 아래 3촌(9cm)을 가리키는 「단전(丹田)」이란 말. 이것도 원래 도가에서 왔지만, 현대의학적으로도 이곳은 **『인체의 중심점』**이다. 그들은 특히 단전을 중요시하고 있으며, 일반적인 복부의 단전과 더불어 가슴과 이마에 2개의 단전을 설정하고 있는 고전도 있다. 또한, 음교맥과 짝을 이루는 양교맥의 역할은 **「운동 시의 자세제어」**라고 생각된다. 그렇다면 음교맥이 담당하는 『일신좌우의 음』이란, **「정지 상태(음)에 있어서의 신체의 중심선」**이 아닐까? 사실, 이 조해는 체중을 받아들이는 족궁 삼각구조의 중심에 있다.

골반대에서의 체중 전달

상체 체중은 척추를 통해 골반대로 전달되고, 천골-장골의 아치를 통해 좌우로 분산돼 대퇴골로 전달된다. 치골지[恥骨枝]는 하중 전달에 필요한 지지 장치로서 기능한다.

입위에서 인간의 중심은 골반대의 아치 중앙, 제2천골 전방 부근으로 알려져 있다.

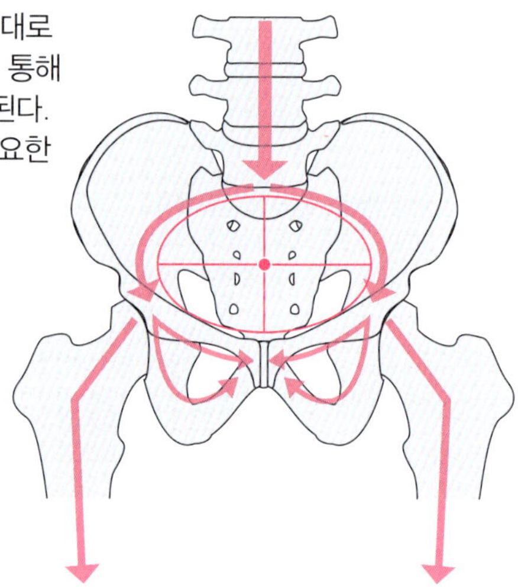

『일신좌우의 음陰을 담당한다』

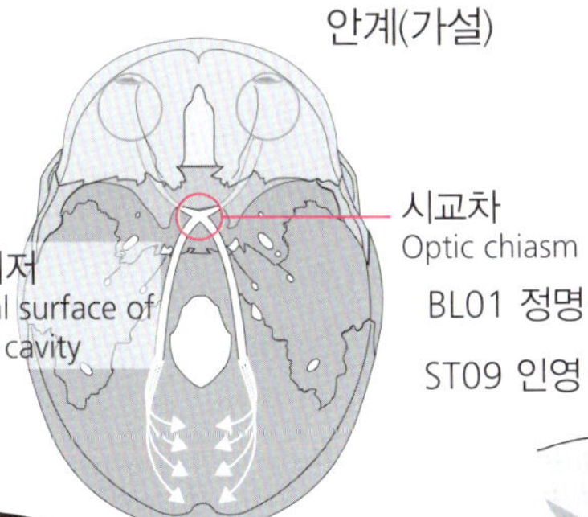

Yin heel Vessel
陰蹻脈

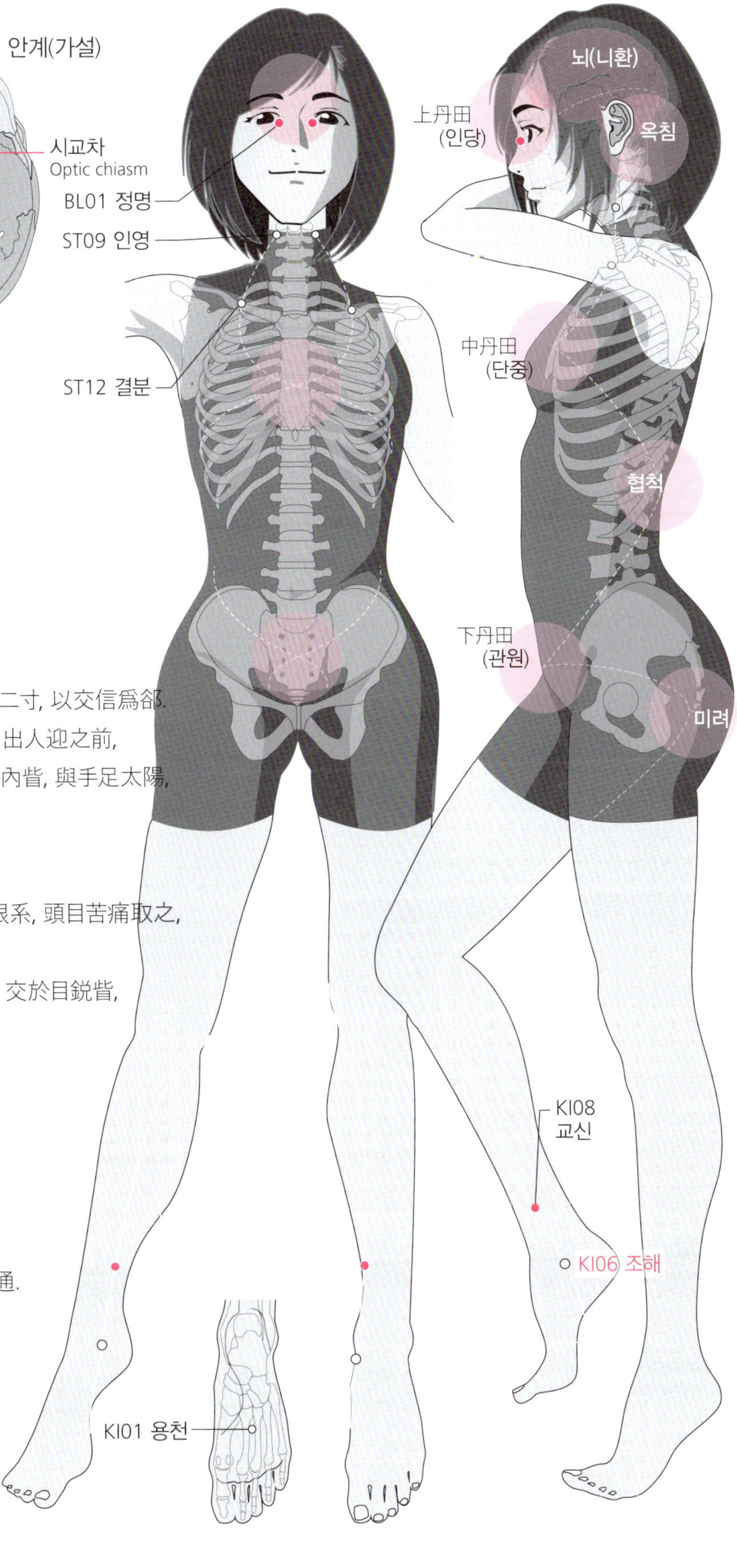

陰蹻者, 足少陰之別脈.
其脈起於跟中, 足少陰然穀穴之後,
同足少陰循內踝下照海穴, 上內踝之上二寸, 以交信爲郄.
直上循陰股入陰, 上循胸裏, 入缺盆上, 出人迎之前,
至咽嚨, 交貫衝脈, 入頄內廉, 上行屬目內眥, 與手足太陽,
足陽明, 陽蹻五脈會於睛明而上行.
－奇經八脈考－

足太陽有通項入腦者, 正屬目本, 名曰眼系, 頭目苦痛取之,
在項中兩筋間, 入腦乃別.
陰蹻, 陽蹻, 陰陽相交, 陽入陰, 陰出陽, 交於目鋭眥,
陽氣盛則瞋目, 陰氣盛則瞑目.
－靈樞寒熱病第二十一－

張紫陽『八脈經』雲.
~凡人有此八脈, 俱屬陰神, 閉而不開.
惟神仙以陽氣衝開, 故能得道.
八脈者, 先天大道之根, 一氣之祖.
采之惟在陰蹻爲先, 此脈才動, 諸脈皆通.
次督, 任, 衝三脈, 總爲經脈造化之源.
而陰蹻一脈, 散在丹經, 其名頗多.
~有神主之, 名曰桃康.
上通泥丸, 下透湧泉.
－奇經八脈考－

이 좌우 2개의 경혈 위에 두개-흉곽-골반이 쌓여 제대로 서있을 때, 자세는 불필요한 근력을 사용하지 않고 서는 법, 이른바 **"자연체(自然體)"**가 된다. 자연체에서는 골격이 편해질 뿐만 아니라 내장에의 압박도 줄어들기 때문에, 도가가 중시하는 호흡(기)의 컨트롤도 쉬워진다. 그리고 호흡이 잘 되면 자율신경도 좋아지고, 궁극적 목표인 불로장수에도 가까워질 것이다.

선인의「선(仙)」은 본래 **「비양승고(飛揚昇高, 천공을 날아오름)」**를 뜻한다고 한다. 그들에게「중력」이라는 개념은 없었을지도 모르지만, 스스로의 무게를 조종해 비상하는 방법을 궁리하다가 자신을 대지에 묶는 "힘"의 존재를 느껴서 〈음교맥〉이라고 하는 이름을 붙인 것으로 필자는 생각한다.

접근방법 이상과 같은 이유로, 본 경혈은 자침을 위한 경혈이라고 하는 것보다 명상이나 이미지 트레이닝의 지표점으로서 이용하는 것이 좋다고 생각한다. 정신을 통일하고 의식을 스스로의 안쪽에 집중하는 명상법을 **「내조(內照)」**라고 하는데, 〈조해(照海)〉라고 하는 이름도 아마 여기에서 온 것일 것이다.

현대 선수들이 기능 훈련의 일환으로 밸런스 볼을 사용하지만 큰 구체(지구 또한 거대한 구체다) 위에서 밸런스를 조절하는 감각은 경기 중 체간의 안정성에도 매우 효과적이다. 한의학 혹은 선도적 시각에서는「음교맥의 강화」인 것이다. 운동선수가 아니더라도 이 경혈에 자신의 체중이 집중되는 이미지를 훈련한다면, 그것만으로 자연체 혹은 선인에 한 발짝 더 다가갈 수 있을 것이다.

음교맥 가설

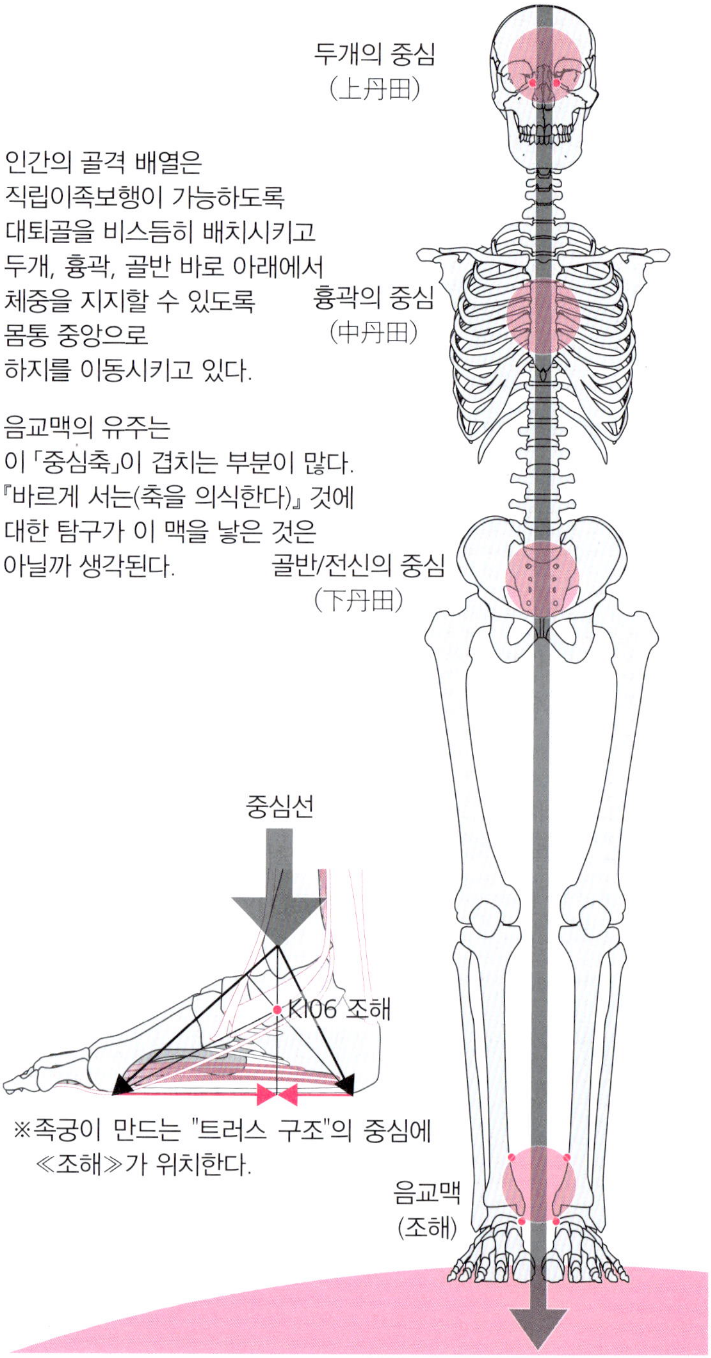

복부의 흐름

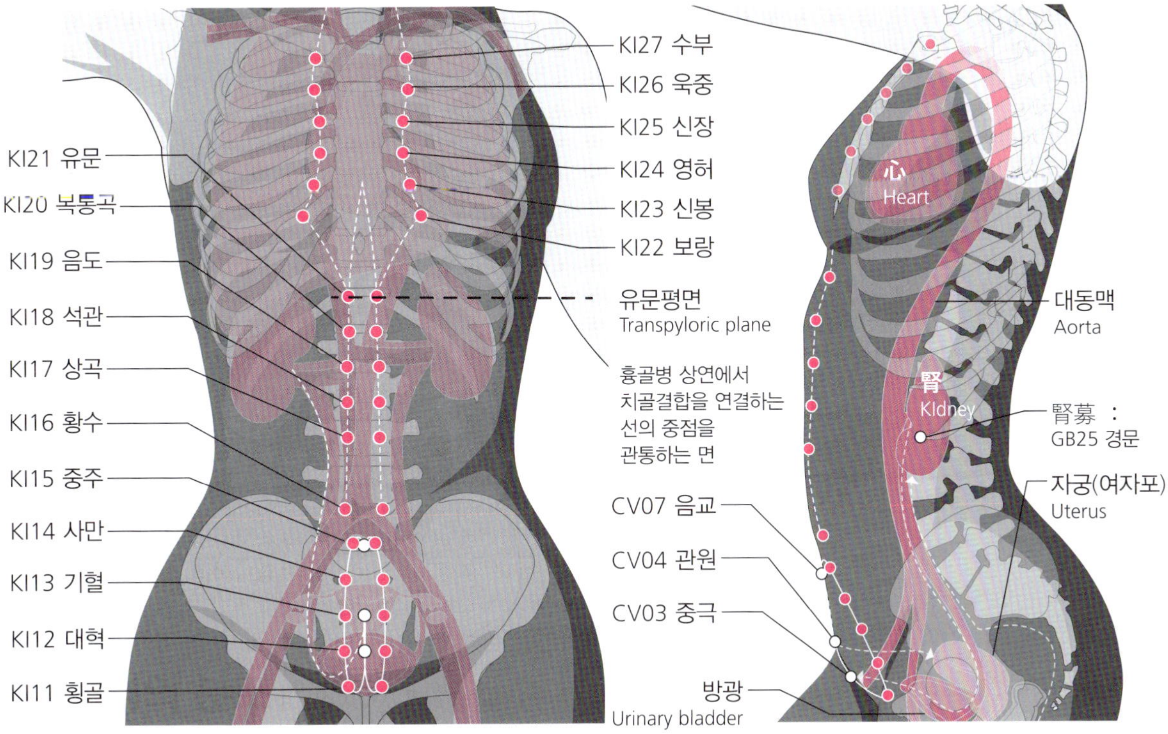

靈樞 經脈第十

「腎足少陰之脈~ 貫脊屬腎絡膀胱. 其直者, 從腎上貫肝膈, 入肺中, 循喉嚨, 挾舌本. 其支者, 從肺出, 絡心, 注胸中」

–의역–

「~몸속으로 들어온 흐름은 신에서 (대동정맥을 따라) 올라 간과 횡격막을 뚫고 폐 속으로 들어가 인후를 둘러싸고 설본을 끼운다(경동정맥?)」

「또 지맥이 폐에서 나와 심장에 연락하고 (폐정맥?) 흉중에 연락하며 〈수궐음심포경〉으로 이어진다」.

신경(腎經)의 체간부에는 KI11 〈횡골(橫骨)〉부터 KI27 〈수부(兪府)〉까지 17개의 경혈이 정해져 있다. 하지만 「영추」의 기술은 체내의 흐름이 주를 이루며, 복부체표의 경혈의 위치에 대한 명확한 설명은 볼 수 없다. 교과서적으로는 전정중선의 외방에 불과 5푼(약 1cm)으로 일직선으로 늘어선 그림이 채용되어 있지만, 〈족태음비경〉의 복

한의학적 태아순환

모체이 원기는 『단전(관원)』에서
탯줄을 통해
태아의 ≪신궐(황수)≫로
이어진다?

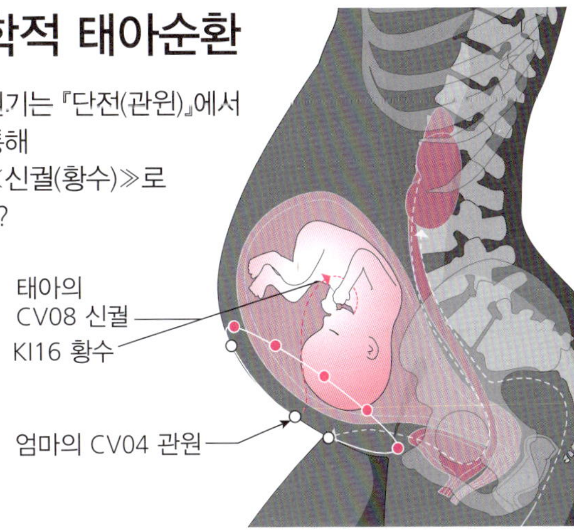

부와 같이 정중선과의 교차를 고려하면 전혀 다른 경맥의 흐름이 보인다.

천골의 선단 GV01 〈장강(長强)〉으로부터 체내에 들어간 흐름은 신장으로 이어져, 요관을 따라 방광으로 향한다. 여기서부터는 필자의 추론이 시작되는데, 방광으로부터의 흐름은 전정중선으로 나와 하복부(단전)에서 "∞"의 형태로 주위의 혈자리를 감아 다시 체내로 들어가 생식기로 이어지지 않을까? 이렇게 생각하지 않으면 신경의 흐름이 정리되지 않는다. 그러나 그렇게 되면 이번에는 배꼽인 KI16 〈황수(肓兪)〉로부터 위쪽 경혈의 의미를 알 수 없게 된다.

…추론에 추론을 거듭해 죄송하지만, 혹시 탯줄에서 위로 올라가는 신경은 "경맥적인 태아순환"의 자취가 아닐까? 자궁을 통한 신의 흐름은 「**어머니의 태반에서 탯줄을 통해 태아로 이어지고**」, 태아의 간격(肝膈)을 관통해(정맥관?) 심폐로 통한다. 즉 신경이란 **〈모자를 잇는 경맥〉**인 것이다.

경맥이 실재의 구조가 아닌 이상 여기까지 말한 것은 어디까지나 필자의 망상일 뿐이다. 그러나 이렇게 생각하면 신경의 이상한 흐름도, 임상에서 신경의 배꼽 위의 경혈이 거의 사용되지 않는 이유도 납득이 가는 것 같다.

대표적 경혈

▶ KI16 〈황수(肓兪)〉

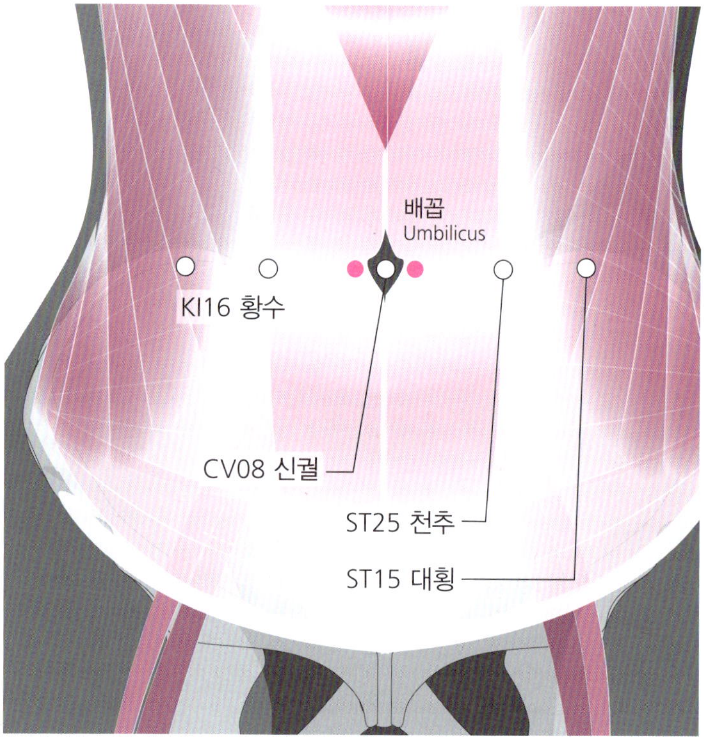

취혈 상복부, 배꼽 중앙의 외방 5푼(약 1cm)

주치

- 위장질환 전반
- 섭식장애, 과민성대장증후군 등의 심신증
- 배뇨장애, 발기부전 등의 비뇨기질환, 불임, 생리불순 등의 부인과질환
- 피곤함, 무력감, 냉증, 하지의 부종 등
- 요통 등에도 사용 가능함

해설 신경의 복부 경혈이 임상에서 별로 사용되지 않는 가장 큰 이유는 **전정중선의 외방 5푼**이라는 위치 때문이다. 전정중선은 기경팔맥의 하나인 〈**임맥**〉이 흐르고 있으며, 임맥에는 장부에 직접적인 효과를 미치는 『모혈』도 집중이 되어 있어서 매우 사용 빈도가 높다. 임맥 옆 불과 1cm 옆에 있는 신경을 사용하는 것보다 중앙에 있는 효과가 높은 요혈을 선택하는 것은 당연하다고 하면 당연하다.

그러나 이 〈황수〉만은 조금 다른 이야기이다. 황수는 배꼽을 사이에 두고 위치하는데, 우리는 태아기 때 이 배꼽에서 성장을 위한 모든 것을 얻었다. 그 때문에 한의학에 있어서 배꼽은 태어난 후에도 **〈원기(元氣, 原氣)가 깃든 장소〉**라고 생각된다. 『영추 구침십이원(九鍼十二原)』에서는 배꼽을 〈발앙(脖胦)〉이라고 부르고, 오장의 원혈과 나란히 『**황(肓)의 근원(穴)**』이라고 하고 있다. 배꼽은 꼭 활용하고 싶은 포인트이지만, 혈자리로 사용하기에는 조금 불편하다. 배꼽 중앙에도 CV08 〈신궐(神闕)〉이라는 경혈이 설정돼 있지만 사실 이 경혈은 「금침혈」의 하나다. 그래서 그 옆에 있는 〈황수〉가 중요하다.

이 황수를 포함한 배꼽의 높이에 늘어선 위경의 ST25 〈천추(天樞)〉, 비경의 SP15 〈대횡(大橫)〉은 『**제방(臍傍)**』이라고도 불리며, 중초(위장)병의 특효혈로 여겨진다. 위장의 급격한 수축이나 연동운동의 저하로 인해 일어나는 여러 가지 증상들에 대해서, 이 라인의 경혈들은 매우 유효하다. 또한, 위장의 흥분을 완화시키는 것은 그 원인이 될 수 있는 정신적 스트레스에도 영향을 끼친다. 과식증이나 거식증 같은 식욕 이상, 긴장으로 일어나는 과민성대장증후군 등은 배를 따뜻하게 하는 것만으로도 증상이 완화되기 마련이다. 배꼽에 느끼는 온기가 위장이나 마음을 진정시키는 것은 어쩌면 태아의 무렵, 양수 속에서 느끼고 있던 안정감에서 온 것일지도 모른다.

염구鹽灸

격물구법隔物灸法의 일종이다.
격물뜸이란 뜸 밑에 비파엽, 된장, 마늘, 생강 등을 깔고, 그것들을 통해 뜸의 열을 전도하는 기법으로, 뜸의 온열 효과에 각각의 생약의 약효를 가미시키는 의미가 있다.
염구의 경우는 여분의 수분을 흡수시키는 의미도 있어 설사나 과민성대장증후군 등 체내에 수습 정체가 보이는 타입의 병에 자주 이용된다.

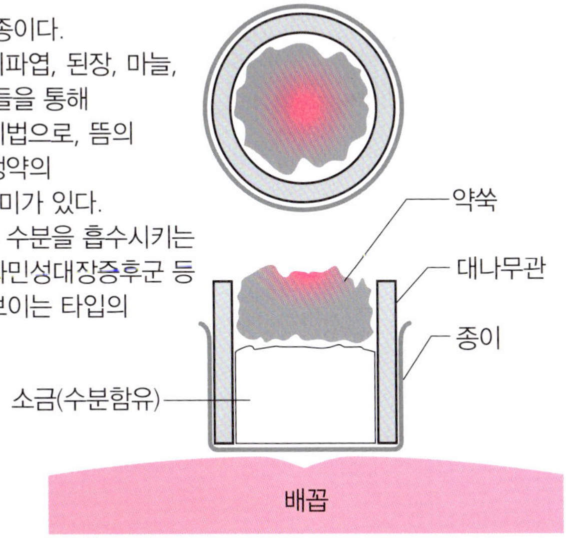

접근방법 본 경혈은 조금이지만 〈신궐〉에서 벗어나 있기 때문에 침으로도 접근할 수 있다. 그러나 치료로는 역시 뜸을 비롯한 온법이 적합하다고 생각한다. 배꼽은 체표와 내장의 거리가 가장 가까운 자리이기도 하기 때문에 온열이 직접 내장에 닿기 쉽다. 특이한 방법으로는 배꼽 위에 살짝 습한 소금을 담고 그 위에서 뜸을 뜨는 『**염구(鹽灸)**』라는 방법이 있다. 적당한 크기의 대나무통 안에 소금을 넣고 일러스트와 같은 키트를 만들어 두면 편리하다. 열은 마치 모래찜질 같은 방식으로 내부로 침투해 간다. 이것을 시술하면 대부분의 사람은 잠이 든다.

03: 족소음경근(足少陰經筋)

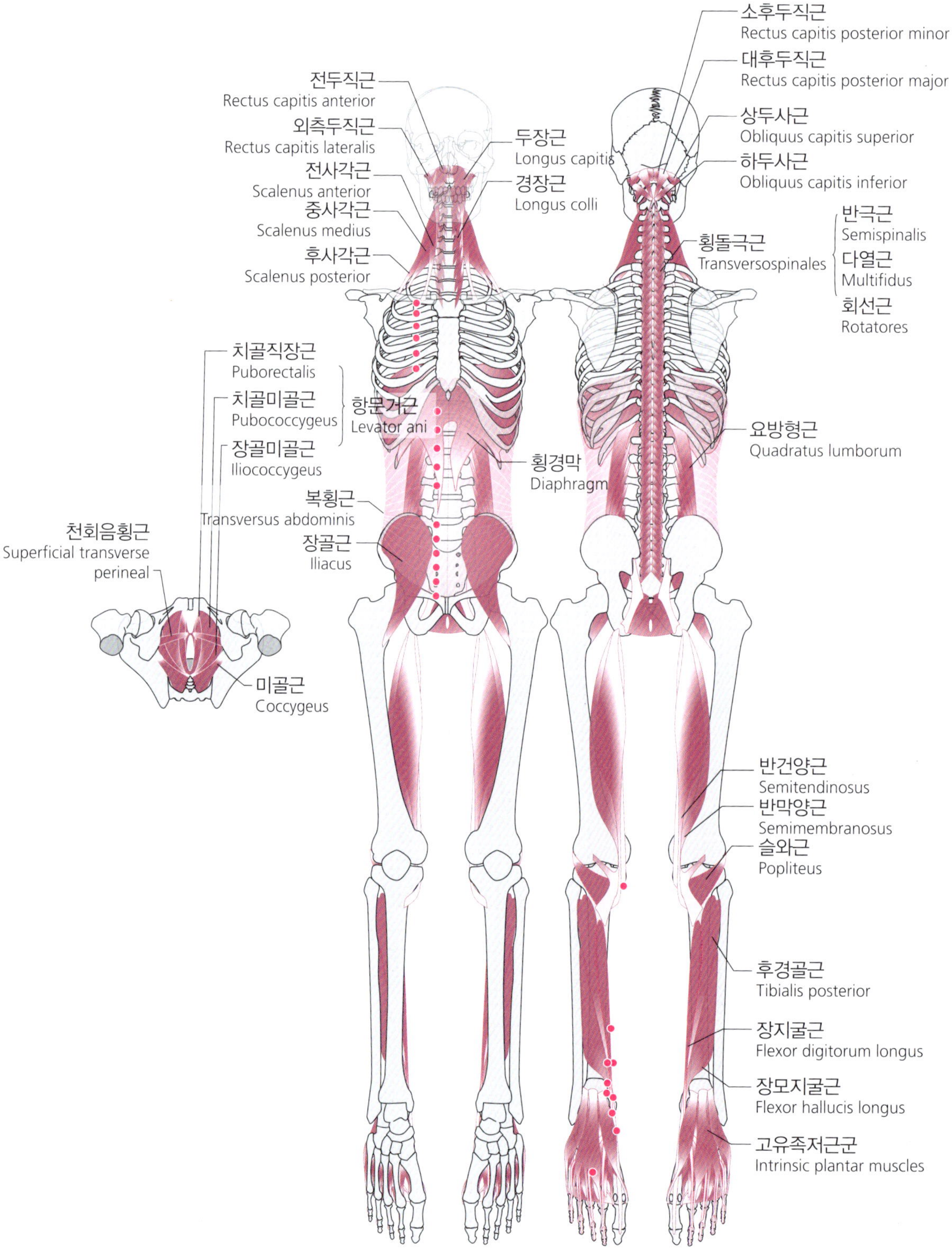

靈樞 經筋第十三

「足少陰之筋, 起于小指之下, 竝足太陰之筋, 邪走內踝之下, 結于踵, 與太陽之筋, 合而上結于內輔之下, 竝太陰之筋而上循陰股, 結于陰器, 循脊內, 挾膂上至項, 結于枕骨, 與足太陽之筋合」

–의역–

「〈족소음경근〉은 새끼발가락의 아래에서 시작하여 〈족태음경근〉과 함께 발바닥(족저)을 비스듬히 주행하여 내과 아래로 나가고(후경골근, 장지굴근, 장모지굴근), 발뒤꿈치를 묶는다(고유족저근군)」

「〈족태양경근〉과 합류해 대퇴골 내측상과를 묶고(슬와근), 〈족태음경근〉과 함께 안쪽 대퇴부로 올라가(거위발, 반건양근, 반막양근), 음기를 묶고(골반저근군), 척추와 척추기립근의 사이를 상행하고(횡돌극근), 목덜미에 이르러 후두골을 묶는다(후두부하근군, 척추전근군)」

靈樞 經別第十一

「足少陰之正, 至膕中, 別走太陽, 而合上至腎, 當十四, 出屬帶脈」

–의역–

「〈족소음신경〉의 별맥은 슬와에서 갈라져 〈족태양방광경〉과 합류하여 체내에 들어가 신에 이르고, 십사추(제2요추)에서 나와 〈대맥〉에 속한다(장골근, 요방형근, 복횡근)」

경근은 「**하나의 경맥에 자양되는 근군(筋群)**」으로 정의된다. 그래서 경근은 본래 영양을 받는 경맥의 흐름에서 크게 벗어나 분포하지는 않는다. 그러나 이 〈족소음경근〉만은 예외인데, 그 분포 영역은 신경이 흐르지 않은 후두골에까지 이르고 있다. 이 경근은 신경이라기보다 신과 표리관계에 있는 〈족태양방광경〉과 〈족태양경근〉을 심부로부터 지탱하고 있는 것 같다.

이 경근에 속한다고 생각되는 척추기립근의 심부근군은 그 근육길이 정도를 감지하는 「근방추」의 밀도가 매우 높다. 반면, 실제 움직임을 일으키기에는 「지렛대」가 너무 짧기 때문에, 이 근육들은 각 추체의 상대적인 위치를 모니터해, 큰 근육이 일으키는 운동을 부드럽게 실시할 수 있도록 하기 위한 **"축"**을 만드는 기능을 하고 있다고 생각되고 있다.

또한, 『영추 제11편 경별』의 기술을 보면, 〈대맥〉을 이미지한 「**장골근**」, 「**요방형근**」, 「**복횡근**」 등도 이

기경팔맥奇經八脈≪대맥≫帶脈

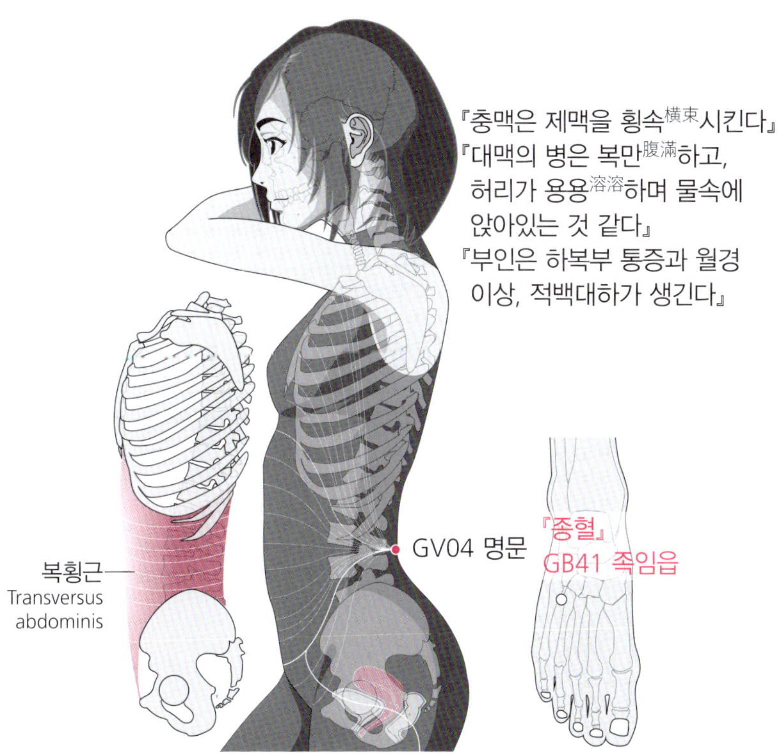

경근으로서 덧붙이고 있다. 대맥이란 기경팔맥의 하나로, 허리를 한 바퀴 도는 기경 중에서도 특히 기묘한 경맥이다. 『영추』에 따르면, 대맥은 신경(腎經)에서 파생되어 제2요추에서 일어나며, 「**세로로 흐르는 다른 경맥을 묶어서 각각의 경로를 벗어나는 것을 막고 있다**」고 한다. 그리고 이 맥이 병들면 「**배가 튀어나와 허리에 힘이 들어가지 않고, 물속에 앉아 있는 것 같은 감각이 된다**」, 「**여성에게는 강한 생리통이나 생리불순, 방광염 등이 생긴다**」라고 되어 있다.

어떠한가? 대맥의 흐름과 병은 「**복압 감소**」로 인한 증상과 많이 비슷하지 않은가? 복압 감소는 운동계의 스트레스, 장기의 기능 저하, 호흡 기능과 체액순환 저하 등 다양한 문제로 파급된다. 즉, 대맥(복압) 또한 체간의 "**축**"을 만드는 기능을 하고 있는 것이다.

호흡과 복압의 관계

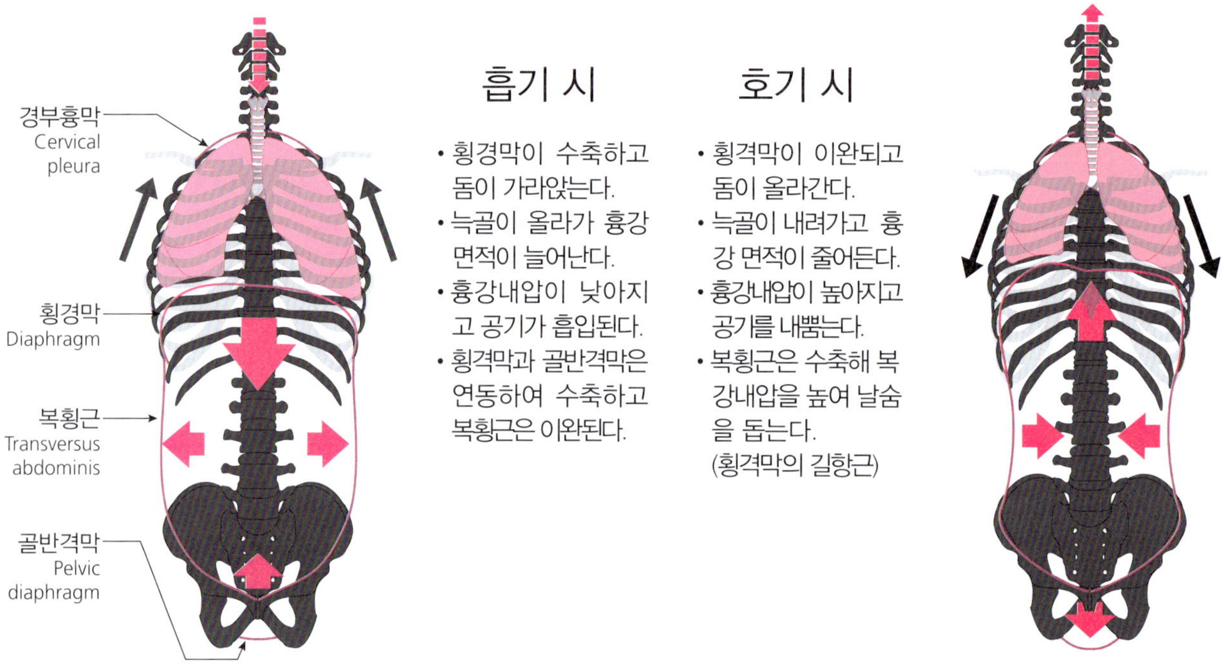
경부흉막
Cervical pleura
횡경막
Diaphragm
복횡근
Transversus abdominis
골반격막
Pelvic diaphragm
흡기 시
• 횡경막이 수축하고 돔이 가라앉는다.
• 늑골이 올라가 흉강 면적이 늘어난다.
• 흉강내압이 낮아지고 공기가 흡입된다.
• 횡격막과 골반격막은 연동하여 수축하고 복횡근은 이완된다.
호기 시
• 횡격막이 이완되고 돔이 올라간다.
• 늑골이 내려가고 흉강 면적이 줄어든다.
• 흉강내압이 높아지고 공기를 내뿜는다.
• 복횡근은 수축해 복강내압을 높여 날숨을 돕는다.
(횡격막의 길항근)

확실히 이 경근의 분포는 그 영양을 받는 신경에서 일탈하고 있다. 그러나 〈신(腎)〉이라는 장부가 생식(生殖)과 태육(胎育), 수액대사와 무게중심에 깊이 관련된 것을 생각하면, 이 경근은 〈신(腎)〉이 올바르게 기능하기 위한 「**축을 만드는**」 역할을 담당하고 있다고 생각된다.

Chapter 09

心包 Pericardium

≪수궐음심포경≫

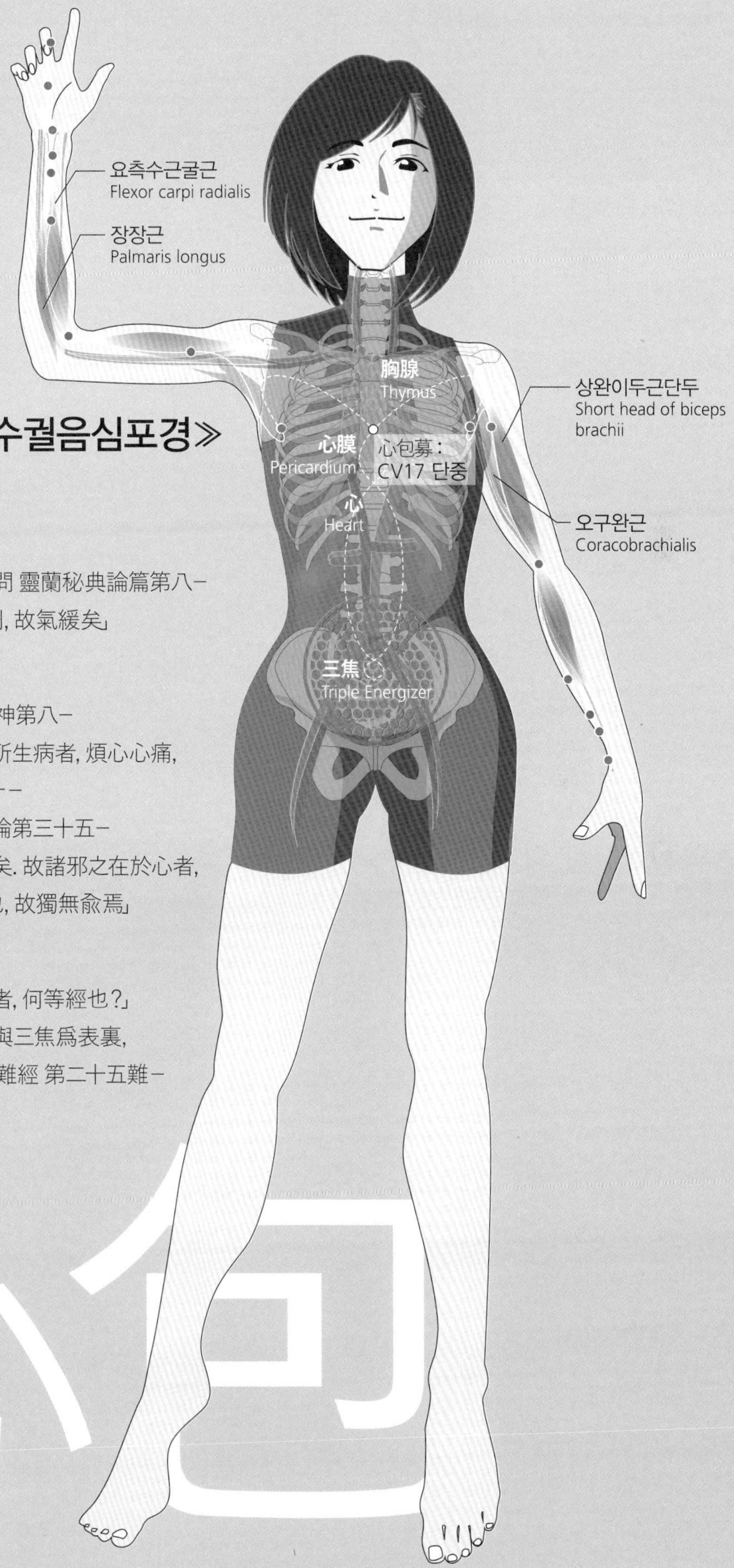

「膻中者, 臣使之官, 喜樂出爲」 －素問 靈蘭秘典論篇第八－
「喜則氣緩」「喜則氣和志達, 榮衛通利, 故氣緩矣」
－素問 擧痛論篇第三十九－

「喜樂者, 神憚散而不藏」 －靈樞 本神第八－
「心主手厥陰心包絡之脈～ 是主脈所生病者, 煩心心痛,
掌中熱. 爲此諸病」 －靈樞 經脈第十－
「膻中者, 心主之宮城也」 －靈樞 脹論第三十五－
「容之則心傷, 心傷則神去, 神去則死矣. 故諸邪之在於心者,
皆在於心之包絡, 包絡者, 心主之脈也, 故獨無兪焉」
－靈樞 邪客第七十一－

「有十二經, 五臟六腑十一耳, 其一經者, 何等經也?」
「一經者, 手少陰與心主別脈也. 心主與三焦爲表裏,
俱有名而無形, 故言經有十二也」 －難經 第二十五難－

01: 심포(心包) - 기쁨이 길러지는 장기

〈심포(心包)〉는 영어로는「Pericardium(심막)」으로 번역된다. 그러나 '심막이 한의학의 심포인가'라고 물으면, 이것이 상당한 난제다. 교과서적으로 심포는「**심장의 외면을 감싸고 있는 막으로 군주인 〈심장〉을 보호하는 역할을 하기 때문에『신사지관(臣使之官)』으로 간주된다**」고 되어 있다. 점점 심포가 심막처럼 느껴지지만, 문제는 심포가 〈장(臟)〉의 하나라는 것이다. 한의학의 〈장〉은「**외계와 직접적으로 연결되지 않고, 기, 혈, 진액의 생성, 분비, 저장을 담당하는 실질(속이 꽉 찬) 기관**」으로 정의된다. 하지만, 매사에 예외가 있는 것이 한의학 아니던가. 오장 중에서도 폐는 외계에 통하고 있고, 심이나 신장도 실질 기관으로 따지기에는 미묘한 부분이 있다. 순수하게 〈장〉의 정의에 들어맞는 것은 간과 비 정도일 것이다. 그러나 심막은 그 형상은 막으로, 심장을 내부에 담는 것이므로 완전한 공동이라고 할 수 있다. 이 때문에 심포가 〈장〉이라고 하는 것은 예외 중의 예외라고 해도 조금 무리이다. 그럼 그 밖에 심장 주위에 〈심포〉에 해당하는 것이 있을까? 후보가 될 수 있는 것이 있다면 가슴골 뒤쪽에 있는 림프기관인「**흉선(胸線, 가슴샘)**」일 것이다.

흉선은 면역반응의 주역 중 하나인 T세포 교육의 장소이다. T세포의「T」가 Thymus(가슴샘)에서 유래한 것만 봐도 이 장기가 면역 기능에 중요한 것은 잘 알 수 있다. 흉선은 사춘기에 가장 발달하고, 그 이후에는 서서히 퇴축해 어른이 되면 대부분 지방으로 대체된다. 또한, 흉선은 스트레스에 의해 방출되는 부신피질호르몬의 영향을 강하게 받는 것으로 알려져 있어,「**흉선의 연령과 맞지 않는 위축**」은 아동학대의 법의학적 증거의 하나가 된다고 한다.

≪심포≫와 관계된 경혈과 장기

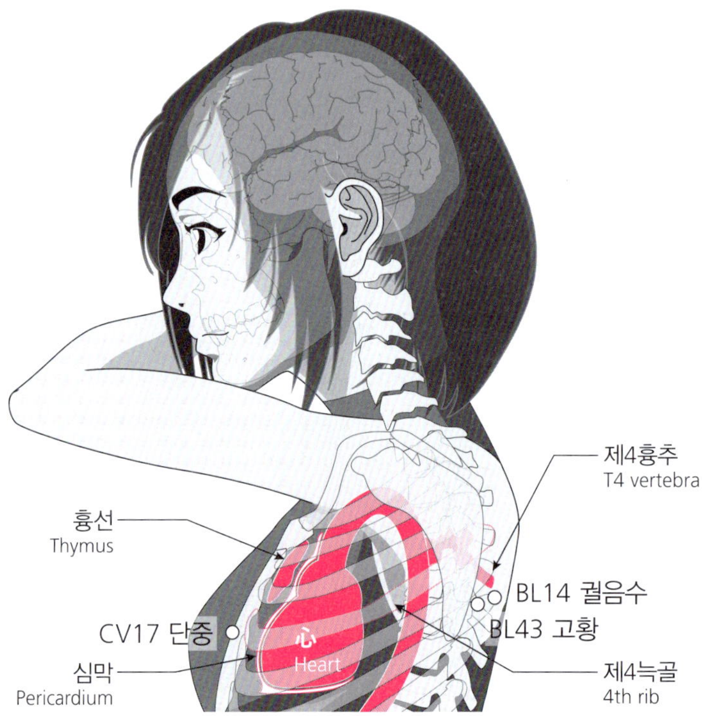

이 흉선과 심포의 관련성을 생각했을 때 공통점은 세 가지다.

① **위치**. 『심포의 모혈』은 전정중선상의 제4늑간과 같은 높이에 있는 CV17 〈단중(膻中)〉이다. 모혈은 장부의 해부학적 위치를 투영하여 정해져 있다. 이 위치에 심포가 있다면, 그 장소는 양폐 사이라고 하는 것이 된다.

② **지방**. 모혈과 상대되는 형태로 등에도 장부에 직접 접근할 수 있는 『배수혈(背兪穴)』이 있다. 『심포의 배수혈』은 제4흉추극돌기 아래 높이에 있는 BL14 〈궐음수(厥陰兪)〉 그리고 그 바로 옆, 같은 높이에는 「지방」을 의미하는 BL43 〈고황(膏肓)〉이 줄지어 있다. 『영추 구침십이원』의 「**고(膏)의 원(原)은 구미(鳩尾, 명치)**」라는 기술로부터 봐도, 고황의 「고」란 흉부 중앙, 심막 주위에 있는 지방을 가리키고 있을 것이다(방광 chapter. BL43 〈고황〉 참조).

③ **역할**. 한의학에서는 심장으로부터 「신명(神明, 정신)이 생긴다」라고 여겨지지만, 그 겉인 심포에서는 특히 『**희락(喜樂)이 나온다**』라고 여겨진다. 반대로 말하면 심포가 아프면 기쁨이나 즐거움 등 긍정적인 감정이 생기기 어려워진다는 것일 것이다. 장기간에 걸쳐 스트레스를 받은 상태는 바로 이에 해당하지 않을까?

「심장을 감싼다」라고 하는 그 이름으로부터도, 심막이 심포의 일부인 것은 틀림없다. 현대보다 훨씬 죽음이 가까웠던 고대, 의사들이 인체 안쪽을 살펴볼 기회는 적지 않았을 것이다. 전사, 병사, 노쇠, 고문사 등 다양한 사인의 시신을 보면서 심막 위에 아이에게는 있지만 어른에게는 없는, 또 비슷한 아이라도 그 처지에 따라 크기가 현저히 다른 **고(膏, 기름) 같은 덩어리**를 찾았다면... 심막과 합쳐 이를 〈심포〉라고 불렀을 가능성은 없을까?

그러나 다른 한편으로 「황제내경」에 버금가는 고전, 「황제81난경」에는 이런 기술도 있다.
「심포와 삼초는 서로 표리를 이루고, 모두 **이름은 있으나 형체는 없다**(제25난)」
〈심포〉의 수수께끼는 깊어질 뿐이다.

02: 수궐음심포경(手厥陰心包經, Pericardium meridian)

체내의 흐름

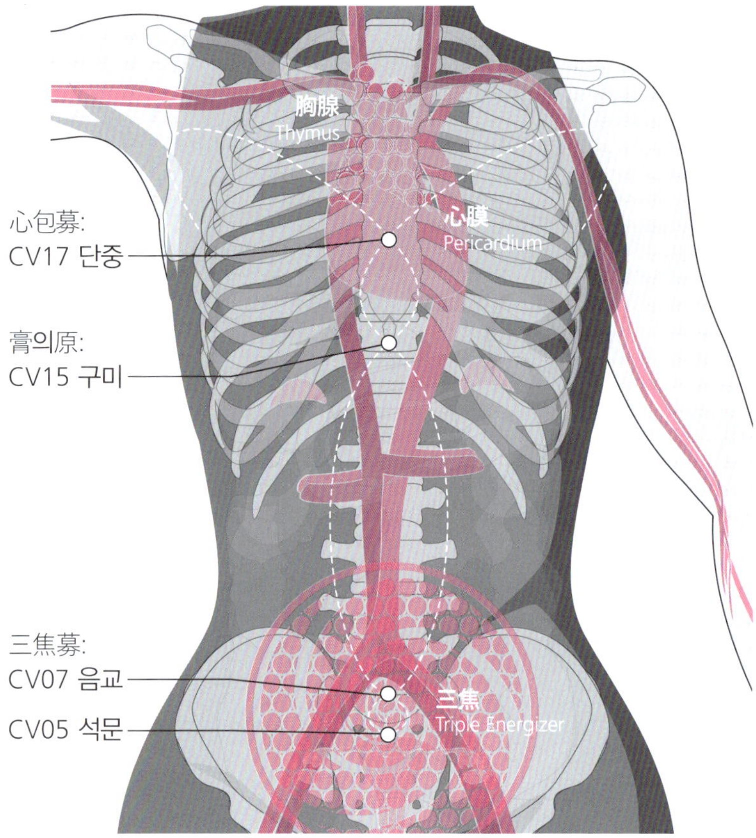

靈樞 經脈第十

「心主手厥陰心包絡之脈, 起于胸中, 出屬心包絡, 下膈, 歷絡三焦」

–의역–

「흉중으로 흘러 들어간 족소음신경은 〈수궐음심포경〉으로 이어진다. 〈심포락〉에 속하고 횡격막을 내려가 〈삼초〉에게 연거푸 연락한다」

심포와 표리관계인 〈삼초〉. 한의학에서 가장 설명하기 어려운 이 장부는 위치를 특정하기도 어렵다. 위치를 특정하지 못하면 경맥을 잇는 이를 곳도 알 수 없다. 일러스트에서는 심포의 모혈인 CV17 〈단중(膻中)〉과 삼초의 모혈로 여겨지는 CV05 석문〈(石門)〉과 CV07 음교(陰交)〉, 덧붙여『고원(膏原)』으로 여겨지는 CV15 〈구미(鳩尾)〉를 잇는 라인을 가정했지만, 현 상태에서는 〈심포/삼초〉를 잇는 진짜 체내유주는「모른다」가 정답일 것이다.

그러나 이 짧은 한 문장에도 몇 가지 힌트는 있다.「횡격막을 내려간다」라는 기술로부터, 삼초는 적어도 횡격막보다 아래에 있을 것이다. 또한, 여기에는『**삼초를 역락(歷絡)하다**』라고 쓰여 있는데, 역임(歷任)이나 순방(歷訪)처럼「력」에는「연거푸」라는 뜻이 있다. 즉「영추」 중에서는 "하나의 삼초"가 아니라, "**세 개(혹은 그 이상)의 초**"라는 인식이 있었다는 것이다.

이 부분에 관해서는 다음 chapter에서 좀 더 깊이 언급해 나가자.

상지의 흐름

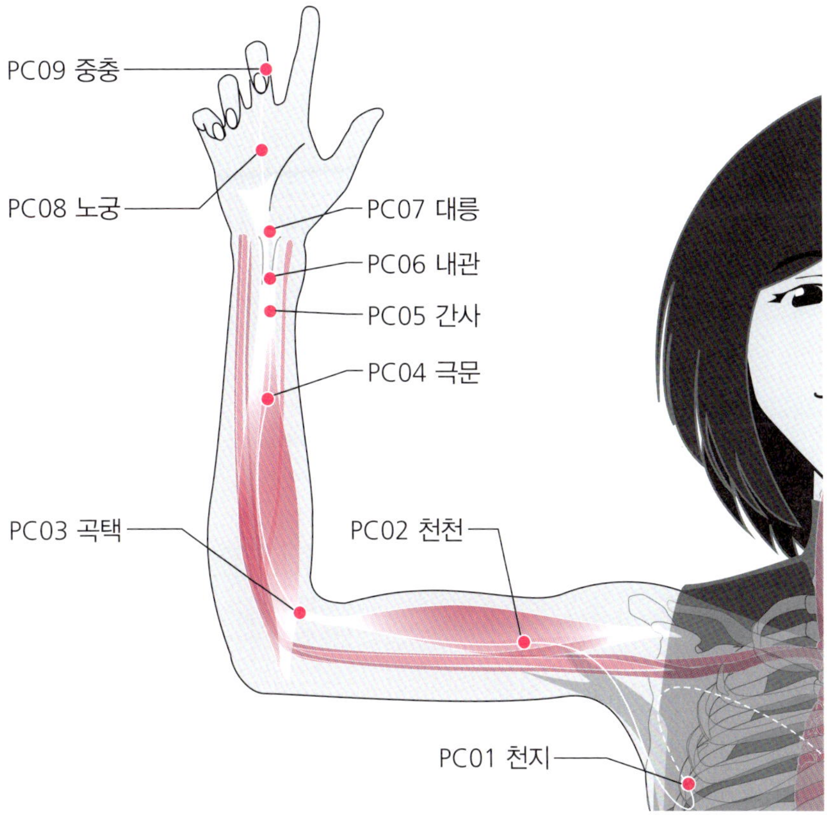

靈樞 經脈第十

「心主手厥陰心包絡之脈~ 其支者, 循胸出脅, 下腋三寸, 上抵腋, 下循臑內, 行太陰少陰之間, 入肘中, 下臂行兩筋之間, 入掌中, 循中指出其端. 其支者, 別掌中, 循小指次指出其端」

–의역–

「~수궐음심포경의 지맥은 액와에서 체표에 나와 겨드랑이로 내려가고, 흉협을 올라가 상완의 안쪽, 〈수태음폐경〉과 〈수소음심경〉 사이를 순행하며, 팔꿈치로 들어가 요측수근굴근과 장장근 사이를 내려가고, 손바닥(수장)의 중앙으로 들어가, 3지의 끝으로 나온다」

「장중에서 지맥이 갈라져 약지로 뻗어 〈수소양삼초경〉으로 이어진다」

※「영추」의 기재 그대로라면 측흉부의 흐름에 혼란이 있다. 일러스트에서는 액와로부터 겨드랑이를 내려가 PC01 천지(天地)에 이르러, 다시 상완으로 향하는 흐름을 상정했다.

『황제내경(黃帝內經)』 이전 경맥의 흐름을 살펴볼 수 있는 출토의서, 『음양십일맥구경(陰陽十一脈灸經)』. 현재는 12개로 알려진 정경이지만 유적에서 발굴된 이 자료에는 이름 그대로 십일맥 밖에 기재되어 있지 않다. 그 부족한 하나의 맥이 이 〈수궐음경〉이다.

즉 이 맥은 (비록 2000년 전이라고 해도)새롭게 덧붙여진 경맥이라는 얘기다. 아마도 요골동맥과 척골동맥에서 착상을 얻었을 〈수태음경〉과 〈수소음경〉. 그러나 고대 중국의 사상에서는, **인체는 우주의 축소판인 "소우주"**이며, 천지의 법칙은 그대로 인체에도 해당된다고 생각하고 있었다. 하늘에 십이지, 십이월이 있다면 인체를 흐르는 경맥 또한 십이가 아니면 이상하다. 〈수궐음경〉은 이 사상 아래, 본래는 〈수소음경〉이었던 것이 2개의 맥으로 나누어져 생긴 것이라고 생각된다. 고전 중에서는 심포를 흔히 『심포락』이라고 부르는데 심포경은 애당초 심경의 큰 락맥일지도 모른다.

대표적 경혈

▶ PC06 〈내관(內關)〉

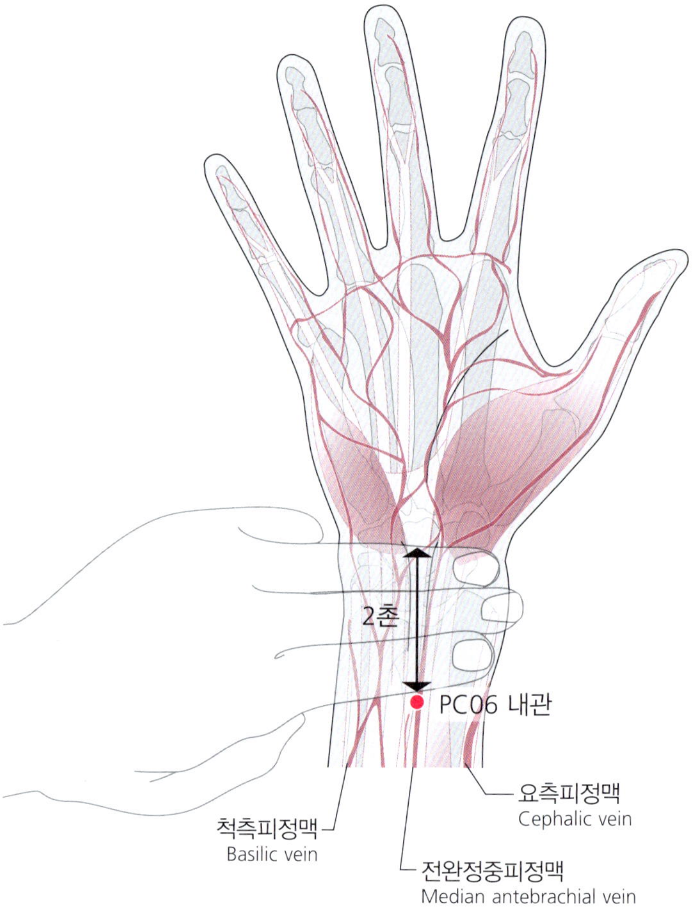

취혈 전완 전면, 장장근건과 요측수굴근건 사이, 수관절 장측 횡문의 상방 2촌(약 6cm). 2, 3, 4지를 모은 원위지절관절의 폭을 2촌으로 삼는다.

주치

- 손가락 통증, 저림, 정중신경 마비
- 임신오조(입덧), 속쓰림, 메스꺼움, 딸꾹질 등의 위장이나 횡격막의 경련, 과수축
- 심통, 두근거림, 흉부의 괴로움, 손가락이나 팔의 떨림이나 굳어짐, 공황장애 등의 심신증 등

해설 〈내관〉은 『**심포경의 락혈**』이다.

락혈은 지금까지 설명한 대로 피정맥과의 관계가 강하다. 본 경혈에 관해서는 전완의 정중피정맥에서 경혈의 위치를 봐야 할 것이다. 다만, 한의학적인 관계의 의의(표리경을 잇는 의미)에 있어서는, 한층 더 심부의 구조도 생각해야 할지도 모른다. 본 경혈과 그 뒤에 있는 『삼초경의 락혈』인 TE05 〈외관(外關)〉은 쌍방 모두 수관절의 상방 2촌, 손목을 전후로 끼는 형태로 위치한다. 즉 이 2맥을 잇는 락맥은 전완의 골간막을 관통하여 흐르고 있다는 것이다. 위치적으로 표리의 락맥이 이렇게 깔끔하게 갖추어지는 것은 심포경과 삼초경뿐이라는 점에서도 이 두 경의 밀접함을 잘 알 수 있다.

또한, 내관에는 기경팔맥인 『**음유맥(陰維脈)의 종혈(宗穴)**』로서의 지위도 있다. 〈음유맥〉은 **제음을 잇고**, 『**일신의 리(裏)를 주관하는**』 맥이라고 여겨지는데, 양교맥(陽蹻脈), 음교맥(陰蹻脈)과 같이 정말 난해한 표현이다. 문자 그대로 읽으면 모든 음경을 연계해 체내의 조화를 도모한다는 것이 되는데, 다음 chapter에 등장하는 기경팔맥인 **〈양유맥〉**과의 대비를 고려한다면 음유맥이 잇는 「제음」이란 『**복강내장 모두**』가 아닐까 싶다. 이 맥은 마침 복강을 둘러싸듯이

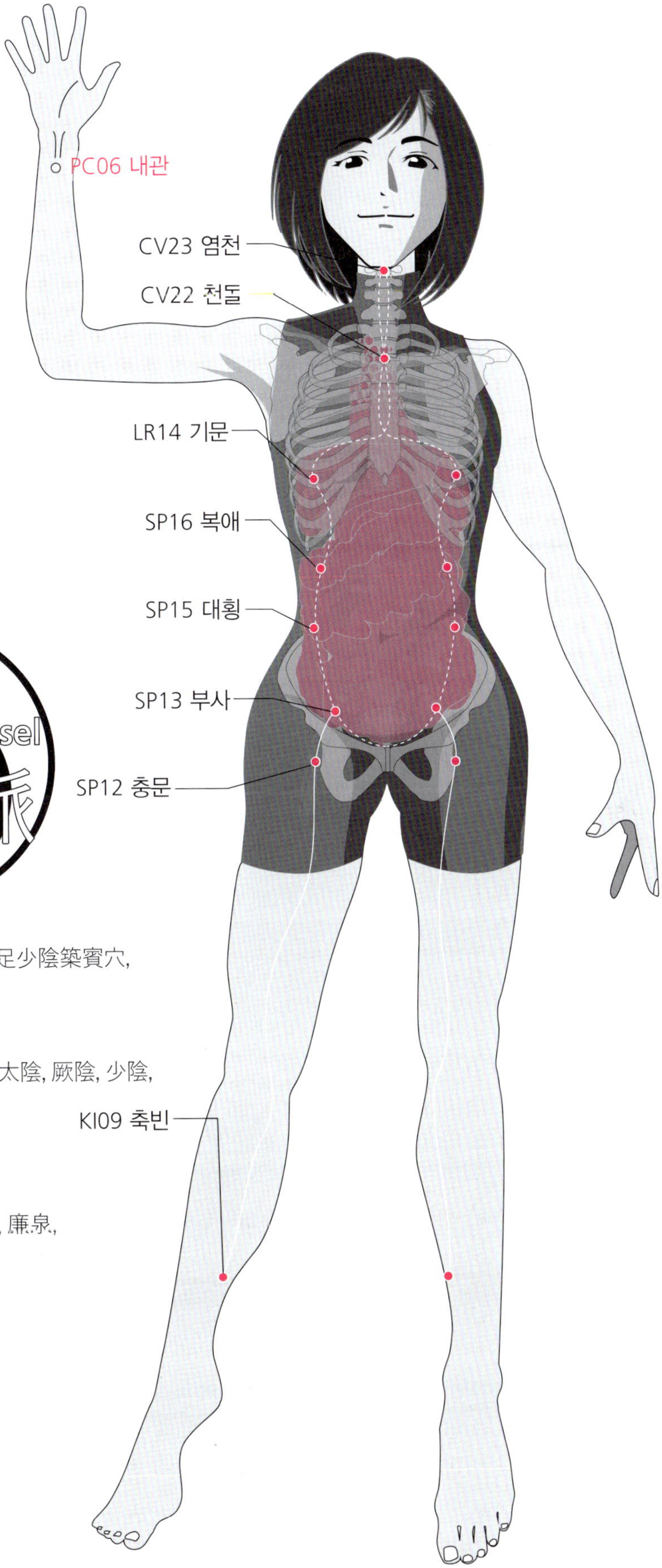

Yin link Vessel 陰維脈

陰維起於諸陰之交, 其脈發於足少陰築賓穴,
爲陰維之郄.
在內踝上五寸腨肉分中.
上循股內廉, 上行入小腹, 會足太陰, 厥陰, 少陰,
陽明於(衝門), 府舍.
上會足太陰於大橫, 腹哀.
循脇肋會足厥陰於期門.
上胸膈挾咽, 與任脈會於天突, 廉泉,
上至頂前而終.
凡一十四穴.
－奇經八脈考－

경혈이 배치되어 식도를 연상시키는 흐름이 인후에 이르러 끝난다. 마치 흉복강의 실루엣을 그리고 있는 것 같다. 고전에는 음유맥이 아프면 『**심통(心痛)에 시달린다**』고 되어 있는데, 이 상태는 심장의 통증이라기보다는 소화기계의 과수축으로 일어나는 산통(疝痛), 혹은 공황장애 등 정신적 스트레스(마음의 통증)에 의해 생기는 순환기계의 이상을 가리키는 것일 것이다.

락혈은 자율 신경계를 통한 폭넓은 효과가 특징이지만, 예로부터 내관은 「**오심 구토의 특효혈**」로서 정평이 나 있어서 임신오조의 치료에 자주 이용되어 왔다. 실제 **내관을 누르도록 설계된 손목입덧밴드**가 멀미나 임신오조 완화를 목적으로 상품화도 되고 있는 것을 보더라도 내장의 긴장을 완화시키는 효과는 통계적으로도 증명되고 있는 듯하다. 손목에 있는 이 혈자리가 음유맥의 종혈이 된 것도 이 효능 때문이 아닐까?

접근방법 손목 밴드에 의한 압박으로도 효과가 있으므로, 자가 치료로는 지압으로도 충분하지 않을까 생각한다. 침의 경우는 직자(直刺)하면 정중신경에 닿는 경우가 있는데, 그럴 때는 손바닥이 강하게 찌릿하다. 정중신경마비 등에 대한 시술이라면 이것도 좋지만, 내장의 긴장완화를 목적으로 한다면 전완 정중피정맥의 맥관에 맞는 시술법이 좋을 것이다.

▶ PC08 〈노궁(勞宮)〉

취혈 ① 손바닥(수장), 제2, 3중수골 사이, 중수지절관절의 근위 함요부

취혈 ② 손바닥(수장), 제3, 4중수골 사이, 중수지절관절의 근위 함요부

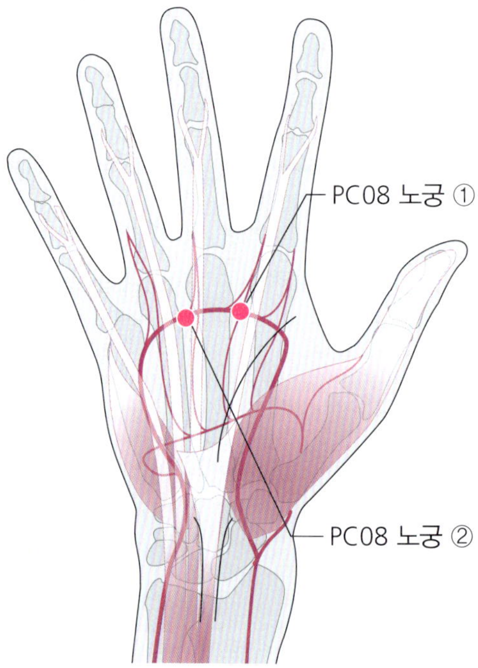

주치

- 의식장애, 간질 발작, 혼수 응급 경혈
- 손가락 통증, 저림, 마비 등
- 자율신경실조로 인한 두통, 현기증, 혈압 이상, 수면장애, 손끝의 냉증
- 딸꾹질, 심와부의 막힘
- 패닉장애, 불안장애, 조현병, 휴식에도 사용

해설 경락의 흐름과 경혈의 위치는 중국의 고전을 바탕으로 정해졌다. 그러나 시간이 지나면서 그 문장의 해석도 지역마다 미묘하게 변화했다. 그 결과, 같은 경혈인데도 A 국가와 B국가에서는 위치가 다른 경우가 적지 않다. 대표적인 예가 바로 이 〈노궁〉이다. 필자가 학생이었을 때는 취혈 ②를 배웠기 때문에, 이쪽이 맞다고 느끼게 되지만, 본 경혈에 관해서는 폭넓게 「손바닥의 중앙」이라고 생각해도 좋을지도 모른다.

노궁은 『**심포경의 형혈(滎穴)**』로 여겨지며 **심포의 열을 빼는 작용**을 한다. 〈심포〉는 임상에서는 〈심장〉과 거의 같이 취급되기 때문에, 본 경혈은 짜증, 정신적으로 여유가 없고 사소한 것이 신경에 거슬리는 등, 정신의 열을 빼내는데 이용되는 경우가 많다.

접근방법 손바닥의 〈노궁〉과 발바닥의 KI01 〈용천(湧泉)〉은 거의 같은 효능을 가진다. 더불어 의식장애로부터의 소생, 말단의 냉증, 정신 안정에 효과가 있으며, 특히 정신면에서의 효능은 용천보다 뛰어나다. "각성"의 목적이라면 침이 좋지만, 마음을 누그러뜨리고 마음을 진정시키는 목적이라면 지압뿐만 아니라 손을 잡고 따뜻하게 하는 것만으로도 충분하다.

03: 수궐음경근(手厥陰經筋)

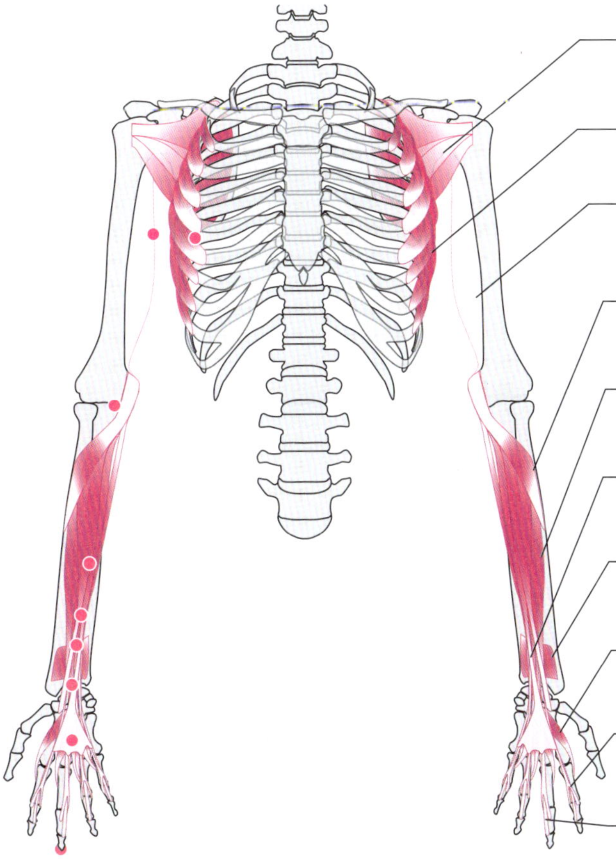

靈樞 經筋第十三

「手心主之筋, 起于中指, 與太陰之筋竝行, 結于肘內廉, 上臂陰, 結腋下, 下散前後挾脅. 其支者, 入腋, 散胸中, 結于臂」

–의역–

「〈수궐음경근〉은 중지에서 시작하여 〈수태음경근〉과 나란히 달리고 팔꿈치 안쪽을 묶는다(방형회내근, 심지굴근, 천지굴근, 장장근, 요측수근굴근, 원회내근)」

「상완의 안쪽으로 올라 겨드랑이 아래에 묶고(내측상완근간중격, 견갑하근), 내려가서 협부의 전후를 끼우고 흩어지지 않게 한다(전거근)」

※심포경의 경혈 배치부터 방형회내근도 이 경근에 포함시켰다.

〈수궐음「**심포**」경〉처럼 경맥(經脈)의 이름에는 속한 장부(臟腑)의 이름이 들어간다. 한편 경근은 직접 장부와의 연결을 갖지 않기 때문에「손/발+자양을 받는 경맥명」으로 나타나는 것이 통례다. 그러나 이 경근만은 왠지 호칭이 다르다. 원전인『영추 제13편 경근』에는 이 경근이 **〈손(手)의 심주(心主)의 경근〉**이라고 기록되어 있는 것이다.

손을 맞잡은 경근

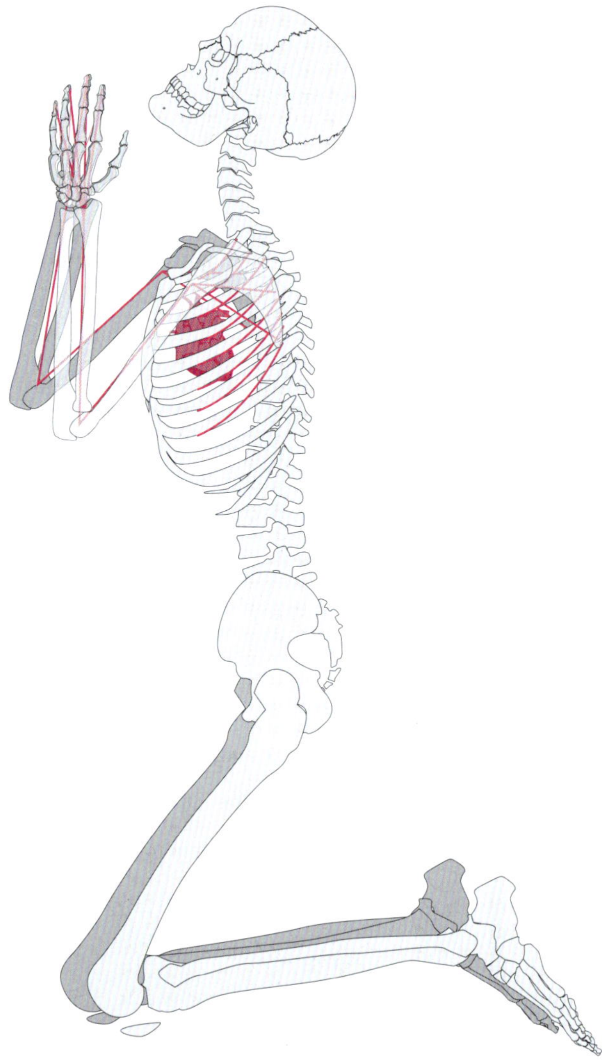

이 이유를 말한 자료는 본 적이 없지만, 심포경이 다른 십일경보다 나중에 고안된 탓일까, 혹은 이 경근은 〈심장〉과의 직접적인 연결고리가 있다는 것일까?

그러한 시점에서 이 경근을 보면, 출발 지점인 손바닥은 확실히 감각적으로 "마음"과의 연결을 느끼기 쉬운 장소다. 터치나 악수 같은 타인과 손이 닿는 행위는 상대방과의 심리적 거리를 좁혀 신뢰를 높이는 효과가 있다. 이 감각은 아마도 무리 지어 사는 동물로서의 인간의 본능에서 오는 것일 것이다. 『**손을 잡는**』 것은 동료와의 정을 확인해, 공동체의 일원으로서의 **"안심"**을 느끼는 순간이었을 것이다. 거꾸로 「손이 잘리고」 무리에서 쫓겨나 동료를 잃는 것은 인간에게는 더없는 공포다. 동료 이외에는 놀랄 만큼 잔학할 수 있는 것이 인간이라는 생물임은 역사가 증명하고 있다.

이 경근의 흐름을 생각했을 때 필자가 가장 먼저 연상한 것은 두 손을 가슴 앞에서 마주 대는 「합장」 자세였다. 문화에 따라 다소 차이가 있지만 손을 맞잡는 몸짓은 세계 공통적으로 기도나 간청, 용서를 구할 때의 모습이다.

손을 잡으면 마음이 편안해진다. 이 손안에 누군가의 온기를 느끼고 싶은 그런 소망이, 스스로의 두 손을 모으는 몸짓을 낳은 것은 아닐까? 이 경근은 『**안심**』을 담당하기 때문에, 〈마음을 주관하는 경근〉일지도 모른다.

Chapter 10

Triple Energizer 三焦

「三焦者, 決瀆之官, 水道出焉」
－素問 靈蘭秘典論篇第八－
「脾, 胃, 大腸, 小腸, 三焦, 膀胱者,
倉廩之本, 營之居也, 名曰器,
能化糟粕, 轉味而入出者也」
「其華在唇四白, 其充在肌, 其味甘,
其色黃, 此至陰之類, 通於土氣」
－素問 六節藏象論篇第九－

「三焦者, 中瀆之府也,
水道出焉, 屬膀胱,
是孤之府也」
－靈樞 本輸第二－
「三焦手少陽之脈～
是主氣所生病者, 汗出,
目銳眥痛, 頰痛, 耳後肩臑肘臂外皆痛,
小指次指不用」 －靈樞 經脈第十－
「上焦如霧, 中焦如泡, 下焦如瀆」
－靈樞 營衛生會第十八－
「小腹痛腫, 不得小便, 邪在三焦約」
－靈樞 四時氣第十九－

「三焦者, 水穀之道路, 氣之所終始也. 上焦者, 在心下, 下膈,
在胃上口, 主內而不出. 其治在膻中. 中焦者, 在胃中脘, 不上不下,
主腐熟水穀. 其治在臍傍. 下焦者, 在臍下, 當膀胱上口, 主分別清濁,
主出而不內, 以傳導也. 其治在臍下一寸, 故名曰三焦, 其府在氣街」
－難經 第三十一難－
「所以腑有六者, 謂三焦也. 有原氣之別使焉, 主持諸氣,
有名而無形, 其經屬手少陽. 此外腑也」
－難經 第三十八難－
「臍下腎間之動氣者, 人之生命也, 十二經之根本也, 故名曰原.
三焦者, 原氣之別使也, 主通行三氣, 經歷於五臟六腑. 原者,
三焦之尊號也」
－難經 第六十六難－

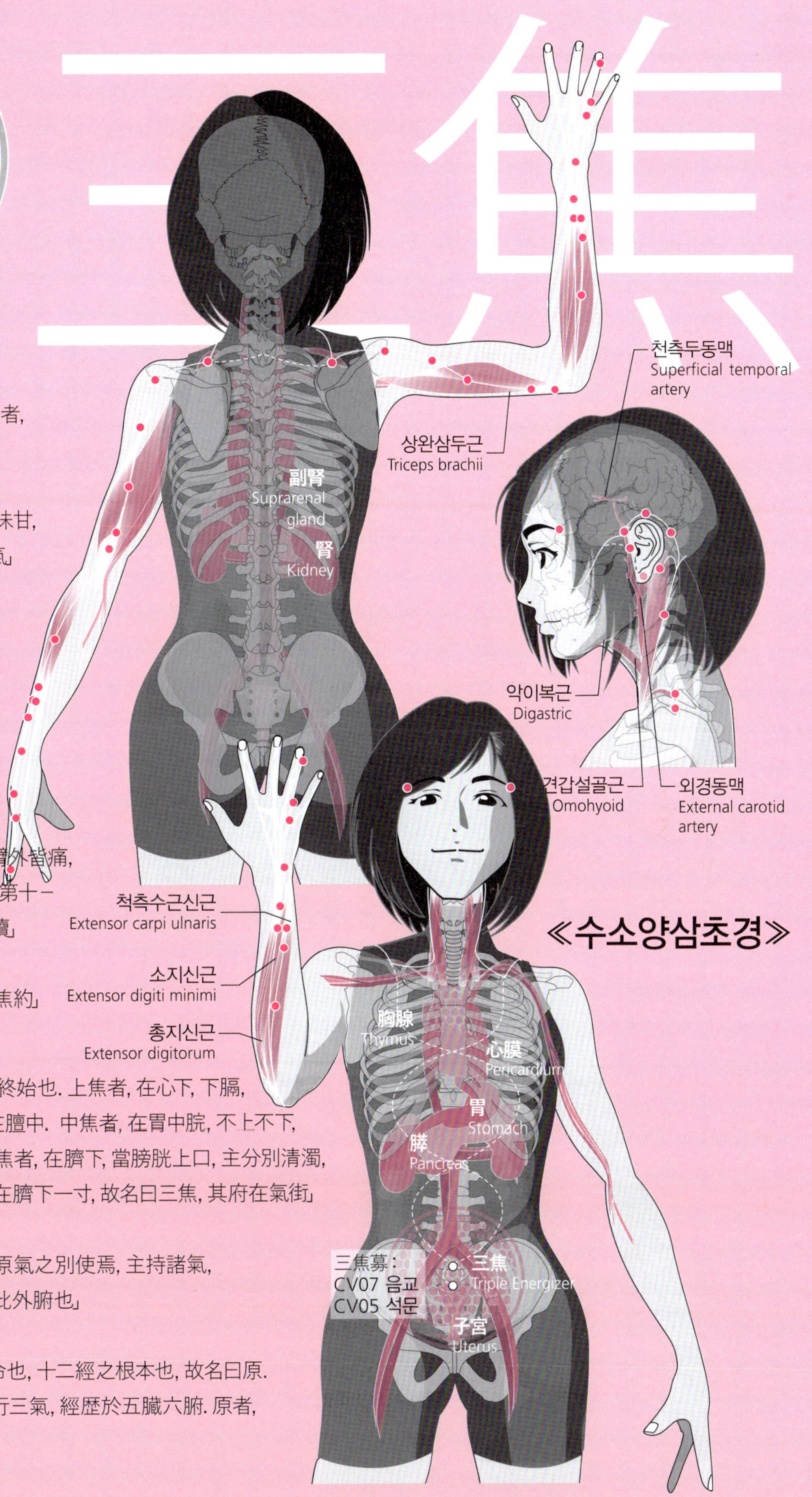

01: 삼초(三焦) - 경계에 있는 것

〈삼초〉는 한의학에 있어서의 최대의 수수께끼이다. 애초에 **해당하는 장기를 특정할 수 없다.** 다른 오장육부는 기능적으로는 현대의학과 다르더라도 앞 장의 〈심포(심막)〉를 포함해 인체 속에 실제로 존재한다. 그러나 〈삼초〉에 관해서는 그것이 실재하는 것인지 어떤지조차 확실하지 않다. 〈황제내경〉에서 삼초는 육부(소화기)의 하나이고, **「결독지관(決瀆之官), 수도출언(水道出焉)」**이라고 나온다. 「독(瀆)」이란 도랑을 뜻하므로 수로나 상하수도를 관리하는 직책일 것이다. 여기서부터는 요관 같은 "관"의 이미지가 떠오른다. 그러나 영추 다른 부분인 제18편 영위생회(營衛生會)에는 다음과 같은 기술도 있다.

「상초는 안개와 같다. 위에서 횡격막을 뚫고 흉중에 분포해 폐경을 돌고 대장경에서 위경으로 다시 폐경으로 돌아간다」
「중초는 거품과 같다. 위에서 나와 음식물을 분별하고 영양(영기)을 꺼내 피가 돼 온몸을 자양한다」
「하초는 도랑과 같다. 위에서 장으로 갈라져 음식물에서 수분을 뽑아 방광으로 보낸다」

여기에서는 삼초를 "3개의 초(焦)"로서 파악해 문장을 있는 그대로 읽으면 상초는 〈기〉의 흐름에 대해, 중초는 〈혈〉에 대해, 하초는 〈수〉의 대사에 대해 말하고 있는 것처럼 생각된다. 앞의 **"수도"**의 이미지는 하초에 집약되어 버린 느낌이다.

이어지는 고전인 「황제81난경」에서는 삼초에 대해 자세히 언급하는 대목이 많아지는데,

「삼초는 음식물의 통로이고, 상초는 위의 상구(분문?), 중초는 위의 중앙(위의 체부?), 하초는 방광 상구다」(제31난)
「삼초란 배꼽 아래의 맥동이며, 원기(근원적인 생명력)의 표시이다. 이름은 있어도 형체는 없다」(제38, 66난)

라고 했는데, 한편으로는 위를 말하는 것 같은 견해를 나타내면서, 다른 한편에서는 "하나의 삼초"를 **「형태가 없는 생명력의 표시」**라고 적고 있는 것이다.

수도, 경맥, 위장, 방광, 제하의 맥동(단전), 원기, 1인가 3인가, 있는 것인가 없는 것인가... 원전의 이 혼란이 논란을 불러일으키면서 후세의 다양한 「삼초론」을 만들어냈다. 대표적인 몇 가지를 꼽아보자.

① 삼초란 〈기(氣)〉 그 자체이다. 그래서 실체는 없다.
② 삼초란 신장의 기능적 측면인 〈신양(腎陽, 命門)〉이다. 그래서 실체는 〈신(腎)〉에 있다.
③ 삼초란 위장의 기능적 측면이다. 그래서 실체는 〈위(胃)〉에 있다.
④ 삼초는 경맥 그 자체다. 그래서 실체는 〈수소양삼초경〉에 있다(장부는 아니다).
⑤ 삼초란 복강이다. 내장 전체를 감싸는 큰 부(中空臟器)다.
⑥ 삼초란 지막(脂膜, 대망?)이다. 내장의 전면을 덮는 큰 부(中空臟器)이다.

복막강과 후복막강

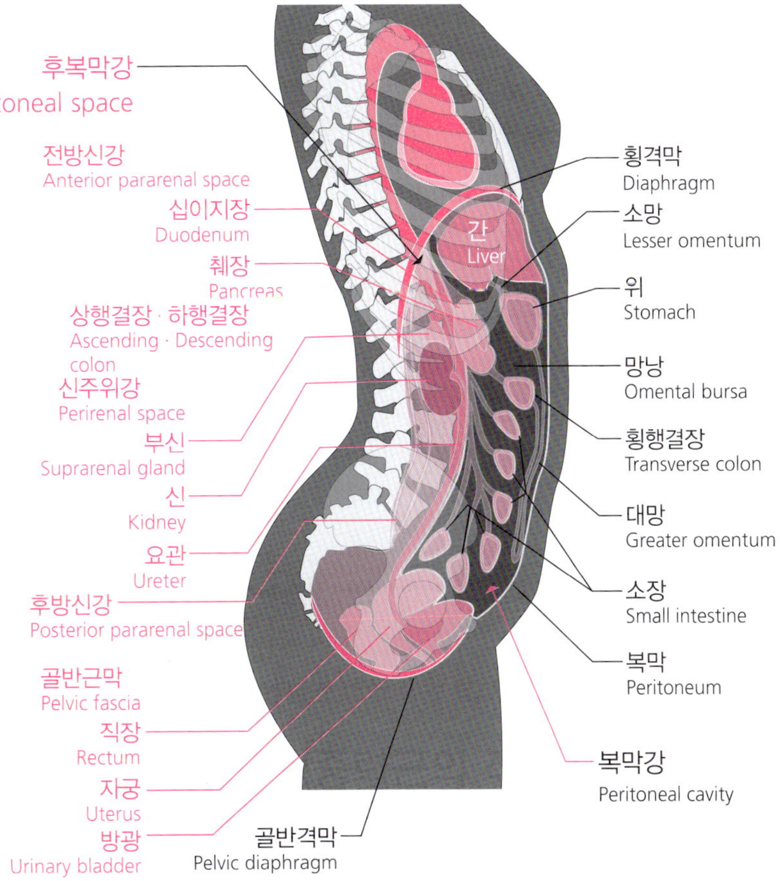

①~④는 무형설, ⑤는 복강을 큰 장기로 보는 사고방식이므로 실질적으로 무형설에 가깝다. 유형설에는 ⑥ 이외에도 림프계설이나 췌장설, 교감신경간설 등이 있어 무형설만 하더라도 각각이 주장하는 실체는 크게 다르다. 조사하면 조사할수록 혼란스럽다. 그것이 〈삼초〉라는 장기인 것이다.

필자 개인적으로 이전에는 ⑥의「대망설」을 믿고 있었다. 대망은 복부 전면, 복막을 열면 바로 아래에 보이는 앞치마 모양의 막으로, 위에서 늘어져 횡행결장으로 이어지고, 그 사이에 **「망낭(網囊)」**이라고 하는 주머니 모양의 공간을 만든다. 부의 정의인「중공의 장기」에도 일치하고, 삼초가 위와 관련지어 이야기되는 것을 생각하면, 위와 대장을 연결하는 이 큰 자루가 육부의 하나라고 생각되지 않았나 싶었다. 그러나 최근에는 조금 생각이 바뀌고 있다. 필자가 생각하는 새로운 삼초 후보는 큰 그물에 딱 달라붙어 있는 노란 물방울, **「지방」** 그 자체다.

이 생각에 이르게 된 데는 몇 가지 이유가 있다 하나는 지방이 고대에 생각보다 중요하게 여겨졌던 것 같다.『영추 제일편 구침십이원(九鍼十二原)』에서는 인체의 요혈로서 오장 각각의 원혈(좌우에서 10개 경혈)에 더하여, **『고(膏)의 근원(原), 구미(鳩尾, 명치)』**와 **『황(肓)의 근원, 발앙(脖胦)』**을 들고 있다(방광 chapter. BL43 〈고황〉 참조). 『고』나『황』이나 고대에서는 지방을 일컫는 말이다. 이들이 오장과 동렬에 있다는 것은 지방 또한 오장과 같은 작용을 하고 있는 셈이다. 그 기능은 **「에너지를 생성하고 저장」**하는 것이다.

또 하나의 이유는, 고/황과 삼초에 관계하는 경혈의 위치이다. 장부의 위치는 흉복부에 있는『모혈』과 배부의『배수혈』에서 어느 정도 짐작할 수 있다.『삼초의 모혈』은 하복부의 정중선상에 있는 **CV05 〈석문(石文)〉**이다. 다른 고전에서는 그 위에 있는 **CV07 〈음교(陰交)〉**도 또한 삼초의 모혈이라고 여겨지고 있는데, 이 두 경혈의 사이에는 또 하나 **CV06 〈기해(氣海)〉**라고 하는 혈이 있다.

상하의 경혈이 모혈이고 가운데만 다르다는 것도 묘한 이야기이므로, 이 **세 경혈이 모두 삼초모**라고 생각해야 할 것이다. 그리고 이 중앙에 있는 〈기해〉는 다른 이름을 〈발앙(脖胦)〉이라고 한다. 그렇다. 『황(肓)의 근원인, 발앙』이다.

즉, 『**삼초모=황원(肓原)**』인 것이다. 「황」의 이름을 가진 4개의 혈자리, **BL43** 〈**고황(膏肓)**〉, **BL51** 〈**황문(肓門)**〉, **BL53** 〈**포황(胞肓)**〉, **KI16** 황수〈(肓兪)〉는 모두 심포, 신, 방광(혹은 자궁이나 난소), 그리고 제(臍, 삼초)를 나타내는 위치에 있다. 이쯤 되면, 삼초와 고/황의 관계를 무시하는 것은 어렵지 않을까?

삼초모三焦募

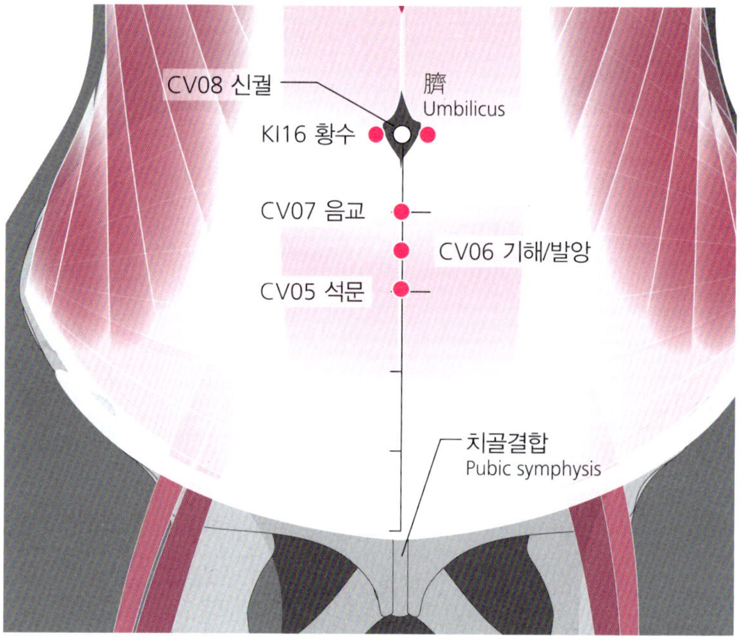

아랫배와 배꼽, 요배부를 잇는 고황(지방)이 가득한 곳. 해부학적으로 들어맞는 것이 있다면 그것은 복막 바깥쪽에 있는 「**후복막강**」일 것이다. 이 구역에는 십이지장, 췌장, 부신, 신장, 직장, 자궁, 방광, 그리고 제동맥의 흔적으로서 배꼽으로 뻗어있는 내측제삭… 모두 한의학에 있어서의 〈삼초〉의 한 측면을 담당하는 장기군이 「**지방에 싸여**」 존재한다. 삼초의 「焦」라고 하는 한자는, 원래 「모닥불 위에서 닭을 굽는다」라고 하는 모습에서 왔다고 한다. 구워진 고기에서 감칠맛을 머금은 기름이 방울져 떨어지듯 후복막 장기의 혼합된 에센스(원기)가 주위 기름에 침투하고 있다고 고대 의사들이 생각하지 않았을까?

다른 영장류와 비교하면 사람은 각 부분에 살이 찐다(체지방률이 높다)고 한다. 이것은 항상 많은 에너지를 필요로 하는 「뇌」 때문인데, 대량의 에너지원을 확보하려고 한 진화의 결과인 것 같다. 또한, 임신기간의 마지막 3개월은 주로 태아에게 지방을 먹이는 데 쓰인다고 하니 지방은 뇌 성장에 필수적인 에너지 공급원일 것이다. 또한, 최근의 연구에서 지방세포는 다양한 생리활성물질(**아디포사이토카인**)이 분비되고 있으며, 이것들은 식욕 조절은 물론, 생식 기능이나 면역, 혈압, 조직의 수복 등 전신에 여러 가지 영향을 미치고 있다는 것이 밝혀지고 있다. 지방은 단순한 기름기가 아니라 인체 최대의 내분비기관이기도 하고, 하나하나가 작은 주머니인 『부(腑)』인 것이다.

에너지를 축적하고 생성하며, 사고와 욕구를 지배하며, 모든 틈을 메우고, 안을 보호하고 밖을 윤택하게 하며, 혈액순환이나 대사에도 관여하는 지방. 필자의 추론이 올바른지 어떤지는 차치하더라도, 지방도 삼초도, 인간이 진화의 과정에서 획득한 불가결한 「실재의 장기」인 것은 틀림없다.

02:

수소양삼초경(手少陽三焦經, Triple Energizer meridian)

상지의 흐름

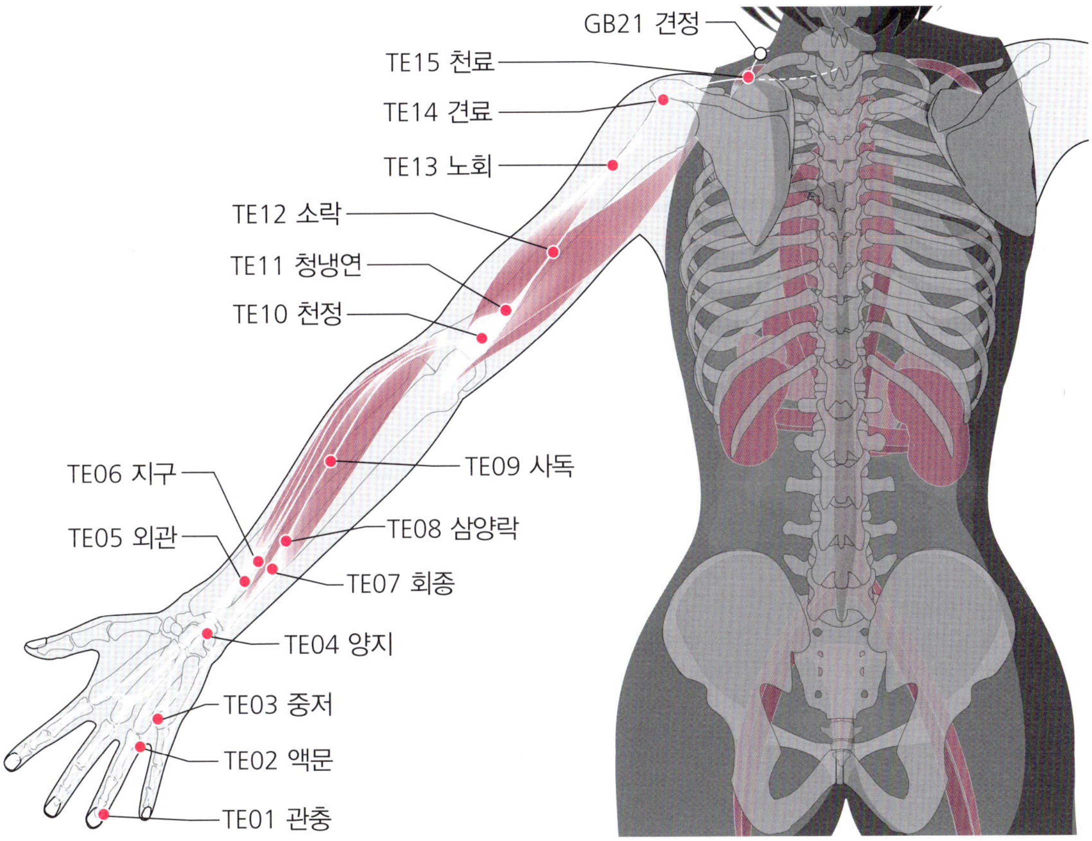

靈樞 經脈第十

「三焦手少陽之脈, 起于小指次指之端, 上出兩指之間, 循手表腕, 出臂外兩骨之間, 上貫肘, 循臑外上肩, 而交出足少陽之後, 入缺盆, 布膻中, 散落心包, 下膈循屬三焦」

–의역–

「수궐음심포경의 손바닥(장중)에서 분기된 지맥이 넷째 손가락으로 뻗으면서 〈수소양삼초경〉이 시작된다」

「넷째 손가락 끝에서 다섯째, 넷째 손가락 사이의 손등을 올라가 손목에서 전완의 요골, 척골 사이를 지나 팔꿈치에 이른다」

※ 락맥은 셋째 손가락에서 뻗어 나와 총지신근과 새끼손가락 신근 사이를, 본맥은 넷째 손가락에서 뻗어 소지신근과 척측수근신근 사이를 지나 팔꿈치로 향한다.

「상완삼두근의 장두와 외측두 사이를 통과해, 어깨에 올라 GB21 〈견정(肩井)〉에서 〈족소양담경〉과 교차한다」
「어깨 앞쪽으로 나와 결분(쇄골상와)에서 체내로 들어가 심포에게 연락하고 횡격막을 내려가 복부를 둘러싸고 삼초에 속한다」

손의 경락과 내장의 연결

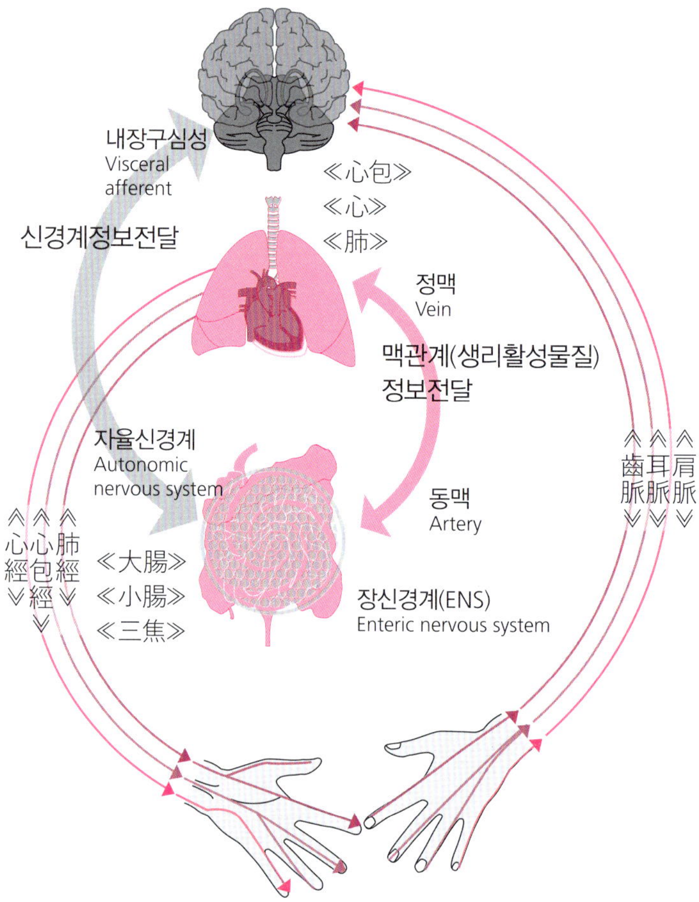

〈수양명대장경〉, 〈수태양소장경〉 그리고 이 〈수소양삼초경〉. 지금까지 말했듯이 이들 〈수삼양경〉은 그 이름에 있는 장부와의 직접적인 연결은 없다. 이 3맥은 옛날에는 각각 〈치맥(齒脈)〉, 〈견맥(肩脈)〉, 〈이맥(耳脈)〉으로 불렸고, **손과 머리를 연결하는 맥**이었다. 공복에서 오는 짜증, 식사의 행복, 포만감에서 오는 게으름, 스트레스가 만들어내는 복통 등, 사람은 매일 「머리와 복부의 연결」을 실감하고 있다. 과거의 언젠가, 이 머리 복부 연결과 머리(뇌)를 중개하는 손의 3맥이 연결되어 〈대장경〉, 〈소장경〉, 〈삼초경〉이라고 하는 발상이 생겨났다. 그런 의미에서 이 3맥은 뇌와의 연결이 특히 강한 경맥이라고 할 수 있다. 그 중에서도 삼초경은 일찍이 **〈이맥(耳脈)〉**이라고 불렸다. 나중에 해설하겠지만, 청각이나 언어라고 하는 기능면에서도, 그 신경지배의 면에서도, **귀는 뇌와의 관계가 매우 깊다**. 〈이맥(耳脈)〉 즉, 〈수소양삼초경〉의 연구는 뇌를 극단적으로 혹사하는 현대인들에게 매우 중요할 것이다.

여담이지만 중국어로는 넷째 손가락을 「무명지(無名指)」라고 한다. 이 손가락을 「무명」이라고 칭하는 지역은 전 세계에 많이 있으며, 「**제4지에는 마력이 깃들기 때문에 진명(眞名, 진짜 이름)을 숨기고 무명이라고 해야 한다**」는 세계 공통의 인식이 고대 사회에 있었던 것은 아닐까?하는 이야기도 있다. 환지나 약지라고 하는 호칭도 반지나 영약이 매직 아이템이기 때문에 발상의 뿌리는 같다.
그런데 〈삼초〉는 「유명무형」의 수수께끼의 장부이다. 거기에 연결되는 것이 「무명유력」의 손가락이라는 것은 과연 우연일까?

대표적 경혈

▶ TE03 〈중저(中渚)〉

취혈 수배, 제4, 5중수골 사이, 제4중수지절관절 근위의 함요부

주치

- 편두통, 이통(耳痛), 견항통, 요통 등 전신의 각종 통증
- 류마티스 관절염 등의 자가면역질환

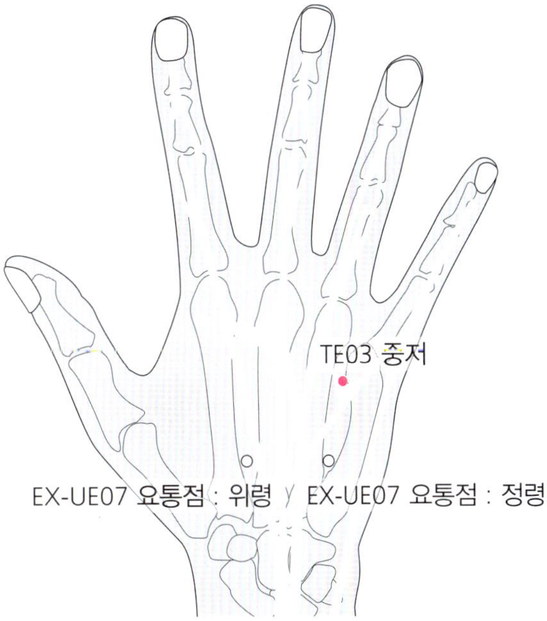

해설 〈중저〉는 『**삼초경의 수혈(兪穴)**』이다. 수혈의 효능은 『체중절통』, 즉 경맥상 관절 통증에 효과를 발휘한다. 덧붙여 본혈의 바로 근처에는 요통의 특효혈로서 잘 알려진 〈요통점(腰痛點)〉이라고 하는 기혈도 있어, 이 부위는 삼초경이 흐르는 상지나 목의 통증뿐만 아니라 전신의 통증 치료에 자주 이용된다.

요통점이 「손등에 있으면서 요통에 효과가 있다는 점」을 감안하면, 이들 경혈의 진통기전은 역시 중추(뇌)를 통한 것이 아닐까 싶다.

접근방법 〈요통점〉의 취혈을 소개한다. 수배, 제2, 3중수골 사이, 배측수관절 횡문과 중수지절관절의 중점에 있는 것이 〈위령(威靈)〉, 마찬가지로 수배, 제4, 5중수골 사이, 배측수관절 횡문과 중수지절관절의 중점에 있는 것을 〈정령(精靈)〉이라고 한다. 요추염좌 같은 급성 요통의 급성기에 효과가 높다. 사용법으로는 소장경의 SI03 〈후계(後谿)〉와 같이 운동침이 좋다.

▶ TE05 〈외관(外關)〉

취혈 전완 후면, 요골과 척골의 골간 중점, 수관절 배측횡문의 상방 2촌(약 6cm). 2, 3, 4지를 모은 상태의 원위지절관절 폭이 2촌이다.

주치

- 수관절 통증, 저림, 요골신경 마비, 손가락의 냉기나 뭉침, 팔뚝의 회내/회외 가동 범위가 줄어든 증상 등
- 어깨 통증, 어깨결림, 고관절 통증 및 사지의 경직에 의해 발생하는 요배부 통증 등
- 면역력 향상의 가능성도 있다.

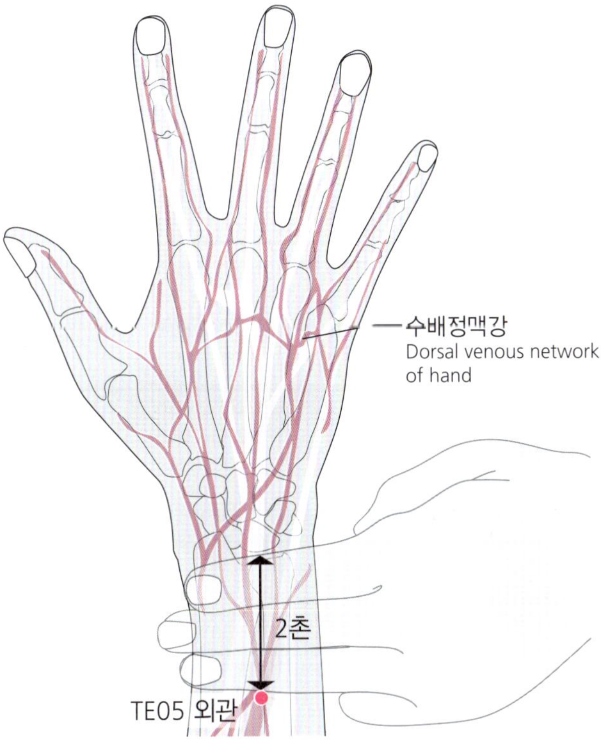

해설 〈외관〉은 『**삼초경의 락혈**』이다. 손바닥 쪽에 있는 『심포경의 락혈』인 PC06 〈내관(內關)〉의 바로 뒷면에 위치하여 손목을

뚫는 형태로 두 개의 경맥을 이어주고 있다. 또한, 내관은『**음유맥의 종혈(宗穴)**』이고 외관 역시 기경팔맥의 하나인 『양유맥의 종혈』로 알려져 있다. 즉 외관은 위치, 역할, 그리고 기경으로서도 내관과 짝을 이루는 경혈인 것이다.

내관을 종혈로 삼는 음유맥은「**내장 기능 전체의 조화**」를 관장하는 맥이다. 반면에 이 〈양유맥〉은 **제양(諸陽)을 유(維, 매다)하고,**『**일신(一身)의 표(表)를 주관하는**』 맥이다. 음유맥과의 대비를 생각한다면, 양유맥의 역할은「**체표의 구조인 피부나 근육 등의 기능의 조화를 관장한다**」라고 하는 것이 될 것이다. 확실히 이 맥에 속한다고 여겨지는 경혈을 생각하면, 그 흐름은 견관절, 고관절과 체표(천층)에 있는 큰 근육을 망라하고 있는 것처럼 보인다.

고전에 따르면, 양유맥이 병들면『**한열(寒熱)에 시달린다**』고 하며, 주치(主治)로서도 발열 오한과 같은 감염병의 초기 증상이 많다. 예로부터 감기 등의 육음(六淫)은 체표(피부)로부터 침입해 온다고 생각되고 있었기 때문에, 감기에 걸리기 쉽다는 것은『일신의 표를 주로 하는』 양유맥의 허함으로 여겨졌을 것이다. 락혈으로서의 특징인 피정맥과 이를 둘러싼 교감신경계에 대한 접근을 고려하면, 감기 유행기에 면역력 향상, 예방을 목적으로 사용할 수 있다. 그러나 임상에서 볼 때 이 경혈에 특별한 해열 작용이 있는 것처럼 느껴지지는 않는다. 필자는 오히려 어깨, 고관절의 동작 개선을 목적으로 이 경혈을 사용하는 경우가 많다.

접근방법 필자가 근골격계에 대한 접근으로 외관혈을 이용하는 경우는 소장경의 SI06 〈양로(養老)〉와 같은 사용법을 이용한다. 둘 다 요골과 척골의 사이에 있으므로 본 경혈에의 자극은 전완의 회전 동작을 부드럽게 하는 효과를 기대할 수 있다. 특히 삼초경이 흐르는 손목에서 외관혈까지 부분은 자연적인 상태에서 회전 동작의 회전축이다. 이 움직임을 개선시키는 측면에서 외관은 양로보다 위일 수 있다. 정중신경의 관계로 내관(장측)을 놓을 때는 별로 직자하지 않지만, 배측의 외관으로부터라면 골간막에 직접 침첨이 닿게 하는 것이 효과가 좋다. 침법 중에는 두 개의 혈을 1개의 침으로 꿰듯이 찌르는「**투자법**」이라는 기법이 있는데, 이 2개의 혈은「표리투자법」의 대표적인 예다.

투자법透刺法

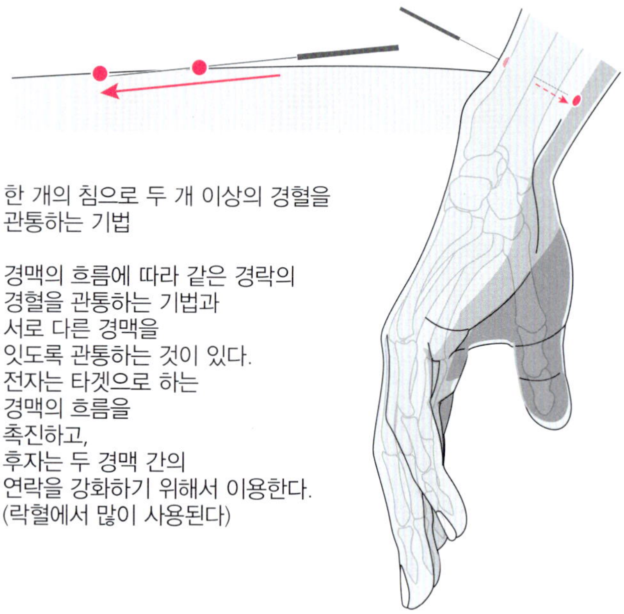

한 개의 침으로 두 개 이상의 경혈을 관통하는 기법

경맥의 흐름에 따라 같은 경락의 경혈을 관통하는 기법과 서로 다른 경맥을 잇도록 관통하는 것이 있다. 전자는 타겟으로 하는 경맥의 흐름을 촉진하고, 후자는 두 경맥 간의 연락을 강화하기 위해서 이용한다. (락혈에서 많이 사용된다)

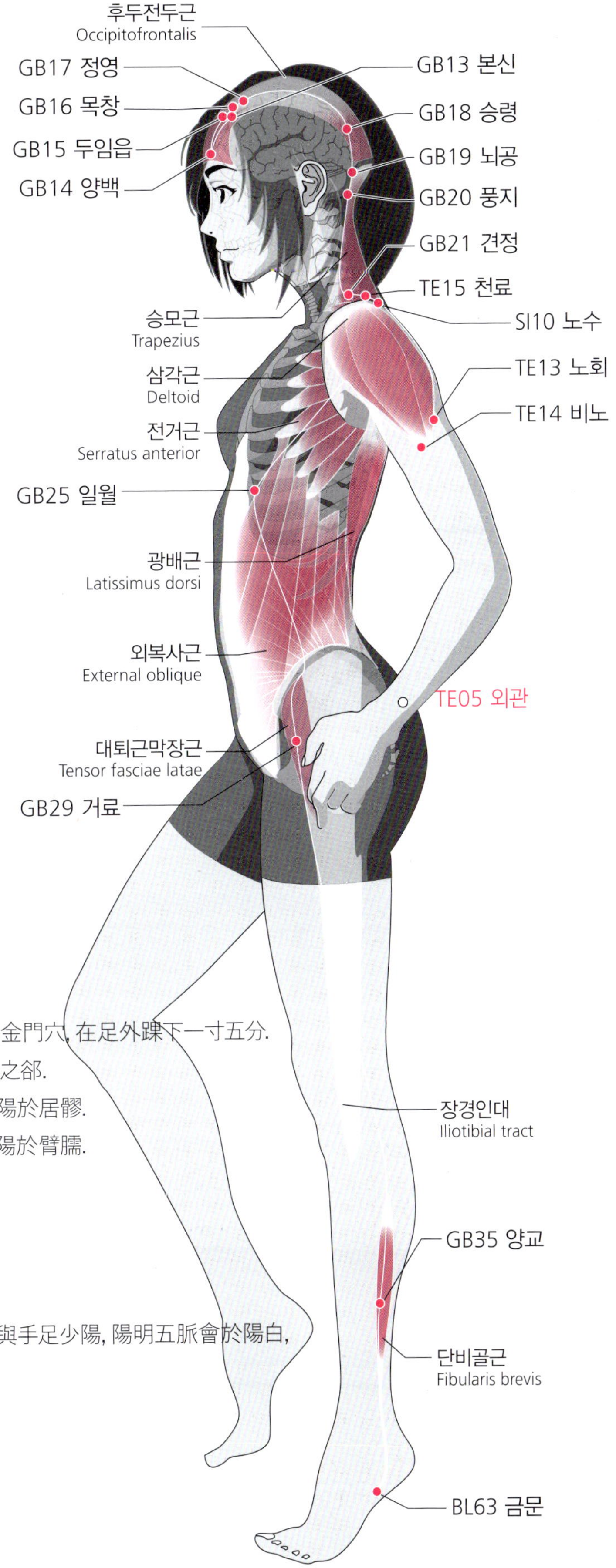

陽維脈

Yang link Vessel

陽維起於諸陽之會, 其脈發於足太陽金門穴, 在足外踝下一寸五分.
上外踝七寸會足少陽於陽交, 爲陽維之郤.
循膝外廉, 上髀厭, 抵少腹側, 會足少陽於居髎.
循脇肋, 斜上肘上, 會手陽明, 手足太陽於臂臑.
過肩前, 與手少陽會於臑會, 天髎.
却會手足少陽, 足陽明於肩井.
入肩後, 會手太陽, 陽蹻於臑兪.
上循耳後, 會手足少陽於風池.
上腦空, 承靈, 正營, 目窗, 臨泣, 下額與手足少陽, 陽明五脈會於陽白,
循頭, 入耳, 上至本神而止.
凡三十二穴.
－奇經八脈考－

▶ TE15 〈천료(天髎)〉

취혈 견갑부, 견갑골 상각의 상방 함요부

주치 어깨 통증, 어깨결림, 견배부 통증, 근긴장성 두통, 새우등(척추후만증), 흉곽출구증후군 등

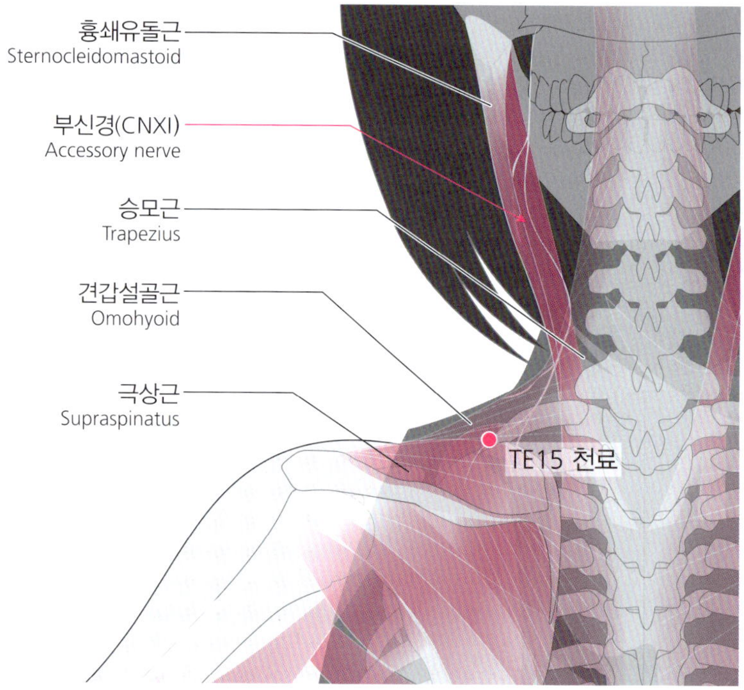

해설 〈천료(天髎)〉는 경혈학에서는 그다지 중요한 경혈로 여겨지지 않는다. 그러나 현대병이라고 할 수 있는 「어깨결림」에는 빠질 수 없는 경혈이므로 꼭 소개하고 싶다. 등줄기 상부의 천층을 넓게 덮는 「**승모근**」은 상지를 두개골이나 척추에 연결하며, 견갑골의 고정과 그 각도를 조정하는 역할을 한다. 현대에는 팔을 크게 움직이는 일이 줄어든 대신 장시간 일정한 위치에서 팔을 지탱하는 작업이 늘었다. 그래서 승모근은 대부분 고정이 되고, 이 근육이 잇는 모든 장소인 후두부, 경추, 흉추, 견갑골, 쇄골 등을 강하게 당기는 형태가 된다. 결과적으로 어깨는 올라가고 흉곽은 좁아져 마치 딱딱한 껍질처럼 변하며, 하층에 있는 근육의 움직임을 방해해 완고한 어깨결림을 만들어 낸다.

승모근을 "어깨 껍질"로 만들지 않기 위해서는, 그 운동 기능을 되찾는 것이 중요하다. 이 천료는 승모근의 운동을 지배하는 부신경(뇌신경 XI)의 주행 위치에 있기 때문에 트리거 포인트로 매우 효과적이다.

접근방법 필자는 승모근과 극상근 사이에 침을 통과시키는 느낌으로 천료에서 체표의 커브를 따라 침을 옆으로 꽂는다. 부신경을 잘 자극하면, 승모근이 크게 율동한다. 자극을 하고나면 견갑골의 가동 범위가 크게 바뀌기 때문에 꼭 시도해야 한다.

다만 위치적으로 기흉의 우려도 있으므로 결코 침첨을 흉곽 내부로 향하지 않도록 한다.

안면의 흐름

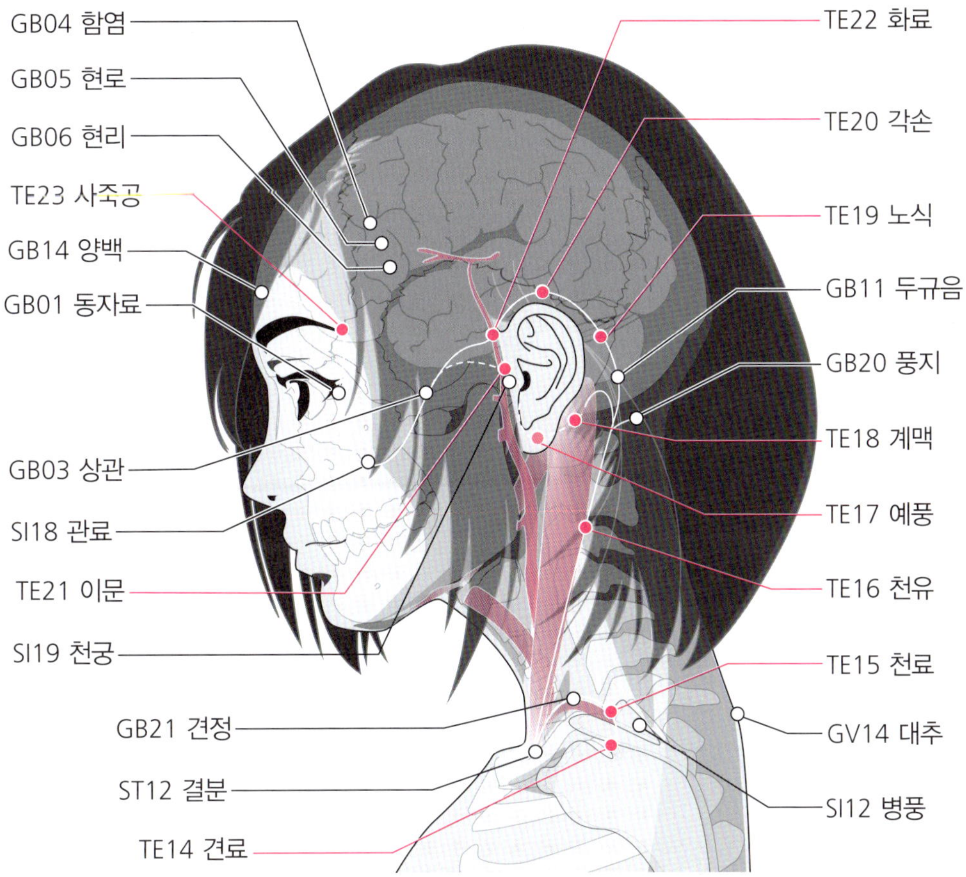

靈樞 經脈第十

「三焦手少陽之脈~ 其支者, 從膻中上出缺盆, 上項, 繫耳後直上, 出耳上角, 以屈下頰至䪼. 其支者, 從耳後入耳中, 出走耳前, 過客主人前, 交頰, 至目銳眥」

–의역–

「결분(쇄골상와)에서 흉쇄유돌근 후연을 오르고, 목덜미에서 귀 뒤로 돌아 귀의 상각으로 나오며, 광대뼈를 따라 볼로 내려가 안와하연에 이른다」

「그 지맥은 귀 뒤에서 유양돌기 안쪽으로 들어가 귓속으로 들어간다(뇌로 향한다?)」

「귀에서 귀 앞으로 나와 관골궁을 타고 흘러 뺨에서 본맥과 합류한다」

「외목자(外目眦)에 이르러 〈족소양담경〉으로 이어진다」

손의 삼양경은 본래 손과 머리를 연결하는 선이다. 따라서 머리 부분에 한정해 이 3맥을 비교해 보면 〈수양명대장경〉은 좌우 교차가 강조되는 것으로부터 **「뇌와의 연결」**을, 〈수태양소장경〉은 외경동맥을 따르는 것으로부터 **「안색=감정=마음과의 연결」**을 짐작할 수 있다. 그럼 이 〈수소양경〉의 흐름에서는 무엇이 보이는가? 필자에게는 안면을 달리는 몇몇 **「신경의 주행」**과 겹쳐 보인다. TE16 〈천유(天牖)〉에서 귀 뒤를 돌아 TE20 〈각손(角孫)〉에 이르는 흐름은 **「대이개신경(C2, 3 앞가지)」**을, TE17 〈예풍(翳風)〉은 경유돌공(stylomastoid foramen)으로부터 나오는 **「안면신**

안면의 피신경

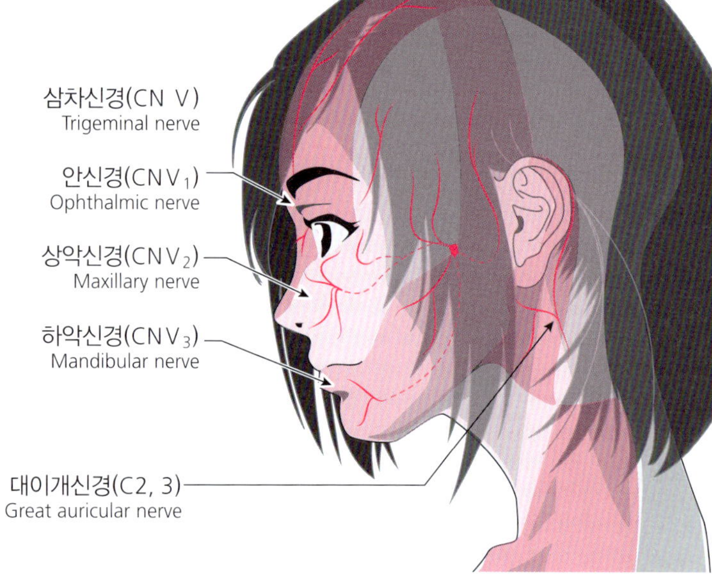

경(뇌신경 VII)」을, 그리고 TE21 〈이문(耳門)〉에서 귀 앞을 달려, 광대뼈를 따라 바깥쪽 눈꼬리로 이어지는 라인은 「**삼차신경(뇌신경 V)**」을 나타내고 있는 것이라면, 이 난해한 안면부의 루트도 납득할 수 있다.

각 신경을 명확하게 나누는 데까지는 이르지 못했지만, 많은 신경이 귀에서 얼굴로 이어진다는 것, 그리고 귀에 자극을 주면(귀를 긁으면 기분이 좋아지듯이) 쾌감이나 긴장의 완화를 가져오고 위장 활동을 활발하게 한다는 것을 고대의 의사들은 〈이맥(耳脈)〉이라고 하는 형태로 표현한 것은 아닐까?

대표적 경혈

▶ TE17 〈예풍(翳風)〉

취혈 전경부, 귓바퀴 후방, 유양돌기 하단 전방의 함요부

주치

- 안면신경마비, 이명, 난청, 타액분비 이상, 혀 앞쪽 2/3의 미각 이상, 혀의 감각, 운동 이상, 연하곤란, 안면경련 등
- 자율신경실조로 인한 수면장애, 발한 이상, 편두통, 계절병이나 날씨병, 환절기 피부 트러블 등

해설 삼초경의 얼굴 흐름은 신경 주행에서 착안했을 것이다. 그중 가장 영향을 미친 것은 「**안면신경(뇌신경 VII)**」일 것이다. 안와하연이나 볼, 관골궁, 외안각 등, 이 경맥의 도달점에는 반드시 안면신경가지

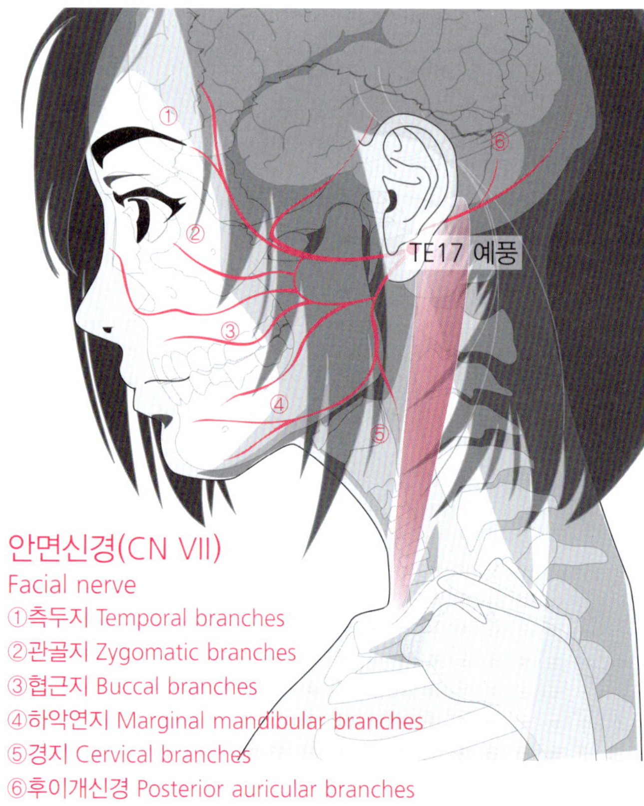

가 향해있다. 덧붙여 이 〈예풍〉이 있는 포인트는, 안면신경의 출구에 해당하는 「경유돌공」이다. **「바람」의 이름을 딴 경혈은 대체로 감염병이나 신경질환에 효과가 높은데,** 이 예풍도 예외 없이 안면신경마비의 특효혈로 여겨진다. 위치적으로 당연하다고 하면 당연하지만, 안면신경마비는 『구안와사(口眼喎斜)』나 『면탄(面癱)』이라고 하는 이름으로 고전에도 자주 등장하는 질환이다. 아마 고대부터 이 병을 앓는 사람이 많이 있어서 많은 증례를 얻을 수 있었을 것이다. 안면신경은 표정근 외에 설골상근의 일부, 등자근, 침샘이나 미각과도 관계되기 때문에 이 경혈의 치료 범위는 미각이나 혀의 운동, 침이나 연하의 이상도 포함된다. 귓불 뒤에 있기 때문에 조금 취혈하기 어렵지만 임상에서 꼭 사용하고 싶은 경혈이다.

접근방법 안면신경마비 치료라면 침이 가장 적합하다고 생각한다. 안면신경마비는 발병 후 시간이 지나면 지날수록 낫기 어려워지는 경향이 있으므로 마비가 발병하면 가급적 빨리 그리고 자주 시술을 받도록 환자에게도 세심하게 설명할 필요가 있다. 상황에 따라 다르지만 접근법으로는 「전침요법」도 자주 사용한다. 예풍을 기점으로, ST04 〈지창(地倉)〉이나 ST07 〈하관(下關)〉, 눈썹의 바깥쪽 끝에 있는 TE23 〈사죽공(絲竹空)〉 등과 전극을 연결해, 일정 시간 펄스를 보낸다. 안면신경 주행을 고려해 시술하면 더욱 효과가 좋다.

타액이 잘 나오지 않거나, 삼키기 힘든 증상의 자가 치료로는 마사지도 효과적이지만 너무 세게 누르면 아픈 곳이므로 손가락 하나로 가볍게 주무르는 정도의 압력이 좋다.

▶ TE21 〈이문(耳門)〉

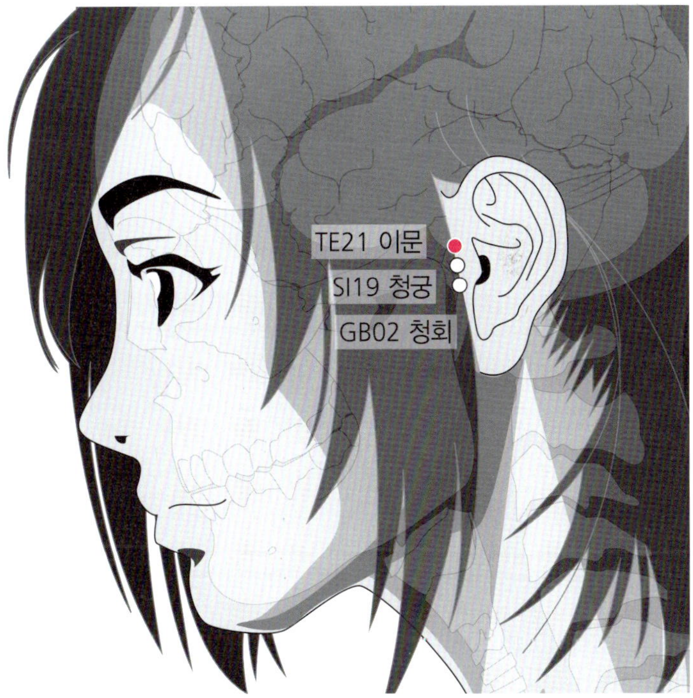

취혈 안면부, 이주(耳珠) 위의 절흔과 하악골 관절 돌기 사이의 함요부. 가볍게 입을 벌렸을 때 이주상 절흔 앞에 생기는 함요부

주치

- 이명, 난청, 턱관절증
- 전신의 통증 완화, 각종 의존증의 완화, 정신 안정, 이완, 자율신경 조정 등

해설 「귀의 경혈」이라고 하면 일반인들은 다이어트를 떠올릴까? 발 경혈과 함께 인지도가 높은 경혈요법이지만 「이침(耳鍼)」이라는 요법이 체계화된 것은 근대이다. 계기는 프랑스의 의사 폴 노지에(Paul Nogier)의 연구이다. 유럽 각지에서는 예로부터, 귀의 사혈 혹은 귀에 작은 화상을 만듦으로써 신체의 여러 가지 부위의 통증을 치료하는 민간요법이 있었다고 한다. 그는 거기에서 착안하여 귀와 인체 각부의 연결을 조사해, 1956년에 귀에 "거꾸로 된 태아"의 그림을 투영한 것 같은 「이혈도」를 발표했다. 중국에도 그 이전에 귀를 이용하는 시술이 있기는 했지만 정경 십이경맥상에는 귓속에 위치한 경혈은 없었고, 진단의 단서로서 귀의 색깔이나 주름, 정맥의 들뜬 상태를 보고 유럽과 마찬가지로 사혈로 열이나 사기를 빼는 정도였다. 폴 노지에의 **「이개치료(Auriculotherapy)」**는 침의 본고장인 중국 침구계에도 큰 영향을 미쳐, 이혈(耳穴)을 체계화하는 연구가 가속화된다. 1992년에는 현재의 이침법의 기준이 되는 경혈(반응점)이 정해졌고, 지금도 그 작용기전을 포함한 연구는 각국에서 계속되고 있다.

2015년 기사이지만, 미 공군에서는 전장에서 병사들의 통증 완화를 목적으로 이침 치료를 기반으로 개발한 방법인「전장 침구(Battlefield acupuncture)」가 실제로 행해지고 있다고 한다.

귓바퀴는 발생학적으로 복수의 영역이 집합하여 형성되어 있기 때문에 그 주위는 복수의 신경의 지배를 받는다. 그리고 이들은 부교감신경계의 주요 길목이기도 한 **「미주신경(뇌신경 X)」**이나「안면신경(뇌신경 VII)」, 교감신경절에서 경신경총을 경유해 뻗는「대이개신경(C2, 3)」이나「소후두신경(C2)」등 그 모두가 자율신경계에 관여한다. 귀 주위는 틀림없이 **"자율신경계의 창구"**가 될 수 있는 장소인 것이다.

십이경맥상에서 직접 귀와의 연결이 있는 것은 이 이문의 삼초경, SI19〈청궁(聽宮)〉의 소장경, 그리고 GB02〈청회(聽會)〉를 가진〈족소양담경〉이다. 이개 속에는 경혈을 가지지 않지만, 이 3맥은 각각 귀를 둘러싸듯이 돌고, 모두 귓속(두개내)에 들어간다고 되어 있다. 현대의 여러 가지 연구를 종합해 생각한다면, 귀는 자율신경뿐만이 아니라, **"뇌에의 창구"**가 될 수도 있는 가능성도 내포하고 있는 것이다.

접근방법 「전장 침구」에서는 귓바퀴에 특정한 5개의 포인트에 특수한 침을 피어싱처럼 세팅해 둔다고 한다. 그 간편함과 군장비에 방해가 되지 않는 작은 크기 덕분에 군대와 같은 가혹한 환경에서 행동하는 사람의 통증 컨트롤에 사용되고 있는 것 같다. 필자도 급성 요통으로 진찰대에 눕는 것도 여의치 않은 환자에게는 우선 귀에 침을 놓고, 할 수 있는 동작을 실시해 통증이 누그러지면 환부의 시술에 들어가도록 하고 있다. 이문도 사용하지만「전장 침구」의 5개의 포인트도 활용하고 있다. 시술 후 사후관리로 피내침이나 금속 알갱이를 붙인 채 돌아가게 하는 경우도 많다.

귀의 인체 지도

『이혈』은 통상의 경혈과 같은 점보다도, 귓바퀴 부분의 구역으로서 설정되어 있는 것이 많다. 여기서는 알기 쉽도록 귓바퀴에 대응하는 인체 각부를 일러스트로 투사해 보았다.

실제 신경 분포화 비교해 봐도 미주신경 지배 영역에 내장이 투영되어 있는 것은 흥미롭다.

미군에서 운용되고 있는「전장 침구」라는 기법은 특히 5개의 포인트를 선택해 피어싱 같은 침을 계속 꽂아두는 형태를 취하는 것으로 알려졌다.

Battlefield Acupuncture

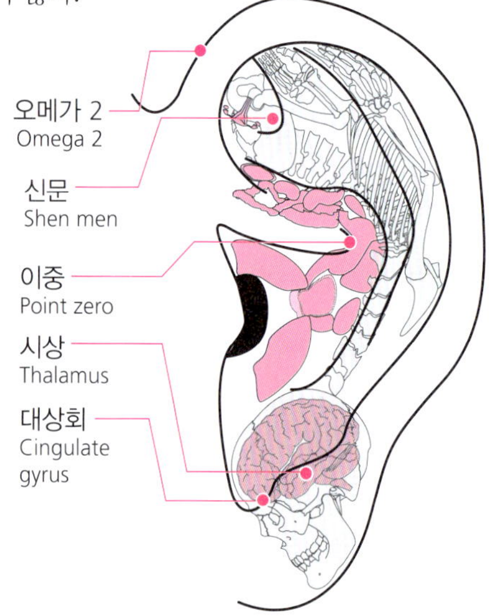

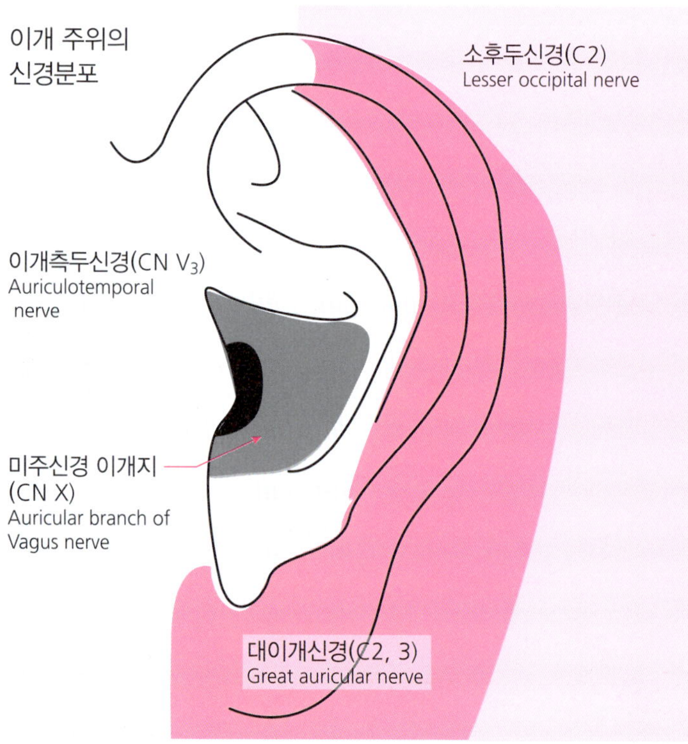

03: 수소양경근(手少陽經筋)

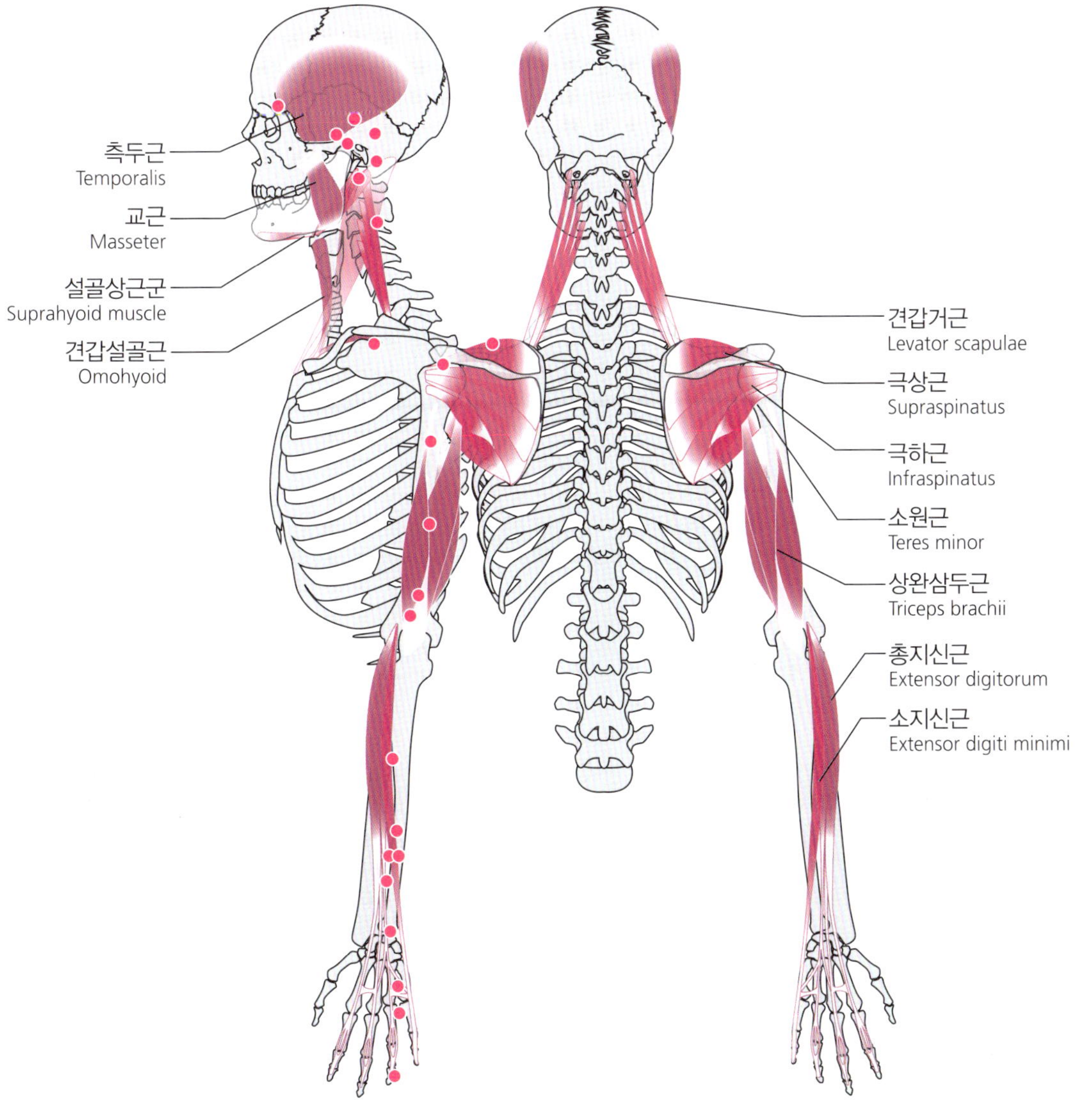

靈樞 經脈第十

「手少陽之筋, 起于小指次指之端, 結于腕, 上循臂結于肘, 上繞臑外廉, 上肩走頸, 合手太陽. 其支者, 當曲頰入繫舌本. 其支者, 上曲牙, 循耳前, 屬目外眥, 上乘頷, 結于角」

–의역–

「〈수소양경근〉은 넷째 손가락에서 시작해 손목에 묶고 전완 중앙을 통해 팔꿈치에 묶는다(총지신근)」

「상완의 바깥쪽을 돌고(상완삼두근), 〈수태양경근〉과 합류해 어깨 위로 올라가 경부로 향하며(회전근개, 견갑거근), 일부는 어깨에서 굽어져 볼로 들어가고(견갑설골근), 설본계(설골상근군)로 들어간다」

「하악에서 귀 앞으로 돌고(교근), 외안각에 속하며 측두부에 묶는다(측두근)」

손을 뻗는 경근

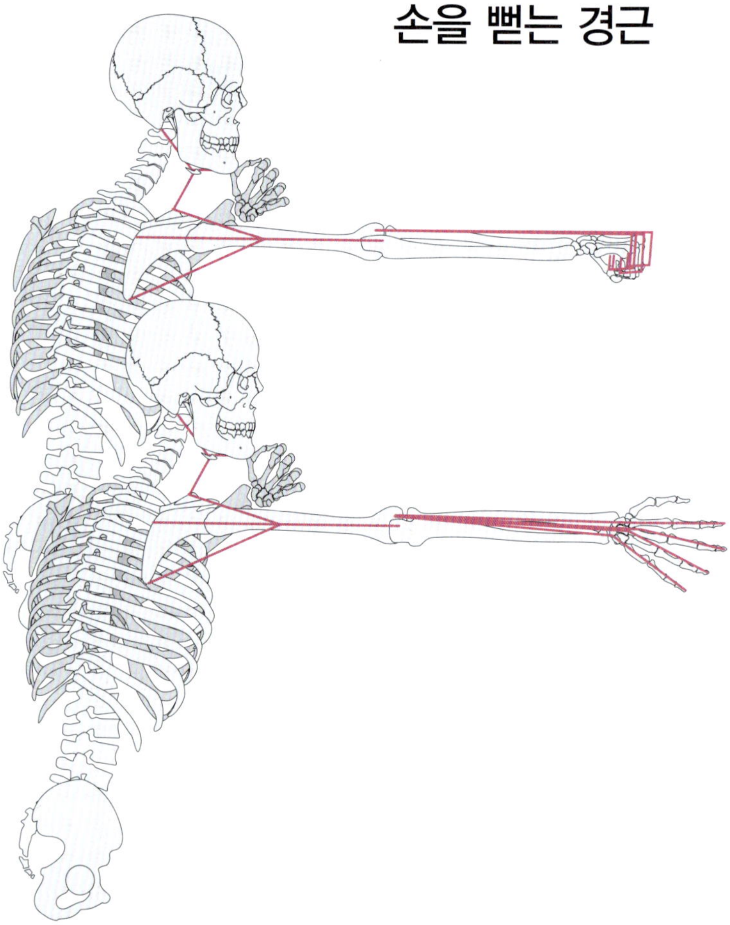

〈수소양경근〉은 넷째 손가락에서 일어나지만, 사람에게는 넷째 손가락에만 작용하는 근육은 없다. 모지에는 장, 단모지신근, 2지에는 시지신근, 새끼손가락에는 소지신근이 있으므로 단독으로 굴신을 할 수 있지만, 나머지 3지와 4지는 좀처럼 그 손가락만을 움직이기 어렵다. 앞서 네 손가락은 「마법의 손가락」이라는 인식이 전 세계에 있다고 설명했지만, 이 부분의 특수성도 이런 사상과 관련될지는 모르겠다.

전완의 신근은 손가락이나 손목을 펴는 근육이지만, 실제로는 굴근과의 밸런스에 의해서 손가락의 세세한 동작의 제어를 실시하고 있다. 총지신근으로 말하면, 이 근육의 역할은 **크게 손바닥을 펴는 것**과 **단단하게 주먹을 쥐는 것**이다. 이것을 염두에 두고 이 경근 전체를 보았을 때, 필자에게는 이 경근이 「때리기」를 위한 흐름으로 보였다.

인간의 본능적인 움직임이 경전에 반영된 것이라면, 주먹 싸움은 확실히 인간의 특징의 하나다. 더구나 그 목적은 사냥이 아니라(야생동물에게 사람의 펀치 등 아무런 도움이 되지 않는) 오로지 사람 간의 싸움의 도구였을 것이다. 한 논문에 따르면 사람의 손은 주먹을 쥐듯 지금의 형태로 진화했다고 한다. 또한, 다른 리포트에서는 남성의 콧수염이 펀치로부터의 방어를 위해서 있다고도 한다. 만약 이러한 가설이 올바르다면, 사람은 사람끼리 싸우는 것을 전제로 진화해 온 것이 된다.

그러나 한편 이 경근체에는 이런 견해도 있다. 손을 벌려 앞으로 내미는 움직임. 이것은 다른 사람에게 무엇인가를 주고, 상대를 받아들이는 행동이다. 사람의 아기가 가장 먼저 하는 동작은 손에 든 것을 입으로 옮기는 것, 그 다음이 손에 든 것을 다른 사람에게 주는 것이라고도 한다.

인간의 본질은 뻗은 손을 잡는 것인가?

필자는 후자이기를 바라지 않을 수 없다.

Chapter 11

膽

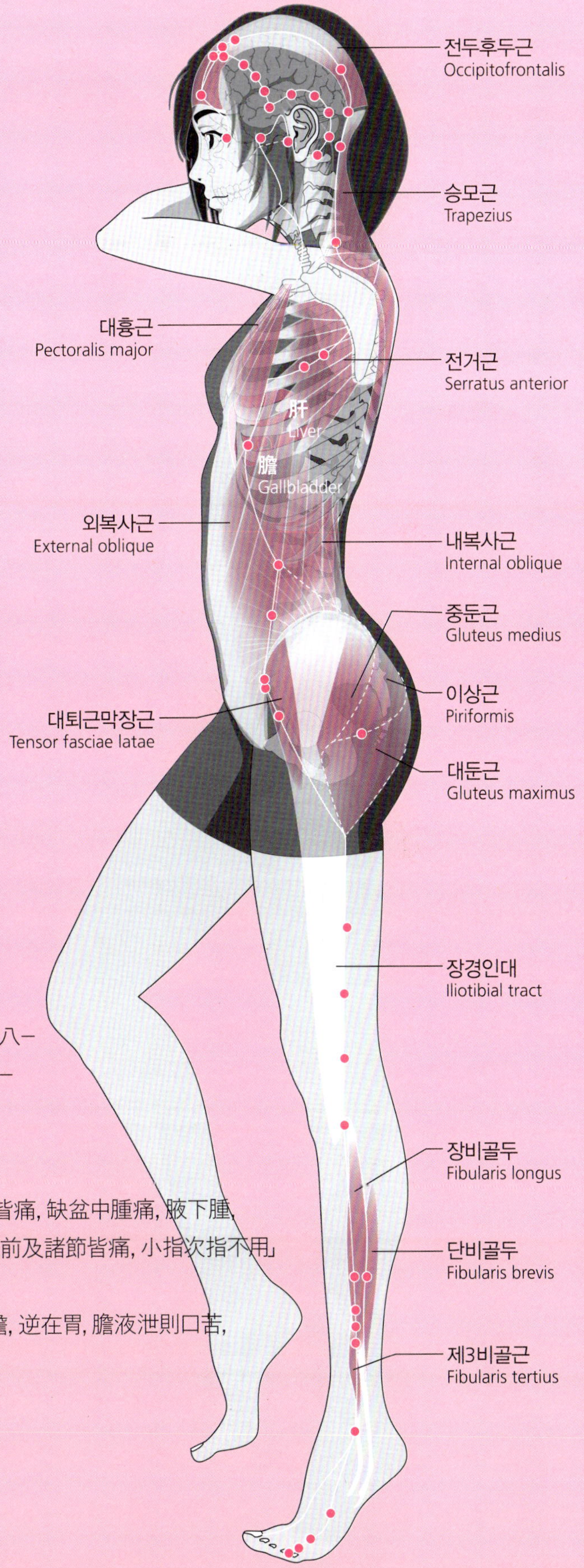

Gallbladder
膽

「膽者, 中正之官, 決斷出焉」 －素問 靈蘭秘典論篇第八－

「凡十一藏, 取決於膽也」 －素問 六節藏象論篇第九－

「膽爲怒」 －素問 宣明五氣篇第二十三－

「肝合膽, 膽者, 中精之府」 －靈樞 本輸第二－

「膽足少陽之脈～ 是主骨所生病者, 頭痛頷痛, 目鋭眥痛, 缺盆中腫痛, 腋下腫, 馬刀俠瘿, 汗出振寒, 瘧, 胸脇肋髀膝外至脛絶骨外踝前及諸節皆痛, 小指次指不用」 －靈樞 經脈第十－

「善嘔, 嘔有苦, 長太息, 心中澹澹, 恐人將捕之, 邪在膽, 逆在胃, 膽液泄則口苦, 胃氣逆則嘔苦, 故曰嘔膽」 －靈樞 四時氣第十九－

01:

담(膽) - 중정(中正)의 불

잘 먹고, 잘 마시고, 잘 웃고, 자신감 넘치고, 즉시 결단하고, 즉시 행동하는 이런 인물을 평하여 「담이 세다」라고 하는데, 이것이 바로 한의학에서 〈담〉의 기능이다.

해부학적으로 담낭은 간에서 생성되는 담즙을 저류, 농축하는 기관이다. 그러나 대담하다, 낙담하다, 담이 크다 등등… 「담」라는 글자는 거의 **정신력이나 용기**에 결부되는 말에 사용된다. 이것은 예로부터 「**용기는 담에 깃든다**」라고 생각되었던 것에서 유래했는데, 한의학에 있어서도 〈담〉은 『**중정지관(中正之官), 결단(決斷)하는**』 부이며, 『**십일개의 장부는 모두 담의 결정을 따른다**』라고 되어 있다. 군주인 〈심장〉마저 따른다고 하니, 인체 활동의 좋고 나쁨은 담의 결단에 달린 것이다. 그렇다면 애초에 왜 담은 멘탈과 연결된 것일까?

동아시아의 중의학, 남아시아의 아유르베다, 히말라야 산악지대의 티베트 의학, 그리고 이슬람의 유나니 의학. 흥미롭게도 이들 4대 전통의학은 모두 담즙을 인체의 중요한 체액으로 간주하고 있다. **담즙**은 액체이면서 "불"이나 "열"과 연결되는 경우가 많으며, 특히 「**소화**」에 있어서 중요한 역할을 갖는다고 생각되어 왔다. 고기나 야채를 익히면 부드러워지듯이, 먹은 것을 걸쭉하게 바꾸는 소화라는 메커니즘에도, 어디선가 생기는 『**복부의 불**』이 관계하고 있다. 그렇다면 그 「불의 근원」은 무엇일까? 체액으로서는 독특한 색깔이면서도 돌로도 변하는 담즙은 어쩌면 자연계의 불타는 액체인 「원유」를 연상시켰을지도 모른다.

사실은 알 수 없지만 담즙은 「**소화를 위한 열의 원천**」이라는 전통의학 공통의 인식이 있는 것은 틀림없다. 그리고 현실의 불이 그렇듯 「담화(膽火)」의 열은 위로 올라 인체 상부(심폐, 오감, 뇌)의 기능을 높일 것이라고도 생각했다.

한의학적 ≪담≫의 작용

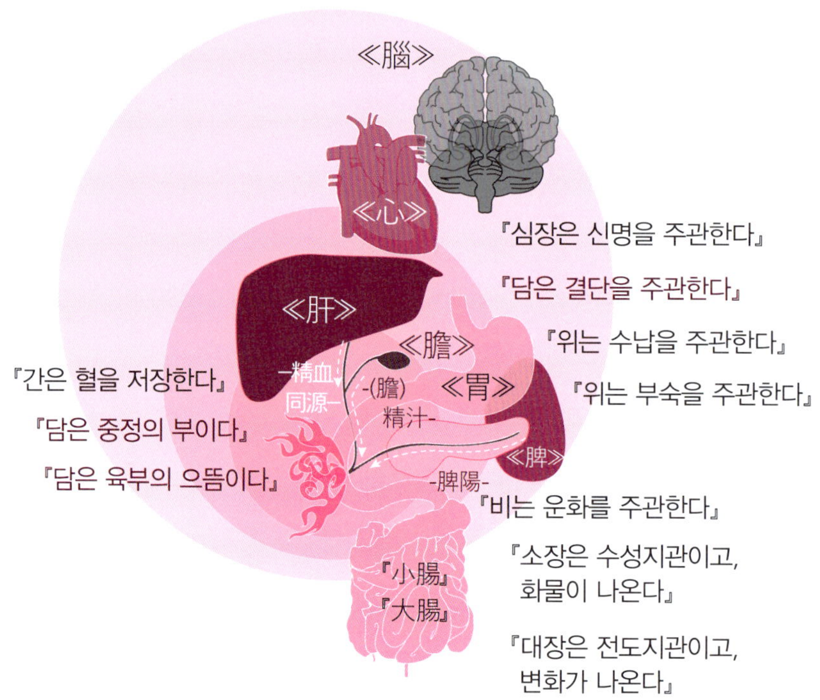

Chapter 11 담(膽)

그렇다. 담이 담당하는 결단력의 근원은 본래 소화를 위한 "화력(火力)"인 것이다. 한의학에서는 담을 『**육부의 수장**』이라고 평가하고 있는데, 담(즙)의 화력이야말로 소화의 요체라고 생각하면 그러한 입장이 납득된다. 담(膽)은 담즙(膽汁)을 「쌓기」 때문에 『통(通)으로써 이용한다』는 육부의 이론과 다소 상이하다(그러므로 담은 〈**기항지부**〉이기도 하다). 그러나 담즙은 육부에서 빼놓을 수 없는 연료이며, 그 큰 화력은 심신의 열과 힘을 만들어내는 원동력이 되기도 한다.

고전에서 담의 직책으로 여겨진 『중정지관』. 여기에는 여러 가지 설이 있다. 법관으로 해석하는 것도 있고, 인품을 평가해 등용하는 「인사직」으로도 여겨진다. 공과를 따지든, 인재를 따지든, 실제 중정관도 어지간히 『담』이 있는 인물이 아니면 할 수 없었을 것이다. 그러나 아무리 대담해도 참을 수 없는 스트레스는 있는 법이다. 괴도히고 만성적인 부담(스트레스 또한 "불"에 비유되는 경우가 많다)이 담의 화를 폭주시켰을 때, 그 증상은 담과 표리관계에 있는 〈간〉에 강한 영향을 미친다.

이에 대해서는 다음 chapter에서 자세히 살펴보자.

02:

족소양담경(足少陽膽經, Gallbladder meridian)

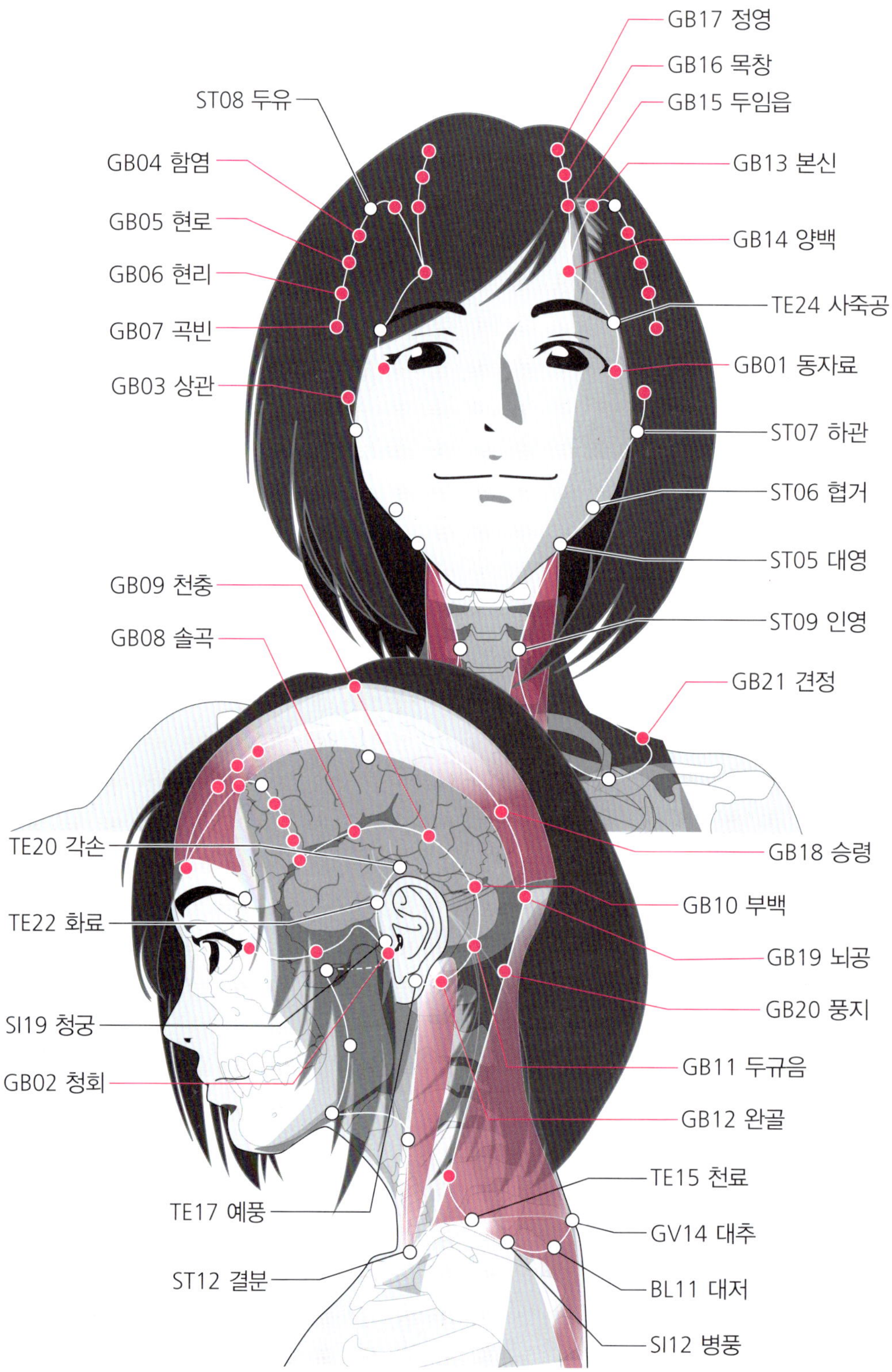

측두부의 흐름

靈樞 經脈第十

「膽足少陽之脈, 起于目銳眥, 上抵頭角, 下耳後, 循頸行手少陽之前, 至肩上, 却交出手少陽之後, 入缺盆. 其支者, 從耳後入耳中, 出走耳前, 至目銳眥後. 其支者, 別銳眥, 下大迎, 合于手少陽, 抵于𩑶, 下加頰車, 下頸, 合缺盆, 以下胸中」

「貫膈絡肝屬膽, 循脅裏, 出氣街, 繞毛際, 橫入髀厭中」

–의역–

「외안각에서 수소양삼초경으로부터 경기를 받아 〈족소양담경〉이 시작된다. 외안각에서 액각발제로 올라가 모발이 나는 곳을 따라 귀 뒤로 돌고 목(흉쇄유돌근?)의 가장자리를 따라 어깨에 이르러 결분(쇄골상와)으로 들어간다」

「일부 지맥은 귀 뒤에서 귓속(뇌내?)으로 들어가 귀 앞으로 나와 외안각에 이른다(돌아가?)」

「또 다른 지맥이 외안각에서 분기하여 ST06 〈협거(頰車)〉, ST05 〈대영(大迎)〉을 거쳐 목을 내려와 결분에서 본류와 합류하고 여기서 체내유주와 체외유주로 분기한다.」

-여기서부터는 체내유주-

「흉중을 내려가 횡격막을 뚫고 간에 연락해 담에 속하며 복강을 빠져나와 〈기충(氣衝)〉으로 나오고 음모와 서혜경인대를 따라 횡으로 향하며 고관절 안으로 들어간다」

〈족소양담경〉은 정경십이경 중 가장 복잡한 흐름을 보이는 경맥이다. 그 중에서도 특히 복잡한 것이 머리의 흐름인데, 이 경맥의 총 44개의 경혈 중에 20개의 경혈이 측두부에 집중된다. 「영추」에 따르면 담경은 역시 〈소양〉의 경맥인 삼초경과 복잡하게 얽히면서 측두부를 여러 겹 두른다. 또한, 안면을 흐르는 위경과의 연락도 많기 때문에 고전의 기술이나 경혈 번호에 근거해 충실하게 라인을 그으면, 여기저기서 혼선이 되어 버려 경맥의 본체가 이루어지지 않는다(그래서 이 책에서는 해부학적인 지표에 따라 임시의 경맥을 그려 보았다).

매우 어려운 경맥이지만 조감해보면 이 흐름의 일부는 두개의 봉합선을 따라 있는 것이 틀림없다. 고전에서는 담경을 『**뼈가 생기는 곳**』이라고도 칭하고, 또한, 소양은 태양과 양명을 잇는 「**추(축)**」라고도 한다. 이 말 그대로 담경은 **뼈의 이음새를 흘러 다른 양경을 이어주는** 역할을 하는 경맥인 것이다. 측두부에 본 경혈이 집중되는 것도 **측두부가 모든 양경의 교차점**이자 손발과 머리(뇌)를 연결하는 요충지이기 때문일 것이다.

두개봉합과 담경 두부의 경혈

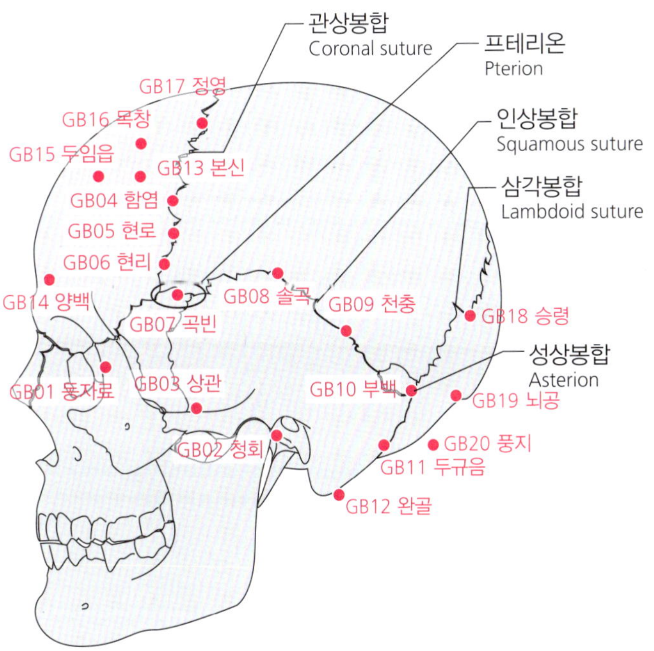

그런 의미에서 담경 측두부의 20개 경혈은 모두 효과가 높은 경혈들이며 실제로 임상에서의 사용빈도도 높다. 그리고 담경이 복잡하게 흐르는 측두골 안쪽, 뇌의 바깥쪽 고랑 안쪽에는 사람의 감정과 직감을 관장하는 「**뇌섬엽(섬피질)**」이 있다.

『결단』을 관장하는 〈담〉의 경맥이 이곳을 도는 것은 과연 우연일까?

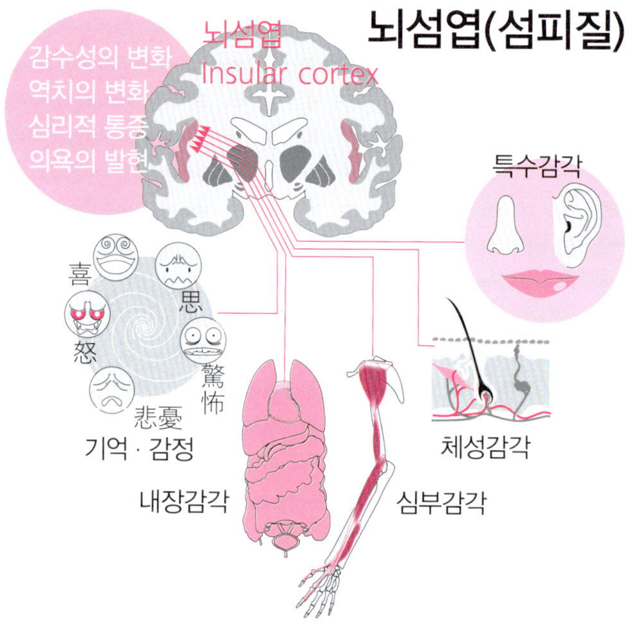

측두엽의 안쪽에 있는 뇌섬엽은 신체 내외부의 감각을 고차 인지와 감정의 처리에 통합하는 역할을 한다고 생각된다.

대표적 경혈

▶ GB03 〈상관(上關)〉

취혈 머리 부분, 관골궁 중점 상연의 함요부

주치

- 편두통, 안통, 삼차신경통, 안면신경마비
- 결막염, 안구건조증, 눈의 피로, 시력장애, 안검경련, 백내장, 녹내장, 사시 등 안과질환
- 기상병(氣象病), 날씨통, 메니에르병, 현기증, 이명, 난청 등의 귀질환
- 치통, 이갈이, 씹기, 턱관절증, 타액분비 이상(口苦)
- 목어깨의 결림이나 통증 등
- 우울증, 양극성 장애, 불안장애, 공황장애, 틱, 사경, 근육긴장이상증 등에도 사용

해설 손목의 앞뒤에 쌍으로 위치한 PC06 〈내관(內關)〉과 TE05 〈외관(外關)〉과 같이, 광대궁을 끼는 형태로 위치하는 것이 위경의 ST07 〈하관(下關)〉과 이 〈상관〉이다. 「관(關)」에는 「축」이라는 뜻이 있으며, 내/외관은 상완의 회전축을, 상/하관은 턱관절의 축을 가다듬는 작용이 있다. 가위의 받침점이 되는 나사가 덜컹거리면 쓸모가 없듯이, 턱에 있어서도 턱관절 문제는 치명적이다.

게다가 턱관절은 축 자체가 움직이는 구조를 하고 있기 때문에 그 움직임을 조절하는 씹는 근육의 기능은 매우 중요하다. 필자는 턱관절을 『**전신의 경근에 중요하다(위 chapter. ST07 〈하관〉 참조)**』고 파악하고 있기 때문에 여러 가지

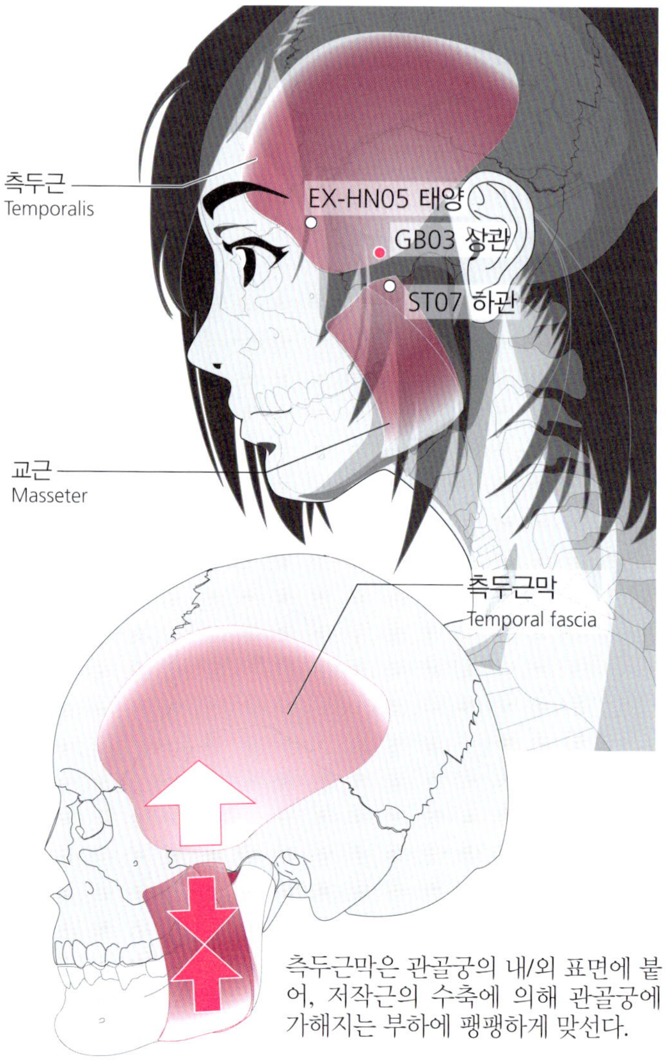

측두근막은 관골궁의 내/외 표면에 붙어, 저작근의 수축에 의해 관골궁에 가해지는 부하에 팽팽하게 맞선다.

증상에 널리 이용하고 있는데, 상관은 특히 **두개의 밸런스 조정과 뇌의 압박을 완화시키는 느낌으로 사용**하는 일이 많다. 교합력은 사람이 낼 수 있는 가장 큰 근력으로, 무언가를 물 때 일반적으로 자신의 몸무게만큼의 힘이 턱에 걸린다. 따라서 딱딱한 것이나 작은 것을 불거나, 한쪽으로 씹는 버릇 등이 있는 경우, 그 부하는 몇 배나 되어 두개를 당긴다. 「측두근」과 그것을 감싸는 「측두근막」이 부착되는 부위의 부하는 특히 강하며, 그 힘은 때로 두개의 변형을 일으킬 정도이다. 이 정도의 힘이 불균등하게 걸리면 당연히 두개는 그 축을 왜곡시킨다(측두부의 압박이 반사적으로 머리의 회전운동을 유발하는 「옷걸이 반사」라는 현상이 있는데, 이것도 머리 밸런스 조정의 일부라고 생각된다). 균형이 무너진 두개를 지탱하기 위해 목어깨의 근육은 강하게 긴장되고, 근육의 과긴장은 신경이나 혈관의 통행을 방해한다. 심장에서 목을 거쳐 영양과 산소를 받는 뇌에도 악영향이 미치리라는 것은 예상하기 어렵지 않다.

옷걸이 반사(Hanger Reflex)

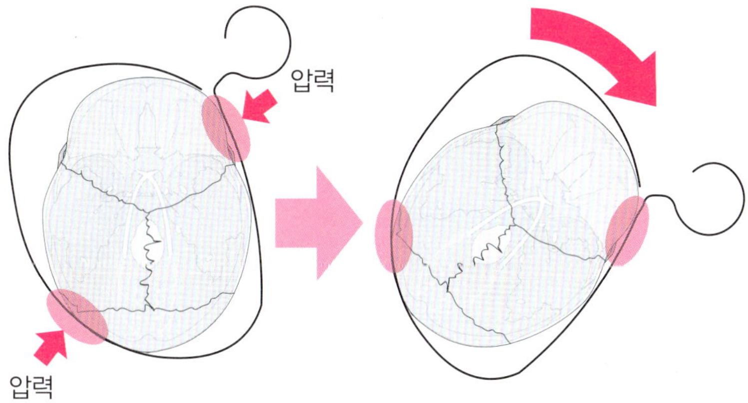

철사 옷걸이를 머리에 쓰면 의도치 않게 머리가 돌아가는 현상.
2점의 압력이 어떠한 반사 행동을 유발한다고 생각되고 있다.

본 경혈은 정확히 하악신경(뇌신경 V_3)이 측두근으로 들어가는 부위에 있으며, 더불어 교근의 힘에 계속 저항하는 측두근막의 부착부이기도 하다. 근막내압을 느슨하게 해서 씹는 근육끼리의 밸런스를 맞추는 의미에서도 유효한 경혈이라고 할 수 있을 것이다.

접근방법 여기에 하나 더, 본 경혈과 같은 목적으로 사용하는 **〈태양(太陽)〉**이라고 하는 경혈도 소개해 두고 싶다. 그 이름의 유래는 이 혈자리가 있는 측두부가 「**모든 양경이 모이는 곳**」인 데서 온다. 눈썹 바깥쪽 끝과 외안각의 중점에서 외방 1촌(약 3cm)의 위치에 있어 그 효능도 거의 상관과 같지만, 필자는 두통에 더해 우울증이나 불안, 패닉 등의 정신 증상이 보이는 경우는 태양을 선혈하는 일이 많다. 태양에서 상관으로의 투자, 혹은 인상봉합(squamous suture)을 따라 횡자하거나, 상관에서 하관으로, 상관에서 광대궁 상연을 따라 귀 방향으로의 횡자를 실시하는 것이 좋은 방법이다.

▶ GB12 〈완골(完骨)〉

취혈 전경부, 유양돌기의 후하방, 함요부

주치

- 두통, 안통, 삼차신경통, 안면신경마비, 치통, 이갈이, 이 악물기, 턱관절증, 이명, 난청, 경항통, 어깨의 결림이나 통증, 경추증, 상지의 신경통
- 자율신경실조로 인한 수면장애, 발한 이상, 혈압 이상, 타액분비 이상, 현기증, 기상병이나 날씨통, 오한 등
- 안구피로, 안구건조증, 시력장애, 안검경련, 코막힘, 비염, 축농증 등의 안비 증상
- 파킨슨증후군 등의 중추신경 퇴행성 질환, 틱, 근육이상긴장증, 뇌의 대사 이상으로 인한 우울증, 양극성 장애, 불안장애, 공황장애, 전신의 만성 통증 등에도 사용

해설 〈완골〉이란 「측두골 유양돌기」의 오래된 호칭이다. 이 혈자리가 유양돌기에 위치해서 붙은 이름이지만, 필자

개인적으로는 「환골(環骨)」이라고 불러도 좋지 않을까 생각한다. 그렇다, 제1경추 「**환추**」의 「환」이다.

두개와 직접 관절을 만드는 환추는 두개의 받침으로 기능하면서 동시에 축추와 머리 회전운동의 요체가 되는 「환축관절」을 형성한다. 그렇기 때문에 위쪽에서는 두개의 무게가, 아래쪽에서는 비틀림의 힘이 가해지는 부하가 많이 걸리는 뼈다. 이 압력을 분산하기 위해 이 부위에는 수많은 인대와 후두하근군(방광 chapter. BL10 〈천주(天柱)〉 참조)이 배치되어 있지만, 그렇지 않아도 무거운 머리에 교합력이 더해지거나, 거북목이나 스마트폰 자세로 인한 밸런스의 무너짐이 장시간 계속 되면 아무래도 버티기 힘들다. 게다가 후두골과 환추 사이는 「**추골동맥**」이 뇌로 들어가기 위해 꺾이는 장소이며, 후두하근군을 지배하는 「**후두하신경(C1)**」이 표출되는 장소이기도 하다. 이 관절에의 고부하가, 뇌로의 혈류나 후두하근군의 기능을 저하시키는 것은 상상하기 어렵지 않을 것이다.

이 완골의 치료는 위치적으로 환추의 압박을 완화시키는 효과를 기대할 수 있다. PC나 스마트폰에서 벗어날 수 없게 된 현대인에게는 필수의 경혈이라고 해도 좋다.

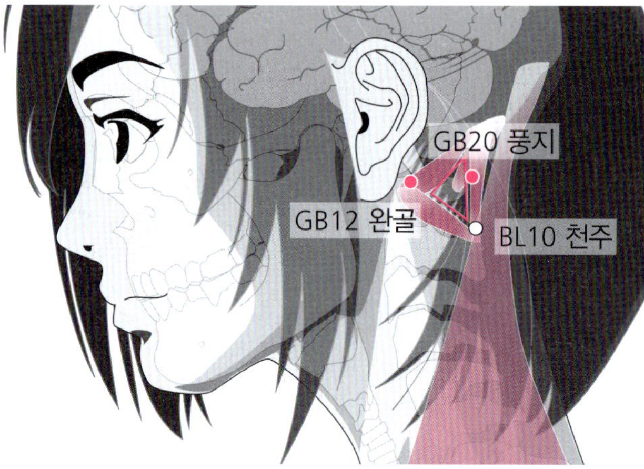

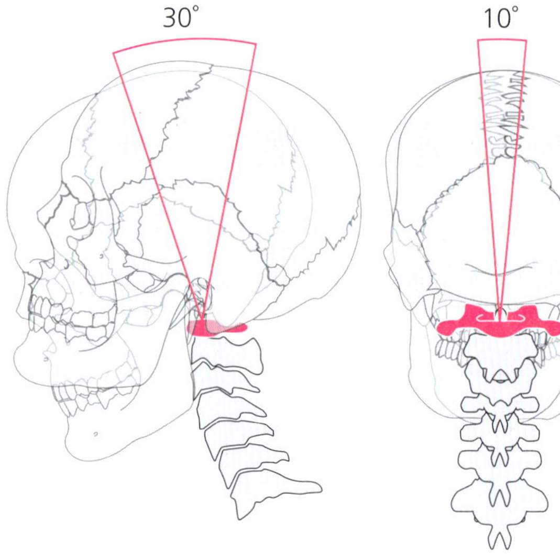

환추후두관절의 가동 범위

- 굴신 시 30°
  (경추 전체는 약 135°)
- 측굴 시 10°
  (경추 전체는 약 70°)
- 회전 시 20°
  (경추 전체는 약 180°
  내부 환축관절은 약 90°)

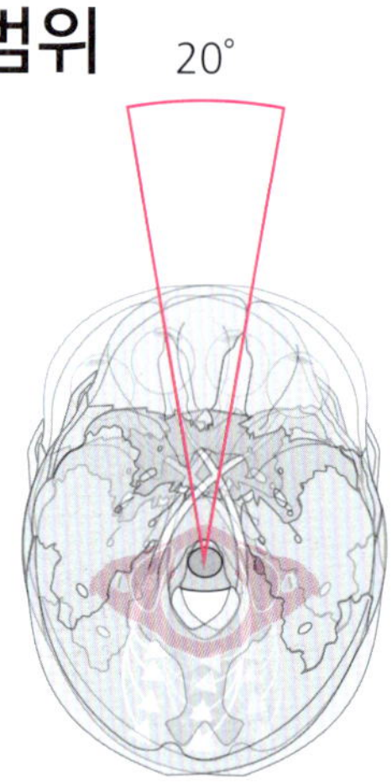

접근방법 환추는 손가락 폭 정도의 두께 밖에 되지 않지만, 그 횡돌기는 그보다 아래의 척추횡돌기보다 더 바깥쪽으로 뻗어 있기 때문에 유양돌기 끝의 약 1cm 아래에서 심부에 닿는다. 이 부위는 필자에게 시술 전 중요한 체크 포인트다. 교과서적으로는 환추후두관절 단독의 움직임은 결코 크지 않지만, 두통에 한정하지 않고 눈, 귀, 코, 입 등, 대략 머리 부분에 이상을 호소하는 대부분의 사람에서 이 부위에 강한 긴장이나 좌우차(환추후두관절의 어긋남)를 가지고 있다. 완골을 촉진하고, 유양돌기와의 위치 관계나 단단함, 굴곡과 신전(가벼운 끄덕임 운동)을 했을 때의 관절 가동성을 확인한 후, 그 언밸런스를 일으키고 있는 근육을 타겟으로 침첨을 그 방향으로 자입하면 효과가 좋다.

▶ GB20 〈풍지(風池)〉

취혈 전경부, 후두골 하방, 흉쇄유돌근과 승모근의 기시부 사이의 함요부. 두 풍지의 중앙, 후정중선상에 독맥인 GV16 〈풍부(風府)〉가 있다.

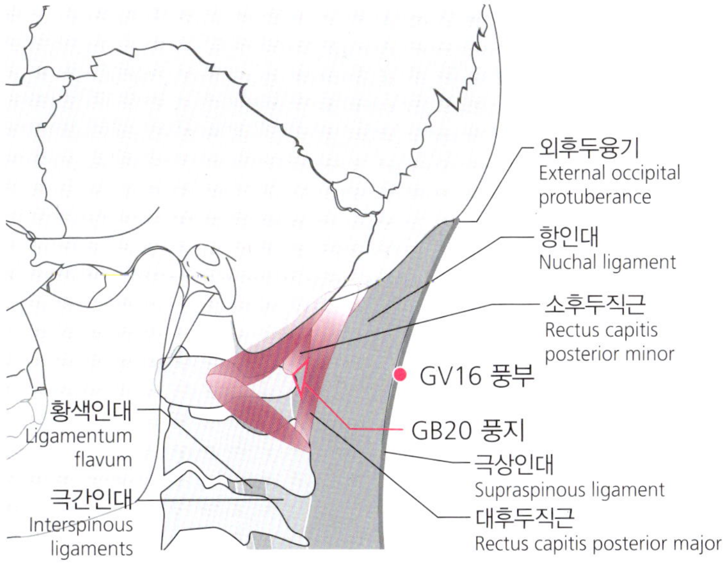

주치 『풍증(風證)』

- 자율신경실조로 인한 각종 두통, 발열, 발한 이상, 타액분비 이상, 수면장애, 혈압 이상, 냉증, 갱년기의 상열감 등
- 귀질환(계절병, 날씨통, 메니에르병, 현기증, 이명, 난청 등)
- 안질환(시력장애, 사시, 눈의 피로, 안구건조증, 녹내장, 안검경련 등)
- 뇌혈관장애의 후유증, 파킨슨증후군 등의 중추 신경 변성 질환, 간질, 의식장애, 틱, 근육이상긴장증 등
- 안면신경마비, 삼차신경통(안통), 치통, 이갈이, 이악물기, 치주질환, 턱관절증, 경항통, 어깨의 결림이나 통증, 경추증, 상지의 신경통
- 우울증, 양극성 장애, 불안장애, 공황장애, 주의력결핍과잉행동장애, 조현병, 자살시도, 만성 통증 등에도 사용

해설 〈풍지〉, 그리고 그 중앙에 있는 독맥의 GV16 〈풍부〉는 모두 「풍(바람)이 모이는 장소」를 의미한다. 한의학에서 『풍』이란 **병의 성질**을 가리키는 말이다. 바람은 나무들을 흔들고, 높은 곳일수록 강하게 분다. 돌풍을 시작으로 기온이나 습도가 격변하는 것처럼, **인체의 상부(특히 머리나 목)에 발병해, 급성의 성격을 띠고 변화가 빠르다. 통증의 경우 아픈 장소가 계속 바뀌고, 경련이나 마비, 현기증(시야가 흔들리는 것으로부터) 등의 "움직임"을 일으키는 병**들은 대체로 『풍증(風證)』이라고 불린다. 이러한 증상을 일으키는 원인의 하나는 문자 그대로 「**바람(邪)」이고 급격한 기압차이다**. 기압의 급변은 자율신경에 강하게 영향을 미치기 때문에 두통이나 현기증, 발한 이상 등이 돌발하는 경우가 많다. 또한, 기압의 급변은 온도나 습도의 급변도 동반한다. 한의학에서는 『**풍사는 백병의 장(長)**』이라고도 하는데, 감기(기압차)는 다른 육음도 거느리고 몸에 덤벼드는 귀찮은 사기꾼이다. 더욱이 『바람』은 자신 속에서도 생긴다. 그 원인은 마음이 만들어내는 급격한 불... 즉 「**분노(스트레스)**」이다.

≪육음≫

급격한 외계 변화

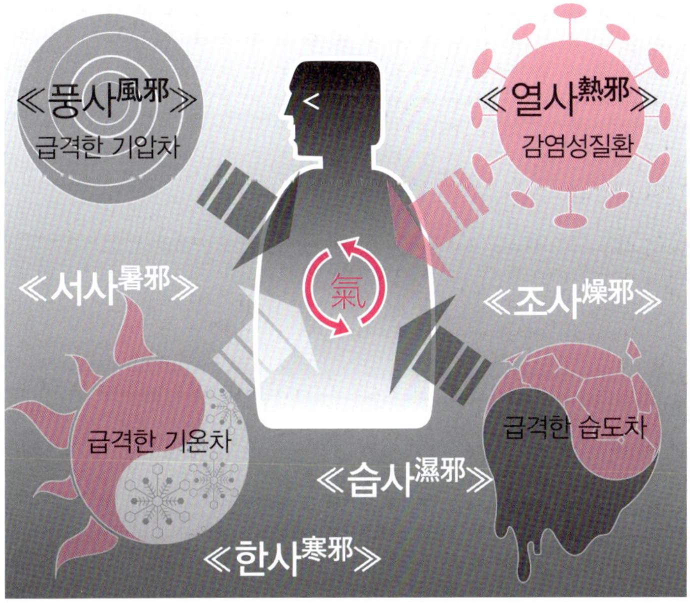

열이 상승기류를 낳듯이, 한의학에서는 체내에서도, 양(열, 화)은 "상승하는 기의 흐름"을 낳는다고 생각한다. 특히 충동적인 분노는 회오리 같은 난기류를 위쪽으로 감아 올리는데, 그 힘이 뇌를 직격했을 때 『**중풍**』이 생긴다. 현대적으로 뇌혈관 장애를 일컫는 중풍은 왕이나 귀족 등 부유층에게 많았기 때문에 옛 의서에도 종종 기록되어있다. 그 치료에 대해서도 상당히 연구가 이루어졌고, 이 풍지와 풍부는 그 연구 성과의 하나인데, 「**내외의 바람을 다스리는**」 **특효혈**이다.

이 두 경혈의 효능은 앞의 GB12 〈완골(完骨)〉과 같이, 환추후두관절부의 「제압」이 주된 효능이다. 추골동맥의 흐름을 생각하면, 풍지를 이완된 상태로 두는 것은 『**내풍(뇌혈관장애)**』의 예방으로서 중요하다. 기압 변화를 감지하는 내이(內耳)에도 가깝기 때문에 『**외풍(기압에 의한 자율신경 문란)**』의 치료에도 빠뜨릴 수 없는 경혈이라고 말할 수 있다. 또한, 풍부가 있는 경부 정중의 「**항인대**」는 심부에서 척수 경막과도 연결되기 때문에 뇌척수액의 대사에도 유효하지 않을까 생각한다. 또한 고전에 이 경혈은 「**자살하고 싶은 욕구를 고친다**」라고 기록되어 있다. 뇌의 대사부전은 알츠하이머 치매, 파킨슨 증후군은 물론 다양한 정신질환의 원인이 된다. "마음의 병"에는 꼭 추가하고 싶은 경혈이다.

항인대가 부착하는 근육

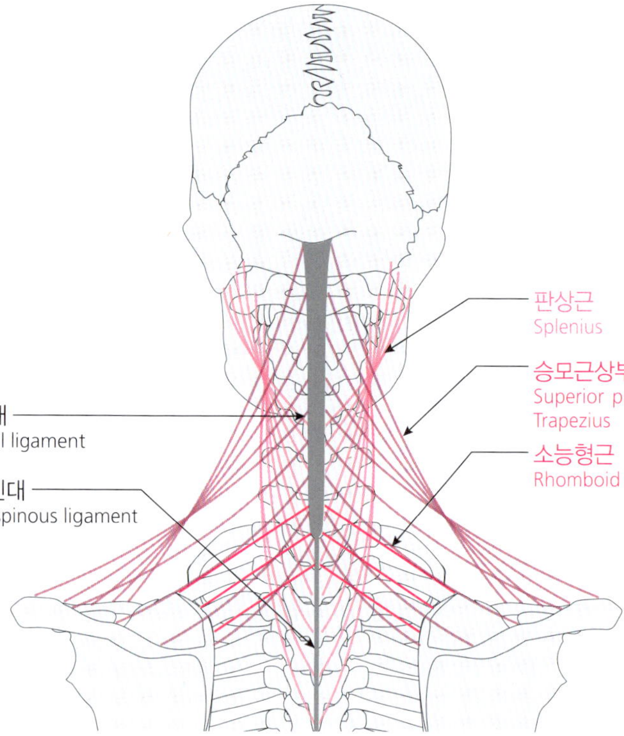

접근방법 후두하근군은 승모근과 반극근의 심부에 있기 때문에 그 심도나 각도에 대해서 올바른 해부학적 배치를 숙지하는 것이 중요하다. 필자는 환자에게 측와위를 하게 하고, 측방으로부터 소후두직근, 대후두직근, 환추후궁으로 형성되는 "후두하삼각 내 삼각(이것은 필자의 신조어다)"을 노리고 자입하는 일이 많다.

또한, 항인대는 딱 "배의 돛"처럼 좌우 상지대에서 오는 힘의 균형을 받아 두경부에 전달하고 있다. 그 때문에 좌우 팔의 비대칭적 사용이 머리의 방향을 바꾸고, 또 주로 쓰는 눈이 있거나, 한쪽으로 씹는 버릇도, 팔이나 어깨의 좌우 비대칭적 긴장을 만든다. 목어깨의 결림에 극단적인 좌우 차이가 있는 환자에게는, 풍부의 정중앙보다 약간 외방에서, 항인대의 "돛의 면"에 따라 자침(풍지에서 풍부까지 투자)해 가면 좋은 효과가 있다.

측복부의 흐름

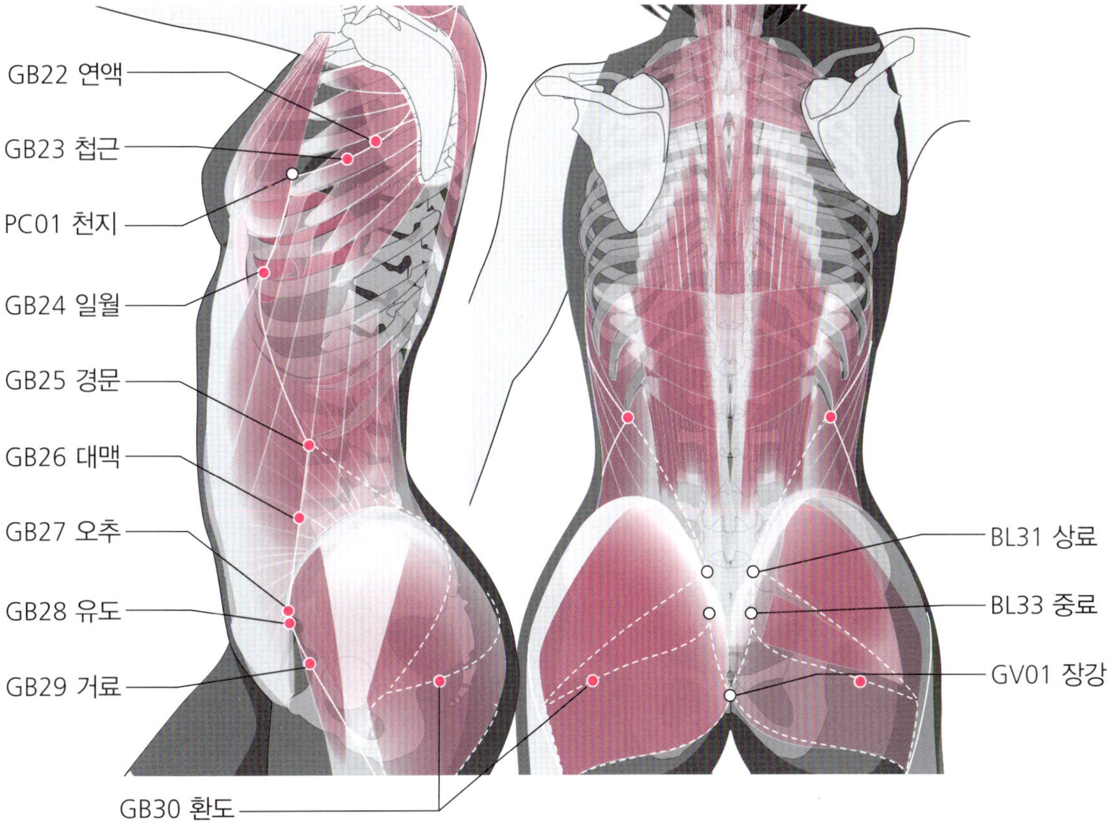

靈樞 經脈第十

「膽足少陽之脈~ 其直者, 從缺盆下腋, 循胸, 過季脅, 下合髀厭中」

–의역–

「~체외유주는 결분(쇄골상와)에서 액을 내려와 가슴을 돌고 갈비뼈를 지나 고관절에서 체내유주와 합류한다」

『영추』에서 경락의 기술은 대체로 체간부의 묘사가 부족하다. 영추에서의 담경은 「쇄골상와에서 겨드랑이, 늑골과 고관절로 하행한다」고 할 뿐이다. 그러나 후대의 담경은 측복부를 지그재그로 주행하는 복잡한 흐름이 설정돼 있다. 그림을 그리는 사람 입장에서 보면, 이 기술만으로는 도저히 이렇게는 그릴 수 없을 것이므로, 역사의 어딘가에 「잃어버린 연결고리」가 있을지도 모르겠다. 어쨌든 "물의 흐름"에 비유되는 경락이 아무런 이유도 없이 이렇게도 예리한 각으로 휘어지는 것은 부자연스럽다. 그래서 이 책에서는 등에서 제4늑골을 따라 흘러 대흉근의 가장자리를 따라 방향을 틀어 내복사근 섬유를 따라 내려가 제12늑골 앞쪽 끝의 GB25 〈경문(京門)〉에서 「가지를 나누어」, 표층에서 외복사근 섬유를 따라 상전장골극에 이르고 대퇴근막장근의 섬유를 따라 장경인대로 내려가는 유주를 가정해 보았다. 천골에 있는 방광경의 경혈이 담경과 교회한다고 되어 있으므로 〈경문〉에서 분지한 흐름은 천골에 이르러, 이상근 등의 둔부 심층의 근육을 따라 장경인대로 합류하는 것이 아닐까?

체간이나 고관절 주위가 실제로 근육의 다층 구조로 되어 있듯이 담경 또한, 여러 흐름이 층을 달리하여 교차하는 것인지도 모른다.

대표적 경혈

▶ GB26 〈대맥(帶脈)〉

취혈 측복부, 제11늑골 끝 아래, 배꼽 중앙과 같은 높이

주치

- 배가 부르거나, 요복부의 무력감(골반저근군의 기능 저하), 내장하수(자궁하수, 음낭 탈장, 서혜부 탈장, 탈항 등), 대하, 부정출혈, 생리불순, 유정, 소변 누출, 설사(과민성대장증후군 등도 포함) 등
- 체간의 약화 요통, 요배부의 경직, 고관절 통증 (굴신불리) 등

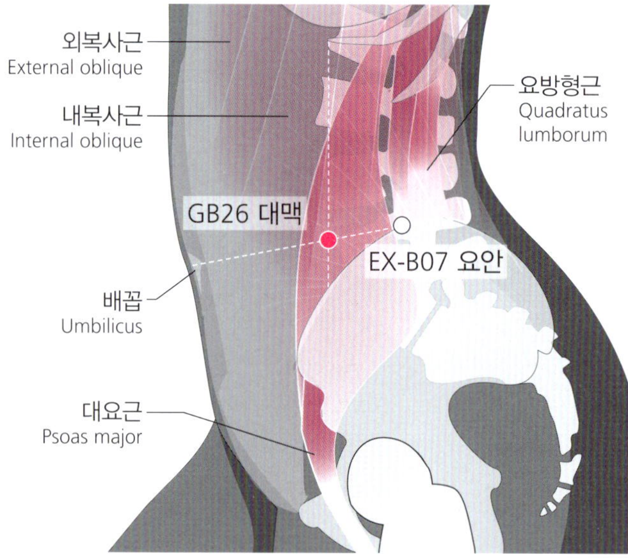

해설 여성의 분비물(질 혹은 외음부로부터의 분비액)을 전문용어로 「**대하(帶下)**」라고 하는데, 이 말은 한의학에서 유래하는 것 같다. 고전인 『기경팔맥고』에는 「부인의 오로는 「대맥(帶脈)」을 따라 내려가기 때문에 이를 대하라고 한다」라고 되어 있다. 여기에 나오는 〈대맥〉이란 이번 경혈을 말하는 것이 아니라, 앞서 신장 chapter에서 잠깐 나왔던 기경팔맥의 〈대맥(帶脈)〉을 말한다. 대맥은 허리를 빙빙 한 바퀴 돌고 바로 벨트처럼 「**다른 경맥(및 복부 내장)을 묶는**」 역할을 한다. 이 대맥이 이완되면 특히 골반내장이 하수되기 쉬워지고, 자궁이나 질, 요로의 수축도 느슨해진다. 결과적으로 감염병에 걸리기 쉬워지고 병적인 분비물이 많아진다는 것이다.

기경팔맥≪대맥帶脈≫

『충맥은 제맥을 횡속横束시킨다』
『대맥의 병은 복만腹満하고, 허리가 용용溶溶하며 물속에 앉아있는 것 같다』
『부인은 하복부 통증과 월경 이상, 적백대하가 생긴다』

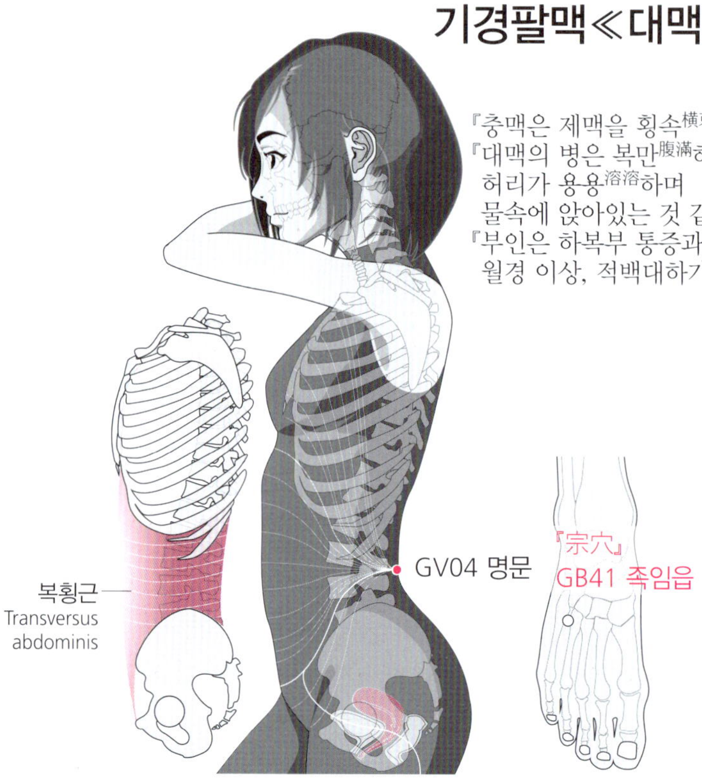

현대적으로 보면 대맥이란 복부의 속근육(특히 복횡근)에서 유래한 맥일 것이다. 여기에 골반저근군이나 횡격막 등 복강을 구성하는 요소도 더해져 「제경을 묶는다」는 역할이 생긴 것으로 보인다.

경혈로서의 대맥 또한, (경맥의) 대맥에 속하는 경혈이며, 대맥의 병에는 대체로 적응혈로 여겨진다. 하지만 본 경혈은 부드러운 복벽에 위치해있어서 내장까지 거리도 가깝다. 침으로 직접적으로 찌르기에는 부적합한 장소이므로 예로부터 뜸법이 주로 사용되어 온 것 같다. 이 부위에 국한하지 않고 허리와 배둘레, 즉 대맥을 제대로 따뜻하게 하는 것은 모든 내장 건강에 유익할 것이다.

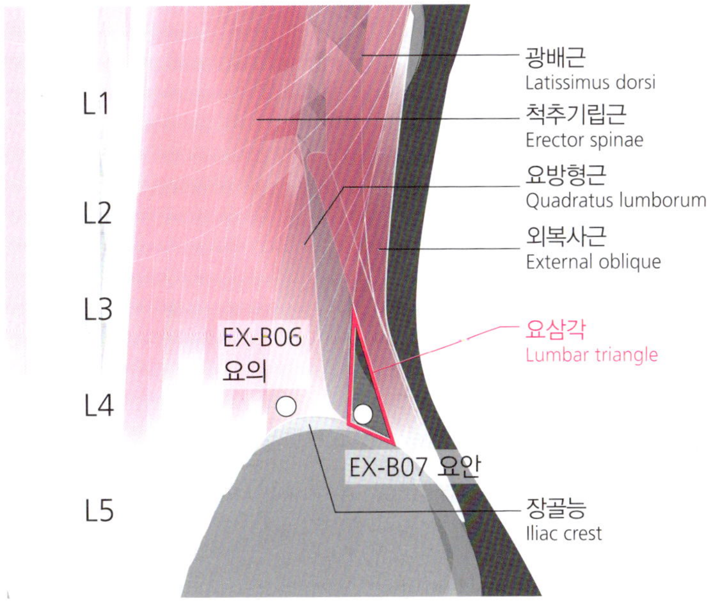

접근방법 부인과나 복부내장의 문제에는 대맥의 온법이 효과적이다. 한편 요통을 치료할 때는 이 경혈보다 약간 배측으로 어긋난 **〈요안(腰眼)〉**, **〈요의(腰宜)〉** 라고 하는 경외기혈이 임상에서는 자주 이용된다. 요안은 측복부, 제4요추극돌기 아래의 외방 약 12cm, 광배근, 외복사근, 장골능으로 구성되는「요삼각(Lumbar triangle)」내에 있으며, 요의는 같은 레벨로 제4요추극돌기 아래의 외방 약 9cm에 있다. 둘 다 환자들이 급성 요통에서 자주 통증을 호소하는 포인트다. 이 두 경혈은 척추기립근의 외연으로부터 흉요근막의 중엽 및 전엽에 접근하는 포인트로, 조심스럽게 자입하면 약 10cm 안쪽에서 대요근에 이른다. 대요근은 체간의 유지나 고관절의 가동 범위에 크게 영향을 주는 근육이므로, 그것을 치료하는 기법을 많은 의료인들이 시행하고 있는데, 착오도 많고 장소가 장소인 만큼 좀처럼「손」이 닿지 않는다. 해부를 확실히 이해하고 각도와 심도를 정확하게 측정한 후라는 조건이 붙긴 하지만, 침이라면 여기에 접근이 가능할 것이다.

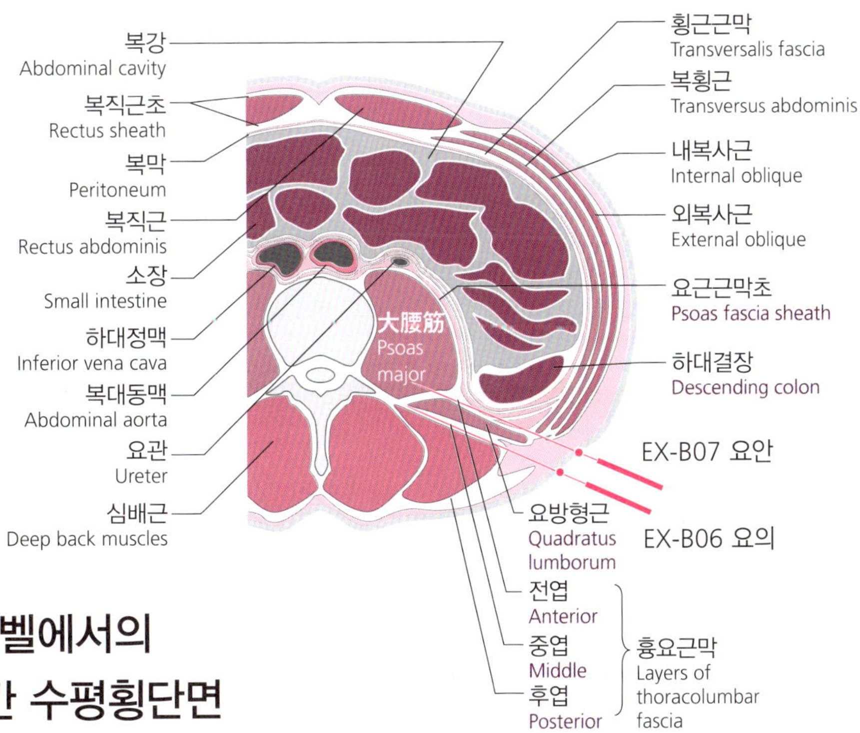

배꼽 레벨에서의 체간 수평횡단면

▶ GB29 〈거료(居髎)〉

취혈 둔부, 상전장골극과 대전자의 정점의 중점

주치 고관절 통증, 만성 요통, 장경인대염, 무릎 통증, 족관절 통증, 내반족, 무지외반증, 발바닥 통증 등

해설 「거(居)」에는 앉는다는 의미가 있어서 〈거료(居髎)〉란 앉았을 때 고관절 전외측에 생기는 오목한 부분을 말한다. 이름 그대로 본 경혈은 고관절을 굴곡시키는 「**대퇴근막장근**」과 그 아래에 있는 「**중둔근**」, 「**소둔근**」으로의 접근 포인트다. 이들 근육들은 고관절의 내회전근이기도 하며 반대쪽 외회전근과 협조하여 이동 시 골반의 각도를 안정시키고 있다. 또한, 대퇴근막장근은 골반과 경골 바깥쪽을 잇는 장경인대의 긴장을 조절하는 작용이 있기 때문에 고관절뿐만 아니라 무릎관절의 각도 조절에도 관여한다. 즉, 이 부위의 과긴장이나 근층간 활주성의 감소는 하지의 모든 관절 밸런스에 영향을 주고, 또한 골반 각도의 어긋남에서 요배부 통증, 상반신의 근육 밸런스까지 왜곡될 가능성이 있는 것이다. 실제로 자세가 안 좋은 사람들은 대부분 이 경혈이 매우 딱딱하다. 이곳이 딱딱하다는 것은 바깥에 체중이 지탱되고 있는 표시이기도 하므로, 미래에 퇴행성 무릎관절증이나 내반족, 무지외반증 등을 일으킬 위험성도 생각해야 한다. 한의학적으로는 별로 거론되는 것이 없는 경혈이지만, 필자는 매우 중요한 포인트라고 생각하고 있다.

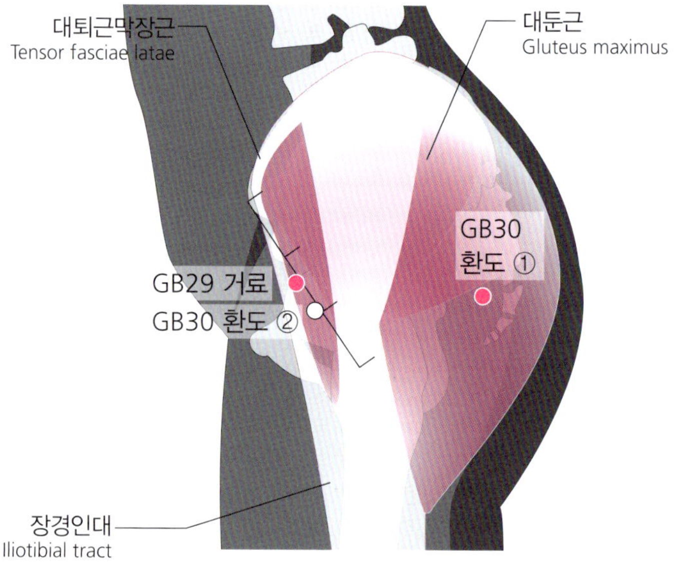

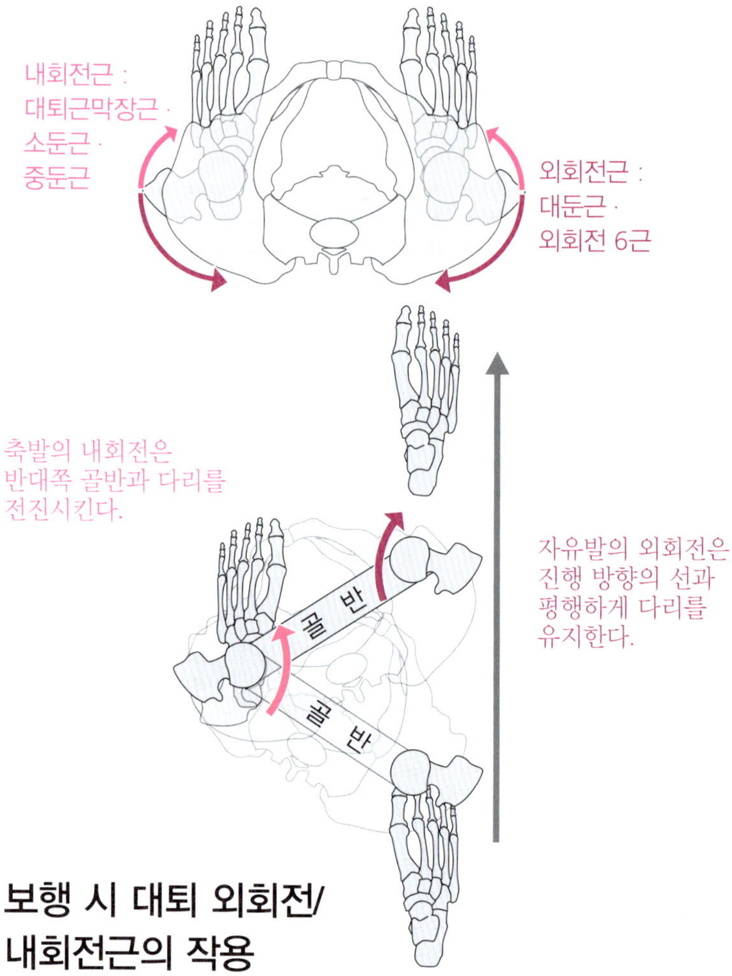

보행 시 대퇴 외회전/내회전근의 작용

접근방법 이 부위의 근막은 매우 강인하기 때문에 약간 굵은 침을 이용하는 경우가 많다. 이 경혈을 기준으로 고관절의 가동 범위를 계산하면서 가장 긴장이 강한 섬유를 겨냥해 직자한다. 즉효가 나면 고관절의 가동 범위가 커지는 것을 확인할 수 있으므로 사용해 볼만하다.

▶ GB30 〈환도(環跳)〉

취혈 ① 둔부, 대전자의 정점과 천골열공을 연결하는 선상, 대전자의 정점으로부터 1/3

취혈 ② 대퇴부, 대전자의 정점과 상전장골극 사이, 대전자의 정점으로부터 1/3

주치

- 좌골신경통(하퇴의 저림, 통증), 둔부 통증, 고관절 통증, 만성 요통, 장경인대염, 무릎 통증 등
- 소변 누출, 빈뇨, 비뇨기질환, 부인과질환에도 사용

해설 심포경의 PC08 〈노궁(勞宮)〉과 마찬가지로 이 〈환도〉도 좀처럼 표준화할 수 없는 경혈 중 하나이다. 필자가 학창시절에 배운 것은 취혈 ②였지만, 이것이라면 위치적으로 GB29 〈거료〉와 거의 차이가 없다. 현재 널리 사용되고 있는 것은 취혈 ①쪽일 것이다.

이 경혈은 골반, 즉 뼈의 고리(環)에 있어, 찌르면 둔근이 크게 뛴다고(跳) 해서 그 이름이 붙었다. 실제 임상에서도 좌골신경통의 특효혈로 꼽히지만, 좌골신경에 정확히 놓는다고 생각해보면 환도혈은 좌골신경보다 약간 바깥쪽으로 치우쳐져 있는 것처럼 느껴진다. 체표에서 좌골신경과 하둔신경의 출구인 「**이상근 하공**」을 목표로 한다면, 해부학적으로는 「상후장골극과 좌골결절을 연결하는 선의 중점」이 일반적일 것이다. 또한, 「좌골결절과 대전자를 연결하는 선을 3등분한 내측 1/3」은 좌골신경이 대둔근 하연에서 나오는 포인트이므로 거기서부터 노려보는 것도 좋을 것이다. 다만 좌골신경, 특히 총비골신경은 약 10%의 사람이 이상근을 관통하고 있거나, 이상근 위에서 나오는 경우가 있다. 게다가 둔부는 지방이나 근육이 붙는 방법에 개인차가 큰 장소이므로, 경혈은 기준으로만 삼고 유연하게 판단할 필요가 있는 곳이다. 좀처럼 표준화시키는 것은 어렵다.

접근방법 좌골신경에 잘 도달하면 매우 높은 효과가 있다. 또한, 회음을 지배하는 「음부신경」, 고관절 외회전근의 상쌍자근과 내폐쇄근을 지배하는 「내폐쇄근신경」은 대좌골공을 나와 천극인대 뒤쪽을 지나 소좌골공으로 들어간다. 이 부위는 이들 구조에 일치하는 혈자리가 없기 때문에 해부학적 구조를 이미지화해 유연하게 사용하는 것이 좋다. 잘 사용하면 비뇨기계나 부인과에도 응용 범위는 넓어지므로, 환도는 어디까지나 기준점으로 잡으면 좋겠다.

좌골신경의 표출점

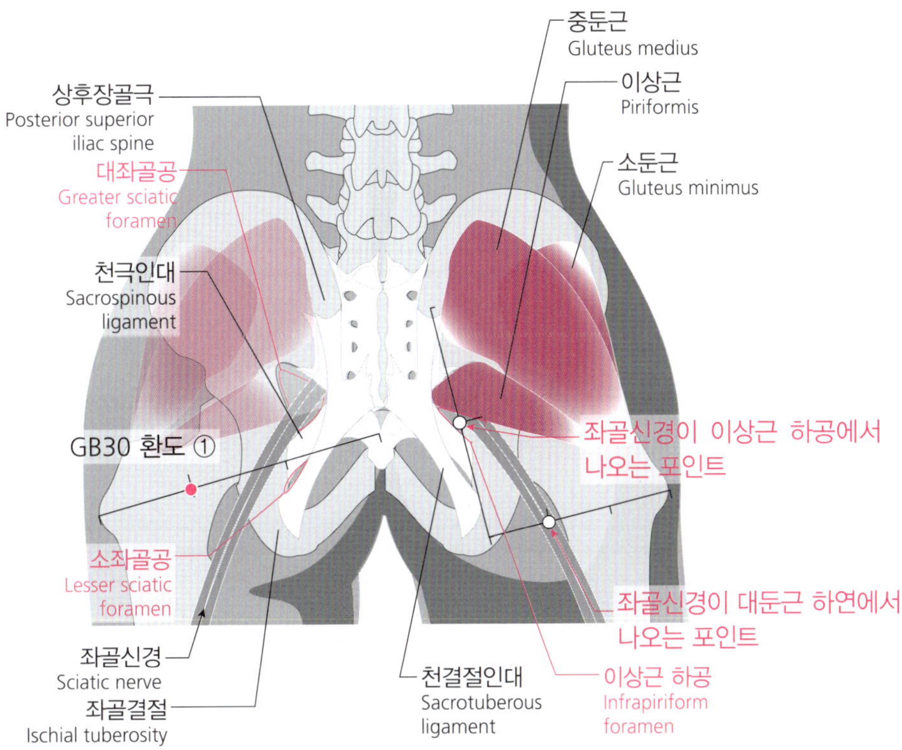

하지의 흐름

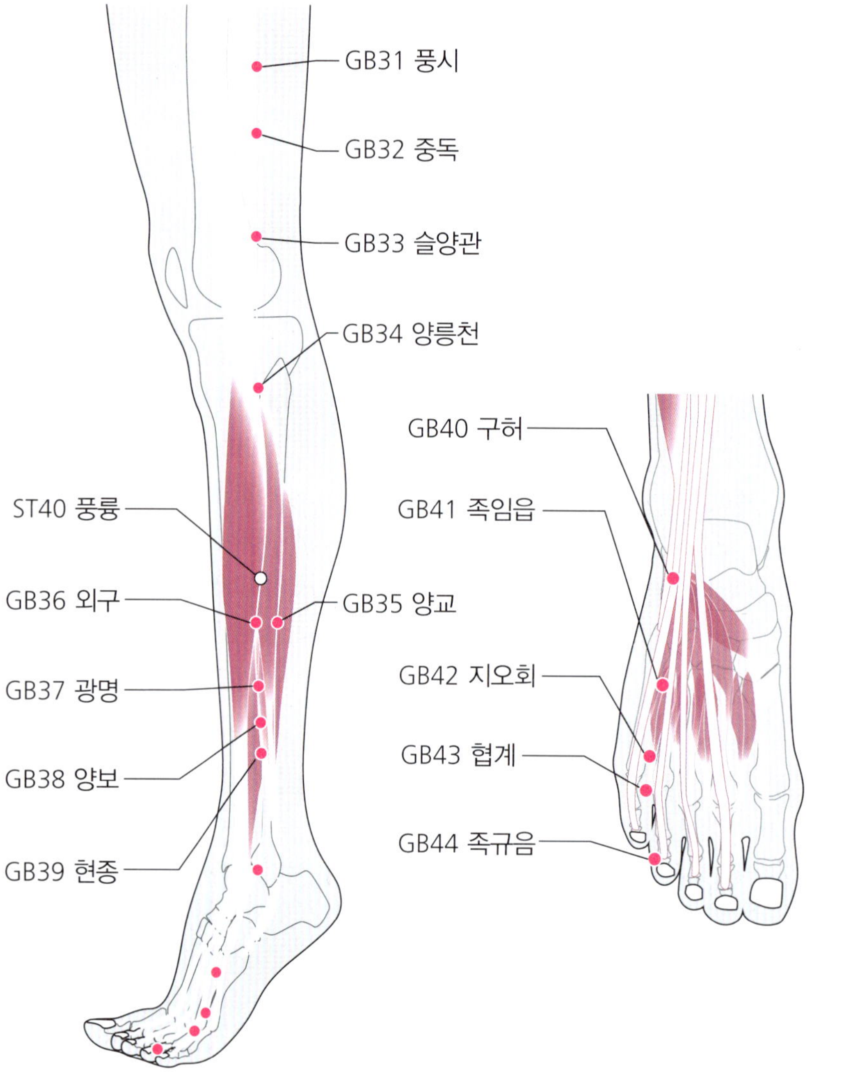

靈樞 經脈第十

「膽足少陽之脈~ 以下循髀陽, 出膝外廉, 下外輔骨之前, 直下抵絶骨之端, 下出外踝之前, 循足跗上, 入小指次指之間. 其支者, 別跗上, 入大指之間, 循大指岐骨內出其端, 還貫爪甲, 出三毛」

–의역–

「~고관절에서 대퇴 바깥쪽, 무릎 바깥쪽, 비골 앞쪽으로 내려가 GB39 〈현종(懸鍾)〉의 가장자리에 이르러 외과 앞으로 나와 발등을 둘러싸며 4지와 5지 사이에 들어간다」

「그 지맥은 발등으로부터 나누어져 1지에 들어가, 제1중족골의 안쪽을 둘러싸고, 〈족궐음간경〉으로 이어진다」

머리에서는 뼈의 이음새를 따라, 그리고 복부에서는 근층의 틈을 지나온 〈족소양담경〉. 이 경맥은 하지에 이르러서도 "경계선"을 흐른다. 장경인대는 체표에서 대퇴 바깥쪽에 있는 띠처럼 보이지만 실제로는 대퇴 바깥쪽 근구획을 가르는 **「외측근간중격」**까지 연결되어 있다. 담경은 이 경계를 내려가고, 다시 하퇴에서도 신근과 비골근, 비골근

담경의 하지 루트

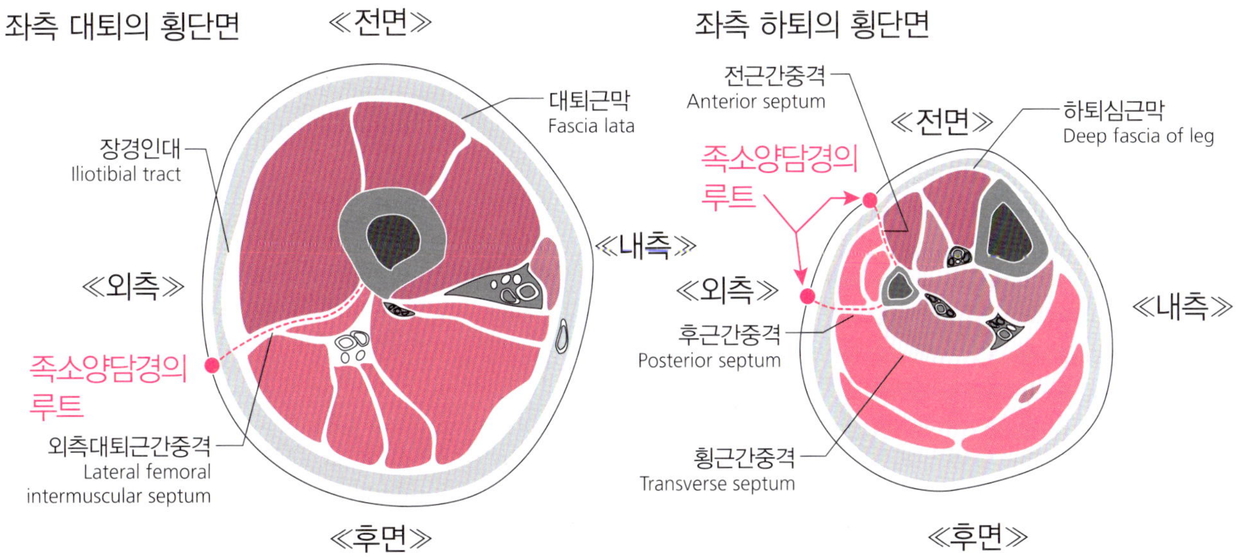

과 굴근을 나누는 「**전/후근간중격**」을 내려와 족부에 이른다. 앞서 『소양』이란 태양과 양명을 잇는 **추(축)**라고 했는데, 족소양경은 그와 같이 항상 「경계」를 흐르는 경맥이다.

『영추』에서 담경은 발등(족배)에서 갈라져 엄지발가락(모지)에 이르러 다음의 〈족궐음간경〉으로 이어진다. 경맥의 여정은 드디어 마지막 경맥으로 들어간다.

대표적 경혈

▶ GB34 〈양릉천(陽陵泉)〉

취혈 하퇴의 바깥쪽 비골두 전하방의 함요부

주치

- O다리, 무릎 통증, 퇴행성 무릎관절증, 다리관절 통증, 내반족, 무지외반증, 하지골의 정렬 조정
- 좌골 신경통, 하지마비, 요동 등

해설 폐경의 LU09 〈태연(太淵)〉이 「**맥회(脈會)**」라고 불렸던 것을 기억하고 있을까? 태연은 『백맥이 조(朝)하는』 폐의 원혈이자 맥진상의 중요점이기 때문에 「모든 맥이 만나는 곳」이라는 뜻으로 이렇게 부르는데, 사실 이 모든 「만나는 곳」은 7개가 더 있다. 이들을 통틀어 『**팔회혈(八會穴)**』이라 부르며, 이 〈양릉천(陽陵泉)〉은 **모든 근육이 만나는 곳**, 즉 『**근회(筋會)**』

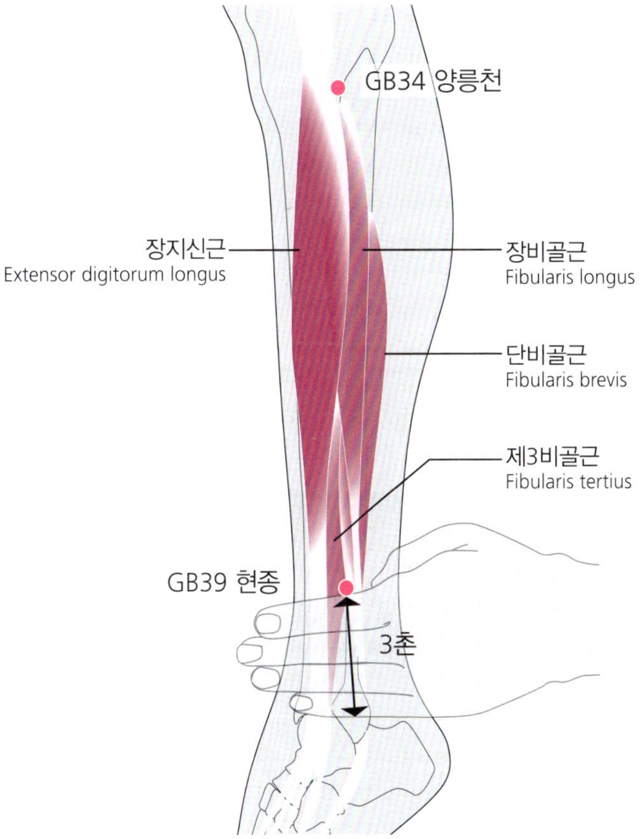

이다. 그런데 왜 이 혈자리가 근회인가? 라고 물으면 뭐라고 대답하기 어렵다. 양릉천에는 맥회와 달리 근회로 정할 수 있는 한의학적 근거가 없다. 근육 통증에 잘 듣는 것도 아니어서 「사총혈」 같은 효능 유래로도 보기 어렵다.

그러면 이 부위를 해부학적으로 봤을 때는 어떤가?

본 경혈은 경골과 비골이 만드는 **「경비관절」**의 상부 관절에 위치한다. 이 2개의 뼈는 딱 "펜치"처럼 거골을 끼우고 족관절을 안팎에서 조여 고정시키는 역할을 한다. 양릉천은 바로 "펜치의 요점"에 해당하며, 발목장애에 대해서는 매우 중요한 치료 포인트다. 또한, 비골두에서는 위로는 대퇴이두근, 아래로는 장비골근이 부착되어 각각 골반과 발바닥을 연결함으로써 **하지 전체의 바깥쪽 안정성을 높이고 있다.** 이 라인이 약해지면 하지 전체 골구조에 뒤틀림이 생겨 O다리, 무릎통증을 비롯한 다양한 하지 트러블을 일으킬 수 있다. 양릉천은 **「하지의 세로 구조의 요체」**이기도 하다.

비골의 역할

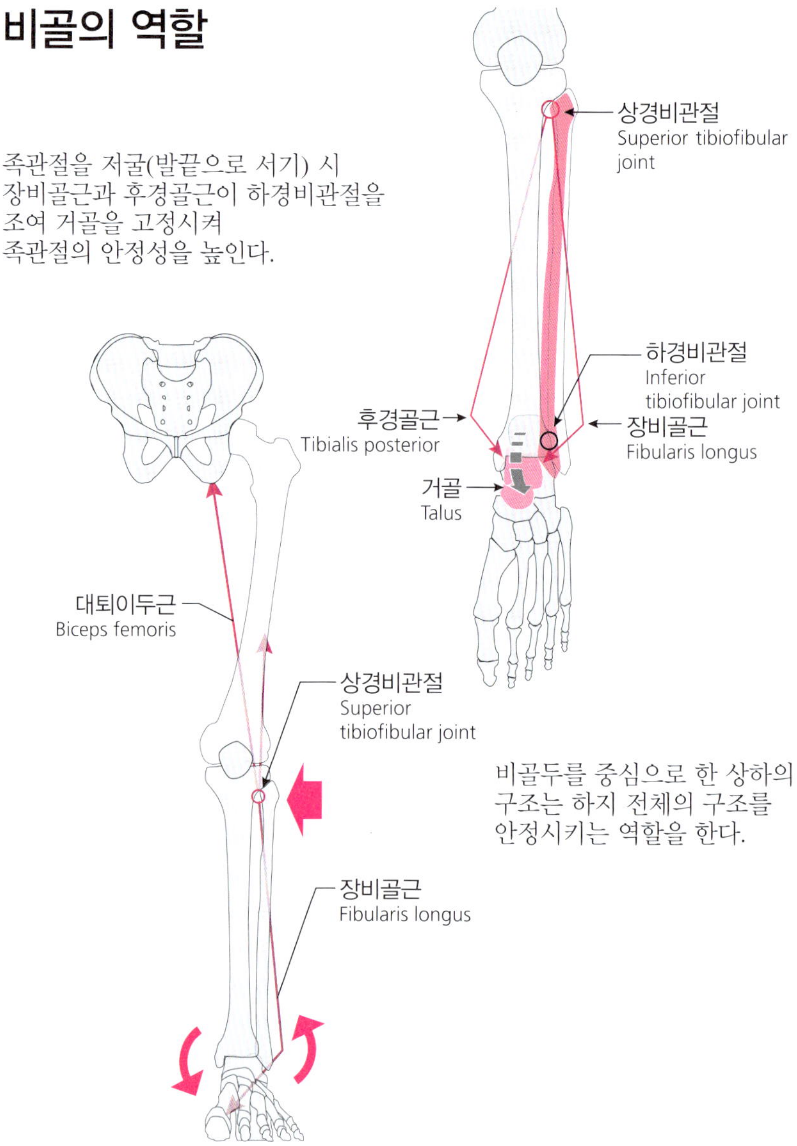

인간은 이동의 역할을 뒷다리에 집중시킴으로써 하지는 전신의 약 70%의 근육이 집중되는 곳이 됐다. **진정한 의미의 『근회』란 다리 그 자체**이며, 양릉천은 그 구조의 요체로서 『근회』로 여겨졌을지도 모른다.

접근방법 양릉천은 자침 방향에 따라 다양하게 활용할 수 있는 혈자리이기도 하다. 경비관절을 향해 자침하면 "펜치"의 기능을 높여 족관절 문제에 효과적이며, 슬와 방향으로 자침하면 후경골근이나 가자미근으로도 접근할 수 있다. 또한, 전통적으로 SP09 〈음릉천(陰陵泉)〉을 향한 투자법이 사용되는데, 이는 슬와근에 접근하여 무릎 굴신 기능의 개선을 기대할 수 있다. 상황에 따라 자침 방향을 고려하는 것이 중요하다.

▶ GB39 〈현종(懸鍾)〉

취혈 하퇴의 바깥쪽, 비골의 전방, 외과첨의 상방 3촌. 손가락을 뻗어 가지런히 하고, 2지에서 새끼손가락까지의 근위지절관절의 폭을 3촌으로 한다(약 9cm).

주치

- 하지마비, 족관절 염좌, 발가락의 저림과 통증, 위화감
- 근위축증이나 폐용증후군(비사용증후군, Disuse syndrome), 골다공증 등

해설 이 혈자리는 옛날에는『절골(絶骨)』이라고 불렸다. 외과에서 비골 위로 올라가다보면 바로 이 위치에서 근육으로 덮여 뼈가 닿지 않게 되는 것에서 유래했다고 한다. 그리고「뼈가 끊어진다」는 이름이 붙는데도 불구하고, 이곳은『팔회혈(八會穴)』의 하나로 **모든 수가 모이는 장소**,**『수회(髓會)』**로 여겨진다.

한의학에서 〈수(髓)〉라고 하면 가장 먼저 떠오르는 것은 〈골(수의 부)〉와 〈뇌(수해)〉다. 골, 수, 뇌, 그리고 담은 모두 **〈기항지부〉**에 속한다는 공통점이 있다(p.114 방광편 참조). 이들과 발목에 있는 이 혈자리가 어떻게 관계될까? 이 점에 관해서는 현대의학에서 재미있는 견해가 있다. 뼈는 단순한 지주가 아니라 **「오스테오칼신(Osteocalcin)」**이라는 생리활성물질을 분비해 기억력과 근력, 생식 능력에 깊이 관여하고 있다는 것이다. 뼈의 대사에 의해 방출되는 이 물질은 혈류를 타고 뇌, 근육, 생식기에 닿아 그 기능을 활성화한다. 그리고 이 뼈의 신진대사를 촉진하는 것은 **발밑에서부터 전해지는 충격**이다. 뼈가 가진 이러한 작용은 활동적인(결단이 빠르고 담력이 강한) 개체가 더 많은 자손을 남길 수 있도록 진화한 결과라고 생각되고 있다. 점프나 디딤에서 생긴 충격은 거골에서 아래 경비관절을 거쳐 장축 방향으로 달린다. 비골이 근육에 덮여 있지 않은 〈절골〉까지는, 그 충격이 직접적으로 뼈를 자극할 것이다. 전파된 충격이 뼈, 근육, 뇌, 생식기 즉, 기항지부 모두에 작용한다고 한다면, 그 사극의 입구가 되는 본혈을『수회』라고 하는 것도 납득할 수 있을지 모른다. 너무 억지일까?

수회髓會 가설

발바닥에서 들어가는 ≪수회髓會≫에 대한 충격은 정수精髓를 간직한 ≪기항지부≫ 모두를 활성화한다?

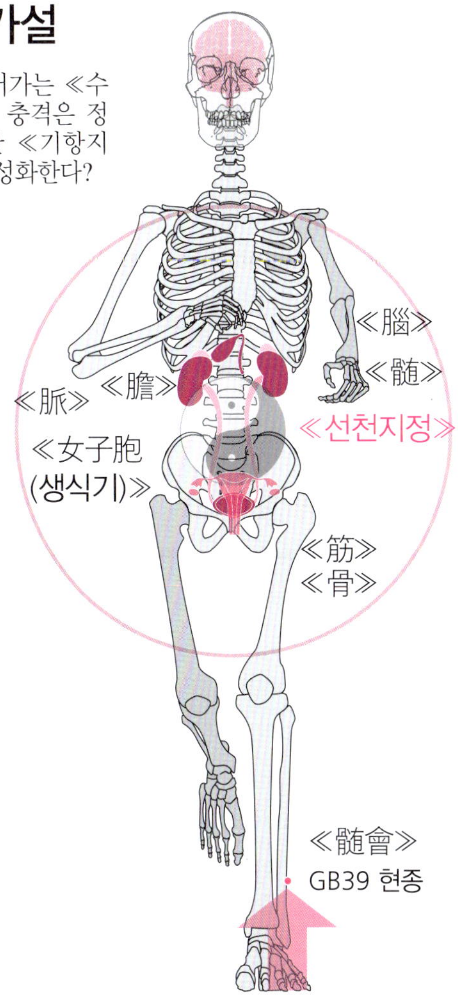

접근방법 상기와 같은 접근 방식으로『수회』로서 이 경혈을 이용한다면, 충격을 적절히 뼈에 전달하기 위해서, 족관절 및 3개의 비골근을 올바르게 기능시키는 것이 중요할 것이다. 현종을 경혈로 사용하는 것도 나쁘지 않지만 상하의 구조를 유연하게 하는 하경비관절이나 거골의 유격 조정, 비골근의 활주성을 높이는 목적이라면 이 경혈을 더 잘 사용하게 되지 않을까?

▶ GB41 〈족임읍(足臨泣)〉

취혈 족배부, 제4, 5중족골 접합부의 원위, 제5지의 장지신근건 외측의 함요부

주치

- 발가락 통증, 저림, 마비, 하지관절 통증 등
- 복압 감소로 인한 요통, 소변 누출, 내장 하수
- 안구건조증이나 눈의 염증 등의 안질환, 비염이나 축농증, 귀의 폐색감 등의 이비인후질환에도 사용

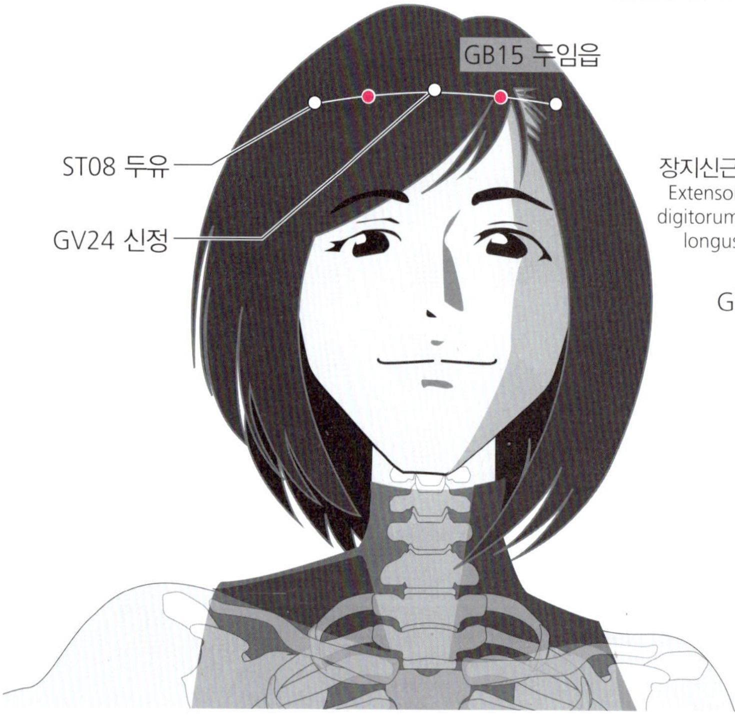

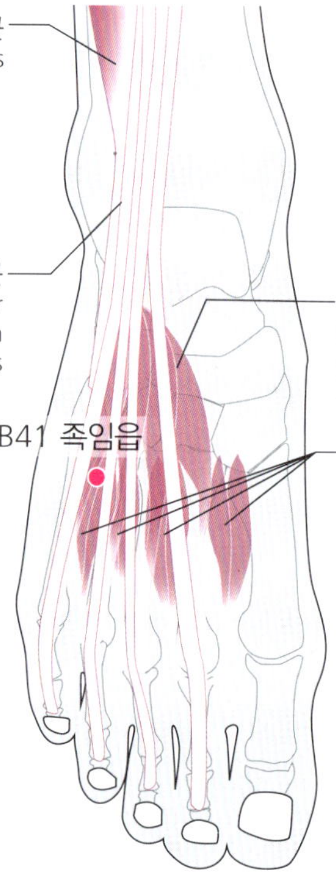

해설 경혈 중에는 몇 개의 같은 이름의 경혈이 있는데, 이런 경우 앞에 그 경혈의 위치를 더하는 것이 통례이다. 이 〈임읍〉은 머리, 모발선 끝에서 안쪽 5푼(약 1cm)의 동공선상에 있는 GB15 〈두임읍(頭臨泣)〉과 구별하기 위해서 〈족임읍〉이라고 불린다. 이 2개의 임읍은 모두 눈물(눈코의 질환)에 효과가 있기 때문에 그 이름이 붙여졌다. 또한, 족임읍은 『**담경의 수혈(兪穴)**』이므로 발목, 무릎, 고관절 등, 이 경락상의 관절 통증에는 꼭 기억해야 하는 경혈 중 하나이다.

덧붙여 본 경혈은 〈팔종혈〉의 마지막 한 경혈인 『**대맥(大脈)의 종혈(宗穴)**』이다. GB26 〈대맥〉에서도 말했듯이 대맥은 「**제경을 속대(束帶)하는**」 역할을 가지지만, 실제로는 그 흐름의 거의 전부를 담경에 의존하고 있다. 즉 대맥은 족소양담경의 일부인 것이다. 대맥이 제경을 묶는다면 담경의 역할 또한, 「**제경을 묶고 그 추축(樞軸)이 된다**」는 뜻이다.

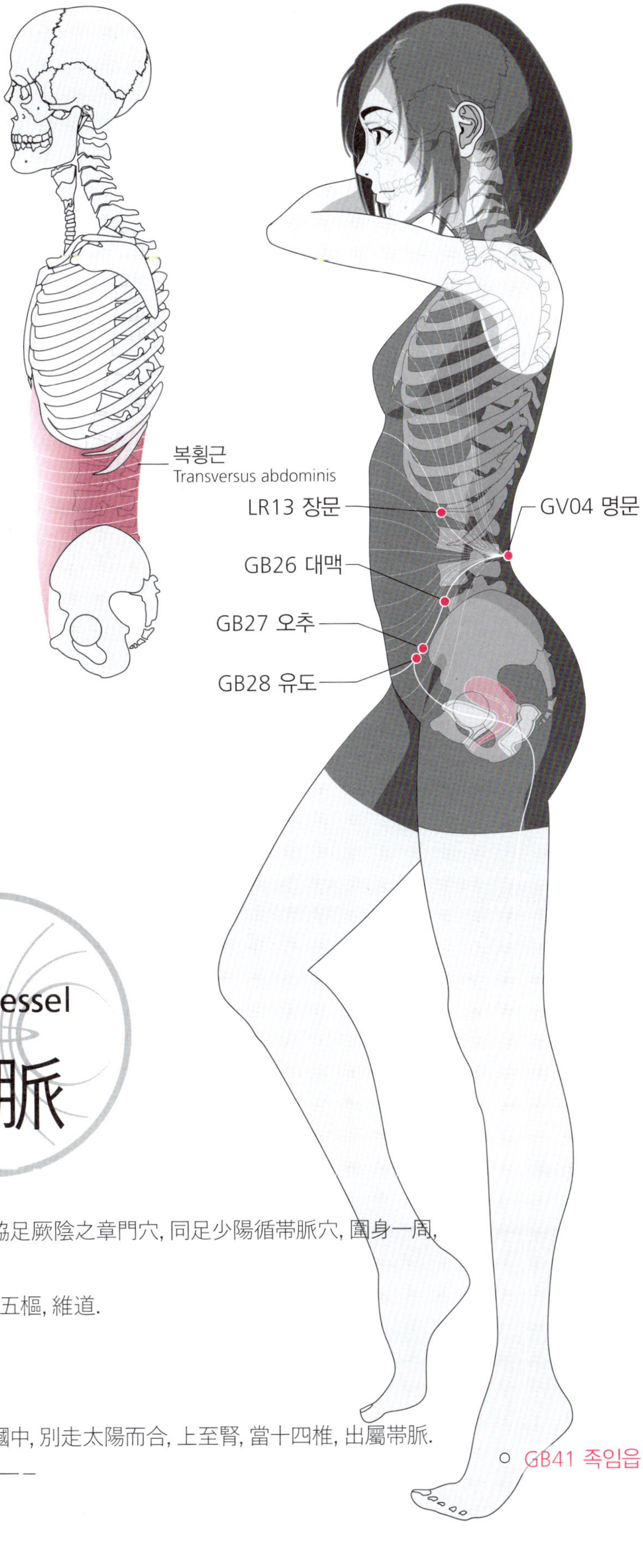

Belt Vessel

帶脈

帶脈者, 起於季脇足厥陰之章門穴, 同足少陽循帶脈穴, 圍身一周, 如束帶然.
又與足少陽會於五樞, 維道.
凡八穴.
－奇經八脈考－

足少陰之正, 至膕中, 別走太陽而合, 上至腎, 當十四椎, 出屬帶脈.
－靈樞經別第十一－

이 장에 들어 여러 차례 「**추축**」이나 「**요(要)**」 같은 말을 써왔는데, 장부로서의 〈담(膽)〉도, 경맥으로서의 〈족소양경(足陽經)〉도, 〈대맥(帶脈)〉도 복잡한 인체를 하나의 시스템으로 「묶는」 역할을 담당하고 있다. 방대한 근량을 자랑하는 방광경도, 『혈이 생성되는 곳』인 위도, 그리고 인체의 군주인 심조차도 담과 그 경맥의 작용 없이는 잘 기능하지 못하는 것이다. 이 chapter의 첫머리에서 『**십일장은 모두 담의 결정에 따른다**』라는 말을 소개했는데, 이쯤 되면 새삼 이 말의 깊이를 느끼지 않을 수 없다.

접근방법 일러스트에서는 장지신근의 제5, 4지근 사이에 그렸지만, 임상에서는 제5지근의 외측에서 제5, 4중족골 사이를 향해 삽입해야 부드럽게 골간을 노릴 수 있다. 이 부위의 구조는 조밀하고 복잡하기 때문에 해부학적 이미지를 잘 생각하며 시술하는 것이 좋다.

03:

족소양경근(足少陽經筋)

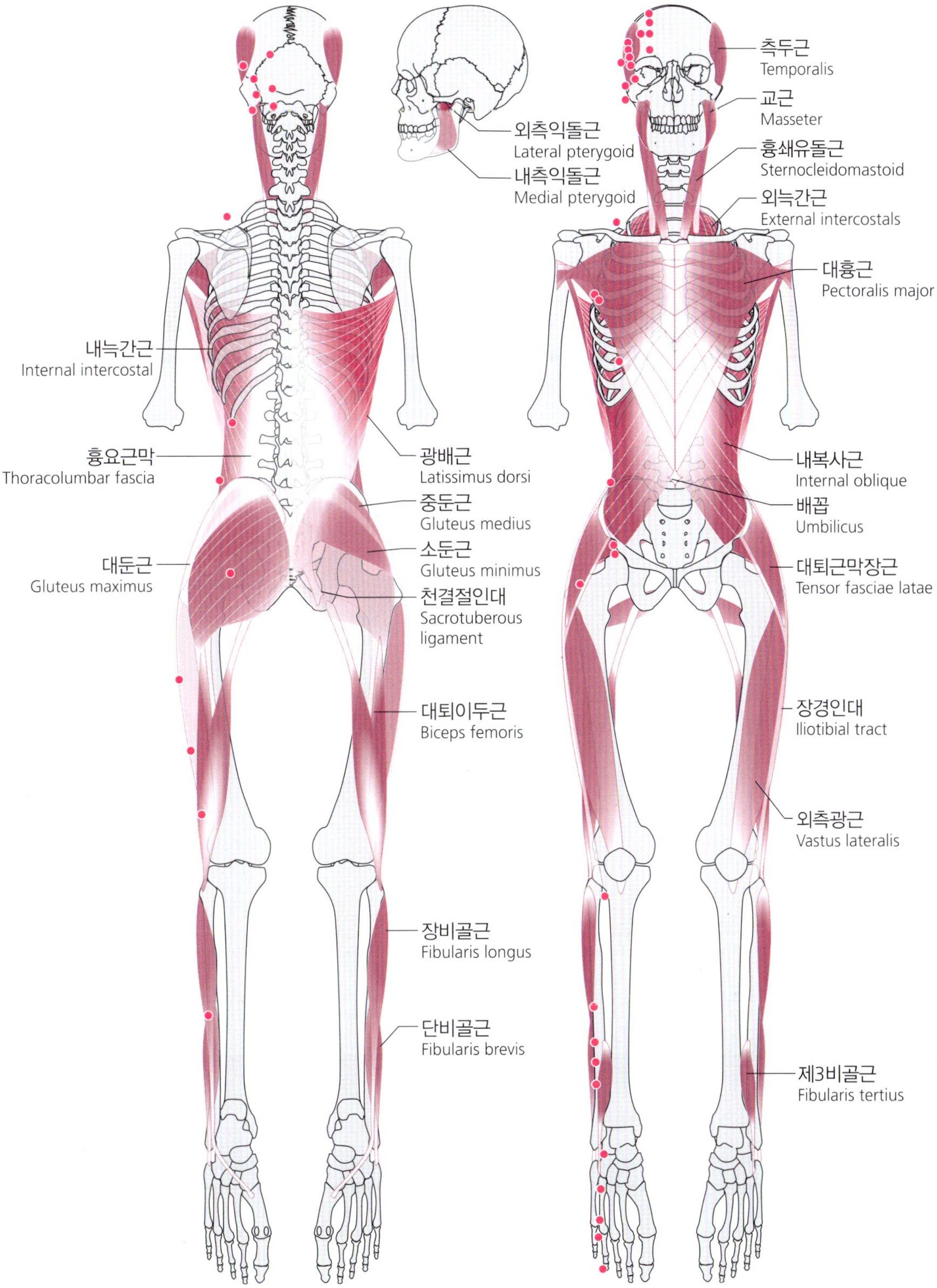

靈樞 經脈第十

「足少陽之筋, 起于小指次指, 上結外踝, 上循脛外廉, 結于膝外廉. 其支者, 別起外輔骨, 上走髀, 前者結于伏兎之上, 後者結于尻. 其直者, 上乘眇季脅, 上走腋前廉, 系于膺乳, 結于缺盆. 直者, 上出腋, 貫缺盆, 出太陽之前, 循耳後, 上額角, 交巓上, 下走頷, 上結于頄. 支者, 結于目眥爲外維」

–의역–

「〈족소양경근〉은 넷째 발가락에서 시작해 외과에 묶고(제3비골근), 경골 바깥쪽을 돌아 무릎 바깥쪽에 묶는다(장단비골근)」

「비골두에서 고관절을 향하고(장경인대, 대퇴근막장근), 전방에서는 ST32 〈복토(伏兎)〉 위에 묶고(외측광근), 후방에서는 엉덩이에 묶는다(대둔근, 중둔근, 소둔근)」

「협복에서 액와의 전방으로 올라가(내복사근, 광배근), 흉부에서 결분(쇄골상와)에 묶고(대흉근), 목으로 올라가 귀 뒤를 돌며(흉쇄유돌근, 측두근), 액각에서 두정부를 거쳐 반대쪽의 하악으로 향하고(교근), 구(위 chapter. ST07 〈하관(下關)〉 참조)로 묶는다(익돌근)」

『영추』에서 〈족소양경근〉은 「왼쪽 머리를 다치면 오른쪽 다리가 불용되는 『**유근상교(維筋相交)**』의 경근」으로 되어 있다. 이는 분명 뇌의 장애 부위와 반신불수의 관계성을 이해한 기술이다. 〈수양명경근(대장 chapter 참조)〉에도 같은 두부 교차가 기록되어 있는데, 이 두 개의 경근은 뇌와 사지를 잇는 특히 중요한 라인으로 생각되고 있었음을 알 수 있다. 또한, 이 경근의 전체 모양을 조감하면, 다른 경근과 공유(상교)하는 근도 많고, 그 라인 자체가 특징적인 대각선(상교)을 가진다. 즉 족소양경근은 「**많은 경근을 유지하며 서로 어울리는**」 기능을 갖는 것이다.

이 흐름을 운동으로서 파악했을 때, 이 경근이 담당하는 것은 틀림없이 「**달리기**」일 것이다.

지금까지 봐 온 다리에 관련되는 경근체는 「일어남」「한 발로 밸런스를 잡고」「자세를 유지」「축을 만든다」 등의 모두 다양한 상황에서의 입위(立位)의 유지를 목적으로 하고 있었다. 신체의 중심축을 만드는 역할은 〈족소음경근(신장 chapter 참조)〉이 담당하고 있었는데, 족소양경근은 고속의 복잡한 이동 속에서도 그 축을 안정시키는 역할을 한다(그리고 두 경근이 모두 **대맥**에 깊이 관여한다).

달리는 경근

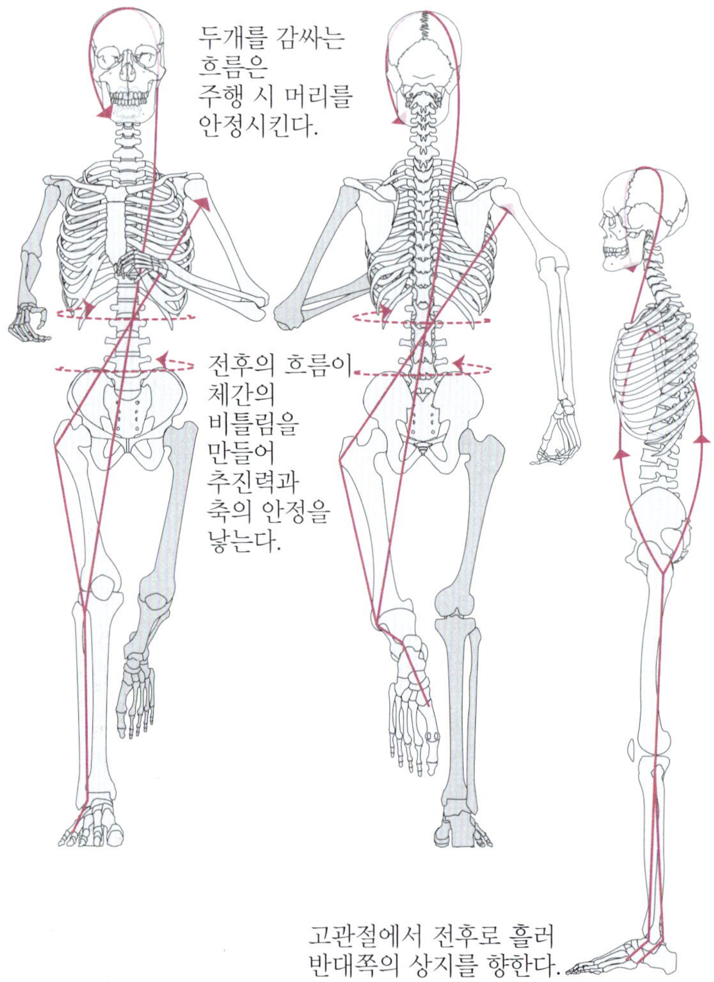

보행과 주행의 큰 차이점은 보행이 반드시 한쪽 다리가 접지돼 있는 데 비해, 주행에서는 양쪽 다리가 땅에서 떨어지는 순간이 있다는 점이다. 공중에서 균형을 유지하기 위해서는 체간의 비틀림에 의한 원심력이 필요하며, 이 경근의 흐름은 훌륭하게 그것을 만들어 내는 형태로 배치되어 있다. 더불어 「**유근상교**」의 머리와의 교차도, 주행 시 머리의 안정에 기여하고 있는 것처럼 보인다. 인간은 달리기 위해 "타고난 러너"로서 진화했다고 하는데, 이 경근은 바로 그 진화의 산물일 것이다.

경맥의 흐름은 여기서 인간 주자로서의 가장 특징적인 진화인 「모지」로 이어져 마지막 경맥으로 들어간다.

Chapter 12

肝

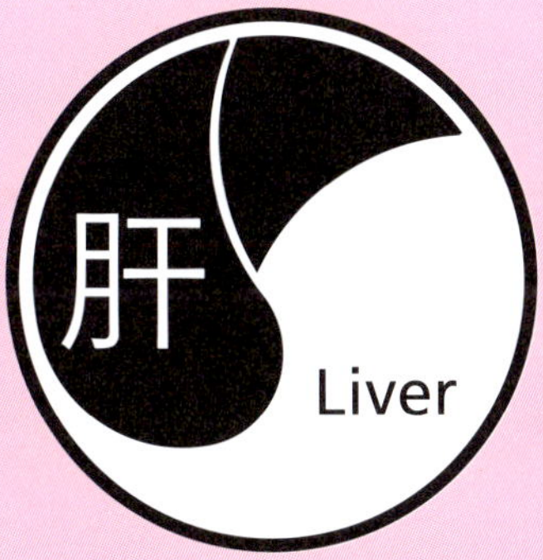

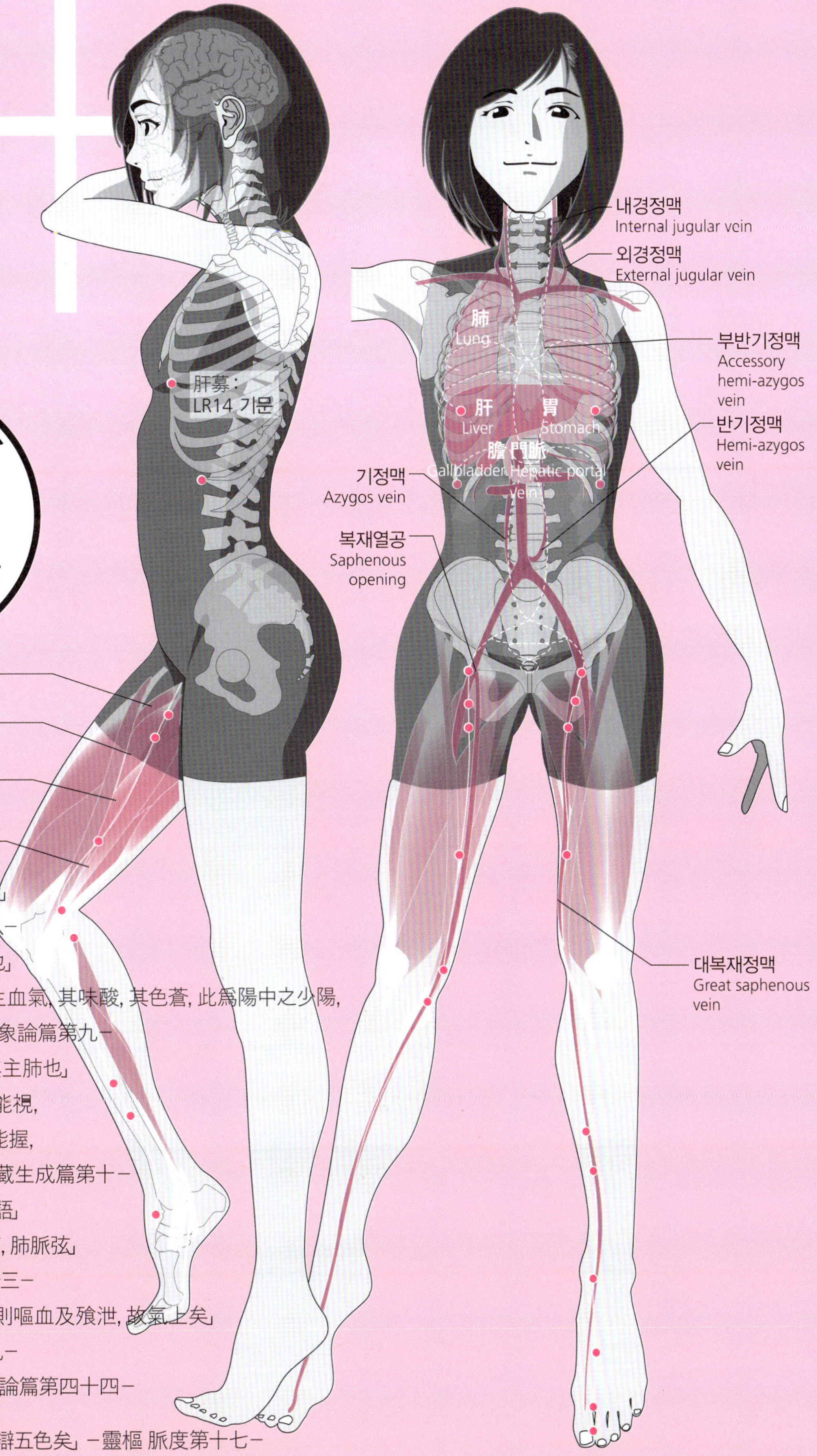

「肝者, 將軍之官, 謀慮出焉」
－素問 靈蘭秘典論篇第八－

「肝者, 罷極之本, 魂之居也」
「其華在爪, 其充在筋, 以生血氣, 其味酸, 其色蒼, 此爲陽中之少陽,
通於春氣」 －素問 六節藏象論篇第九－

「肝之合筋也, 其榮爪也, 其主肺也」
「人臥血歸於肝, 肝受血而能視,
足受血而能步, 掌受血而能握,
指受血而能攝」 －素問 五藏生成篇第十－

「酸入肝 (酸走筋) 」「肝爲語」
「肝惡風」「肝藏魂」「肝主筋, 肺脈弦」
－素問 宣明五氣篇第二十三－

「怒則氣上」「怒則氣逆, 甚則嘔血及飧泄, 故氣上矣」
－素問 擧痛論篇第三十九－

「肝主身之筋膜」 －素問 痿論篇第四十四－

「肝氣通於目, 肝和則目能辯五色矣」 －靈樞 脈度第十七－

01:

간(肝) - 지장(智將)의 로지스틱스

『황제내경소문 제8편 영란비전론』. 인체를 "나라"로 본 영란비전론을 인용하여 오장장부의 역할을 총리는 군주, 인사는 치수(治水)로… 관직에 빗대어 소개해 왔다. 〈간〉은 무관들의 수장, 『**장군지관(將軍之官)**』으로 알려져 있다. 고대 중국의 장군 하면 관운장에 여포 봉선 등의 일기당천, 천하무쌍의 강자가 떠오르지만 우리 몸속의 장군은 아무래도 무력보다 지략에 능한 모양이다. 어쨌든 간에서는 『**모려가 나온다**』라고 되어 있으니까.

간은 현대의학적으로는 "화학공장"에 비유되는 체내 최대의 「선(腺)」이다. 혈액의 80%가 모여 혈중 물질을 화학적으로 대사하고, 영양소의 생성과 저장, 독성물질의 해독과 배설, 혈액의 양 및 성분의 조절, 담즙의 생성과 분비, 심지어 림프구의 생성을 통한 방어 기능도 담당한다. 반면 한의학의 〈간〉은 『**소설(疏泄)을 주로 하는**』 장기로 여겨진다. 『소설』이란 기를 가다듬어 기혈 운행을 원활하게 돌리는 기능이다. 이 역할 때문에, 간은 전신의 『**피를 모아 저장하고**』, 혈중의 정(영양의 양)과 혈액량을 조정해, 각처의 "전황"에 따라 적절한 보급로를 확보한다. 그렇다. 인체지장의 심모원려는 「**병참의 최적화**」에 활용되고 있는 것이다. 간은 『**파극(罷極)의 근본**』이며 『**근(筋)에 합(合)한다**』라고도 하는데, 「파」는 피로나 이완, 「극」은 긴장이나 충실을 의미한다. 간의 지휘가 활동의 최전선, 근의 강약을 결정하고 있다고 생각하면, 이 해석도 납득이 간다.

한의학적 ≪간≫의 기능

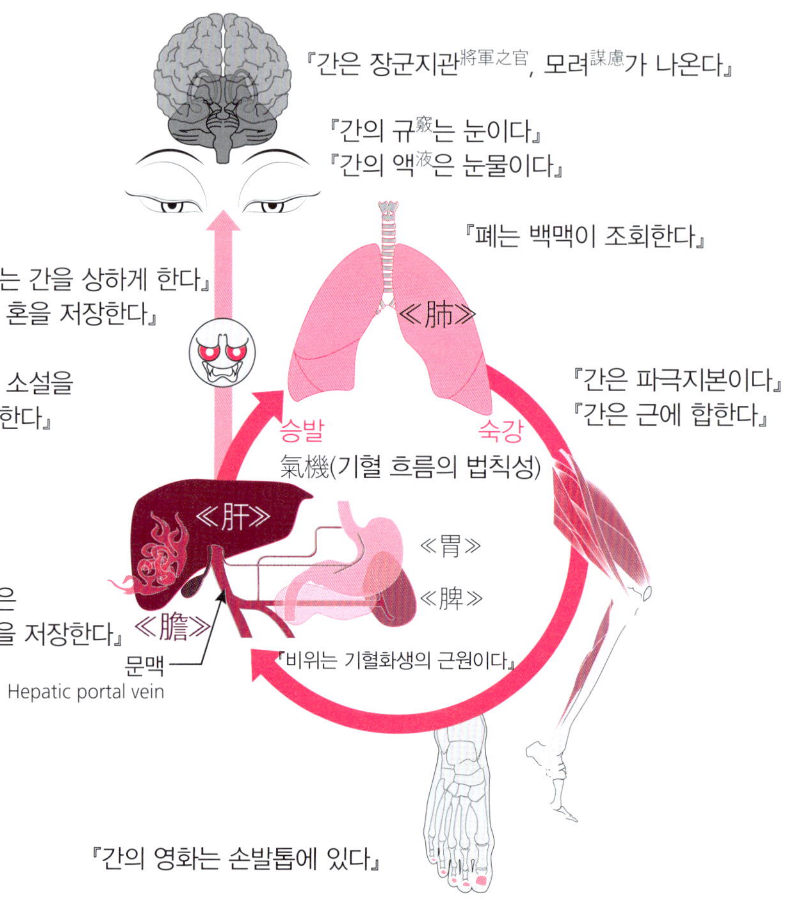

한쪽은 "공장", 한쪽은 "장군"이라고 비유하는 방법은 다르지만, 간을 대사의 중추로 파악하고 있다고 하는 점에서 동서의학의 견해는 일치하고 있다. 간은 24시간 365일, 쉬지 않고 이러한 일을 해내고 있지만, 폭음 폭식, 스트레스, 운동 부족에 약물 섭취라고 하는 "적군"이 끊임없이 공격해 오는 사람의 몸에서는 아무리 냉정하고 침착한 지장이라고 해도 한계가 있다. 게다가 인체는 "전선(戰線)"이 수직 방향으로 뻗어 있기 때문에 간의 병참술은『승발(昇發)』이 기본이다. 여유를 가진 건강한 간이라면 폐와 연계해 기를 가다듬을 수 있지만, 항상 적의 공격에 노출되어 피폐해진 간은『승발』의 컨트롤이 잘 되지 않는다. 결과적으로 간질환에서는 만성적인 고혈압, 짜증, 답답함, 두통, 홍조, 눈 충혈, 코피 등 흔히 말하는「**머리에 피가 올라온**」상태가 야기된다. 여기에 기온의 급변이나,「분노」라고 하는 폭발적인 "화력"이 더해졌을 때, 심모원려는 사라지고 냉정함은 잃어버리게 되며, 근육은 와르르 떨리고 뇌의 제어를 잃고 폭언을 하게 되며, 패닉을 일으키고, 정신을 차리면 폭력 사태가 벌어지기도 하고, 최악의 경우 뇌졸중을 일으키게 된다. 통솔을 잃은 군은 본능(영혼)만 남은 채로 폭주해, 상대와 자기 자신에게도 상처를 주고 만다.

이렇게 되지 않기 위해 어떻게 해야 할까? 적(스트레스)의 수를 줄이는 것이 근본적인 해결법이지만 좀처럼 그렇게 되지 않는다면 인체 '문관의 장'인 〈폐〉의 도움을 받아보자. 한 번의 호흡에 10초를 세고, 크고 천천히 심호흡을 하는 것만으로도 냉정함을 되찾을 수 있다. 실제 싸움에서도 후퇴 시점을 정하는 것은 무관이 아니라 문관의 몫이니까.

02:

족궐음간경(足厥陰肝經, Liver meridian)

하지의 흐름

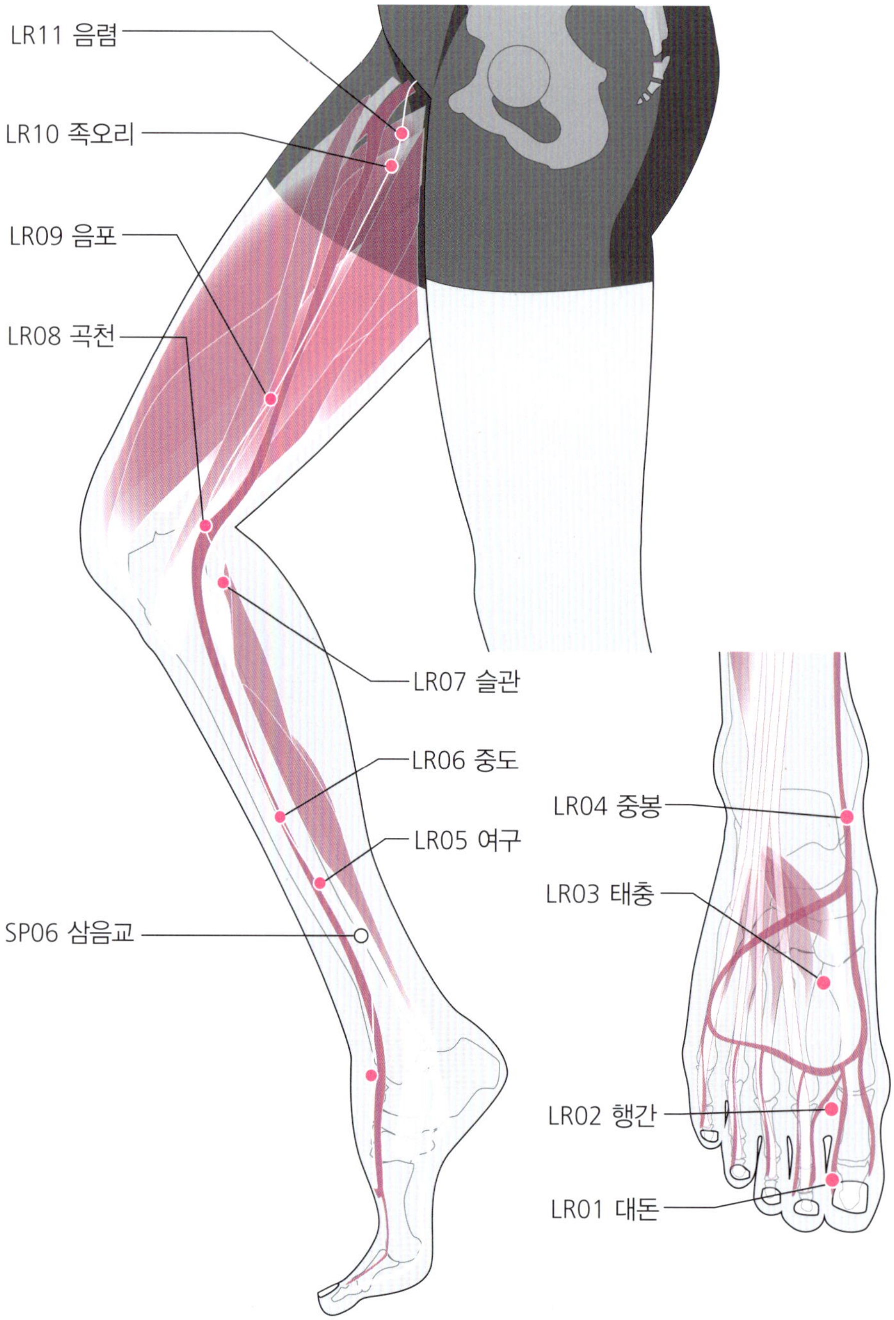

靈樞 經脈第十

「肝足厥陰之脈, 起于大指叢毛之際, 上循足跗上廉, 去內踝一寸, 上踝八寸, 交出太陰之後, 上膕內廉, 循股陰入毛中, 過陰器」

–의역–

「족소양담경의 분지가 엄지발가락(모지)에 이르면 〈족궐음간경〉이 시작된다. 엄지발가락에서 발등(족배)을 돌아 내과 전방에서 경골 안쪽으로 올라가 경골의 절반 정도 높이에서 무릎 안쪽 후방으로 들어가 안쪽 허벅지를 돌아 음모에 도달하여 체내로 들어간다(대복재정맥)」.

「일부는 성기에 도달하고, 남성의 경우 음경에 묶는다」

〈간〉의 소설 작용은『승발(昇發)』이 기본이다. 이 기본에 따라 간의 경맥인 〈족궐음간경〉을 살펴보면 해부학적으로도 흥미로운 것과 그 흐름이 일치한다. 하지의 주요 피정맥인「**대복재정맥**」이다.

혈액을 말초로부터 심장으로『승발』하기 위해, 정맥에는 역류를 막는 **정맥판**이 있고, 동맥의 박동을 산출의 힘으로 바꾸는 **동정맥펌프**나 근과 근막에 의한 압력을 동력으로 한 **근정맥펌프** 등이 조성되어 있다. 대복재정맥은 하지 말단의 혈액을 모아 심정맥으로 보내는 역할을 하기 때문에 이들 구조가 두드러지게 나타나는 경로이다.

하지뿐만 아니라 간경의 흐름은 대체로 정맥(**특히 동맥을 동반하지 않는 특수한 정맥계**)과 겹친다. 그리고 정맥혈의 대부분이 도착하는 곳은「간」이다. 간은『혈을 저장하는』장부로 여겨지는데, 피를 모으기 위한 여러 가지『모려』가 그 경맥상에 짜여 있다. 간이『장군』인 까닭은 이런 데에 있는지 모른다.

복재정맥

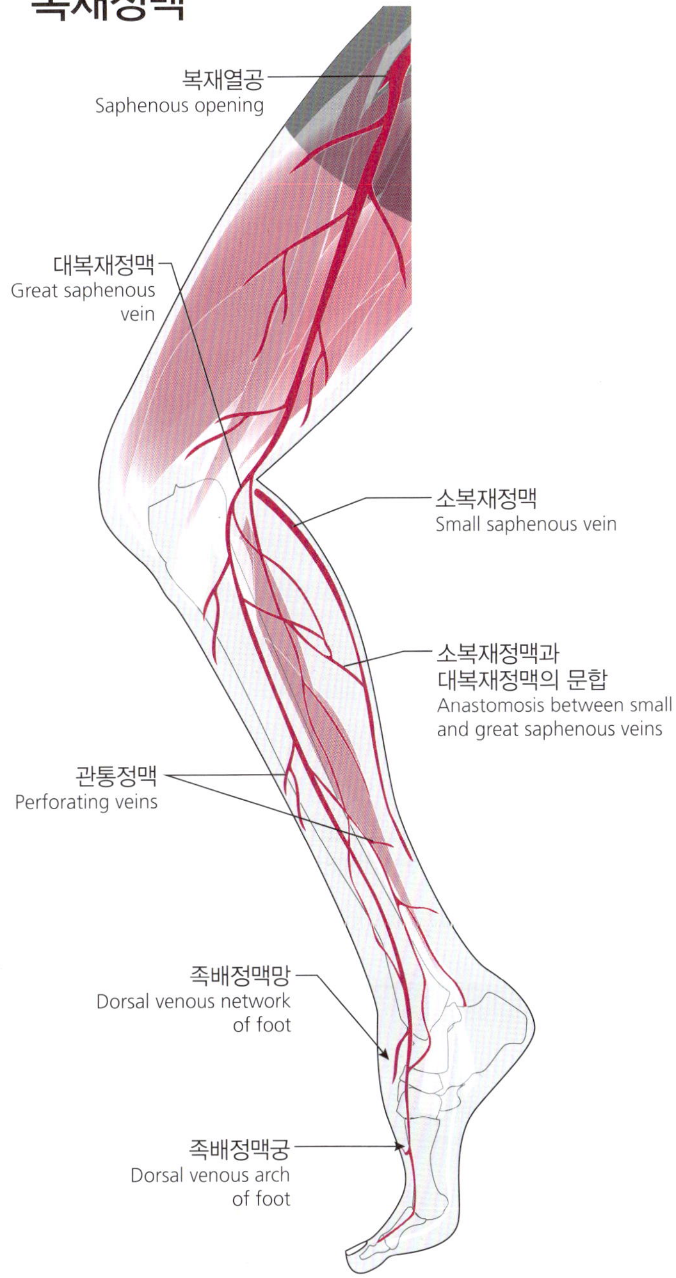

대표적 경혈

▶ LR03 〈태충(太衝)〉

취혈 족배부, 제1, 2 중족골사이, 중족골저 접합부 원위의 함요부, 족배동맥 박동부

주치

- 발가락, 발등의 통증, 저림, 하지의 부종
- 혈압 이상(고혈압, 어지러움, 기립성 조절장애 등), 또한 그에 따른 두통이나 현기증, 녹내장, 시야장애, 이명 등
- 간질 발작, 공황장애, 조현병이나 양극성 장애, 우울증, 불안장애 등
- 성욕 이상, 발기부전 등에도 사용

해설 〈태충〉의 「충(衝)」이라는 한자에는 「거리의 번화가」라는 의미가 있다. 본 경혈은 이름 그대로 "큰 번화가"인 대복재정맥의 출발점이다. 한의학에서는 하퇴의 안쪽 부분 또한, 『태충』이라고 부르는 일이 있다(p.151 참조). 여기는 대복재정맥의 가지인 「관통정맥」이 딱 "번화가에서 뒷골목으로 들어가듯이" 심부정맥으로 흘러 들어가는 곳이며, 이 부위의 경혈이 모두 부종의 특효혈이라고 하는 것은 해부학적으로도 이치에 맞다.

한의학에서는 **같은 이름을 가진 것은 비슷한 효능을 가지는** 경우가 많은데, 경혈로서의 태충 또한, 하지 전체의 부종에 유효하다. 본 경혈은 전통적으로 **고혈압의 명혈**로 여겨지지만 하지의 정맥환류를 촉진함으로써 심장의 부담을 줄인다는 의미에서는 특히 만성 고혈압에는 유효할 것으로 생각된다.

또한, 태충은 『**간의 원혈(原穴)**』이어서 간을 위협하는 감정인 「분노」를 잠재우는 혈자리로도 유명하다. 이 기전을 설명하기는 어렵지만, 흥미로운 것은 이 경혈이 「**심비골신경**」이 지배하는 발등의 좁은 구역에 있다는 것이다.

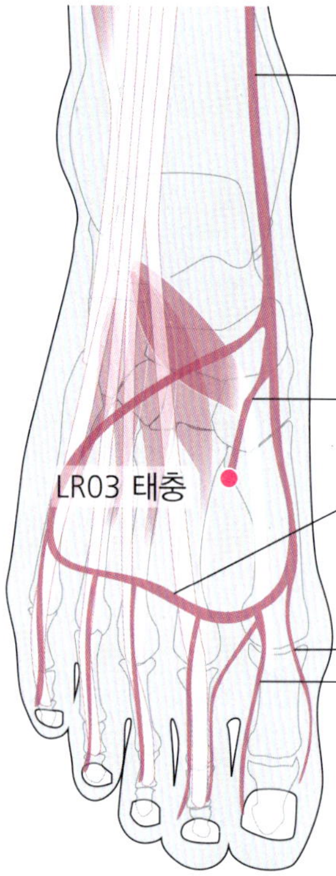

족배의 피신경

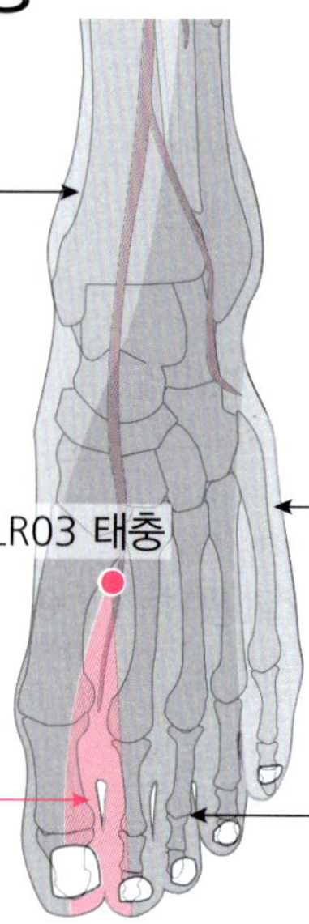

같은 심비골신경 루트에는 『**제병개치(諸病皆治)』의 만능 경혈**인 **ST36 〈족삼리(足三里)〉**가 있다. 족삼리가 해부학적인 이해를 넘어 위장이나 호르몬 밸런스, 면역계에까지 효과를 미친다고 한다면, 같은 신경의 말초에 있는 본 경혈도 자율신경계나 호르몬 밸런스 등에 영향을 준다고 생각해도 좋지 않을까? 사실 본 경혈은 성욕의 이상 항진이나 감퇴, 발기부전과 같은 성에 관련된 치료 경혈이기도 하다.

접근방법 임상에서는 하나의 경혈만으로 완치되는 일은 거의 없다. 환자의 병세나 체질, 그때그때의 기후 변화 등도 고려하면서, 다수의 경혈을 조합하는 『배혈』이 기본이다. 배혈법에는 여러 가지 이론이 있어 말하기 시작하면 끝이 없지만, 가장 정통적인 배혈에 『**상하 배혈**』이라고 하는 것이 있다. 상지에 있는 혈과 하지에 있는 혈을 조합하는 이 기법은 **같은 경맥상의 혈을 합치면 목표로 하는 경맥의 흐름을 촉진하고, 다른 경맥상의 혈을 합치면 두 경맥의 교회점이나 전신의 기를 정돈하는 작용**을 한다. 태충은 이러한 배혈법에 매우 자주 사용되는 혈이다. 특히 유명한 조합인 LI04 〈합곡(合谷)〉과의 「**사관혈**」은 그 부위의 유사성, 〈간〉과 〈폐(대장의 리)〉의 관계, 그리고 효능적으로도 밸런스가 잡힌 "아름다운" 명배혈이라 할 수 있다. 배혈은 단순히 상하의 경혈을 맞추는 것만으로는 의미를 갖지 않고, 장부간, 경락간, 요혈의 배합, 위치 관계 등 여러 가지 요소를 고려해야 하는데, 가장 좋은 것은 최대한 심플한 것이다.

아인슈타인이 남긴, 이런 명언이 있다. 「**Everything should be made as simple as possible, but not simpler(모든 것은 가능한 한 심플하게 해야 한다. 하지만 지나치게 심플해서도 안 된다)**」. 이 명언은 침구 치료에도 해당된다.

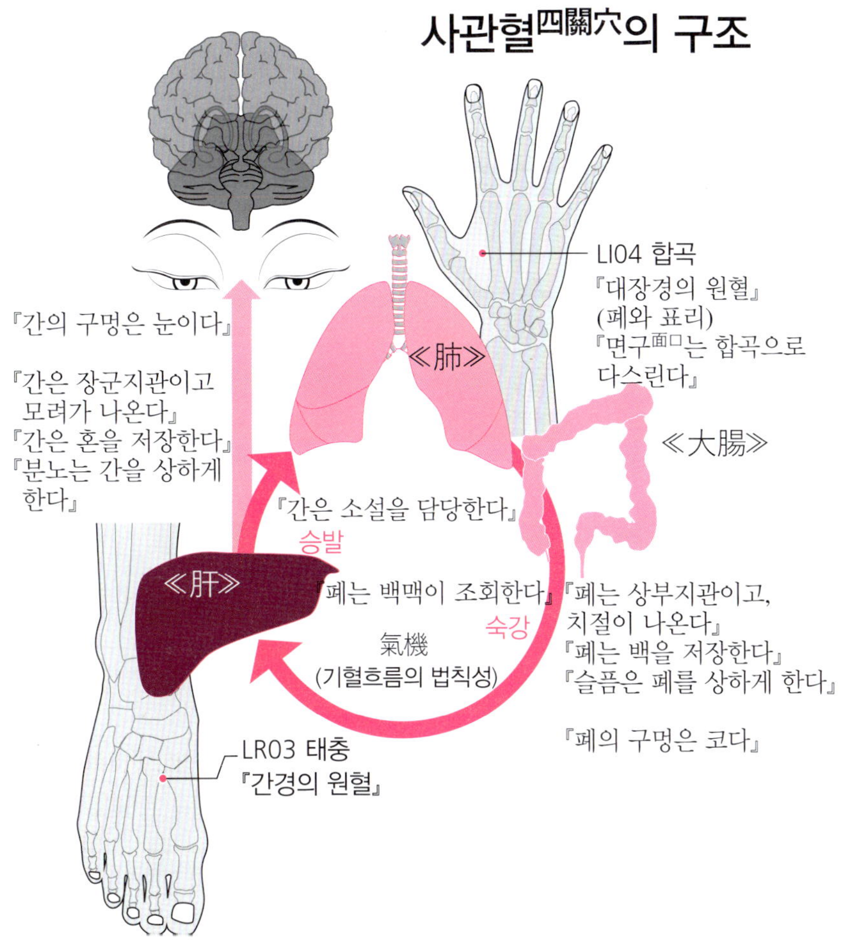

▶ LR08 〈곡천(曲泉)〉

취혈 무릎 안쪽, 반건양근, 반막양근건 안쪽 함요부, 슬와횡문 안쪽 끝.

▶ LR09 〈음포(陰包)〉

취혈 대퇴부 안쪽, 박근과 봉공근 사이, 슬개골저의 상방 4촌(약 12cm). 슬개골부터 치골결합 상연까지를 18등분한 후 4/18(2/9)의 높이

주치

- 무릎 통증(거위발건염, 퇴행성 무릎 관절증 등), 요통
- 성욕의 감퇴, 발기부전, 비뇨기, 부인과질환, 갱년기장애 등에도 사용

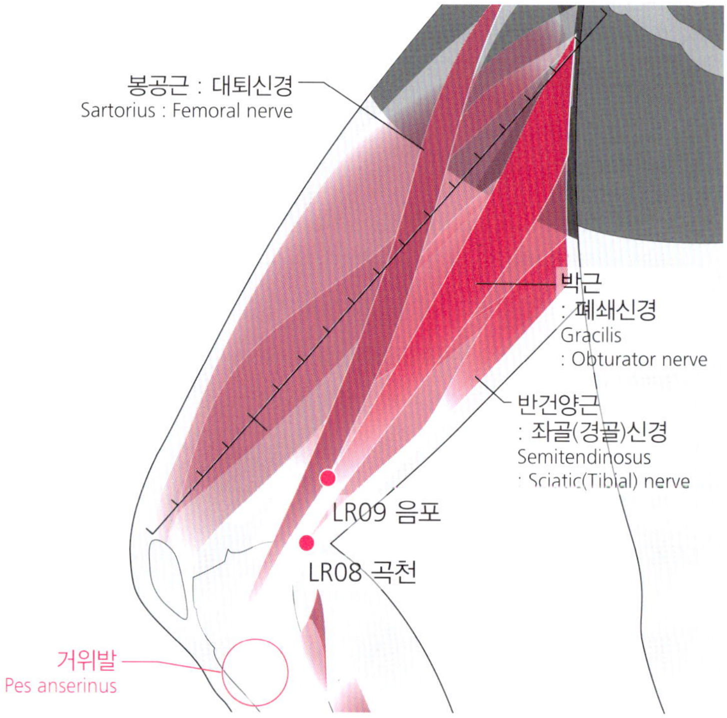

해설 여기서는 굳이 2개의 혈자리를 동시에 설명하고 싶다. 첫 번째 〈곡천(曲泉)〉은 『**간경의 합혈(合穴)**』. 요혈로서 토하(吐下) 등의 급성 위장염에 유효하다고 여겨지지만, 필자는 이 경혈을 합혈로서 이용하는 일은 별로 없다. 필자는 곡천을 〈음포(陰包)〉와 조합해 「**거위발(鵞足)**」에 접근하는 경우가 많다. 거위발이란 경골 내측면의 상부를 가리키며, 여기에 정지하는 「**봉공근**」「**박근**」「**반건양근**」이 "거위의 다리"를 닮았다고 하여 이렇게 불리고 있다. 곡천은 박근과 반건양근, 음포는 봉공근과 박근의 경계에 위치하며, 이 두 경혈은 마치 「거위발」을 벌리는 듯한 역할을 한다. 거위발근은 선 자세에서 무릎 안쪽의 안정에 작용하며 무릎 바깥쪽의 장경인대, 대퇴이두근이나 장비골근, 즉 〈족소양경근〉과 협조하여 무릎 정면을 운동 방향으로 하는 미세 조정을 하고 있다. 거위발을 형성하는 세 근육이 각각 다른 신경의 지배를 받는 것도 「무릎이 향하는 방향」이 사람의 운동에 중요한 요소이기 때문일 것이다.

한의학에는 『**무릎은 간의 부(府, 무릎 건강에 간이 관여한다)**』, 『**간은 근에 합한다(간 기능은 운동에 영향을 준다)**』는 말이 있는데, 이는 너무 밋밋하다. 올바르게 표현하자면, 「**무릎은 간담의 밸런스에 의해서 올바르게 기능하고, 무릎의 방향이 모든 동작의 강약을 낳는다**」일 것이다. 너무 단순해도 좋지 않다.

접근방법 거위발에 대한 치료로서 생각한다면, 침은 이 두 경혈로부터 거위발 방향으로, 세 근육의 홈을 명확하게 나누는 이미지로 사자(斜刺)하는 방법을 추천한다. 지압할 때도 세 근육을 각각 손가락으로 따로따로 이완하는 것과 같은 테크닉을 사용하면, 스포츠 부상에 유효할 것이다.

무릎의 방향과 관련된 구조

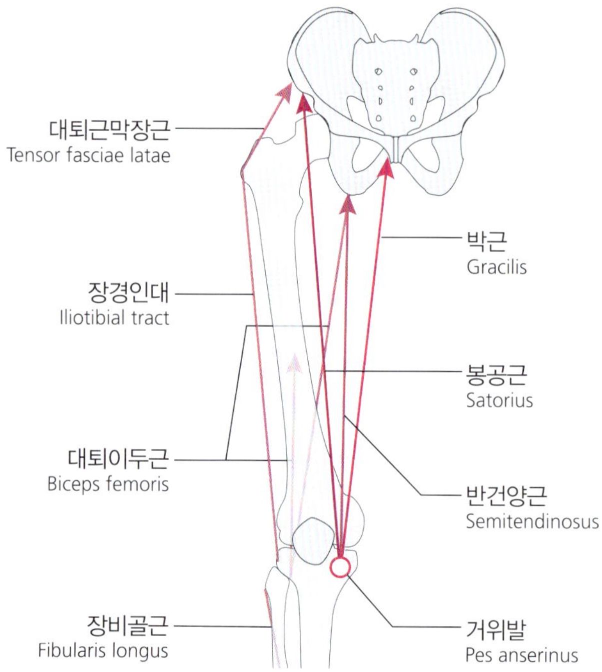

체내 및 두부의 흐름

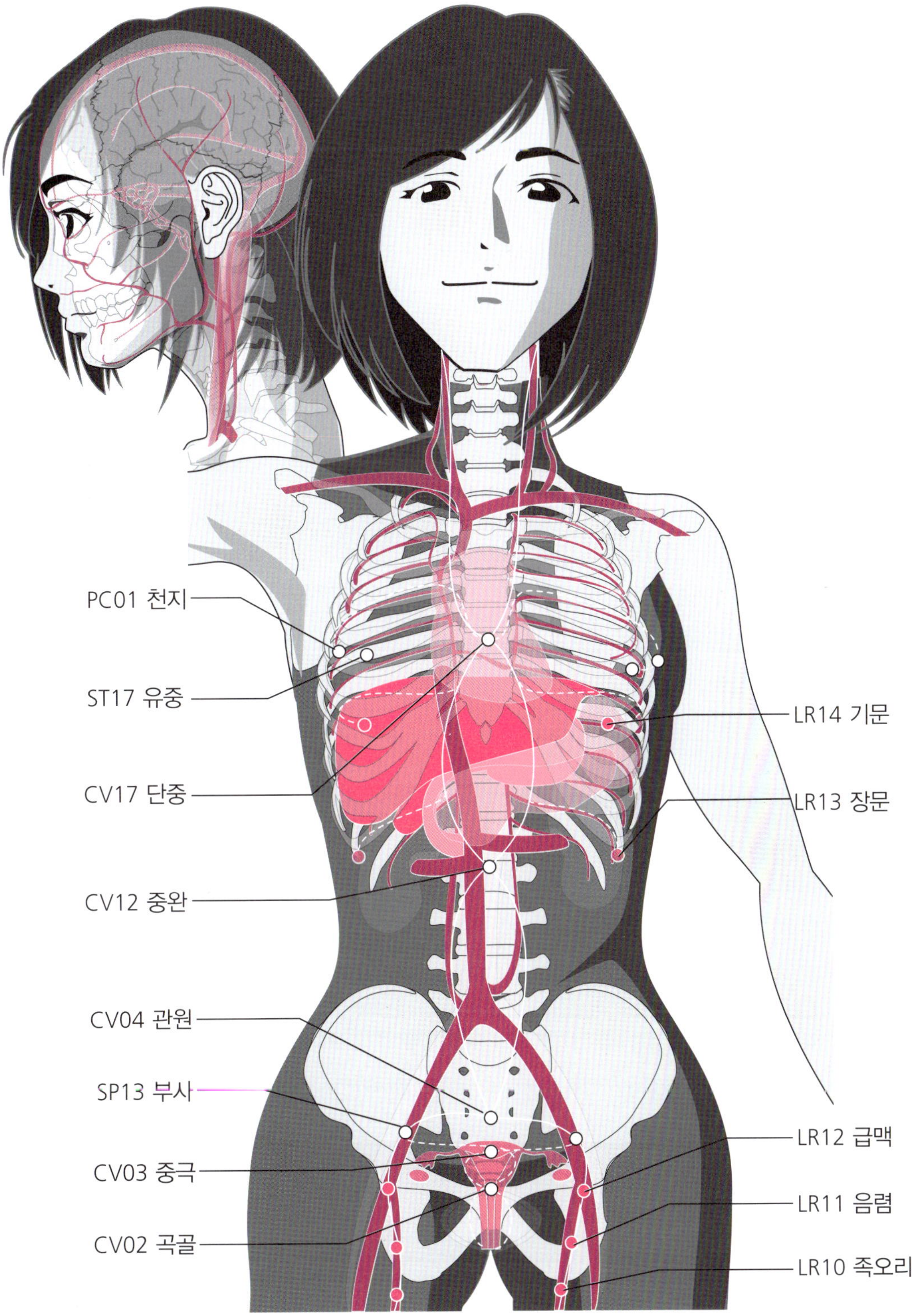

PC01 천지
ST17 유중
CV17 단중
CV12 중완
CV04 관원
SP13 부사
CV03 중극
CV02 곡골
LR14 기문
LR13 장문
LR12 급맥
LR11 음렴
LR10 족오리

靈樞 經脈第十

「肝足厥陰之脈~ 抵小腹, 挾胃, 屬肝, 絡膽, 上貫膈, 布脅肋, 循喉嚨之後, 上入頏顙, 連目系, 上出額, 與督脈會于巔. 其支者, 從目系下頰裏, 環脣內. 其支者, 復從肝, 別貫膈, 上注肺」

–의역–

「~음모에서 체내로 들어가고(총장골정맥), 성기의 뒤쪽(안쪽)에 이르며(하대정맥), 위를 끼우고(기정맥계), 간에 속하며 담에 연락하고(문맥계), 횡격막을 뚫고 폐로 통한다」

「협륵에 분포하며(늑간정맥), 인후의 후방을 돌고(내경정맥), 상행하여 후비공으로 들어가 안계에 연락하며(해면정맥동), 상행하여 이마로 나와 두정(정수리)에서 독맥과 만난다(경막정맥동)」

「그 지맥은 안계에서 뺨 뒤(안)쪽으로 내려가고(안면정맥) 입술 내부를 순환한다(상하순정맥)」

여기까지 살펴본 경맥 중 혈관계를 따르는 것 같은 경맥에는 〈수소음심경〉이 있었다. 심경이 심장에서 뇌로 향하는 「동맥계」를 본받는다면 이 간경은 온몸의 혈액이 심장으로 돌아오는 「정맥계」와 놀라울 정도로 부합한다. 체표의 흐름만 보면, 분명히 연결이 부자연스러운 LR12 〈급맥(急脈)〉으로부터 LR13 〈장문(章門)〉의 루트도, 늑간의 혈류를 회수하는 **「기정맥계」**라고 생각하면 자연히 납득된다. 또한, 간경은 머리에는 경혈이 없는데도 체내유주로는 머리를 급하게 돌면서 두정부까지 이르는 것으로 알려져 있다. 이것도 두개 내의 **「경막정맥동」**이라고 생각하면, 고전의 기술이 해부학과 훌륭하게 매치되는 것이다. 그리고 오랫동안 몸 안팎을 맴돌던 기혈은 「문맥계」를 통해 다시 〈수태음폐경〉의 흐름으로 되돌아간다.

경막정맥동(Dural venous sinuses)

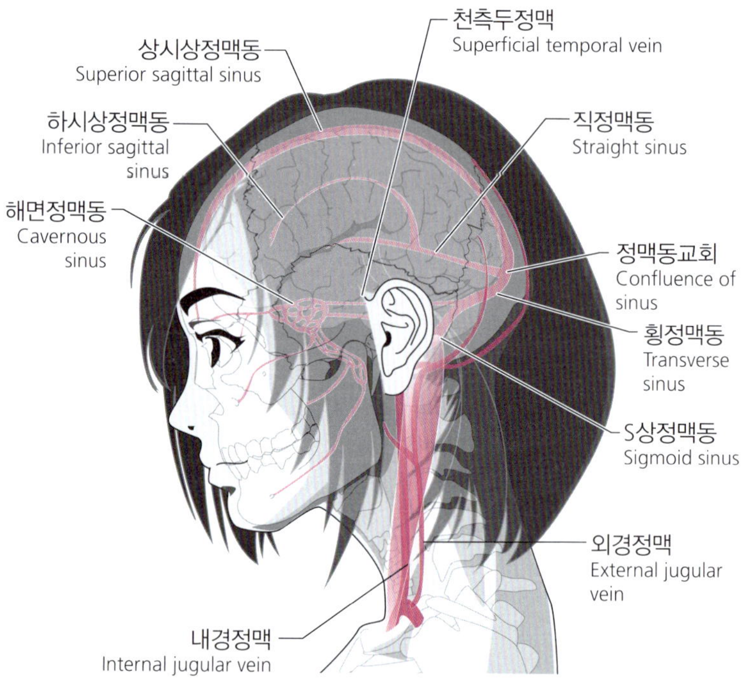

기정맥계(Azygos vein system)

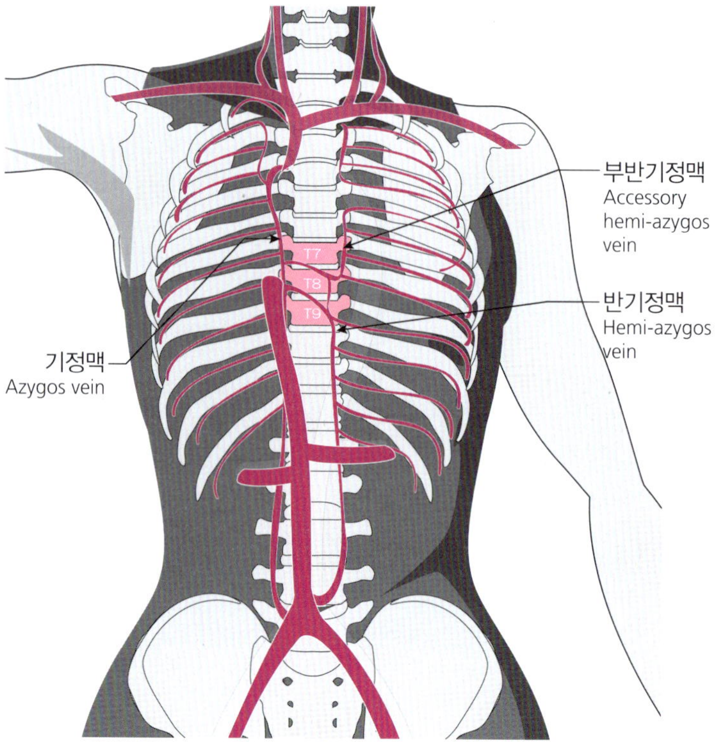

12개의 경맥을 잇는 "거대한 고리"가 완성되었다.

'어서 오세요~'

필자가 해부 실습에서 처음 실제 해부용 시체를 봤을 때 그 솔직한 첫인상은 「무수한 층과 맥관계의 집합」이었다. 고대 의사들의 마음 또한, 미찬가지였을 것이다. 그 "층(層)"을 선별하고 "계(系)"를 풀고 연결고리를 탐구한 결과가 〈경락〉이라면, 여기까지 소개한 경락 중에는 표현 방법은 다르더라도 반드시 「의학적 진실」이 있다.

한의학에 종사하는 사람들은 수천 년에 걸쳐 사람을 치유하는 길을 탐구해 온 많은 선인들에 대한 경의를 잊지 말아야 한다. 그러나 동시에 그 유산을 「현실의 의료」로 승화하는 노력도 빼놓지 말아야한다고 필자는 생각한다. 과거에는 있을 수 없는 역사의 축적과 의학 연구의 성과를 누릴 수 있는 시대에 우리는 살고 있으니까.

문맥계

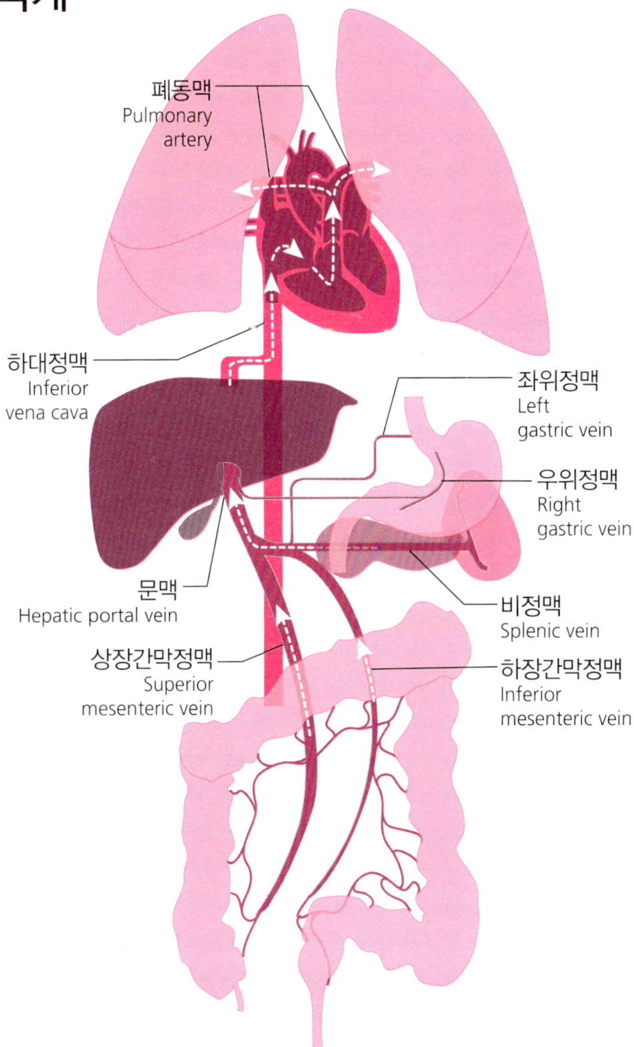

03:

족궐음경근(足厥陰經筋)

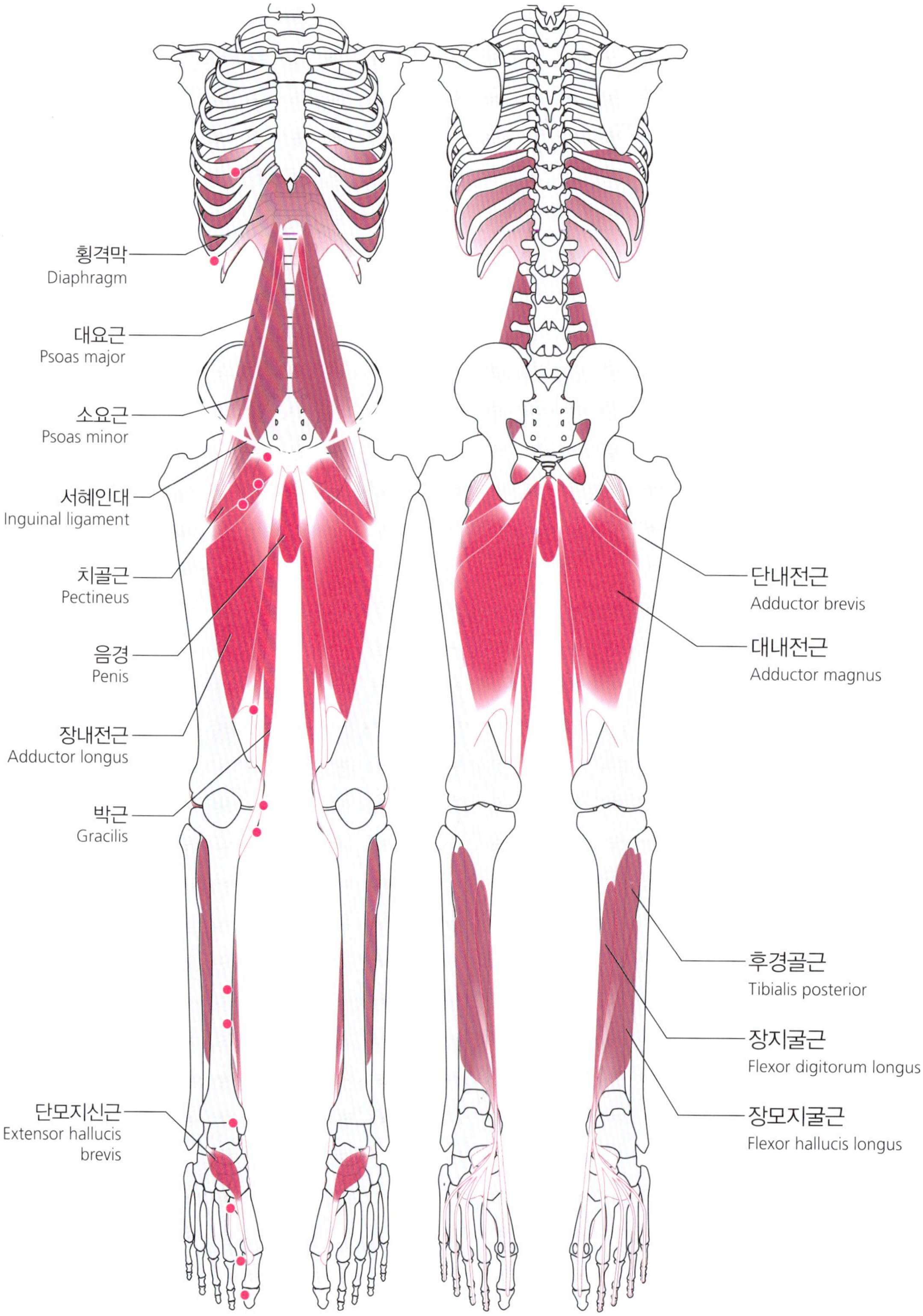

靈樞 經筋第十三

「足厥陰之筋, 起于大指之上, 上結于內踝之前, 上循脛, 上結內輔之下, 上循陰股, 結于陰器, 絡諸筋」

−의역−

「〈족궐음경근〉은 엄지발가락 위에서 시작하여 내과 앞에 묶고(단모지신근), 상행하여 경골을 돌아 무릎 안쪽에 묶는다(후경골근, 장지굴근, 장모지굴근)」

「안쪽 넓적다리를 돌고(장내전근, 단내전근, 대내전근, 박근) 음기에 매어 여러 근에 연락한다(치골근, 소요근, 음경)」

※고전상에 횡격막에 관한 기재는 없으나 족삼음경근이 집결하는 장소로는 가장 적합하다고 생각하여 그림에 삽입하였다.

간은 『근합(筋合)』이라고 하는데, 간경맥이 자양하는 마지막 경근인 〈족궐음경근〉은 경근 중에서 가장 영역이 좁다. 그러나 『영추』의 이 경근에 대한 기술 마지막에는 『**제근에 연락한다**』라는 한 문장이 덧붙여져 있다. 한의학에서는 「음경」을 『**종근(宗筋, 온몸의 근육이 집약된 부위)**』이라고도 부르는데, 이 경근의 분포 영역을 고려하면 「제근」 또한, 종근(음경)을 나타낸다고 생각하는 것이 자연스러울 것이다. 간경이 하반신의 혈류와 깊이 관여하고, 발기도 맥관의 작용임을 감안하면(중국에는 『환관』의 역사도 있다. 무서운 이야기지만 음경 근처의 외과 지식은 풍부했을 것이다), 〈족궐음경근〉이 나타내는 움직임은 동물에게 있어서 가장 중요한 행위인 『**교미(성교)**』라고 보는 것이 옳을 것이다.

성교의 경근

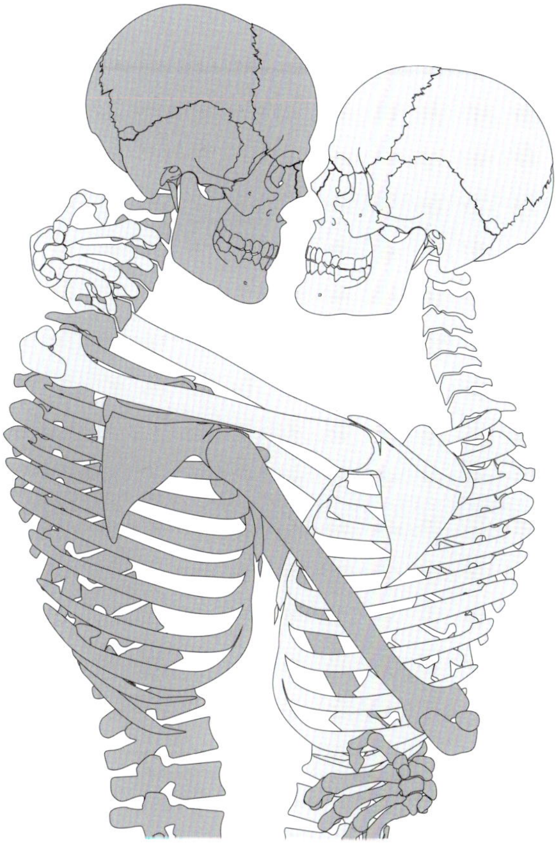

섹스에 이르게 하는 "반하다"라는 감정은 이치가 아니다. 이 이치를 벗어난 충동을 한의학에서는 **〈혼(魂)〉**이라고 부르고, 이 혼 또한, 『간에 저장된다』. 즉 간은 「연애에 수반하는 심신의 반응」 그 양쪽 모두를 담당하고 있는 것이다. 그리고 사람이 "반하는" 대상은 사람에게만 머무르지 않는다. 예술, 스포츠, 탐구심, 수집벽, 마니아, 집착증, 오타쿠... 모든 감동, 문화와 예술, 도를 넘은 열정 또한, 혼의 충동에서 나온다. 간(혼)의 건강함은 그 사람의 삶을 풍요롭게 해준다. 그러나 한편으로 혼의 한자 안에 「귀신(鬼)」이 있듯이 혼에는 「자기 욕심만 최우선하는」 일면도 있다. 만약 일방적으로 자신의 생각만을 강요하거나, 좋아하기 때문에 뺏거나, 싫기 때문에 해치거나, 뜻대로 되지 않으면 화를 낸다면, 그것은 바로 "귀신"의 소행이다.

한의학에서 오신五神의 구조

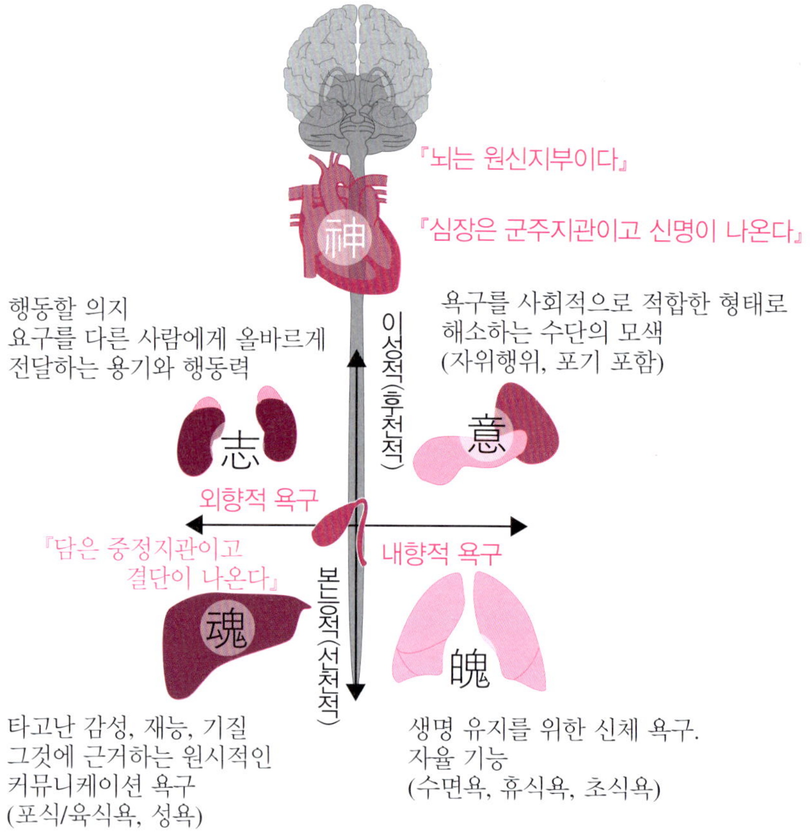

자신의 바깥쪽「세계」를 접촉해야 사람의 감성(혼)은 꽃핀다. 열린 "생각"을 어떤 형태로 바깥의 세계에 되돌려 보낼 것인가? 그 방법에 따라서, 그 사람의 내면에 비치는 세계는 180도 바뀔 것이다. 간에서 우러나오는『모려』란, 바깥의 세계에 자기의 안쪽을 어떻게 전달하는가 - 그 시행착오를 가리키는 것일지도 모른다.

Chapter 13

奇經八脈

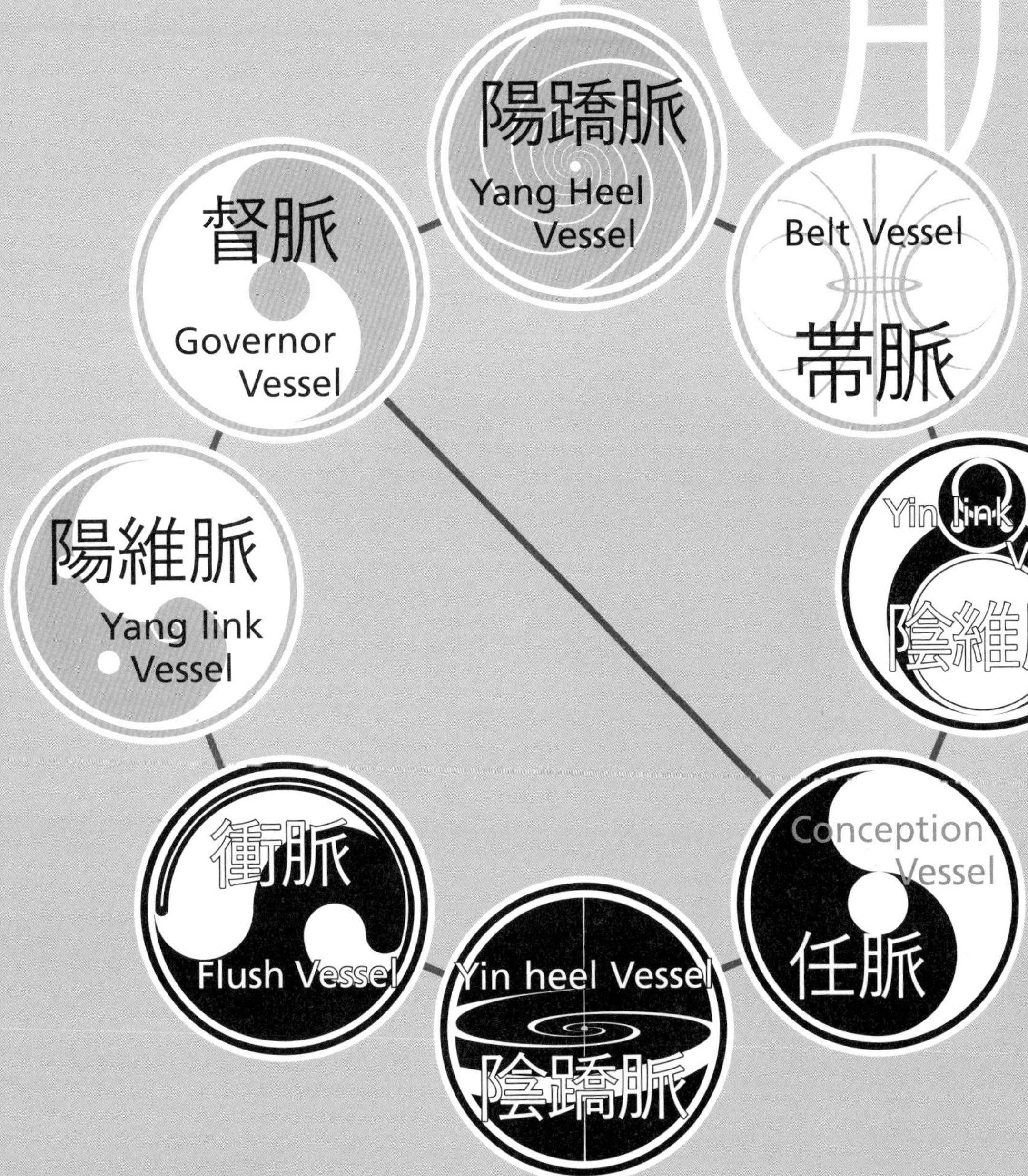

01:

기경팔맥(奇經八脈) - 경락의 발생학

단 하나의 세포가 순식간에 증식해 온갖 기관을 만들어내고, 있어야 할 것을 있어야 할 곳에 조금도 틀리지 않게 배치한다. 따지고 보면 이처럼 불가사의한 일도 없다. 수정란은 뇌도 없는데 생각하고, 근육도 없는데 움직이고, 심장도 없는데 세포에서 분화해 간다. 왜인가? 이 물음에 접근하자는 학문을 「발생생물학」이라고 한다. 그리고 한의학에도 이와 비슷한 사고방식은 있는 것 같다. 그것이 지금까지 간간이 나왔던 특수한 경맥, 〈**기경팔맥**〉이다.

교과서적으로는 기경팔맥의 역할은 대략 2가지이다.

- **십이경맥, 락맥을 연결하고, 거기에 흐르는 기혈의 양을 조정한다.**
- **경락의 기능을 연결하여 하나의 기능으로 집약한다.**

확실히 지금까지 봐 온 팔맥의 기능은 이 두 가지다. 그러나 기경팔맥의 전문서라고 할 수 있는 고전인 「기경팔맥고」에는 이런 한 문장이 실려 있다.

「팔맥이란 선천대도(先天大道)의 뿌리로서 일기(一氣)의 근원이다. 음교맥이 앞서는데, 그 맥이 조금이라도 움직이면 제맥이 모두 통하느니라. 이어 독맥, 임맥, 충맥이 모든 경맥의 조화의 원천이 된다.」

이 책은 명대의 고명한 의학자이자 약학자였던 이시진(그의 저작 『본초강목』은 한의계에서 너무나 유명하다)이 1577년에 쓴 것으로 기경팔맥을 의가(의사)와 도가(도교를 믿고 선인을 지향하여 수행하는 자들), 양자의 이론으로 정리한 형태를 취한다. 즉 기경팔맥에 관해서는 의사 이상으로, 「기능에 의해서 초인을 목표로 하려는 집단」 안에 많은 전승이 있었다는 것이다. 앞의 기술도 도가 성향의 사고방식이지만, 이 한 문장을 따른다면 기경팔맥은 경맥을 잇고 있는 것이 아니라, 「**경맥의 원형**」이라고 하는 것이 옳다. 그리고 이 생각에 따르면 '왜 임맥, 독맥 이외의 6경은 독자적인 혈자리가 없는가? 각 맥의 『팔종혈』이 왜 저 경혈인가?'와 같은 수수께끼에도 일정한 해답이 나온다.

실제 발생에서 구체의 배아에게 가장 먼저 생기는 축은 입과 항문을 관통하는 「**두미축**」이다. 둥근 경단이 춘권처럼 길쭉하게 변형되는 것을 이미지화하면 쉽다. 이 "춘권"의 터널의 안쪽이 한의학에서 말하는 〈충맥〉이 된다. 다음에 생기는 것이 배(앞)와 등(뒤)을 결정하는 「**배복축**」. 이 축이야말로 사람의 정중선인 〈임맥〉과 〈독맥〉이다. 이 최초의 3축 중 충맥은 복잡하게 분화하여 〈장부〉와 〈음경〉의 기초가 되는데 정중선이 된 임맥과 독맥은 앞으로 계속 체표(陽)의 여러 조직(손발, 눈코귀 등)의 발생의 기준이 된다. 즉, **계속 남아 있어야 하는 축**인 것이다. 타경이 (좌우 대칭으로) 십이정경으로 분화해 가기 위해서라도 중심축이 사라져서는 곤란하다. 임독맥은 "분화의 기축"으로 머무르게 되고, 정경과 같이 **흐름의 막힘이 쉬운 포인트인 경혈(임독맥의 경우 분절점)**을 가지게 되었다.

임맥의 LU07 〈열결〉, 독맥의 SI03 〈후계〉, 음유맥의 PC06 〈내관〉에 양유맥의 TE05 〈외관〉... 「팔종혈(의 특히 손의 경혈)」이 언뜻 보기에는 그 맥과는 동떨어진 장소에 있는 것처럼 보이는 것도, "경맥의 분화"의 끝에 그 혈이 위치하기 때문일 것이다. 즉 「팔종혈」의 효능은 **경맥의 계보를 거슬러 올라가는 형태로 타경(他經)에도 영향**을 준다고 볼 수 있는 것이다.

『팔종혈』은 전통적으로 「**열결/조해**」, 「**후계/신맥**」, 「**내관/공손**」, 「**외관/족임읍**」을 쌍으로 사용하는 경우가 많다. 그 이유를 명확하게 나타내는 문헌은 좀처럼 발견되지 않지만, 이 「계보를 거슬러 올라가는」 방식으로 생각한다면 이

8개의 경혈은 그 밖에도 유효한 배혈법이 있을 것 같다.

여기까지 말한 것은 현미경도 없는 시대의 상상이 낳은 발생학이다. 현대의 발생학과는 비교할 수도 없지만, 거기에는 단순한 공상이 아닌 경험을 집약하고 이론화하려는 과학적인 시각이 있다. 도가의 이상인 불로불사를 목표로 하기 위해서는 「사람의 성립」을 알 필요가 있었다. 그 물음은 「사람은 왜 이 모습인가?」, 「눈동자나 피부색은 왜 계승되는가?」, 「사람은 왜 사람 밖에 낳지 못하는 것인가?」 등의 차례로 새로운 물음을 만들어 간다. 전 세계의 많은 의사, 사상가, 철학자, 과학자가 고대부터 현재 진행형으로 계속 생각하는 이 어려운 문제. 기경팔맥은 그 역사 속의 한 해석일지 모른다.

기경팔맥 가설

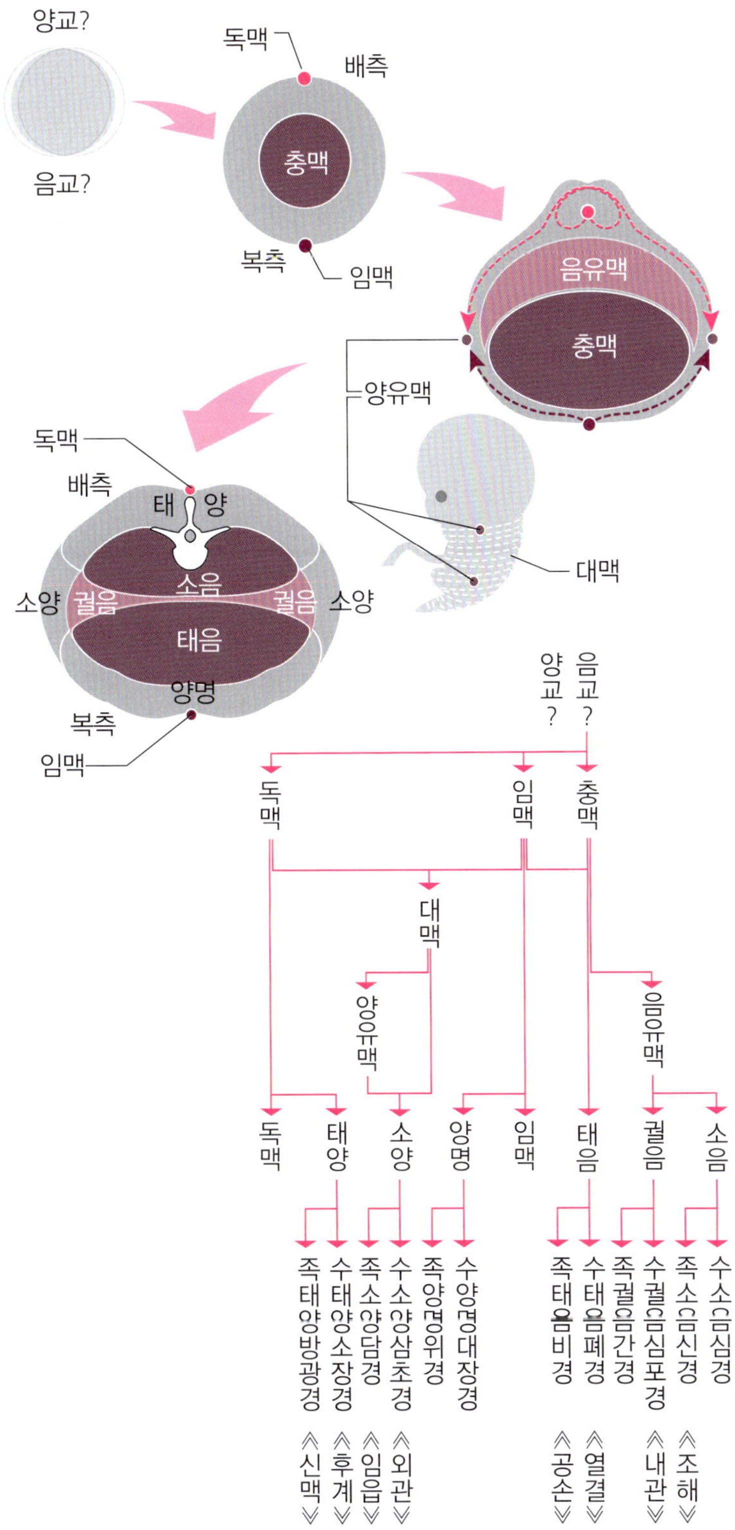

02: 임맥(任脈, Conception Vessel)

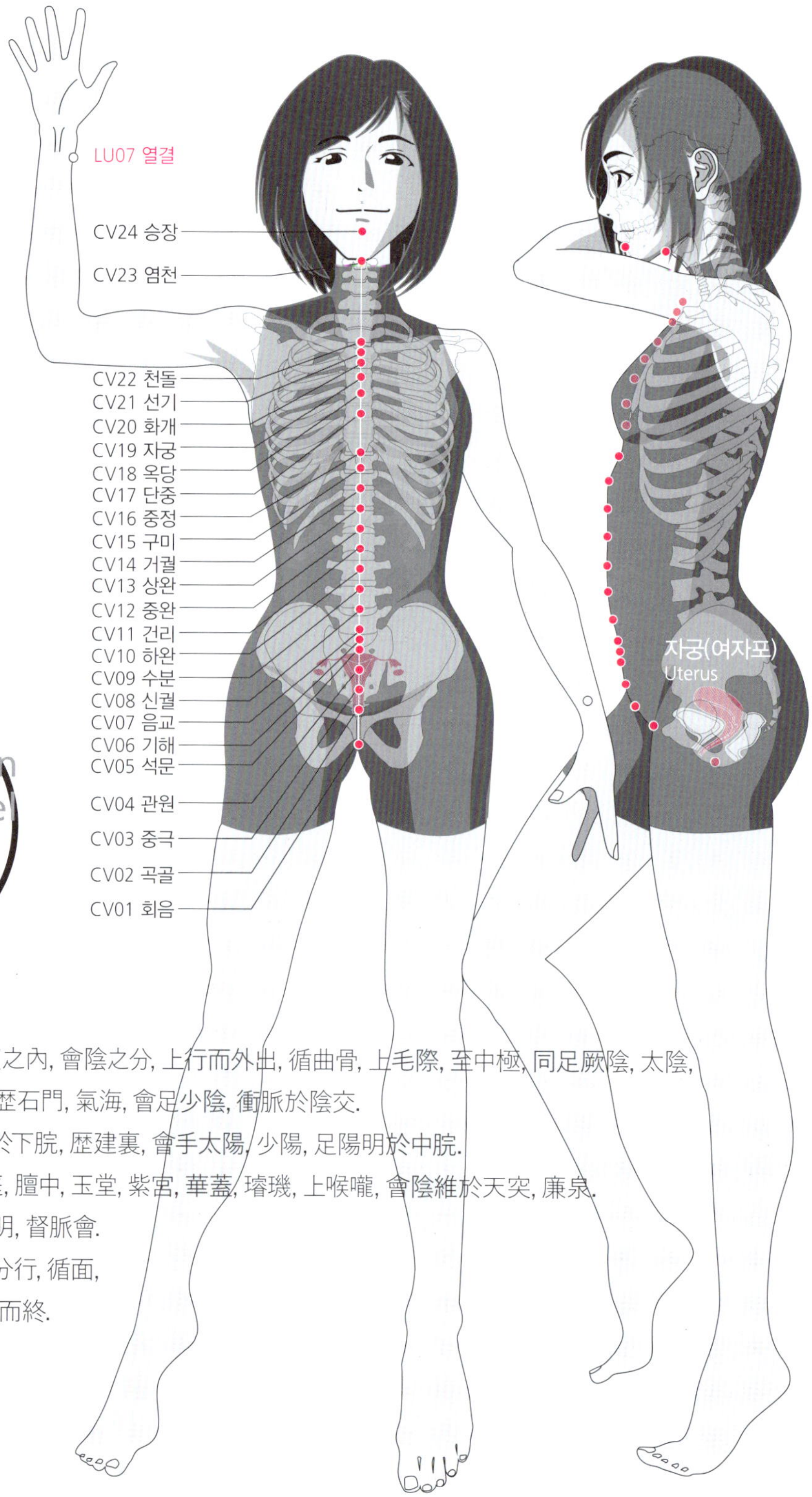

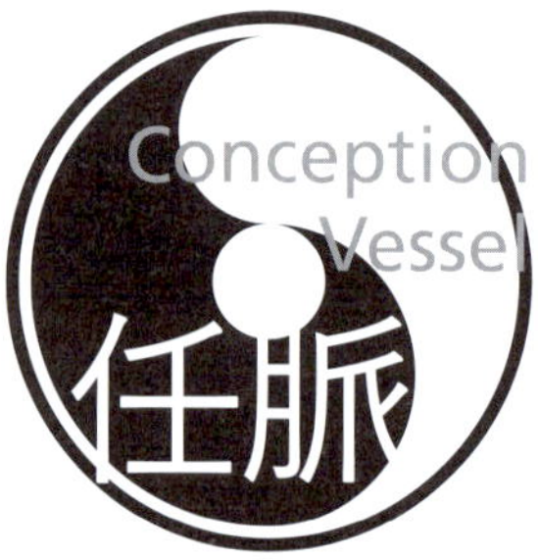

任爲陰脈之海.

其脈起於中極之下, 少腹之內, 會陰之分, 上行而外出, 循曲骨, 上毛際, 至中極, 同足厥陰, 太陰, 少陰竝行腹裏, 循關元, 歷石門, 氣海, 會足少陰, 衝脈於陰交.

循神闕, 水分, 會足太陰於下脘, 歷建裏, 會手太陽, 少陽, 足陽明於中脘.

上上脘, 巨闕, 鳩尾, 中庭, 膻中, 玉堂, 紫宮, 華蓋, 璿璣, 上喉嚨, 會陰維於天突, 廉泉.

上頤, 循承漿, 與手足陽明, 督脈會.

環唇上, 至下齦交, 複出分行, 循面,

系兩目下之中央, 至承泣而終.

任脈之別絡, 名曰尾翳.

下鳩尾, 散於腹.

－奇經八脈考－

奇經八脈考 의역

「임맥은 「음맥(陰脈)의 바다(모이는 장소)」이다」
「복막 아래 골반강으로 시작해 회음부에서 체표로 나와 복부를 상행하고 음부에서 치골-제(臍)-흉골-인후로 전 정중선을 올라 턱 정중에 이르며 좌우에서 입술을 돌고 구강 내 구순소대에서 〈독맥〉과 연결된다」
「체표에서는 인중부에서 교차하여 안와하연으로 끝난다」
「그 경로 사이에 24개의 경혈을 가진다」

〈임맥〉의 「임」에는 「담임」이라는 뜻이 있다. 임맥은 각 경맥의 연결을 담당한다고 할 수 있다. 임맥은 특히 체내유주에서 매우 많은 경맥과 교회한다. 그 중에서도 오장과 연결되는 음경맥은 복강 내에서 다음 경맥으로 이어지기 때문에 임맥(과 오장)은 일명 **『음맥의 바다』**라고도 불리며, 경맥의 일대 교회선이 되고 있다.

폐장에서도 말했지만 체내유주라는 것은 경맥끼리의 연결고리를 설명하기 위한 「개념」이기 때문에 신체를 열어봐도 거기에서 해부학적인 무언가를 찾을 수 없다. 그러나 중요한 것은 고대 의사들이 **「복측의 정중선상에 많은 장**

임맥과 각 경맥의 교회

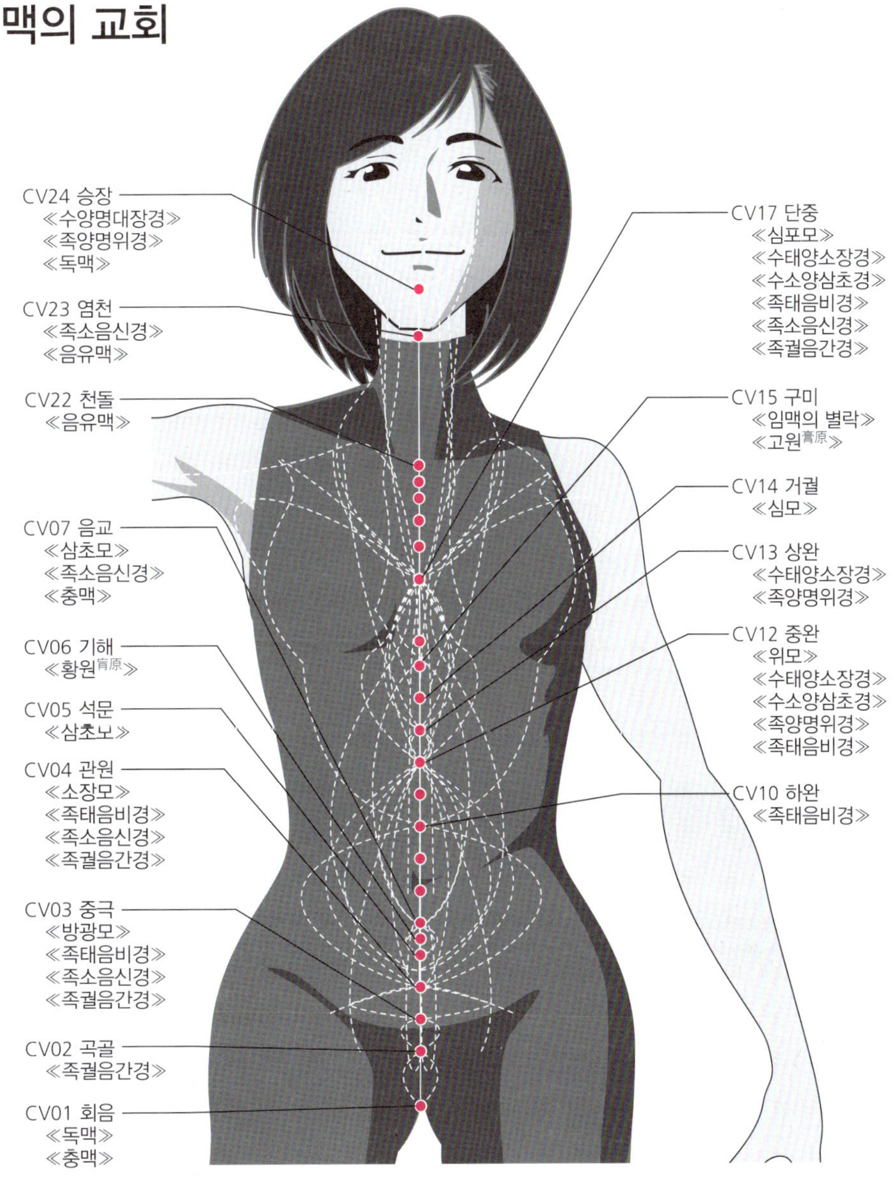

부의 반응이 집약된다」고 생각한 것이 경험법칙이라는 것이다. 상처 소독과 식품위생관리도 부실했던 시절에는 기생충이나 세균에 의한 위장과 복막 염증은 현대보다 훨씬 많았을 것이다. 이러한 병태에서 생기는 복벽의 반사성 긴장(**근성 방어**)은 그 긴장 부위에 따라 염증 부위를 추측할 수 있는 유효한 진단법이었을 것이다. 임맥상에는 12개의 「모혈」 중 무려 절반인 6개의 경혈이 집중되는데, 이것 역시 임맥이 내장의 상태를 여실히 보여주는 자리임을 보여준다.

현재도 한의학에서는 맥상에 따른 『맥진』, 혀의 모습에서 기혈진액의 상태를 보는 「설진」, 그리고 복부의 촉진을 통해 장부의 상태를 보는 『복진』의 3가지를 중요한 진단법으로 사용하고 있다. 맥진이 오랜 역사 속에서 치밀하게 진화했듯이 복진 또한, 부위나 시술자 쪽이 느끼는 촉각, 환자 쪽이 느끼는 통증이나 불쾌감 등 양방향의 정보를 바탕으로 그 미묘한 뉘앙스를 체계화해왔다.

임맥이 나타내는 반응은 모든 장부, 경맥의 집약이며, 임맥과 각 경맥의 교회는 단순한 개념이 아니라, 어디의 어떤 이상에 의한 것인지를 판단하는 "지도"이기도 한 것이다.

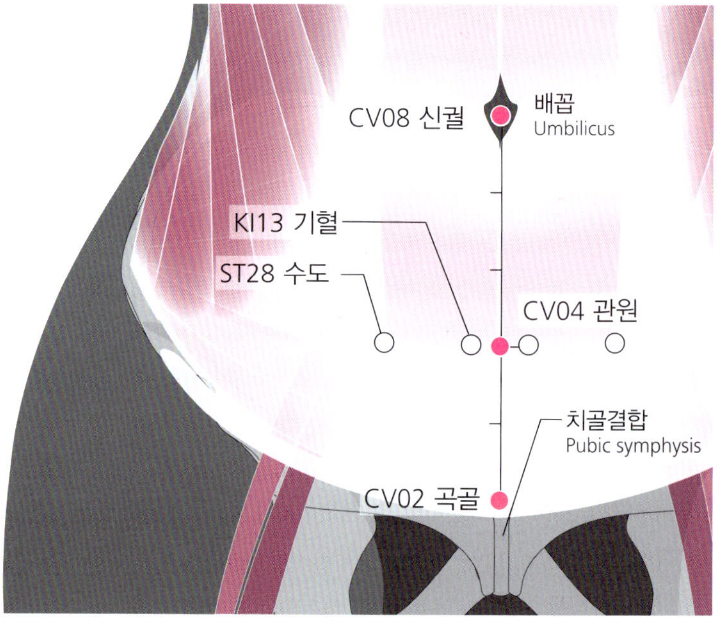

대표적 경혈

▶ CV04 〈관원(關元)〉

취혈 하복부, 전정중선 위, 배꼽(CV08 〈신궐〉)로부터 치골결합 상제(CV02 〈곡골〉)를 5등분하여 위에서 3/5

주치 **『제허백손(諸虛白損)』『소장실증(小腸實證)』**

- 복통, 설사, 변비, 장염 등 위장질환
- 배뇨장애, 발기부전, 조루 등의 비뇨기질환. 생리불순, 부정출혈, 갱년기 장애 등의 부인과질환
- 만성 피로, 만성 요통, 면역력 저하, 무력감, 움직이고 싶지 않은 증상, 두중감, 어지러움, 우울증 등에도 사용

해설 이 혈자리는 일반적으로 『**단전(丹田)**』이라는 호칭이 더 익숙할 것이다. 여기는 「**호흡력에 의해서 생명 에너지를 응축시킨 영적인 물질인 『단(丹)』이 생기는 장소**」라고 생각되고 있기 때문에 기경팔맥의 한 쪽 대가인 「도가」에서는 중요하게 여겨지는 장소이며, 또한 구조역학적으로도 「**인체의 중심점**」에 해당한다(신 chapter. KI06 〈조해〉 참조).

골반대에서의 체중 전달

상반신의 체중은 척추를 통해 골반대로 전달되고, 천골-장골 아치를 통해 좌우로 분산돼 대퇴골로 전달된다.
치골지는 하중 전달에 필요한 지지 장치로서 기능한다.

입위에 있어서 인간의 중심은 골반대의 아치 중앙, 제2천골 전방 부근으로 알려져 있다.

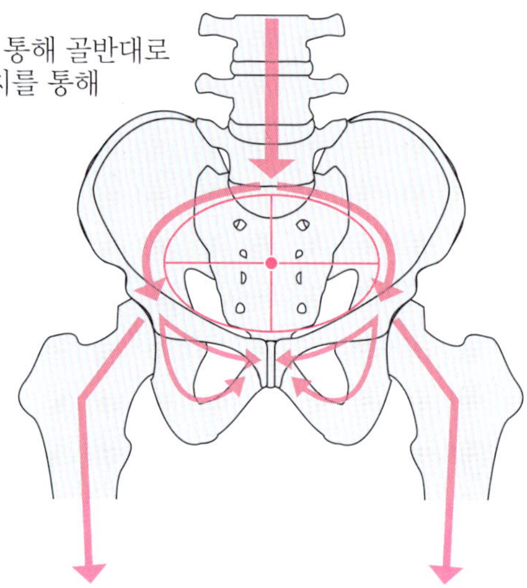

우화등선을 지향하는 이들이 수천 년 전부터 「중심」을 의식했다는 것은 필연적인 일이지만 놀랍기도 하다.

한편, 의가의 입장에서 볼 때, 이 〈관원〉은 『**소장의 모혈**』이며, 장의 상태가 여실히 반영되는 진단점이다. 충수염 등의 장질환에서는 복부의 특정 부위 압통이 진단에 도움이 될 수 있는데, 아마도 이 혈자리도 그러한 활용법이 이루어져 왔을 것이다.

또한, 본혈에서는 선천의 정을 간직한 〈신〉, 후천의 정을 만들어내는 〈비〉, 혈을 간직한 〈간〉 등 임신에 필요한 3장의 경맥이 교회하는 것으로부터, **경(經, 월경)**, **대(帶, 대하)**, **잉(孕, 임신)**, **산(産, 출산)**, **유(乳, 수유)**, 즉 모든 부인과질환의 특효혈이기도 하다.

앞서 임맥의 의미를 「남임」이라고 설명했지만 임(任)에는 또 「임신」의 의미도 있고, 실제로 임맥은 영어루는 「Conception vessel(수태의 맥)」로 번역되어 있다. 관원을 중심으로 한 하복부는 임맥의 제하 7개 경혈과 그 외방에 늘어선 신경이나 위경의 혈도 포함하여 모두 〈간〉〈비〉〈신〉의 경맥이 겹겹이 복잡하게 교회하는 부인과의 중요 구역이다. 어떤 연령대라도 이 근처를 차갑게 하는 옷차림은 추천할 수 없다. 뭐, 매력적이긴 하지만.

접근방법 『단전』으로서 이용한다면, 명상할 때 "의식을 두는 곳"으로서 이용하는 것이 좋다. 코로 들이마신 숨을 깊이 떨어뜨려 「단전에서 호흡하는」 상상을 하는 것이 요가나 기공법의 기초가 된다.

〈관원혈〉로서 사용한다면, 기본은 역시 진단점으로서 생각해야 할 것이다. 치료점으로도 유효하지만 위치적으로 민감한 곳에 있기 때문에 치료라기보다는 셀프케어로 이용하는 경우가 많다. 임맥은 침보다 뜸법이 더 좋다. 집에서 몸을 「온활(溫滑)」하게 하는 목적에는 꼭 추천하고 싶다.

충수염의 주요 압통점

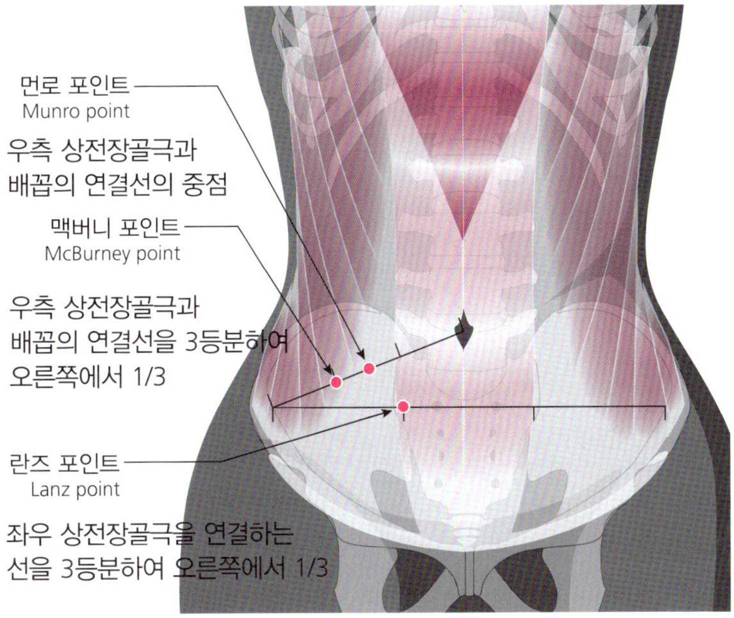

▶ CV12 〈중완(中脘)〉

취혈 상복부, 전정중선 위, 흉골체 하단(CV16 〈중정(中庭)〉)과 배꼽(CV08 〈신궐(神闕)〉)의 중점

주치 『**위실증(胃實證)**』

- 복통, 배변 이상, 구토, 곽란, 메스꺼움, 속쓰림, 부인과질환 등
- 감충(疳蟲), 우울증, 자율신경실조증.
- 부인과질환

해설 〈중완〉은 『**위의 모혈**』, 즉 위의 상태가 체표에 반영되는 경혈이다. 위 chapter에서 말한 것처럼 한의학의 〈위〉는 단순한 소화기가 아니라 기혈의 바탕이 되는 〈수곡의 정미〉를 음식물에서 가려내는 『**기혈생화의 근원**』이다. 그래서 위의 모혈인 본혈은 「팔회혈」의 하나인 **육부(소화관)가 만나는 곳**, 즉 『**부회(腑會)**』라고도 한다. 참고로 **오장이 만나는** 『**장회(臟會)**』는 『비의 모혈』, 간경상, 제11늑골단 하연에 있는 **LR13 <장문(章門)>**이라고 여겨지는데, 이 이

유 또한, 비장이 장부일체로 『기혈생화의 근원』이라고 여겨지는 데서 유래한다. 그만큼 인체에 있어서 〈기혈〉이란 중요한 것이다.

그런데 이 혈자리에는 또한, 한 가지 중요한 역할이 있다. 십이정경의 첫 번째 맥, 〈수태음폐경〉이 어디서 비롯되었는지 기억하고 있을까? 맞다, 여기부터다.

십이정경을 둘러싼 큰 경맥의 고리는 이곳을 기점으로 전신을 돈다. 때문에 중완에 데미지를 입으면, 전신의 기가 흐트러져 혼절하고 만다. 보디 블로는 힘든 것이다.

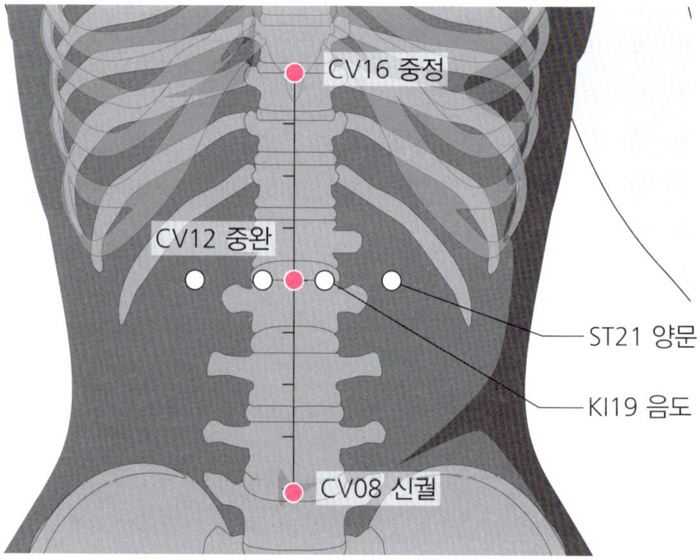

팔회혈

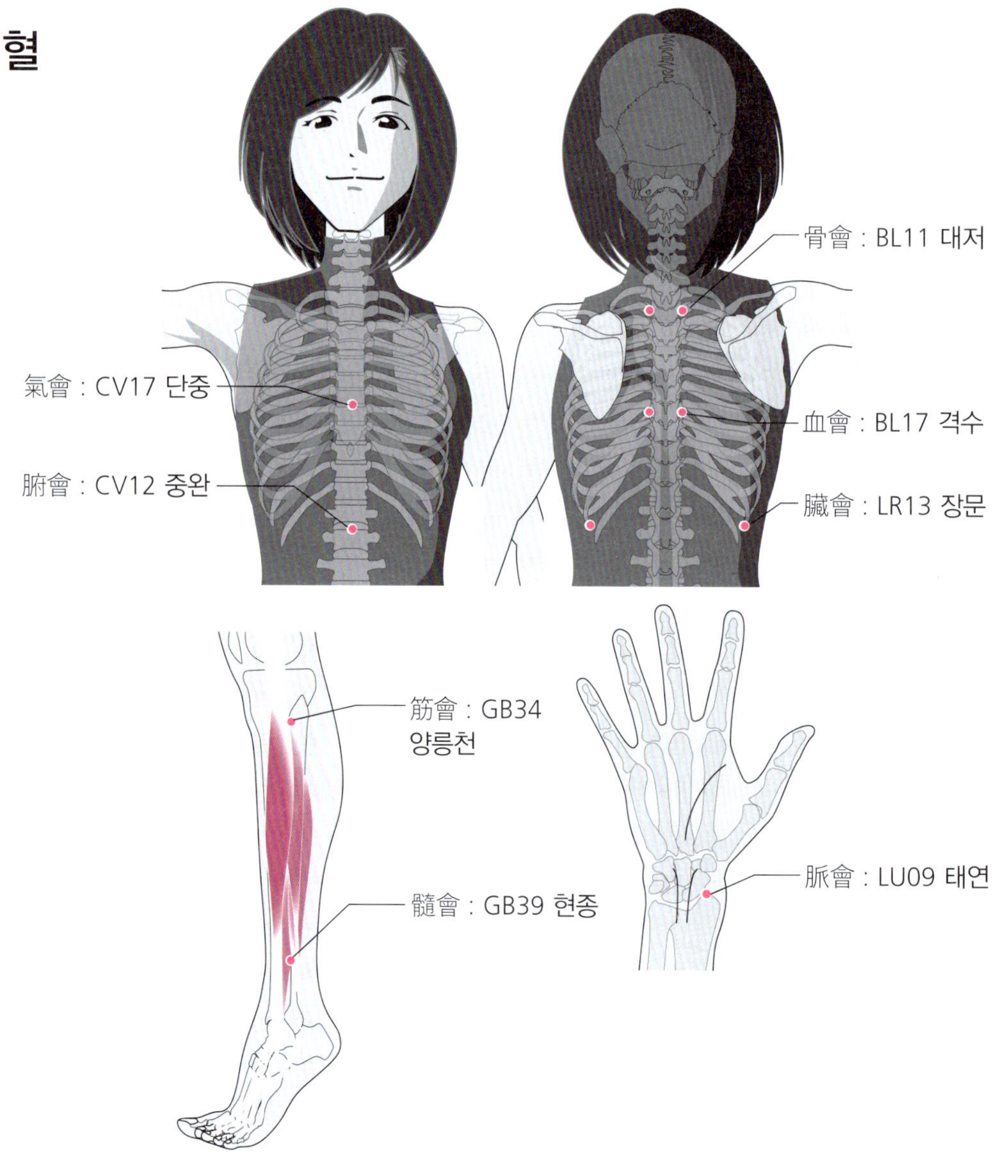

접근방법 임맥은 대체로 강한 자극을 줄 만한 장소가 아니다. 강자극은 복근의 과긴장을 초래해 정확한 장부 상태를 진단할 수 없기 때문이다. 치료에 이용할 경우에는 뜸 등의 온법으로 긴장을 풀고 위장의 상태를 이완하는 것을 목적으로 해야 할 것이다.

▶ CV17 〈단중(膻中)〉

취혈 전흉부, 전정중선 위, 제4늑간과 같은 높이

주치 『**심실증(心實證)**』

- 스트레스로 인한 두근거림, 혈압 이상, 과호흡, 천명, 흉통, 공황장애, 우울증, 양극성 장애 등. 짜증이 나고 화를 내기 쉬운 등 정신적으로 여유를 가질 수 없는 증상에도 사용
- 모유불통, 유선염
- 견갑간 통증, 견배부 통증, 경항통, 결림, 뻣뻣함 등

해설 〈단중〉의 「단(膻)」은 「담(膽)」의 옛 글자로 여겨진다. 이것은 장부의 담이라기보다는 「담력」, 즉 "마음의 강함"이 깃든 곳이라는 뜻일 것이다. 이 경혈은 『**심포의 모혈(募穴)**』이다. 〈심포〉에서는 『희락』이 나온다고 한다. 기쁨, 즐기는 것(긍정적인 감정)이 심포의 건강함을 나타낸다면, 비애나 불안이라고 하는 네거티브한 감정은 "심장(심포)이 조여지는 듯한" 감각을 낳는다. 원래 일본어의 「마음(こころ)」이라고 하는 말의 어원은 「뭉치다(凝, こご)」, 즉 가슴의 통증으로부터 왔다고 한다. 본혈이 있는 제4늑간에는 이례적으로 많은 혈이 늘어서 있는데, 그 이유는 아마도 가슴이 아픈 일들이 세상에는 너무 많기 때문일 것이다.

단중은 『팔회혈』의 하나, **모든 기운이 모이는 곳, 『기회(氣會)』**이기도 하다.

흉곽의 중심은 폐로 대표되는 호흡 기능의 요체라고도 할 수 있지만, 필자는 「마음이 만나는 곳」이라고 생각한다.

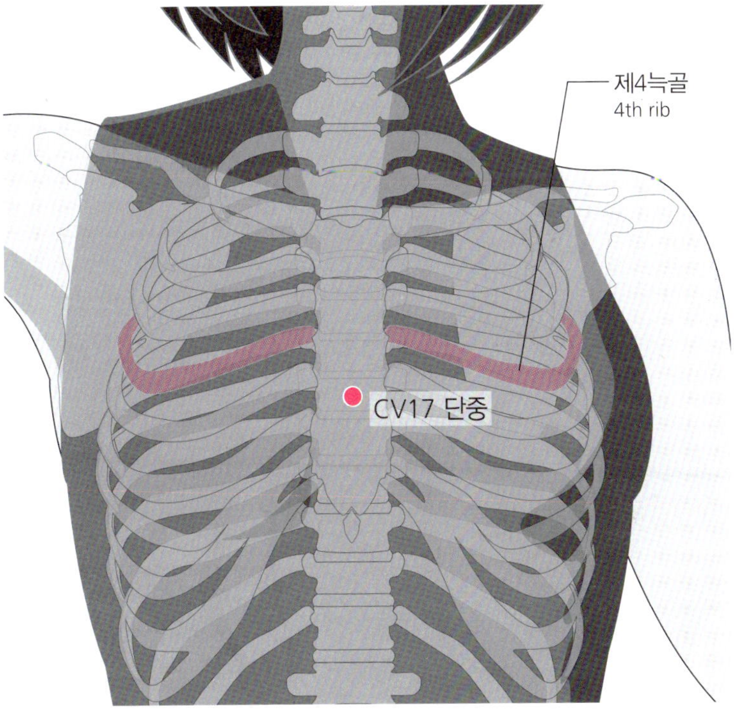

제4늑간의 결혈

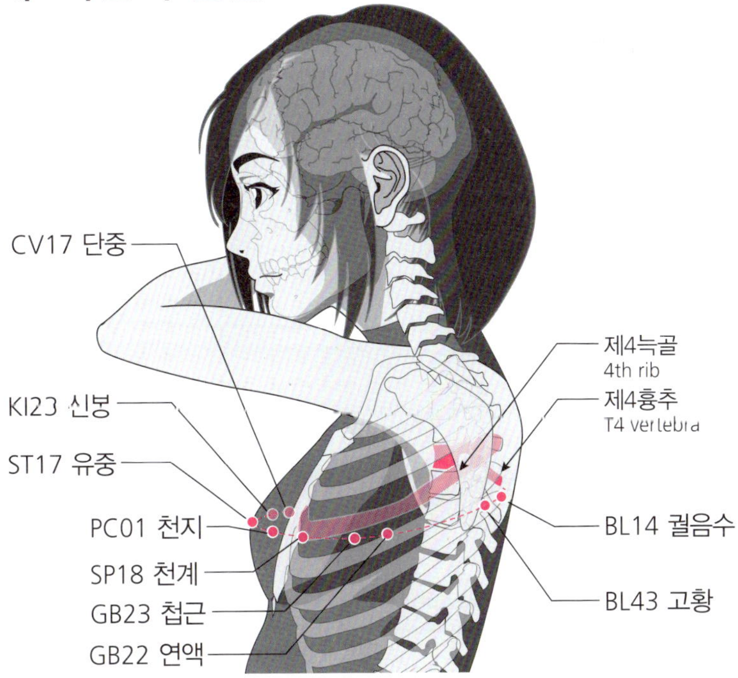

접근방법 실제로 단중에 압통을 느끼는 사람은 PTSD 등 강한 스트레스를 안고 있는 경우가 많다. 흉골 위의 경혈이므로 침은 횡자가 기본이다. 필자는 침첨을 배꼽 방향으로 자입하는 경우가 많다. 셀프케어로는 이 혈자리 위에 양손을 대고 천천히 심호흡하는 것만으로도 정신의 동요를 진정시키는 효과가 있다.

또한, 본 경혈은 흉곽의 중심이기 때문에, 골반의 중심인 『하단전(CV04 〈단전〉)』, 두개의 중심인 『상단전(경외기혈〈인당〉)』과 나란히 『중단전(中丹田)』이라고 불리기도 한다.

흉곽 주위의 뭉침은 호흡은 물론, 목, 어깨, 등의 근육 긴장에 크게 영향을 주므로, 본 경혈을 상반신의 "축"으로서 인지하는 것도 중요할 것이다.

단중(심포모)에서 중지의 끝을 가능한 한 멀리 뻗는 이미지로 팔을 돌리면 〈**수궐음심포경**〉 전체의 스트레칭이 되므로, 스트레스를 느끼고 있는 분은 꼭 시도해 보길 바란다.

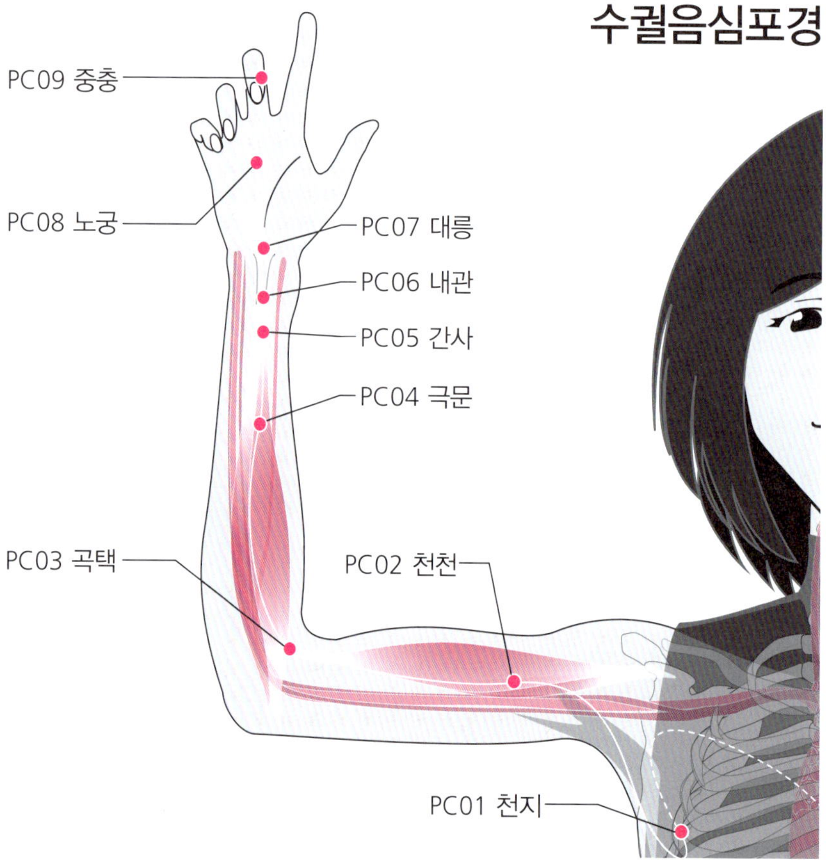

03:

독맥(督脈, Governor Vessel)

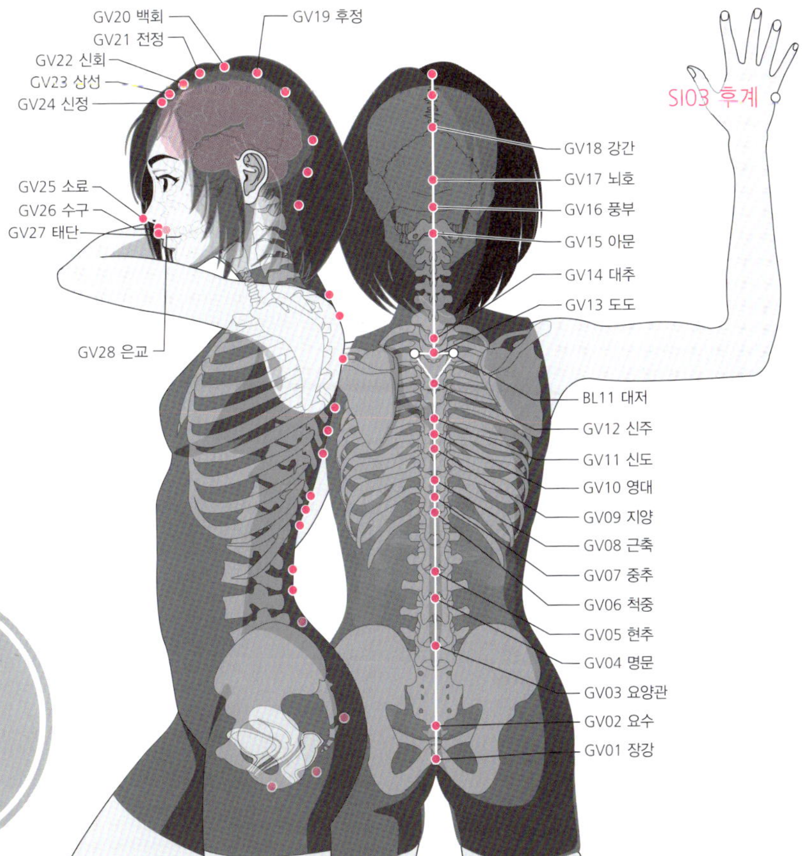

督脈
Governor
Vessel

督乃陽脈之海.

其脈起於腎下胞中, 至於少腹, 乃下行於腰, 橫骨圍之中央, 系溺孔之端.

男子循莖下之篡.

女子絡陰器, 合篡間.

俱纏篡後屏翳穴, 別纏臀至少陰, 與太陽中絡者合.

少陰上股內廉, 由會陽貫脊, 會於長强穴, 在骶骨端與少陰會, 竝脊裏上行.

歷腰兪, 陽關, 命門, 懸樞, 脊中, 中樞, 筋縮, 至陽, 靈台, 神道, 身柱, 陶道, 大椎, 與手足三陽會合.

上瘂門, 會陽維, 入系舌本, 上至風府, 會足太陽, 陽維, 同入腦中.

循腦戶, 强間, 後頂, 上巓, 歷百會, 前頂, 顖會, 上星, 至神庭, 爲足太陽, 督脈之會.

循額中之鼻柱, 經素髎, 水溝, 會手足陽明.

至兌端, 入齦交, 與任脈, 足陽明交會而終.

督脈別絡, 自長强走任脈者, 由小腹直上, 貫臍中央, 上貫心, 入喉, 上頤, 環唇, 上系兩目之下中央.

會太陽於目內眥睛明穴, 上額, 與足厥陰同會於巓, 入絡於腦.

又別自腦下項, 循肩胛, 與手足太陽, 少陽會於大杼, 內挾脊抵腰中, 入循膂絡腎.

—奇經八脈考—

奇經八脈考 의역

「독맥은 양맥(陽脈)의 바다다」

「후복막강 아래 골반강으로 시작하여 회음부에서 체표로 나와 등 부위로 향하며, 천골에서 〈족소음신경〉, 〈족태양방광경〉과 교회한다」

「척주를 따라 후정중선을 올라 GV16 〈풍부(風府)〉에서 두개의 내부로 들어간다」

-여기서부터는 두개 내외인지 불분명함 -

「시상봉합을 따라 머리를 돌고 코를 내려가 인중부를 거쳐 윗입술 정중에서 구강 내로 들어가 구순소대로 끝난다」

「그 경로 사이에 28개의 경혈을 가진다」

독맥과 각 경맥의 교회

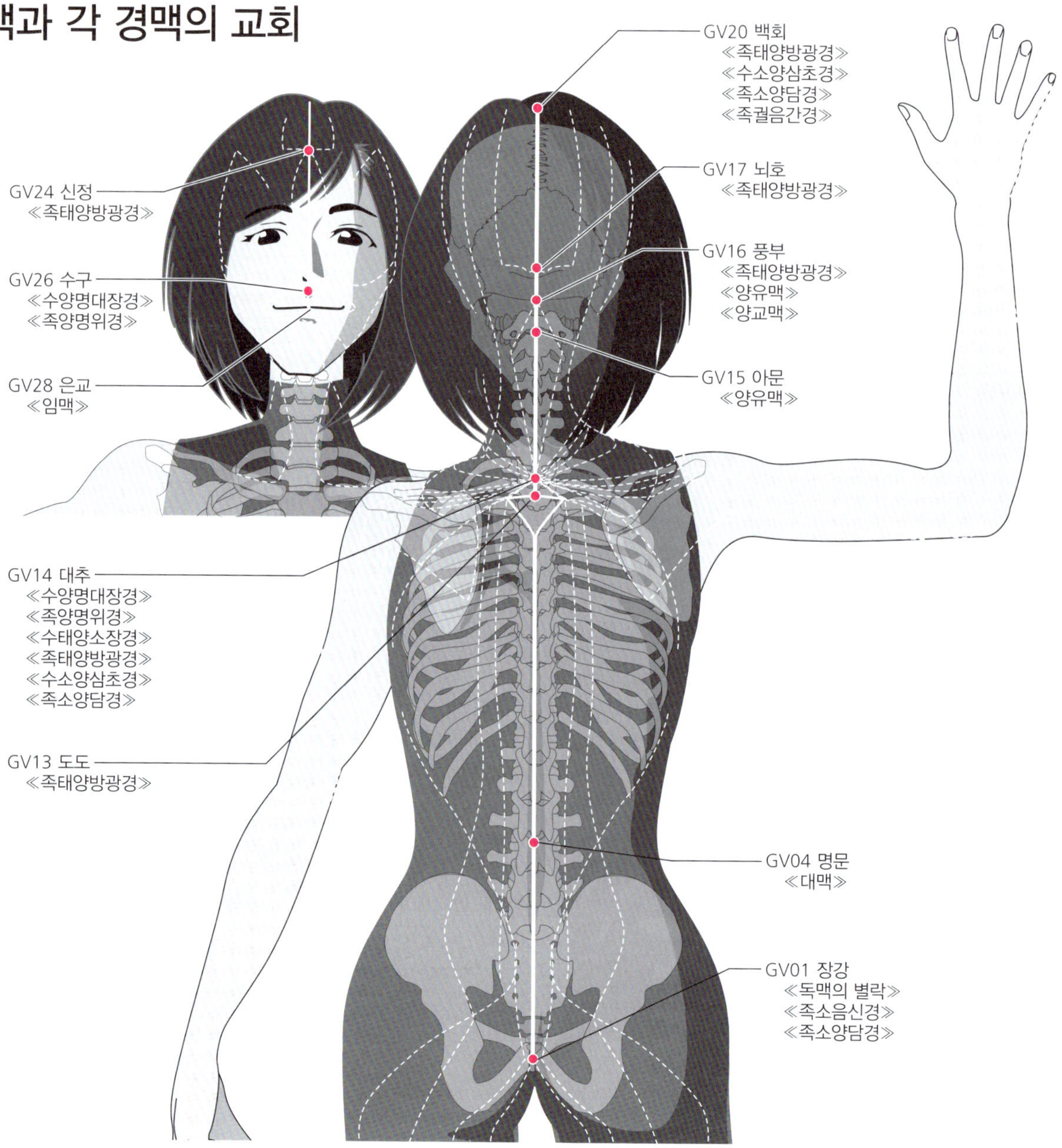

〈임맥〉은 모든 음경맥의 교회의 장소가 된다고 하여 『음맥의 바다』라고도 하고, 〈독맥〉은 모든 양경맥이 만나는 장소로서 『**양맥의 바다**』라고 칭한다. 하지만 임맥과 독맥은 그 교회의 방식이 크게 다르다. 임맥에서는 대부분의 경혈이 타경과의 교회점으로 되어 있는데, 독맥에서의 타경과 교회는 특정 부위에 집중되어 있는 것이다. **꼬리뼈 끝, 제7경추, 목덜미에 두정부와 안면**. 이 교회의 편재는 독맥이 의미하는 실제 해부학적 구조인 **뇌와 척수**에서 유래한 것이 틀림없다. 고전에서는 독맥의 병변으로 「각궁반장(등줄기가 경직돼 휘어진 상태) 경련, 경련, 연축, 의식장애, 두통, 두중, 현기증, 중풍(뇌혈관장애), 전간(癲癇) 및 안통」 등 분명히 뇌수막염이나 뇌병변을 의심하는 증상이 나열되어 있다. 독맥과 타경의 교회가 이러한 형태를 그리는 것도, 척수분리의 손상 레벨로부터의 깨달음이라고 생각하면 납득이 간다. 손상 부위가 제7경추 아래, 즉 GV14 〈대추(大椎)〉보다 위인가 아래인가에 따라 그 후의 예후는 크게 바뀐다. 인공호흡기 같은 것이 없었던 고대라면 더욱 그랬을 것이다. 전쟁이나 사고로 인한 장시간을 들인 수많은 증례로부터, 독맥은 이러한 모습을 형성되어 왔을 것이다.

척수분리에 의한 손상 레벨

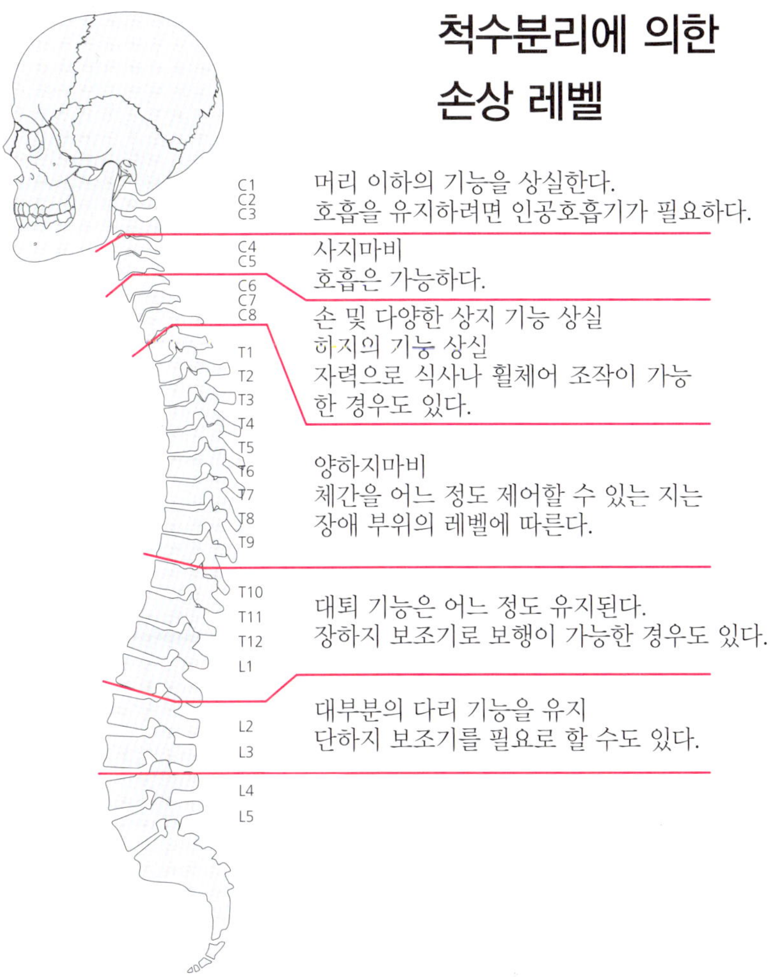

임맥이 「개념」으로서 경맥을 정리하는 『음맥의 바다』라면, 독맥은 「해부학적 실제」에서 전신을 감독하는 『양맥의 바다』라고 할 수 있다.

대표적 경혈

▶ GV09 〈지양(至陽)〉

취혈 상배부, 후정중선 위 제7흉추극돌기 하방의 함요부. 그 후 정중선의 외방 1.5촌(약 5cm)에는 방광경의 BL17 〈격수(膈兪)〉가 있다.

주치 「**혈허증(血虛證)**」「**혈어증(血瘀證)**」

- 늑간신경 통증, 배부 통증, 근육 경직, 긴장, 굽은등, 얕은 호흡, 심통, 등의 통증, 굳어짐 등
- 빈혈, 혈액질환, 혈압 이상, 위하수, 더부룩함, 메스꺼움, 역류성 식도염, 위경련, 딸꾹질, 트림

해설 독맥은 후정중선 위를 흐르고, 그 양 옆에는 〈족태양방광경〉이 흐른다. 척수신경후지의 「같은 분절 레벨에

있는 경혈은 거의 같은 효능을 가진다」는 특징은 앞에서 자세하게 말했다.

방광경에서는 특히 오장의 『배수혈』과 그 중앙에 있는 독맥의 경혈을 설명하였으니, 여기서는 그 이외의 등 부위의 특징적인 경혈도 함께 설명하고자 한다.

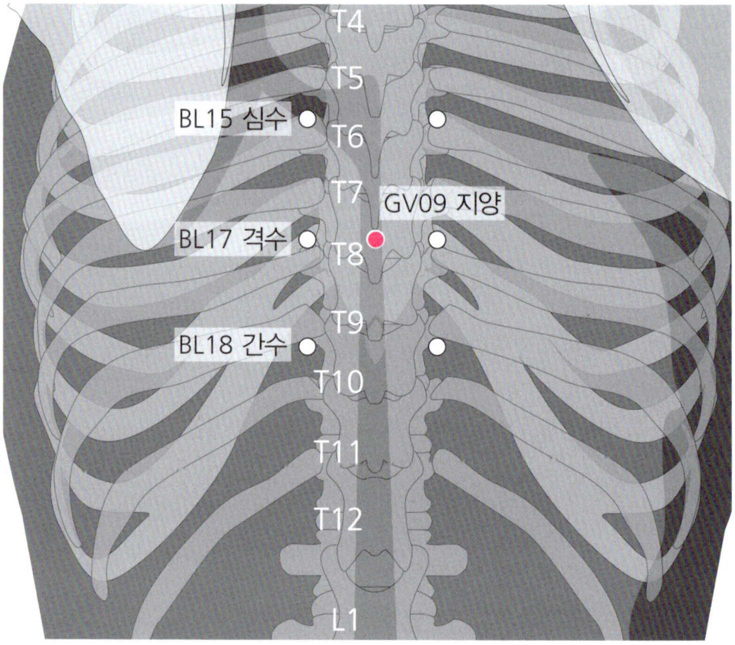

이 〈지양(至陽)〉은 사람이 네발로 기어갔을 때 가장 높은(양) 위치에 온다 하여 이 이름이 붙여졌다. 그 좌우에 있는 방광경의 BL17 〈격수(膈兪)〉는 횡격막의 긴장이나 경련, 즉 딸꾹질이나 호흡 이상, 식사가 인후를 잘 넘어가지 않는 증상 등의 치료 경혈로서 이용되지만, 그 이상으로 『팔회혈』의 하나인 『**혈회(血會)**』로서 이용되는 경우가 매우 많다. 왜 이 혈자리가 「**모든 피가 모이는 곳**」인가? 그 이유를 서술한 문헌은 찾아볼 수 없으나, 격수의 위치는 공교롭게도 BL15 〈심수(心兪)〉와 BL18 〈간수(肝兪)〉의 중간에 있다. 『심장은 혈맥을 주관한다』, 『간은 혈을 저장한다』라고 하는 두 장부의 기능에 근거해 그 중점을 『혈회』라고 했을지도 모른다.

또 다른 가능성은 「기정맥계(奇靜脈系)」와의 관계다. 제7, 8흉추는 **부반기정맥**이 기정맥에 합류하는 높이에 해당한다. 또 〈간수〉가 있는 제9흉추는 **반기정맥**이 기정맥으로 합류하는 높이이기도 해서, 장부를 가르고 정맥을 찾아갔을 때 이곳은 「혈맥이 만나는 자리」로 보이지 않았을까? 두 설 모두 추측일 뿐이지만 나름대로 설명은 될 거라 생각한다.

『혈회』라고는 하지만, 본혈이 혈류나 빈혈에 특효가 있다고는 생각되지 않는다. 그러나 이 부위가 지나치게 후방 돌출된 즉 새우등(굽은등)이 심한 사람은 대체로 횡격막을 잘 사용하지 못하고 호흡이 얕다. 폐장에서도 말했듯이 호흡은 모든 체액순환의 동력이 된다. 이 부위를 정상적으로 기능시킴으로써 흉곽의 기능을 되찾고 혈액을 포함한 체액순환을 높인다는 의미에서는 『혈회』라고 불러도 무방할 것이다.

기정맥계(Azygos vein system)

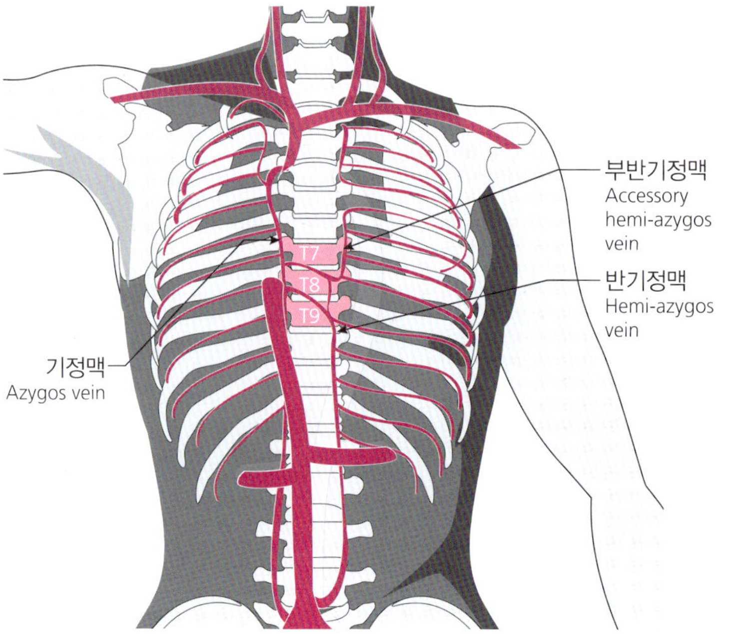

접근방법 특히 최근에는 책상에 앉아서 일하는 사람들이 많고, 스마트폰의 영향으로 젊은 사람이라도 새우등이 심한 경우가 많아지고 있다. 실제

로, 제7, 8, 9흉추의 가동이 거의 보이지 않는 사람도 드물지 않기 때문에, 척추 전체의 정렬 조정의 의미에서도 이 경혈은 적극적으로 사용하고 싶다.

▶ GV14 〈대추(大椎)〉

취혈 후경부, 후정중선 위, 제7경추극돌기 하방의 함요부. 1추체 아래인 제 1흉추극돌기 하방의 함요부의 외방 1.5촌(약 5cm)에는 방광경의 BL11 〈대저(大杼)〉가 있다.

주치

- 두통, 항경부통, 견배부 통증, 요배부 통증
- 감염증, 경련, 해수, 천식, 열사병, 조현병, 공황장애, 틱, 파킨슨증후군 등

해설 〈대추〉는 6개의 양경 모두가 교회한다고 여겨지는데, 모든 경혈 중 최대의 교회점이다. 그 때문에 『**제양지회(諸陽之會)**』라고도 불리며, 얼굴과 함께 뇌에의 접근 포인트로서 많이 사용된다. 또 그 1추체 아래에 있는 GV13 〈도도(陶道)〉의 외방에는 방광경의 BL11 〈대저(大杼)〉가 있는데, 대저는 『팔회혈』의 하나인 『**골회(骨會)**』라고 되어 있지만, 실은 이것은 대추의 실수가 아닌가?라는 설이 있다. 복사기는 커녕 인쇄기술도 없는 시대, 책을 얻으려면 「베끼기」가 기본이다. 사람이 하는 일이라 오탈자도 있을 것이고, 글자가 깨져서 잘못 읽을 수도 있을 것이다. 「椎」와 「杼」를 혼동해서, 골회는 대추에서 대저로 변화해 버렸을 가능성이 있는 것이다. 사실 이런 실수는 또 있는데, 침의 종류 중에 「대침(大鍼)」이라고 불리는 것은 사실 「화침(火鍼)」이기도 하다. 아마도 모필의 글씨가 뭉개졌을 것이다.

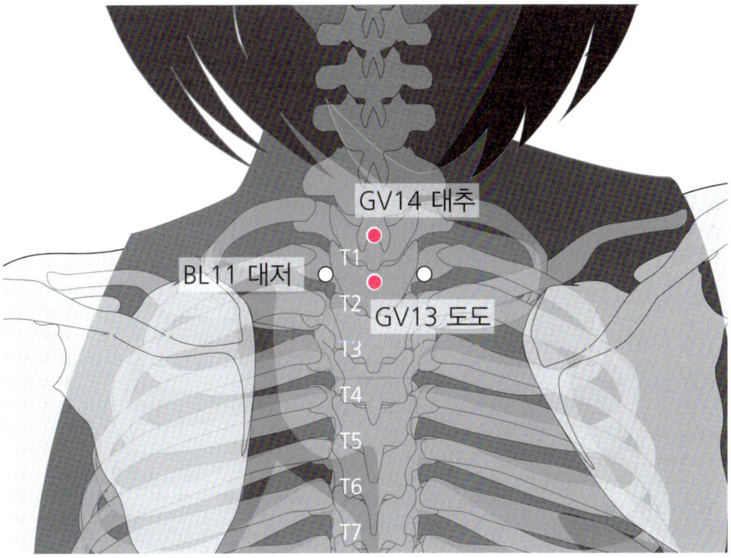

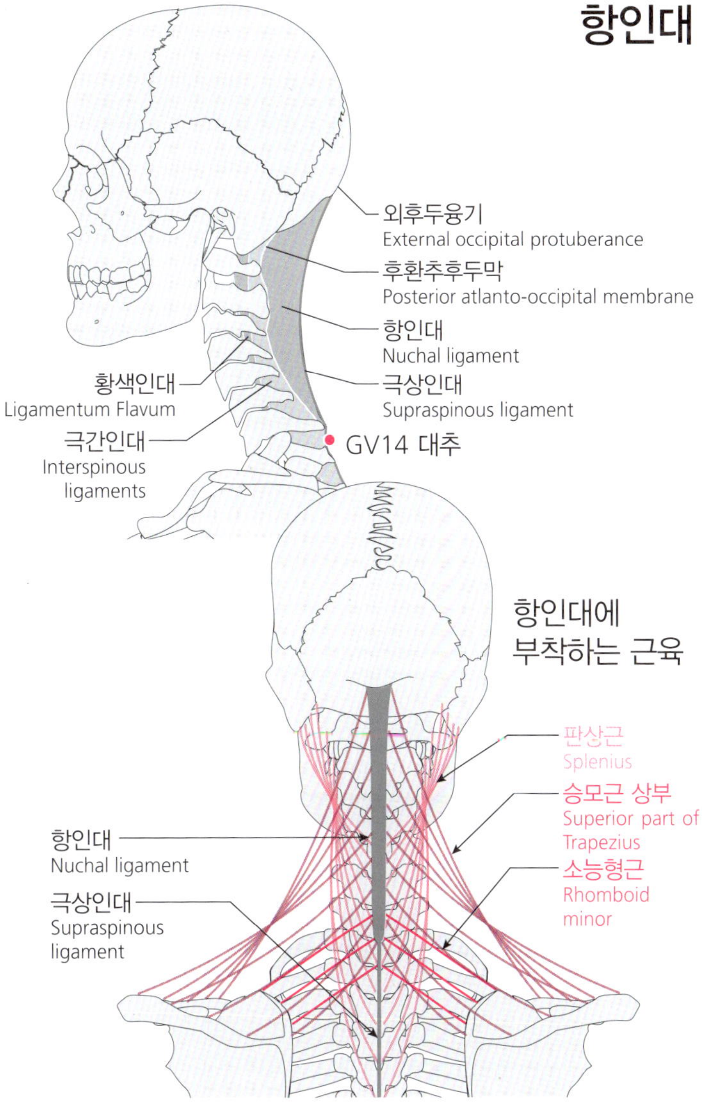

대추(제7경추)는 이름 그대로 사람이 기립한 상태에서도 극돌기를 눈으로 확인할 수 있는 유일한 추골이며, 그 특징 때문에 서양의학에서도 「**융추(隆椎)**」라고도 불린다. 「모든 뼈가 만나는 곳」이라고 한다면, 대추 쪽이 적합하다고 필자는 생각한다.

해부학적 관점에서 볼 때 이 대추는 경부 정중의 강인한 띠, 「항인대」 아래 지점이다. 항인대는 승모근이나 판상근 등 머리와 목과 상지를 잇는 근육의 기시부이기도 하기 때문에 여기에 불균형한 부하가 걸리면 경추 뿐만 아니라 척주 전체의 구조가 뒤틀리게 된다. 또 항인대는 척수경막에도 연결돼 있어 항인대에 가해지는 스트레스는 뇌척수액의 순환에도 영향을 줄 수 있다. 본 경혈을 필두로 항인대 주위의 경혈에 대한 자극은 만성적인 목 어깨의 결림이나 두통은 물론, 뇌의 대사이상인 파킨슨증후군이나 우울증, 양극성 장애, 알츠하이머 치매 등에 대한 효능도 기대할 수 있다.

접근방법 시술에서는 대추의 정중앙보다, 측면에서 긴장이 강한 쪽을 판단해, 살짝 외측에서 극돌기를 따라 사자하는 방법을 이용한다. 또한, 들어짐이나 과전만은 제 4~6경추에 강하게 나와 있는 사람이 많기 때문에 그 부위에 부착하는 근육의 층구조를 이미지화하면서 경추 사이로 접근하는 경우도 많다.

▶ GV20 〈백회(百會)〉

취혈 머리 부분, 전정중선 위 앞머리 끝에서 뒷머리 끝까지 12등분하여 앞머리 끝에서 5/12로 나눈다.

주치 『**백병개치(百病皆治)**』

- 탈모증, 발모.
- 두통, 안통, 견배부 통증, 요배부 통증, 만성 통증
- 간질, 발작성 경련, 발작, 틱, 파킨슨증후군, 뇌혈관장애의 후유증, 건망증, 치매 등의 뇌질환. 이를 예방하기 위해서도 사용
- 시력, 청력, 후각, 미각 저하
- 우울증, 양극성 장애, 불안장애, 공황장애, 조현병 등의 정신질환
- 자율신경실조나 호르몬 밸런스의 불균형에 의한 수면장애, 발한 이상, 혈압 이상, 현기증 등
- 탈항, 자궁탈출, 내장하수, 설사 등에도 사용

해설 〈백회(百會)〉라고 하면, 그 이름자 그대로 「모든 경락이 두정부에서 교차한다」라고 생각하기 쉽지만, 이 경혈의 다른 이름은 〈**삼양오회(三陽五會)**〉라고도 한다. 이는 방광경, 삼초경, 담경, 간경, 그리고 독맥의 「3개의 양경을 포함한 총 5맥」이 교회하는 지점에서 유래한 별칭인데, 경락

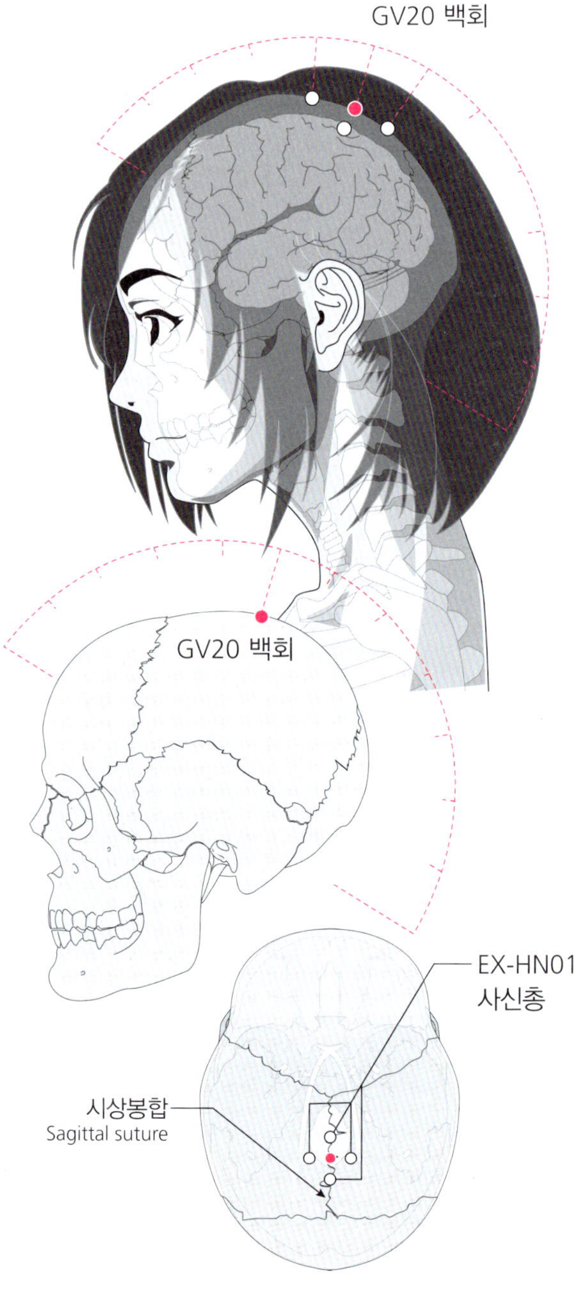

두부의 층구조

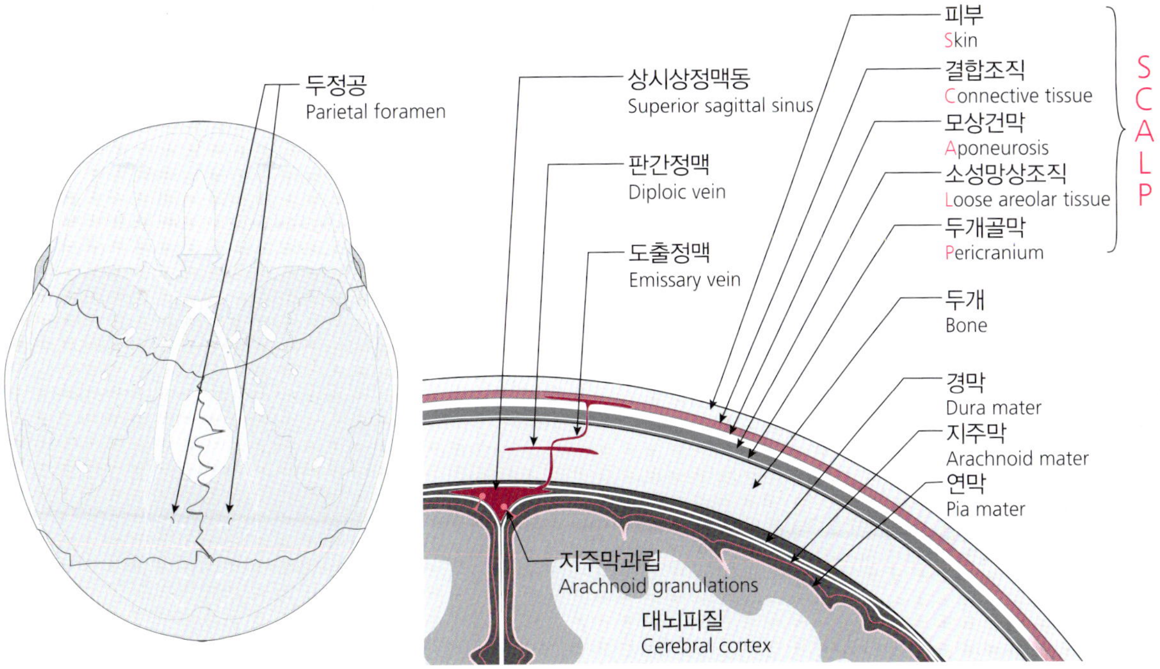

학적으로는 이쪽이 옳다. 아마 〈백회〉라는 이름은 하나의 혈자리만을 가리키는 것이 아니라 「뇌」를 가리키는 것일 것이다. 또는 「모든 병에 효과가 있다」는 의미일 수도 있다. 사실 백회의 효능은 다양하며 특히 **뇌신경계와 정신병, 오감의 이상**에는 매우 효과가 높다. 이것은 시술을 받고 있는 측도 느끼고 있는 것 같아서, 백회는 환자의 요청이 가장 많은 경혈이기도 하다.

그러나 정수리(두정) 경혈이라고는 하지만 그 자극은 어디까지나 두피에 대한 것이다. 뇌의 기능국소화(Functional localization) 두피에 투영해 침구의 치료점으로 응용한다는 기법도 있지만, 자기장을 발현하는 것도 아닌 침자극이 과연 그 영역에 정확히 닿을 수 있을지는 미지수다. 그러면 백회의 이 효능은 어떻게 해석하면 좋을까? 필자는 「**도출정맥**」이 그 열쇠가 아닐까 생각한다.

도출정맥은 경막정맥동과 두개 밖의 정맥을 잇는 교통로로 개인차가 크며, 적은 사람도 있고 많은 사람도 있다. 흔히 볼 수 있는 것은 정수리의 시상봉합 근처에 있

경막정맥동 (Dural venous sinuses)

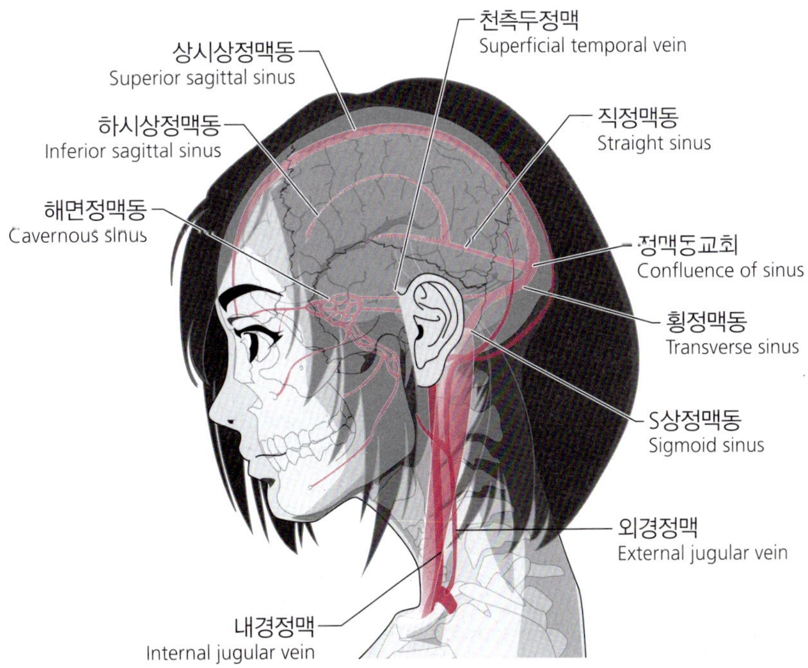

는 「두정공(정수리 도출정맥)」으로, 상시상정맥동과 두피의 정맥을 교통하고 있다. 뇌의 정맥혈이 대부분 유입되는 「경막정맥동」이 두개 외부와 교통한다면 백회 자극은 간접적이라고는 하지만 뇌내 대사에 관여할 수 있지 않을까.

백회는 예로부터 『중풍의 신구(神灸)』라고도 불리며, 뇌혈관장애의 예방 경혈로서 널리 사랑받고 있다. 일본 불교 종파인 일련종(日蓮宗)에서는 여름 토용(土用, 일본의 복날)에 머리에 도자기 초벌 접시를 쓰고 그 위에서 뜸을 뜨는 「**배락구(焙烙灸)**」라는 행사가 지금도 거행되고 있으며, 전국시대의 효웅이었던 마츠나가 단죠(松永弾正)는 「할복하는 도중에 중풍을 일으키면 곤란하다」며 자해 직전에도 백회에 뜸을 떴다는 일화가 있을 정도다. 이런 전통을 봐도 정수리 또는 두피 자극이 두개 내부순환에 영향을 줄 가능성은 충분히 있다.

백회의 가설

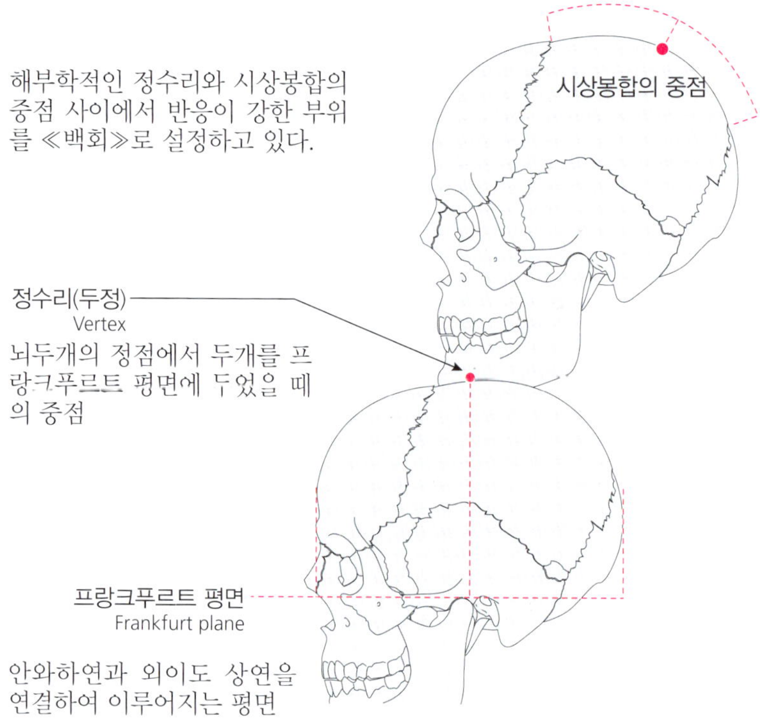

100세 시대라고 불리는 현대. 원래라면 축복이어야 할 장수가 불안의 씨앗이 되고 있는데, 그것은 우리가 일찍이 경험하지 못했던 「인간의 한계수명」에 도전하고 있기 때문이다. 특히 「뇌 건강을 어떻게 유지할 것인가」는 앞으로 의료의 주요 과제라고 해도 과언이 아니다.

전통과 과학, 경험과 치험, 동서의 의학... 모든 지식과 지혜를 정밀하게 조사해 나가면, 인간은 건강한 장수를 다할 수 있지 않을까?

접근방법 백회는 정수리 경혈로 여겨지지만, 의학적인 정수리는 「뇌두개의 정점에서 두개를 프랑크푸르트 평면에 두었을 때의 중점」이며, 정확히 이야기하면 이 경혈은 정수리보다 조금 뒤쪽에 있다. 그렇다고 해도 실제의 임상에서는 그 전후좌우 각 1촌(약 3cm)에 배치되고 있는 기혈인 「**사신총**」도 포함하여 정수리 부위를 촉진해, 두피의 느낌으로부터 「그때의 백회」를 선택하는 것이 효과적이다. 필자는 「시상봉합의 중점」을 백회라고 가정해, 그곳을 중심으로 하여 혈의 위치를 결정하고 있다.

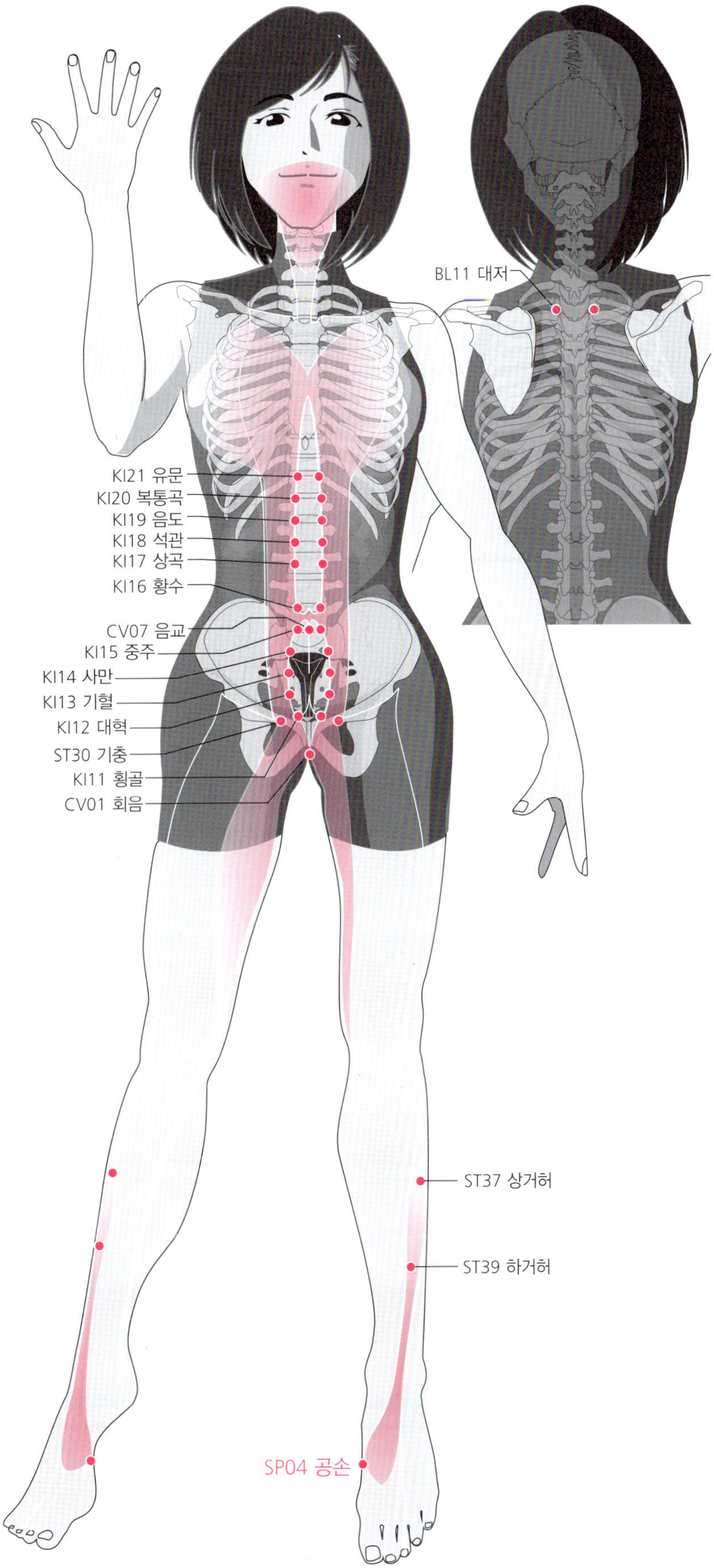

衝脈
Flush Vessel

衝爲經脈之海, 又曰血海.
其脈與任脈皆起於胞中.
其浮而外者, 起於氣衝, 竝足陽明,
少陰二經間, 循腹上行至橫骨,
挾臍左右各五分, 上行歷大赫,
氣穴, 四滿, 中注, 肓兪,
商曲, 石關, 陰都, 通穀,
幽門, 至胸中而散.
凡二十四穴.

－奇經八脈考－

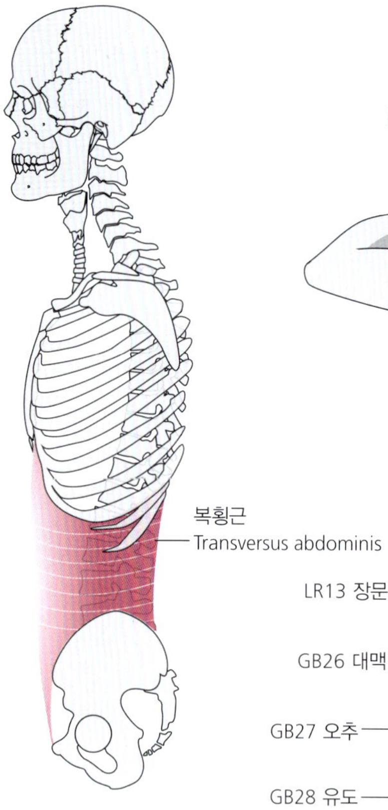

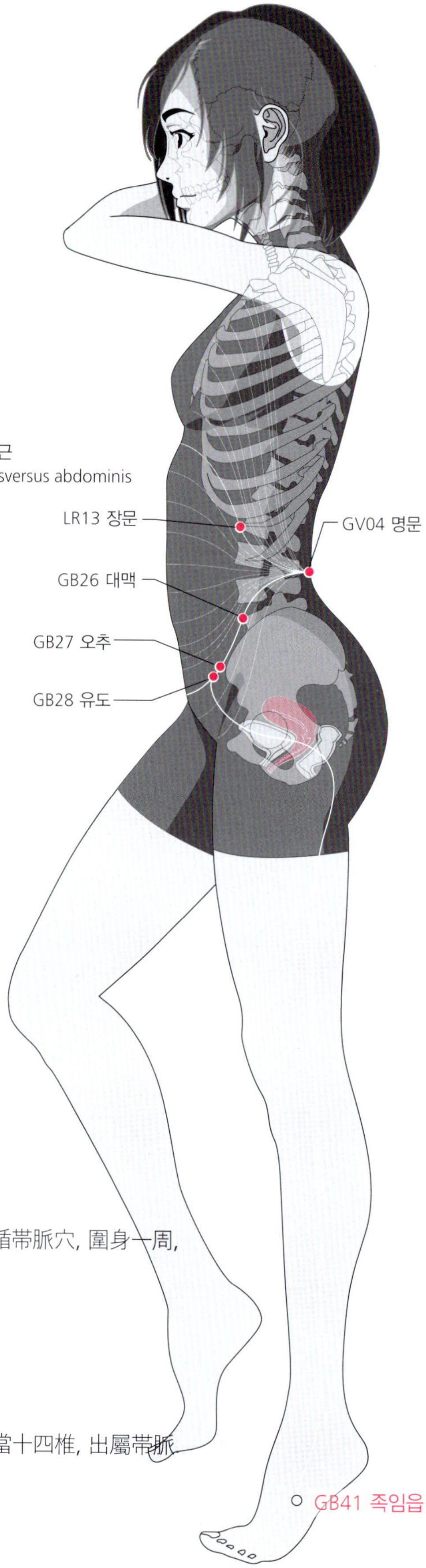

Belt Vessel
帯脈

帯脈者, 起於季脇足厥陰之章門穴, 同足少陽循帯脈穴, 圍身一周,
如束帯然.
又與足少陽會於五樞, 維道.
凡八穴.
－奇經八脈考－

足少陰之正, 至膕中, 別走太陽而合, 上 至腎, 當十四椎, 出屬帯脈.
－靈樞經別第十一－

陽維脈

Yang link Vessel

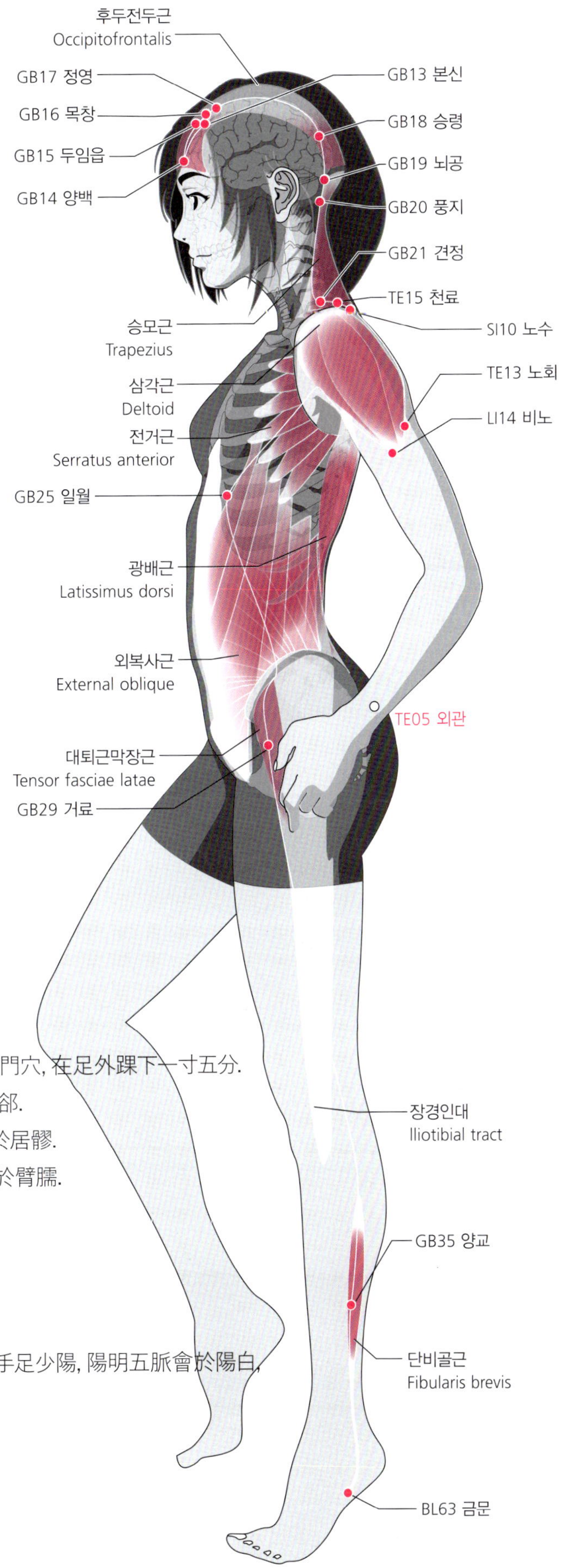

陽維起於諸陽之會, 其脈發於足太陽金門穴, 在足外踝下一寸五分.
上外踝七寸會足少陽於陽交, 爲陽維之郄.
循膝外廉, 上髀厭,抵少腹側, 會足少陽於居髎.
循脇肋, 斜上肘上, 會手陽明, 手足太陽於臂臑.
過肩前, 與手少陽會於臑會, 天髎.
却會手足少陽, 足陽明於肩井.
入肩後, 會手太陽, 陽蹻於臑兪.
上循耳後, 會手足少陽於風池.
上腦空, 承靈, 正營, 目窗, 臨泣, 下額與手足少陽, 陽明五脈會於陽白,
循頭, 入耳, 上至本神而止.
凡三十二穴.
－奇經八脈考－

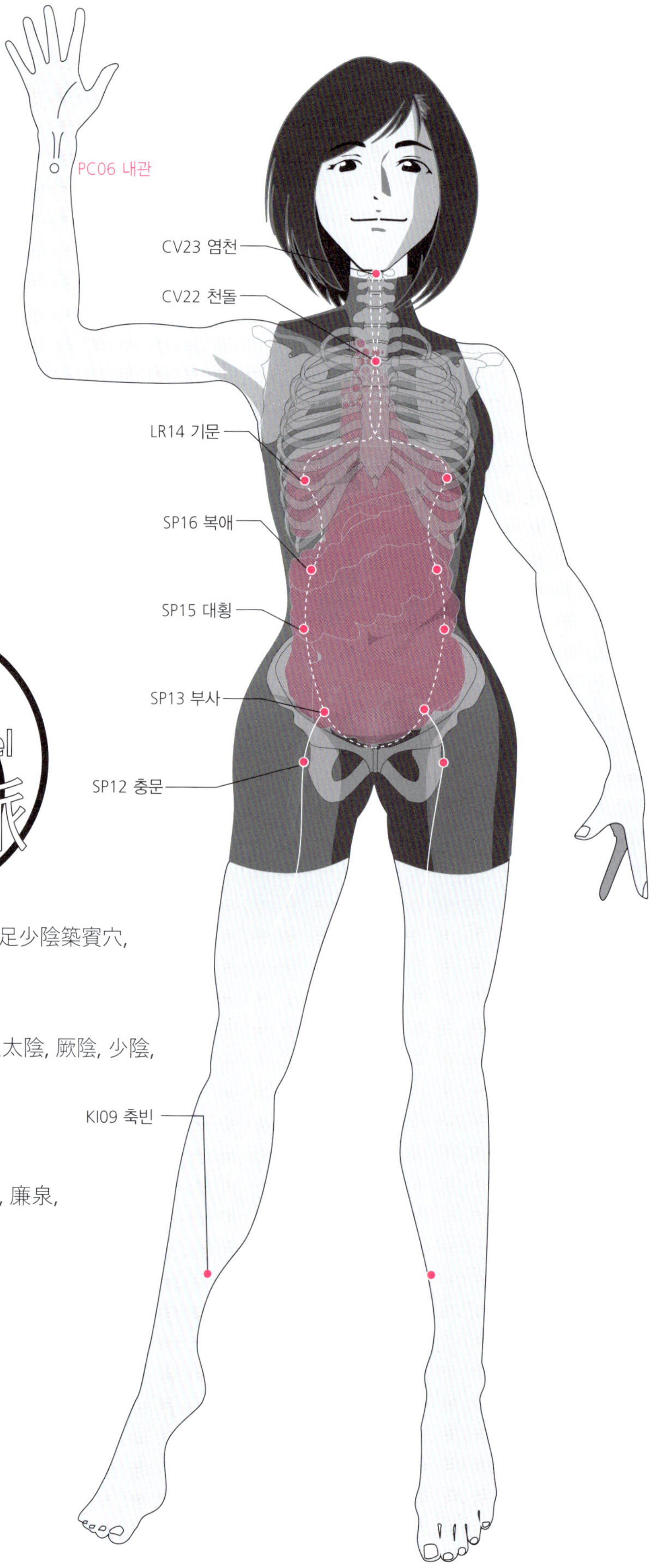

Yin link Vessel 陰維脈

陰維起於諸陰之交, 其脈發於足少陰築賓穴,
爲陰維之郄.
在內踝上五寸腨肉分中.
上循股內廉, 上行入小腹, 會足太陰, 厥陰, 少陰,
陽明於(衝門), 府舍.
上會足太陰於大橫, 腹哀.
循脇肋會足厥陰於期門.
上胸膈挾咽, 與任脈會於天突, 廉泉,
上至頂前而終.
凡一十四穴.
－奇經八脈考－

陽蹻脈

Yang Heel Vessel

陽蹻者, 足太陽之別脈.
其脈起於跟中,
出於外踝下足太陽申脈穴.
當踝後纏跟, 以仆參爲本.
上外踝上三寸, 以附陽爲郤.
直上循股外廉(居髎), 循脇後,
胛上(臑兪)會手陽明於巨骨,
會手陽明, 少陽於肩髃.
上人迎挾口吻, 會手足陽明,
任脈於地倉.
同足陽明上而行巨髎,
複會任脈於承泣, 至目內眥,
於手足太陽, 足陽明,
陰蹻五脈會於睛明穴.
從睛明上行入髮際, 下耳後,
入風池(於風府)而終.
—奇經八脈考—

足太陽有通項入腦者, 正屬目本,
名曰眼系,
頭目苦痛取之, 在項中兩筋間,
入腦乃別.
陰蹻, 陽蹻, 陰陽相交,
陽入陰, 陰出陽, 交於目銳眥,
陽氣盛則瞋目, 陰氣盛則瞑目.
－靈樞寒熱病第二十一－

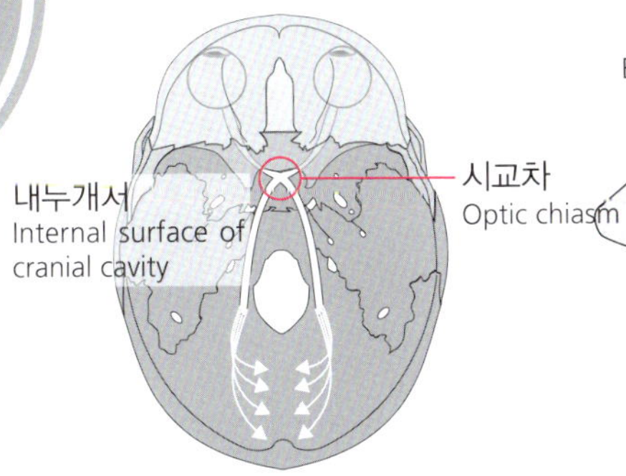

『일신좌우의 양을 담당한다』

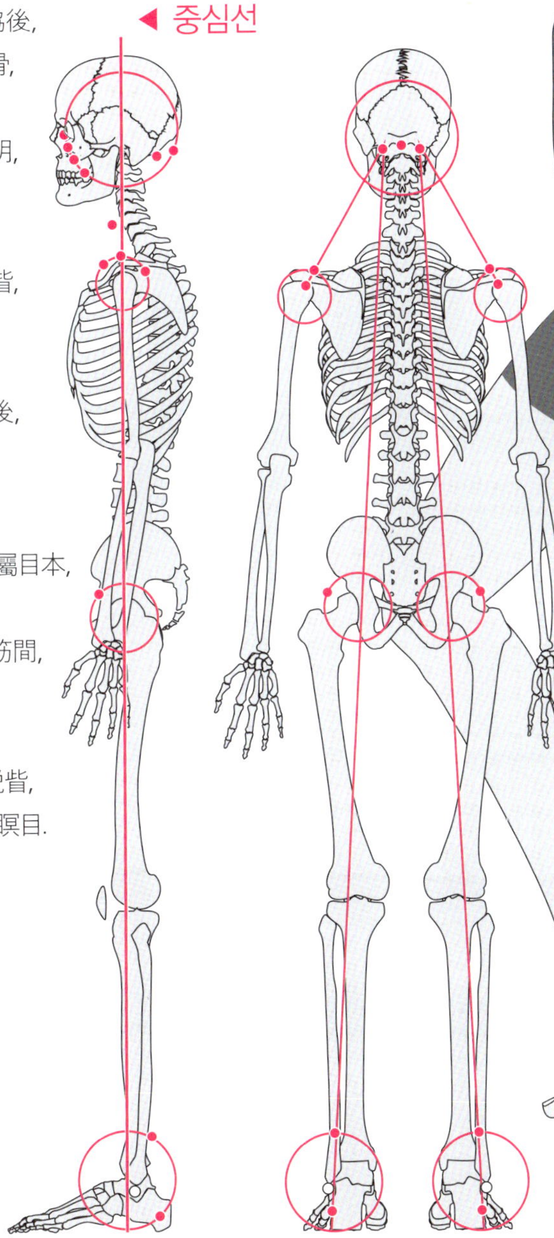

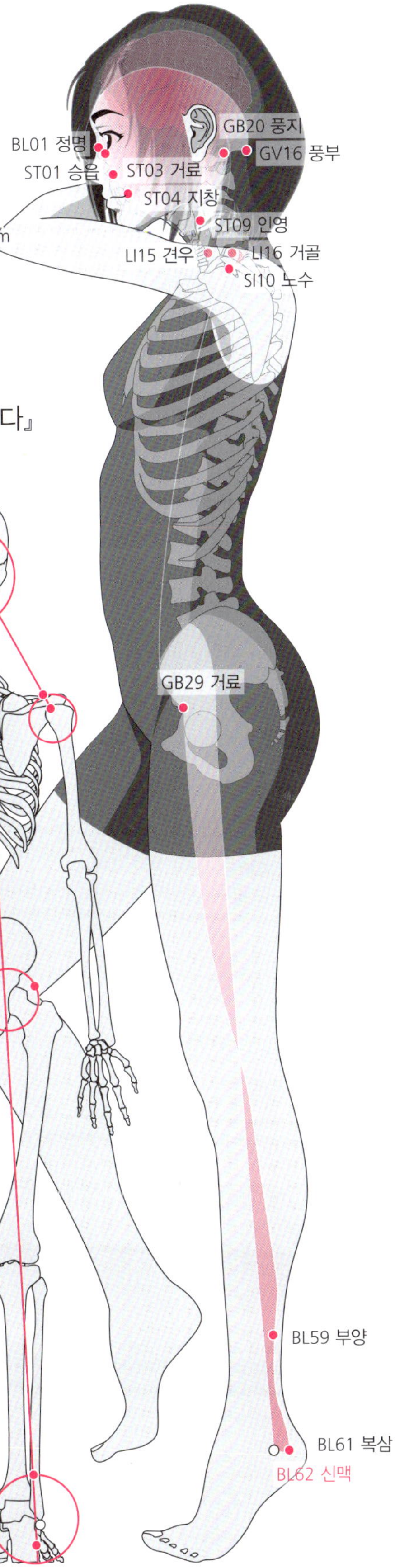

『일신좌우의 음을 담당한다』

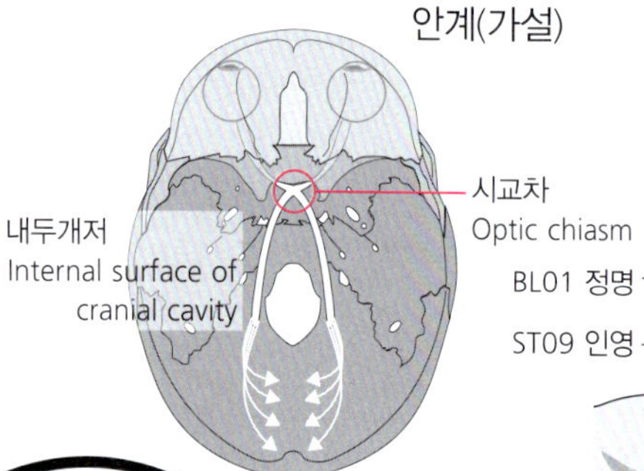

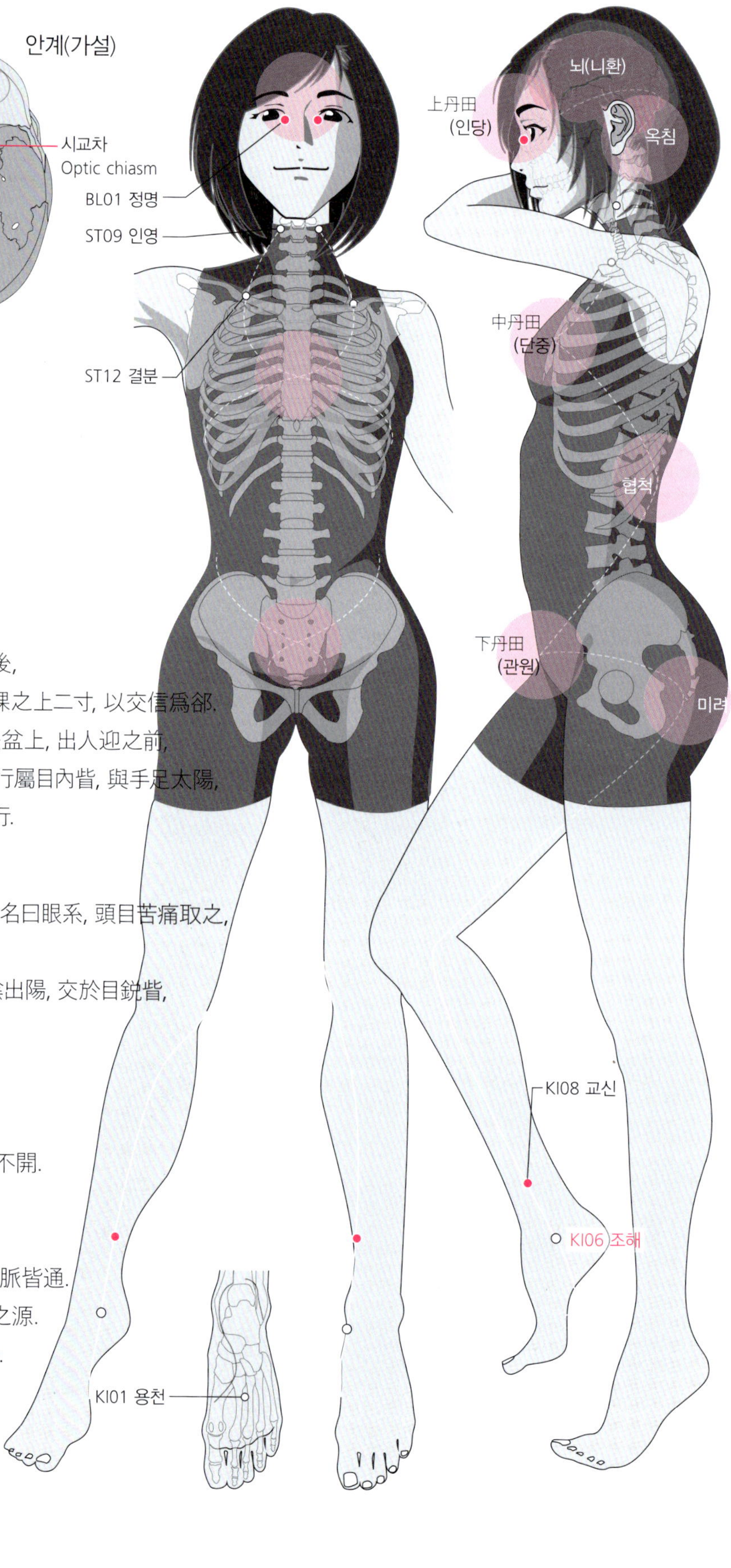

Yin heel Vessel 陰蹻脈

陰蹻者, 足少陰之別脈.
其脈起於跟中, 足少陰然穀穴之後,
同足少陰循內踝下照海穴, 上內踝之上二寸, 以交信爲郤.
直上循陰股入陰, 上循胸裏, 入缺盆上, 出人迎之前,
至咽嚨, 交貫衝脈, 入頄內廉, 上行屬目內眥, 與手足太陽,
足陽明, 陽蹻五脈會於睛明而上行.
－奇經八脈考－

足太陽有通項入腦者, 正屬目本, 名曰眼系, 頭目苦痛取之,
在項中兩筋間, 入腦乃別.
陰蹻, 陽蹻, 陰陽相交, 陽入陰, 陰出陽, 交於目銳眥,
陽氣盛則瞋目, 陰氣盛則瞑目.
－靈樞寒熱病第二十一－

張紫陽『八脈經』雲.
~凡人有此八脈, 俱屬陰神, 閉而不開.
惟神仙以陽氣衝開, 故能得道.
八脈者,先天大道之根, 一氣之祖.
采之惟在陰蹻爲先, 此脈才動, 諸脈皆通.
次督, 任, 衝三脈, 総爲經脈造化之源.
而陰蹻一脈, 散在丹經, 其名頗多.
~有神主之, 名曰桃康.
上通泥丸, 下透湧泉.
－奇經八脈考－

참고문헌

- 動きの解剖学(ブランディーヌ・カレジェルマン 著/科学新聞社出版局)
- 解剖学カラーアトラス(Johannes W. Rohen 著/医学書院)
- 解剖学講義(伊藤隆 著/南山堂)
- カパンディ関節の生理学(A. I. Kapandji 著/医歯薬出版)
- 漢方用語大辞典(燎原)
- 漢日医学大辞典(人民衛生出版社)
- 奇経八脈考(李時珍 著/東洋学術出版社)
- ギルバート発生生物学(Scott F. Gilbert 著/メディカル・サイエンス・インターナショナル)
- 黄帝内経(花城出版社)
- 黄帝八十一難経(学苑出版社)
- 悟真篇(三民書局)
- 図説ヨーガ大全(伊藤武 著/佼成出版社)
- 初歩のチベット医学(ドゥルカア・カンガァール 著/東方出版)
- 鍼灸甲乙経(学苑出版社)
- 鍼灸師·柔道整復師のための医学英語(中村清, 中村辰三 著/医道の日本社)
- 鍼灸大成(人民衛生出版社)
- 人体の張力ネットワーク 膜·筋膜—最新知見と治療アプローチ(Robert Schleip 著/医歯薬出版株式会社)
- 人体600 万年史(ダニエル·E·リーバーマン 著/早川書房)
- 中国医学はいかにつくられたか(山田慶兒 著/岩波新書)
- 中国耳穴刺血療法(中医古籍出版社)
- 腸と脳—体内の会話はいかにあなたの気分や選択や健康を左右するか(エムラン·メイヤー 著/紀伊国屋書店)
- 脳の中の身体地図—ボディ·マップのおかげで、たいていのことがうまくいくわけ(サンドラ·ブレイクスリー, マシュー·ブレイクスリー 著/インターシフト)
- 脳百話—動きの仕組みを解き明かす(市村出版)
- Nogier 博士の耳介治療ハンドブック(Raphael Nogier 著/シービーアール)
- 早わかり経外穴110 選(張仁 著/源草社)
- ヒューマン なぜヒトは人間になれたのか(NHK スペシャル取材班 著/角川文庫)
- 慢性疼痛診療ガイドライン(真興交易医書出版部)
- やさしい中医学入門(関口善太 著/東洋学術出版社)
- 臨床経穴学(李世珍 著/東洋学術出版社)
- 臨床のための解剖学(Keith L. Moore, Arthur F. Dalley, Anne M. R. Agur 著/メディカル·サイエンス·インターナショナル)
- わかる·使える関節マニュピレーション一部位·目的で選べる160 のテクニック(Susan L. Edmond 著/ 医道の日本社)

찾아보기

한글

ㄱ

ㄴ · ㄷ · ㄹ

ㅁ · ㅂ

ㅅ

ㅇ

ㅈ

영문

A · B · C · D

F · G · H · I

K · L · M

P · Q

S

T · V · W

기타